卫生部"十二五"规划教材
全国高等医药教材建设研究会"十二五"规划教材
全国高职高专教材　供五年一贯制护理学专业用

# 基础护理技术

第2版



主　编　李晓松
副主编　张连辉　苏银利　郑丽忠
编　者（以姓氏笔画为序）
朱延玲（安徽医学高等专科学校）
孙慧静（山东省滨州职业学院）
苏银利（湘潭职业技术学院）
李晓松（黑龙江护理高等专科学校）
吴　蓉（黔南民族医学高等专科学校）
张丽威（首都铁路卫生学校）
张连辉（湖北襄樊职业技术学院）
郑丽忠（大庆医学高等专科学校）
郑翠红（福建卫生职业技术学院附属医院）
夏立平（盐城卫生职业技术学院）
高　颖（天津医学高等专科学校）
唐学克（山东省青岛第二卫生学校）
彭幼清（同济大学附属东方医院）
谭淑娟（承德护理职业学院）
颜廷燕（上海医学高等专科学校）
秘　书　张瑜晶（黑龙江护理高等专科学校）

人民卫生出版社

图书在版编目（CIP）数据

基础护理技术/李晓松主编. —2版. —北京：人民卫生出版社，2011.8

ISBN 978-7-117-14657-9

Ⅰ.①基… Ⅱ.①李… Ⅲ.①护理-医学院校-教材 Ⅳ.①R472

中国版本图书馆CIP数据核字（2011）第147050号



基础护理技术
第2版

主　　编：李晓松
出版发行：人民卫生出版社（中继线 010-59780011）
地　　址：北京市朝阳区潘家园南里19号
邮　　编：100021
E - mail：pmph @ pmph.com
购书热线：010-59787592　010-59787584　010-65264830
印　　刷：人卫印务（北京）有限公司
经　　销：新华书店
开　　本：787×1092　1/16　　印张：29
字　　数：724千字
版　　次：2004年7月第1版　2021年11月第2版第25次印刷
标准书号：ISBN 978-7-117-14657-9/R・14658
定价（含光盘）：57.00元

第二轮全国高职高专五年一贯制护理学专业卫生部规划教材

# 修订说明

第一轮全国高职高专五年一贯制护理学专业卫生部规划教材是由全国护理学教材评审委员会和卫生部教材办公室 2004 年规划并组织编写的，在我国高职高专五年一贯制护理学专业教育的起步阶段起到了非常积极的作用，很好地促进了该层次护理学专业教育和教材建设的发展和规范化。

全国高等医药教材建设研究会、全国卫生职业教育护理学专业教材评审委员会在对我国高职高专护理学专业教育现状（专业种类、课程设置、教学要求）和第一轮教材使用意见调查的基础上，按照《教育部关于加强高职高专教育人才培养工作的意见》等相关文件的精神，组织了第二轮教材的修订工作。

本轮修订的基本原则为：①体现“三基五性”的教材编写基本原则：基本理论和基本知识以“必须、够用”为度，可适当扩展，强调基本技能的培养。在保证教材思想性和科学性的基础上，特别强调教材的适用性与先进性。同时，教材融传授知识、培养能力、提高素质为一体，重视培养学生的创新能力、获取信息的能力、终身学习的能力，突出教材的启发性。②符合和满足高职高专教育的培养目标和技能要求：本套教材以高职高专护理学专业培养目标为导向，以护士执业技能的培养为根本，力求达到学生通过学习本套教材具有基础理论知识适度、技术应用能力强、知识面较宽、综合素质良好等特点。③注意与本科教育和中等职业教育的区别。④注意体现护理学专业的特色：本套教材的编写体现对“人”的整体护理观，使用护理程序的工作方法，并加强对学生人文素质的培养。⑤注意修订与新编的区别：本轮修订是在上版教材的基础上进行的修改、完善，力求做到去粗存精，更新知识，保证教材的生命力和教学活动的良好延续。⑥注意全套教材的整体优化：本套教材注重不同教材内容的联系与衔接，避免遗漏和不必要的重复。⑦注意在达到整体要求的基础上凸显课程个性：全套教材有明确的整体要求。如每本教材均有实践指导、教学大纲、中英文名词对照索引、参考文献；每章设置学习目标、思考题、知识链接等内容，以帮助读者更好地使用本套教材。在此基础上，强调凸显各教材的特色，如技能型课程突出技能培训，人文课程增加知识拓展，专业课程增加案例导入或分析等。⑧注意包容性：本套教材供全国不同地区、不同层次的学校使用，因此教材的内容选择力求兼顾全国多数使用者的需求。

全套教材共 29 种，配套教材 15 种，配套光盘 12 种，于 2011 年 9 月前由人民卫生出版社出版，供全国高职高专五年一贯制护理学专业师生使用，也可供其他学制使用。

# 第二轮教材目录

| 序号 | 教材名称 | 配套教材 | 配套光盘 | 主编 | 指导评委 |
|---|---|---|---|---|---|
| 1 | 人体结构学 | √ | √ | 杨壮来　牟兆新 | 赵汉英 |
| 2 | 病理学与病理生理学 | √ | √ | 陈命家 | 姜渭强 |
| 3 | 生物化学 | | | 赵汉芬 | 黄　刚 |
| 4 | 生理学 | | | 潘丽萍 | 陈命家 |
| 5 | 病原生物与免疫学 | √ | | 许正敏 | 金中杰 |
| 6 | 护理药理学 | √ | √ | 徐　红 | 姚　宏 |
| 7 | 护理学导论 | √ | √ | 王瑞敏 | 杨　红 |
| 8 | 基础护理技术 | √ | √ | 李晓松 | 刘登蕉 |
| 9 | 健康评估 | √ | | 薛宏伟 | 李晓松 |
| 10 | 护理伦理学 | | | 曹志平 | 秦敬民 |
| 11 | 护理心理学 | | √ | 蒋继国 | 李乐之 |
| 12 | 护理管理与科研基础 | √ | | 殷　翠 | 姜丽萍 |
| 13 | 营养与膳食 | | | 林　杰 | 路喜存 |
| 14 | 人际沟通 | | | 王　斌 | 李　莘 |
| 15 | 护理礼仪 | | √ | 刘桂瑛 | 程瑞峰 |
| 16 | 内科护理学 | √ | √ | 马秀芬　张　展 | 云　琳 |
| 17 | 外科护理学 | √ | √ | 党世民 | 熊云新 |
| 18 | 妇产科护理学 | √ | √ | 程瑞峰 | 夏海鸥 |
| 19 | 儿科护理学 | √ | | 黄力毅　张玉兰 | 梅国建 |
| 20 | 社区护理学 | | | 周亚林 | 高三度 |
| 21 | 中医护理学 | √ | | 陈文松 | 杨　军 |
| 22 | 老年护理学 | √ | | 罗悦性 | 尚少梅 |
| 23 | 康复护理学 | | | 潘　敏 | 尚少梅 |
| 24 | 精神科护理学 | | √ | 周意丹 | 李乐之 |
| 25 | 眼耳鼻咽喉口腔科护理学 | | | 李　敏 | 姜丽萍 |
| 26 | 急危重症护理学 | √ | | 谭　进 | 党世民 |
| 27 | 社会学基础 | | | 关振华 | 路喜存 |
| 28 | 护理美学基础 | | √ | 朱　红 | 高贤波 |
| 29 | 卫生法律法规 | | | 李建光 | 王　瑾 |

## 第一届全国卫生职业教育护理学专业教材

# 评审委员会名单

# 前言

《基础护理技术》是全国高职高专院校护理学专业卫生部“十二五”规划教材之一。2004年7月作为全国高等职业技术教育卫生部规划教材首次编写出版以来，历经7年的时间，获得了广大读者的积极认可和好评，并在高职高专护理专业的人才培养中发挥了积极的作用。该教材在2005年10月，被全国高等医药教材建设研究会及卫生部教材办公室评为全国高等学校医药优秀教材二等奖。

随着医学科学的发展和进步，护理教育理念不断更新，护理学从内容到实践都发生较大的变化。护理内容的外延逐渐扩大，护理技术的更新不断提速，为了能很好适应护理学快速发展的需要，适应职业教育发展的需要，满足广大师生对教育教学改革的迫切需求，依据《教育部关于加强高职高专教育人才培养工作的意见》等相关文件的精神，经全国卫生职业教育护理学专业教材评审委员会的审议，在卫生部教材办公室的积极规划和组织下，组织了全国15所院校和临床一线的专家学者，在分析第1版《基础护理技术》教材的基础上，对该教材进行了重新修订。

本教材在充分吸纳原有教材优点及特色的基础上，充分考虑到高职高专护理专业学生的认知能力，以及临床护理的前沿性发展，医疗市场对人力资源需求等的特点，在编写中认真遵循以下原则：其一，教材编写注重思想性、科学性、先进性、启发性和适用性原则，着重强调教材的科学性和与临床的零距离接轨；其二，在教材编写中注重了基本理论和基本知识以“必须，够用”为度的原则，重点强调教材内容的深度和广度，以适应高职高专教育的需要；其三，教材编写注重满足学生获取知识和终身学习需要的原则，强调融传授知识、培养能力、提高素质为一体，重视学生全面素质的提高；其四，教材编写以注重打造高素质实用型人才为原则，强调培养学生过硬的护理实践技能。遵循以上原则学生通过学习应具有基础理论知识适度、技术应用能力强、应用知识面较宽、职业素质高等特点。

本教材的编写特色之一是本次教材修订将内容划分为四篇十八个章节，从整体架构上创新性将基础护理知识进行了归类，使应用教材的读者更易把握内容主干；修订教材重点体现教材应为学生独立学习所用，应为学生学习提供丰富的信息，因此，教材除正文内容外，还增添了相当内容的知识链接；为能提升学生评判性思维的能力，修订教材在每章节中设计了丰富的案例，以引发学生思考，培养学生分析问题和解决问题的能力；同时教材内容与国家护士执业考试紧密结合，为学生未来职业生涯规划奠定坚实基础。

教材编写过程中，我们得到了各编者所在单位相关领导的大力支持，得到了全国卫生职业教育护理学专业教材评审委员会专家学者的亲切指导，更得到了卫生部教材办公室相关领导的鼎力相助，在此，我们由衷地表示敬意，并深深地表示感谢！

虽然我们在编写过程中竭尽全力，但由于能力和水平有限，仍不免在教材中会出现错误和疏漏，敬请所有使用本教材的读者及护理同仁谅察和惠正，以使我们能够持续不断地改进，向读者奉献更优秀的精品教材。

李晓松

2011 年 4 月

# 第1版前言

随着我国经济、科技和社会的快速发展，人民生活水平的普遍提高，健康意识的不断增强，人们对医疗护理服务的需求日益扩大，对护理人才培养的层次也提出了新的、更高的要求。为了培养适应社会需要，具有扎实的理论基础、良好的职业素养、高水平的技术应用能力的专门人才，满足人们对高层次护理紧缺人才的迫切需求，2003 年卫生部教材办公室组织了全国十所学校的 10 位专家学者编写了《基础护理技术》一书，供五年一贯制高等护理专业的学生使用。

本教材重点突出了护士核心能力的培养，全书贯穿了以能力为本位的职教思想，运用整体护理的理念，以护理程序的思维方式为基本框架，介绍了护理专业基本操作技术的有关内容，并希望通过对本教材的学习，构筑学生的现代护理理念，培养学生创新思维，打造娴熟的职业能力，以适应临床护理实际工作的需要。

本教材在编写过程中，对护理学专业不同层次的教学内容进行了界定和整合，强化了培养学生护理技术应用能力和优化学生知识、能力、素质结构的教学模式，使之更符合高等职业技术教育培养目标的需要。

全书共分为 16 章，1～6 章为临床各科常用的一般生活护理技术，主要介绍病区的环境、病人出入院护理、病人卧位与舒适的护理等基本知识和基本技能。7～13 章为与诊疗相关的护理技术，分别讲述了生命体征的观察、饮食与营养、排泄护理、药疗技术、输液和输血等。14～16 章主要介绍了抢救配合技术和临终护理，以及护理文件的书写等内容。

本书在编写过程中，承蒙江西省卫生学校、黑龙江省卫生学校大力的支持，并得到了护理界同仁的热情鼓励与帮助，在此一并致以诚挚的谢意。

限于编者能力和水平，书中难免存在错误和疏漏，恳请使用本教材的师生和护理界同仁给予谅察和惠正。

李晓松

2004 年 3 月

# 目录

## 第一篇 基本援助护理技术

第一章 医疗护理环境…… 2
第一节 医院…… 2
一、医院的性质和任务…… 2
二、医院的种类…… 3
三、医院的组织结构…… 4
第二节 门诊部…… 4
一、门诊…… 5
二、急诊…… 6
第三节 住院环境…… 8
一、病区的物理环境…… 8
二、病区的社会环境…… 10
第四节 病床单位的准备…… 11
一、病床单位及设备…… 11
二、铺床法…… 13
第二章 患者入院和出院的护理…… 20
第一节 入院患者的护理…… 20
一、入院程序…… 20
二、患者入病区后的初步护理…… 21
三、分级护理…… 22
第二节 出院患者的护理…… 23
一、出院方式…… 23
二、出院护理…… 24
第三节 运送患者法…… 24
一、人体力学在护理工作中的应用…… 24
二、运送患者法…… 28

第三章　舒适与安全 …… 38
第一节　舒适 …… 38
一、舒适的概念 …… 38
二、影响舒适的因素 …… 39
三、促进患者舒适的方法 …… 40
第二节　卧位 …… 40
一、概述 …… 40
二、常用卧位 …… 41
三、卧位的变换 …… 44
第三节　疼痛 …… 50
一、疼痛概述 …… 50
二、护理评估 …… 52
三、护理措施 …… 53
四、护理评价 …… 55
第四节　患者安全的护理 …… 56
一、常见不安全因素及防范措施 …… 56
二、保护患者安全的措施 …… 57
第四章　医院感染的预防与控制 …… 66
第一节　医院感染 …… 66
一、概述 …… 67
二、医院感染的形成 …… 67
三、医院感染的预防及控制 …… 68
第二节　清洁、消毒、灭菌 …… 69
一、概念 …… 69
二、清洁、消毒、灭菌的方法 …… 69
第三节　洗手与手的消毒 …… 78
一、洗手技术 …… 78
二、手的消毒 …… 79
第四节　无菌技术 …… 80
一、概述 …… 80
二、无菌技术基本操作 …… 81
第五节　隔离技术 …… 89
一、隔离的基本知识 …… 89
二、隔离原则 …… 90
三、隔离的种类及措施 …… 90
四、隔离技术 …… 93

**附件 1 消毒供应中心** …… 98
一、消毒供应中心的设置与布局 …… 99
二、消毒供应中心工作内容及流程要求 …… 99
三、常用物品的保养方法 …… 100
**附件 2 医院的清洁、消毒、灭菌工作** …… 101
一、医院物品的危险性分类 …… 101
二、医院选择消毒灭菌方法的原则 …… 101
三、医院日常的清洁、消毒、灭菌 …… 101
四、清洁、消毒、灭菌效果监测与评价 …… 102
第五章 医疗与护理相关文件记录 …… 105
**第一节 病历管理** …… 105
一、记录的意义 …… 106
二、记录的原则 …… 106
三、管理要求 …… 107
**第二节 护理相关文件的记录** …… 108
一、体温单 …… 108
二、医嘱单 …… 110
三、护理记录单 …… 112
四、病室报告 …… 113
五、护理病历 …… 114

## 第二篇 日常生活护理技术

第六章 患者的清洁护理 …… 118
**第一节 口腔护理** …… 118
一、评估 …… 119
二、口腔的清洁护理 …… 120
**第二节 头发护理** …… 124
一、评估 …… 125
二、头发的清洁护理 …… 125
**第三节 皮肤护理** …… 131
一、评估 …… 132
二、皮肤的清洁护理 …… 132
三、压疮的预防与护理 …… 138
**第四节 会阴部护理** …… 145
一、评估 …… 145

二、会阴部的清洁护理……146
**第五节　晨晚间护理**……150
一、晨间护理……150
二、晚间护理……150
三、卧有患者床更换床单法……151
**第七章　休息与活动**……156
**第一节　休息**……156
一、休息……157
二、睡眠……159
**第二节　活动**……166
一、活动受限的原因及对机体的影响……166
二、患者活动的评估……168
三、协助患者活动的护理措施……169
**第八章　饮食与营养**……177
**第一节　营养与健康**……177
一、营养对人体健康的重要性……177
二、饮食与营养指导……179
**第二节　医院饮食**……179
一、基本饮食……180
二、治疗饮食……180
三、试验饮食……181
**第三节　饮食护理**……182
一、营养状况的评估……182
二、患者一般饮食的护理……184
**第四节　特殊饮食护理**……186
一、管饲饮食……186
二、要素饮食……189
三、胃肠外营养……192
**第九章　排泄护理**……196
**第一节　排尿护理**……196
一、排尿活动的评估……197
二、排尿异常的护理……198
三、协助排尿的护理技术……199
**第二节　排便护理**……206
一、排便活动的评估……206
二、排便异常的护理……207

三、协助排便的护理技术 …… 209
第十章　冷热疗法 …… 219
第一节　概述 …… 219
一、冷热疗法的概念 …… 219
二、冷热疗法的效应 …… 220
三、影响冷热疗法效果的因素 …… 220
第二节　冷热疗法的应用 …… 221
一、冷疗法 …… 221
二、热疗法 …… 229

## 第三篇　基本诊疗护理技术

第十一章　生命体征的观察及护理 …… 238
第一节　体温的观察及护理 …… 238
一、正常体温及生理变化 …… 238
二、异常体温的观察及护理 …… 241
三、体温测量技术 …… 244
第二节　脉搏的观察及护理 …… 248
一、正常脉搏及生理变化 …… 248
二、异常脉搏的观察及护理 …… 249
三、脉搏测量技术 …… 250
第三节　呼吸的观察及护理 …… 252
一、正常呼吸及生理变化 …… 252
二、异常呼吸的观察及护理 …… 253
三、呼吸测量技术 …… 257
第四节　血压的观察及护理 …… 258
一、正常血压及生理变化 …… 259
二、异常血压的观察及护理 …… 260
三、血压测量技术 …… 262
第十二章　药物疗法 …… 267
第一节　给药的基本知识 …… 267
一、概述 …… 268
二、给药的原则 …… 270
三、影响药物作用的因素 …… 271
第二节　口服给药法 …… 272
一、安全有效用药指导 …… 272

二、口服给药法…………………………………………………………………… 274
**第三节 雾化吸入法**……………………………………………………………… 275
一、超声波雾化吸入法…………………………………………………………… 275
二、氧气雾化吸入法……………………………………………………………… 277
三、手压式雾化吸入法…………………………………………………………… 279
四、压缩雾化吸入法……………………………………………………………… 280
**第四节 注射给药法**……………………………………………………………… 282
一、注射原则……………………………………………………………………… 282
二、注射用物……………………………………………………………………… 283
三、药液抽吸法…………………………………………………………………… 283
四、常用注射法…………………………………………………………………… 284
**第五节 局部给药法**……………………………………………………………… 298
一、滴药法………………………………………………………………………… 298
二、插入给药法…………………………………………………………………… 298
三、皮肤给药法…………………………………………………………………… 299
四、舌下给药法…………………………………………………………………… 299
**第十三章 药物过敏试验法**………………………………………………………… 301
**第一节 青霉素过敏试验**………………………………………………………… 302
一、过敏反应发生机制…………………………………………………………… 302
二、过敏反应的预防措施………………………………………………………… 303
三、过敏试验方法………………………………………………………………… 303
四、过敏反应临床表现…………………………………………………………… 304
五、过敏性休克急救措施………………………………………………………… 305
**第二节 其他药物过敏试验**……………………………………………………… 306
一、头孢菌素(先锋霉素)类药物过敏试验……………………………………… 306
二、破伤风抗毒素过敏试验……………………………………………………… 306
三、链霉素过敏试验……………………………………………………………… 308
四、普鲁卡因过敏试验…………………………………………………………… 309
五、细胞色素C过敏试验………………………………………………………… 309
六、碘过敏试验…………………………………………………………………… 310
七、结核菌素过敏试验…………………………………………………………… 310
**第十四章 静脉输液**………………………………………………………………… 314
**第一节 概述**……………………………………………………………………… 314
一、静脉输液的目的……………………………………………………………… 315
二、静脉输液常用溶液…………………………………………………………… 315
**第二节 静脉输液技术**…………………………………………………………… 315

一、常用静脉输液技术 …… 316
二、输液速度及时间的计算 …… 330
三、常见输液故障及处理 …… 333
**第三节　输液微粒污染及防护** …… 333
一、输液微粒的来源 …… 333
二、输液微粒污染的危害 …… 334
三、输液微粒污染的预防措施 …… 334
**第四节　常见输液反应及护理** …… 335
一、发热反应 …… 335
二、循环负荷过重(急性肺水肿) …… 335
三、静脉炎 …… 336
四、空气栓塞 …… 337
五、渗出/外渗 …… 337
附:开放式静脉输液法 …… 339
**第十五章　静脉输血** …… 341
**第一节　概述** …… 341
一、输血的目的及原则 …… 342
二、血液制品的种类 …… 342
三、静脉输血的适应证和禁忌证 …… 343
四、血型鉴定和交叉配血试验 …… 344
**第二节　静脉输血技术** …… 345
一、输血前准备 …… 345
二、静脉输血技术 …… 346
三、自体输血 …… 350
**第三节　常见输血反应及护理** …… 351
一、发热反应 …… 351
二、过敏反应 …… 352
三、溶血反应 …… 353
四、与大量输血有关的反应 …… 354
五、其他反应 …… 354
附表:输血治疗同意书 …… 355
**第十六章　标本采集** …… 357
**第一节　标本采集的意义和原则** …… 357
一、标本采集的意义 …… 357
二、标本采集的原则 …… 358
**第二节　各种标本采集技术** …… 358

一、血标本采集技术 …… 358
二、痰标本采集技术 …… 363
三、咽拭子标本采集技术 …… 365
四、尿标本采集技术 …… 366
五、粪便标本采集技术 …… 369

# 第四篇 生命支持护理技术

**第十七章 病情观察及危重患者的抢救** …… 374
**第一节 病情观察** …… 374
一、病情观察的意义 …… 374
二、病情观察的内容和方法 …… 375
**第二节 危重患者的抢救及护理** …… 379
一、抢救工作的组织管理与抢救设备 …… 379
二、常用抢救技术 …… 381
三、危重患者的支持性护理 …… 397
**第十八章 临终关怀** …… 400
**第一节 临终关怀** …… 400
一、临终关怀的概念和意义 …… 401
二、临终关怀的发展 …… 401
三、临终关怀的研究内容 …… 402
四、临终关怀的基本原则和组织形式 …… 402
**第二节 临终护理** …… 404
一、临终患者的身心护理 …… 404
二、临终患者家属的护理 …… 406
**第三节 死亡教育** …… 407
一、死亡教育的含义 …… 407
二、死亡态度的类型 …… 408
三、死亡教育的意义 …… 409
四、死亡教育的内容 …… 409
五、死亡教育的对象与方法 …… 410
**第四节 濒死与死亡** …… 411
一、濒死和死亡的定义 …… 411
二、死亡的标准 …… 411
三、死亡过程的分期 …… 412
**第五节 死亡后的护理** …… 412

一、尸体护理 …… 413
二、丧亲者的护理 …… 414
参考文献 …… 417
教学大纲 …… 419
一、课程任务 …… 419
二、课程目标 …… 419
三、教学时间分配 …… 419
四、教学内容和要求 …… 420
五、大纲说明 …… 429
中英文对照索引 …… 430

# 第一篇

# 基本援助护理技术

# 第一章　医疗护理环境

**学习目标**

1. 了解医院的概念及组织结构。
2. 准确叙述医院的任务、等级及各级医院的功能。
3. 正确叙述门诊护理工作的内容。
4. 分析急诊的特点，并叙述急诊抢救工作的具体内容。
5. 正确阐述医院物理环境的要求。
6. 比较各种铺床法的目的、操作方法，区别其不同点。
7. 正确完成各种铺床法的操作并能准确运用节力原则。

案例

赵先生，男，61岁，出租车司机。8年来经常有饥饿不适、饱胀嗳气、泛酸及餐后定时性慢性中上腹疼痛，有时伴有恶心、呕吐，呕吐物为食物残渣及胃液，症状加重时可有黑便。今日出现大呕血，呕血量达1500ml，入院时意识淡漠、心悸、出汗、血压70/45mmHg，脉搏快而弱，面色苍白，四肢冰冷，诊断为十二指肠溃疡穿孔。

问题：

1. 作为急诊护士在医生未到之前应如何进行抢救？
2. 抢救时对于医生的口头医嘱护士应如何处理？
3. 若患者选择手术治疗，病区护士应做哪些床单位的准备？

## 第一节　医　　院

医院是指广大民众或特定人群进行防病治病，提供诊治和护理服务的卫生事业机构。它以一定数量的病床与配套设施、医疗设备和相应的医务人员为基础，通过医务人员的集体协作，运用医学理论和技术，对住院或门诊、急诊患者实施科学和正确诊治与护理服务。

### 一、医院的性质和任务

#### （一）医院的性质

1982年卫生部颁发的《全国医院工作条例》指出："医院是防病治病、保障人民健康的社会主义卫生事业单位，必须贯彻党和国家的卫生工作方针政策，遵守政府法令，为社会主义现代化建设服务”。这是我国医院的基本性质。

### （二）医院的任务

卫生部颁发的《全国医院工作条例》指出，医院的任务是：“医院必须以医疗工作为中心，在提高医疗质量的基础上，保证教学和科研任务的完成，并不断提高教学质量和科研水平。同时做好扩大预防、指导基层和计划生育的技术工作”。

**1. 医疗工作** 医院的中心任务是医疗工作。医院应以防病治病、救死扶伤为宗旨，以诊疗和护理两大业务为主体，与医疗技术部门密切配合，形成一个医疗服务的整体，为服务对象提供持续改进的医疗护理服务。

**2. 教学工作** 教学是医院的重要功能。医院应为医学各专业提供实践场所，使医学院校学生能够深入医院进行临床实践的学习，同时，医院还应为卫生专业人员提供不断接受医学继续教育的机会，更新知识，加强医学技术训练。

**3. 科学研究** 医院是医学科学发展的重要基地，科学研究在医疗护理工作中发挥着重要的作用。医院不仅为科学研究者提供了丰富的研究数据，同时还为科研提供了临床实践的场地，使研究人员能对临床复杂病例进行分析与探究；并对医疗护理技术不断改进、完善和创新。

**4. 预防和社区卫生服务** 医院除承担医疗工作外，医院还需对广大民众开展预防保健服务，社区和家庭的卫生保健服务。为基层医院提供计划生育指导、健康教育和咨询、疾病普查等，提倡健康的生活方式，增强人们自我维护健康的意识，延长人们的生命，提高生活质量。

## 二、医院的种类

### （一）医院的分类

根据不同的分类方法，可将医院划分为不同的类型（表 1-1）。

**表 1-1 医院的分类**

| 划分方法 | 医院类型 |
|---|---|
| 按收治范围 | 综合医院、专科医院 |
| 按特定任务 | 军队医院、企业医院、医学院校附属医院 |
| 按地区 | 城市医院（市、区、街道医院）、农村医院（县、乡、镇医院） |
| 按产权归属 | 公立医院、私立医院、股份制医院、股份合作制医院、中外合资医院 |
| 按卫生部分级管理制度 | 一级医院、二级医院、三级医院 |

### （二）医院的分级

我国从 1989 年开始，实行医院分级管理制度。医院分级管理是按照医院的功能和相应规模、技术建设、管理及服务质量综合水平，将其划分为一定级别和等次的标准化管理。依据卫生部《医院分级管理标准》，医院分为三级（一、二、三级）、十等（每级分甲、乙、丙三等，三级医院增设特等）。

**1. 一级医院** 是指直接向一定人口（≤10 万）的社区提供预防、医疗、保健、康复服务的基层医疗卫生机构。如农村乡、镇卫生院等。

**2. 二级医院** 是指向多个社区(其半径人口在10万以上)提供医疗卫生服务并承担一定教学、科研任务的地区性医院。如一般市、县医院,省、直辖市的区级医院和一定规模的厂矿、企事业单位的职工医院等。

**3. 三级医院** 是指向多个地区甚至全国范围提供高水平综合性医疗卫生服务和执行医学高等教学、科研任务的区域性以上的医院。具有指导一、二级医院业务工作与相互合作职能。如国家、省、市直属的市级大医院、医学院校的附属医院等。

## 三、医院的组织结构

根据我国医院的组织结构模式,医院大致由三大系统构成:医疗部门、医疗辅助部门和行政后勤部门(图1-1)。各部门之间既分工明确,各尽其责,又相互协调,相互合作。

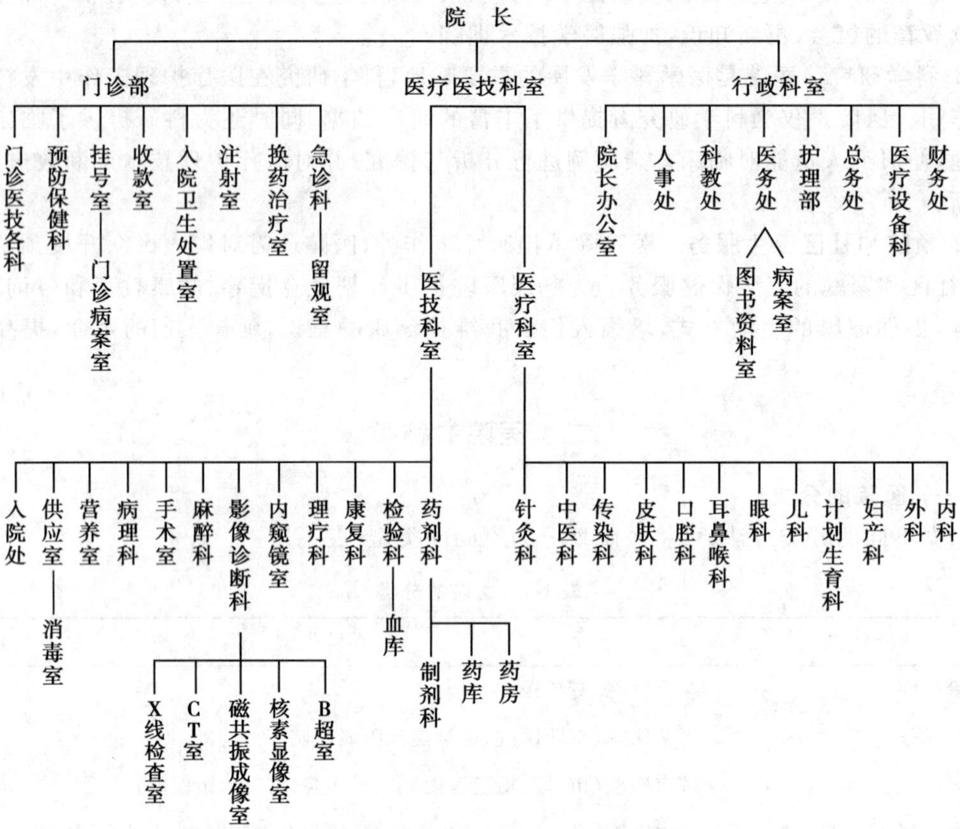


图1-1 医院的组织结构

# 第二节 门 诊 部

门诊部(outpatient department)是医院面向社会的窗口,是医院医疗工作的第一线,是直接为公众提供诊断、治疗、护理和预防保健服务的场所。门诊部的医疗护理工作质量直接影响公众对医院的认识和评价。

## 一、门　　诊

门诊具有患者聚集、病种复杂、交叉感染的可能性大、季节随机性强，人员流动性大，就诊时间短等特点。因此，对门诊的设施、布局、组织管理、医疗护理服务提出了较高的要求。门诊护理人员应树立为患者提供优质服务的理念，使患者得到及时的诊断与治疗。

### （一）门诊的设置和布局

门诊设有和医院各科室相对应的诊室，并设有挂号室、收费室、化验室、药房、治疗室、候诊室等。诊室内配备诊查床，床前设有遮隔设备，室内设有洗手池和诊断桌，其上放置各种体检用具、化验检查申请单、处方等。治疗室内备有急救物品和设备，如氧气、吸引装置、急救药品等。

门诊的候诊、就诊环境以方便患者为目的，以注重公共卫生为原则，并体现医院对患者的人文关怀。做到美化、绿化、安静、整洁、布局合理，备有醒目的标志和指示路牌，可设立总服务台、导诊台，配备多媒体查询触摸屏和电子显示屏，使各种医疗服务项目清晰、透明，使就诊程序简便、快捷，使患者感到亲切、放松，从而对医院产生信任感，愿意配合医院工作。

### （二）门诊护理工作

**1. 预检分诊**　门诊预检分诊护士需由临床经验丰富且具有良好职业道德素质的护士承担。接诊时应热情、主动，应先简要询问病史、观察病情，作出初步判断，再给予合理的分诊，做到先预检分诊，后挂号诊疗。

**2. 安排候诊与就诊**　患者挂号后，分别到各科候诊室等候就诊。为保证患者候诊、就诊的次序，护士应做好下列工作：

（1）开诊前检查候诊环境和就诊环境，备齐各种检查器械及用物等。

（2）开诊后按挂号先后顺序安排就诊。及时收集整理初诊、复诊病案和检验报告等。

（3）根据病情测量体温、脉搏、呼吸、血压等，并记录在门诊病案上。必要时应协助医生进行诊查。

（4）随时观察候诊患者的病情。如遇高热、剧痛、呼吸困难、出血、休克等患者，应立即采取措施，安排提前就诊或送急诊室处理；对病情较严重者、年老体弱者，可适当调整就诊顺序，让其提早就诊。

（5）门诊结束后，回收门诊病案，整理、消毒环境。

**3. 健康教育**　门诊护士应充分利用候诊时间开展健康教育。可采用口头、图片、板报、电视录像或赠送有关健康教育方面的宣传册等不同方式。对患者提出的询问应耐心、热情给予解答。

**4. 实施治疗**　依据医嘱执行治疗，如注射、换药、导尿、灌肠、穿刺等，护士必须严格执行操作规程，确保治疗及时、安全、有效。

**5. 消毒隔离**　门诊具有患者集中，人群流量大，病种复杂等特点，易发生交叉感染。因此，需认真做好消毒隔离工作。门诊的空气、地面、墙壁、扶手、桌椅、诊查床、平车、轮椅等，应定期进行清洁、消毒处理。遇传染病或疑似传染病患者，应分诊到隔离门诊就诊，并做好疫情报告。

**6. 保健门诊**　经过培训的护士可直接参与各类保健门诊的咨询或诊疗工作，如健康体检、疾病普查、预防接种、健康教育等保健工作，以满足人们日益增长的健康和卫生保健需求。

## 二、急　诊

急诊(emergency)是医院诊治急、危重症患者的场所，是抢救患者生命的第一线。当危及生命及意外灾害事件发生时，能立即组织人力、物力，实施快速、高效的抢救工作。由于急诊科危重患者多、病情急、周转快，护理工作范围广、时间性强、任务繁重而复杂等特点，因此，要求护士具有良好的职业素质、严格的时间观念、高度的责任心、敏捷的动作、敏锐的临床思维能力、娴熟的抢救技术，及时、有效地对患者进行抢救。

### (一) 急诊的设置和布局

急诊一般设有预检处、诊室、抢救室、治疗室、监护室、留观室、清创室、药房、化验室、X射线室、心电图室、挂号室及收费室等，形成一个相对独立的单元，以保证急救工作的顺利完成。

急诊环境以方便患者就诊为目的，以最大限度地缩短候诊时间，争取抢救时机，提高抢救效率为原则。做到宽敞、明亮、通风、安静和整洁，应设有专用电话、急救车、平车、轮椅等运送及通讯工具，设有专用路线和宽敞的通道通往医院各临床科室，标志清晰，路标指向醒目，夜间有明显的灯光，易于患者和家属寻找，以赢得抢救时间，提供给患者快速的救治服务。

### (二) 急诊护理工作

**1. 预检分诊**　预检护士负责接待前来就诊的患者，并依据急诊就诊标准，通过一问、二看、三检查、四分诊的顺序，初步判断疾病的轻重缓急，及时将患者分诊到相应的诊室、抢救室进行诊治或抢救。遇有危重患者时应立即通知值班医生及抢救室护士；遇有法律纠纷、交通事故、刑事案件等应立即通知医院保卫部门或公安部门，并请家属或陪送人员留下；遇到意外灾害性事件应立即通知护士长和有关科室。

**2. 抢救工作**　包括抢救物品的准备和配合抢救。

(1)急救物品准备：急诊常用的抢救物品包括一般用物、无菌物品和急救包、急救设备、急救药品和通讯设备等(表1-2)。一切急救物品应做到“五定”，即定数量品种、定点安置、定人保管、定期消毒灭菌和定期检查维修。护士必须熟悉各种抢救物品的性能和使用方法，并能排除一般性故障，使所有抢救物品处于良好备用状态，急救物品完好率要求达到100%。

**表1-2　急诊常用的抢救物品**

| 物品种类 | 物品名称 |
|---|---|
| 一般用物 | • 血压计、听诊器、张口器、压舌板、舌钳、手电筒、止血带、输液架、氧气管、吸痰管、胃管等 |
| 无菌物品及无菌急救包 | • 各种注射器、各种型号针头、输液器、输血器、静脉切开包、气管插管包、气管切开包、开胸包、导尿包、各种穿刺包、无菌手套及各种无菌敷料等 |
| 急救设备 | • 中心供氧装置(加压给氧设备)、电动吸引器、心电监护仪、电除颤器、心脏起搏器、呼吸机、超声波诊断仪、洗胃机等，有条件可备X射线机、手术床、多功能抢救床等 |
| 急救药品 | • 各种中枢神经兴奋剂、镇静剂、镇痛药、抗休克、抗心力衰竭、抗心律失常、抗过敏及各种止血药；急救用激素、解毒药、止喘药；纠正水、电解质紊乱及酸碱平衡失调类药物以及各种输入液体；局部麻醉药及抗生素类药等，并有简明扼要的说明卡片 |
| 通讯设备 | • 设有自动传呼系统、电话、对讲机等 |

(2)配合抢救:①实施抢救措施:护士必须严格遵守操作规程,争分夺秒实施抢救。在医生到达之前,护士应根据病情快速做出分析和初步判断,并实施紧急处理,如建立静脉通道、测量血压、止血、给氧、吸痰、配血,进行人工呼吸和胸外心脏按压等。医生到达后,立即汇报抢救情况和效果,并积极配合医生进行抢救,正确执行医嘱。②作好抢救记录:护士应及时、准确、清晰地做好抢救记录,要详细记录与抢救有关的事件并注明时间,如患者和医生到达时间、各项抢救措施落实的时间(如用药、吸氧、心肺复苏等)、执行医嘱的内容及病情动态变化。③严格执行查对制度:在抢救过程中,如为口头医嘱,护士必须向医生复述一遍,当双方确认无误后方可执行;抢救完毕后,请医生在6小时内补写医嘱与处方。各种急救药品的空药瓶需经两人核对后方可弃去。输液袋、输血袋等用后要统一放置,以便查对。

**3. 病情观察**　急诊科应设急诊留观室,设有一定数量的观察床位,以收治暂时未确诊的患者,或已明确诊断但因各种原因暂时不能住院的患者,或只需短时观察,病情稳定后即可返家的患者。留观时间一般为3～7天。留观室护士应做好下列护理工作:

(1)进行入室登记、建立病历,详细填写各项记录,书写病情报告。

(2)应主动巡视患者,密切观察,正确执行医嘱,认真完成各项护理工作,关注患者心理反应,加强心理护理。

(3)作好患者及其家属的管理工作。

**知识链接**

**急诊重症监护单元**

急诊重症监护单元(emergency intensive care unit,EICU)的建立极大地降低了急危重症患者的死亡率,有利于专业水平的提高。但是,目前国内EICU的定位和发展一直存在较大的争议和困惑,如它的建设模式是否应效仿综合ICU。然而,EICU重在"救命",综合ICU重在"监护与支持"。EICU工作特点强调时间与效率,有独特的临床思维与决策方式,在功能和收治范围上与综合ICU不同,在设施与人员配置上更接近于抢救室,在工作方法上更注重抢救流程规范化,并且应将急诊医学发展的新理念最好地融入EICU的建设和发展中。

收住适应证:

1. 各种肺内或肺外原因所致呼吸衰竭,需用无创或有创通气支持的患者。
2. 各种原因所致循环衰竭,经一般处理或简单液体复苏仍不能改善者。
3. 需呼吸或循环支持的大咯血,消化道大出血患者的保守治疗。
4. 重症胰腺炎患者。
5. 重度颅脑损伤不能手术或脑梗塞患者,且经呼吸循环支持有可能生存者。
6. 癫痫大发作或持续状态,需呼吸循环支持者。
7. 急性中毒、电击、溺淹、中暑,需呼吸循环支持者。
8. 大面积烧伤,剥脱性皮炎,需呼吸循环支持者。
9. 需行床旁持续血液滤过的患者。
10. 各种原因所致MODS(多器官功能障碍综合征)或MOF(多器官功能衰竭)患者。

11. CPCR(心肺脑复苏)术后有生存或脑复苏希望的患者。

下列情况不宜收住 EICU：

1. 临终状态或高度衰老患者。
2. 呼吸循环支持不能撤离的晚期癌症患者。
3. 一般不收住术后患者。

来源：百度网 百度百科

## 第三节 住院环境

病区是住院患者接受诊断、治疗和护理的场所，也是医护人员开展医疗、预防、教学、科研活动的重要基地。一般每个病区均设有病室、治疗室、抢救室、危重病室、医护办公室、配膳室、盥洗室、浴室、厕所、洗涤间及医护休息室、示教室等。有条件的病区可设置患者学习室、娱乐室、会客室、健身室等。

每个病区设 30～40 张病床为宜，每间病室设 1～6 张病床，两床之间距离应不少于 1m。病床之间应设隔帘或屏风，以便于治疗和维护患者的隐私权，满足患者自尊的需要。

### 一、病区的物理环境

病区的物理环境是影响患者身心舒适的重要因素，环境的性质决定患者的心理状态，关系着治疗效果及疾病的康复。护士应以患者为中心，对病区物理环境进行适当的调控，努力创造一个整洁、舒适、安全、安静的住院环境，满足患者休养、生活、治疗等需要，以促进患者疾病的痊愈和健康的恢复。

#### (一) 整洁

主要指病区的护理单元和医疗护理环境应整洁。要求达到避免污垢积存，防止细菌滋生的目的。保持病区环境整洁的措施有：

1. 病区陈设齐全，规格统一，布局合理，摆放整齐，方便取用。
2. 做到物有定位，用后归位。
3. 及时清理环境，病区内墙、地面及所有物品采用湿式清扫法。
4. 及时清除治疗护理后的废弃物及患者的排泄物。
5. 保持患者及病床单位清洁，床单被套及衣裤及时更换。
6. 非患者生活及医疗护理必需品不得带入病区。
7. 工作人员仪表端庄，服装整洁、大方得体。

#### (二) 安静

安静的医院环境可使患者减轻焦虑，得到充分的休息和睡眠，促进其早日康复。根据 WHO 规定的噪声标准，白天病区较理想的声音强度应维持在 35～45dB。达到 50～60dB，患者可感到疲倦不安，影响休息与睡眠。长时间暴露在 90dB 以上的环境中，可导致疲倦、焦躁、易怒、头痛、头晕、耳鸣、失眠以及血压升高等。当声音强度达到或超过 120dB 时，可造成听力丧失或永久性失聪。因而为更好地控制噪声，保持病区安静的环境，护理人员在工作中应做到：

1. “四轻”　即说话轻、走路轻、操作轻、关门轻。

2. 病室的桌、椅脚应钉上橡胶垫；推车的轮轴、门窗交合链应滴注润滑油并定期检查。

3. 电话、手机、呼叫系统等有声响的设备应使用消音设置，或将音量调至最低。

4. 加强对患者及家属宣传保持病室安静的重要性，共同创造良好的休养环境。

**（三）舒适**

主要指病室的温度、湿度、通风、采光、色彩和绿化等方面对患者的影响。

**1. 温度**　适宜的温度可使患者感到舒适、安宁，能减少能量消耗，利于散热，并可降低肾脏的负担，有利于患者的休息、治疗及护理工作的进行。病室适宜的温度一般为18～22℃，婴儿室、手术室、产房、ICU、CCU等，室温应调高至22～24℃为宜。室温过高会使神经系统受到抑制，干扰消化与呼吸功能，不利于机体散热，患者常表现出烦躁；室温过低，冷的刺激可使患者肌肉紧张，畏寒，还会使患者在接受诊疗护理时受凉。因此，病室应备有室温计，随时观察室温并给予调节，可根据季节和条件采用不同的措施，如夏天可用风扇使室内空气流通，或使用空调设备调节；冬天可采用火炉取暖，或使用暖气设备保持室温。此外，应根据气温变化适当增减患者的衣服和盖被，在执行治疗、护理操作时，应尽量避免暴露患者。

**2. 湿度**　湿度会影响皮肤蒸发散热的速度，从而影响患者的舒适感。病室的相对湿度以50%～60%为宜。湿度过高，机体蒸发作用减弱，出汗受到抑制，患者感觉湿闷不适，尿量增加，加重肾脏负担；湿度过低，空气干燥，水分大量蒸发，患者感到呼吸道黏膜干燥、口干、咽痛、烦渴等，对气管切开、呼吸道感染、急性喉炎的患者尤为不利。因此，病室应备有湿度计，便于观察和调节湿度，可根据季节和条件采用开窗通风、地面洒水、暖气上放置湿毛巾、使用加湿器，或利用空调设备等措施调节室内湿度。

**3. 通风**　通风换气可以降低室内空气中微生物的密度，降低二氧化碳浓度，提高空气中的含氧量，保持空气清新，调节室内温度和湿度，使患者心情愉快、增加舒适感，有利于患者康复。通风效果因通风面积（门窗大小）、室内外温差、通风时间及室外气流速度而异。一般每次通风时间为30分钟左右，冬季通风时应注意保暖，避免对流风。

**4. 光线**　病室采光有自然光源和人工光源。适量的日光照射，能使照射部位温度升高、血管扩张、血流增快，改善皮肤和组织的营养状况，使人食欲增加，舒适愉快，并有利于病情观察和诊疗、护理工作的进行。此外，日光中的紫外线，具有杀菌作用，并可促进机体表面无活性的维生素$D_2$转变成有活性的维生素$D_3$，对小儿的生长发育起着重要作用。因此，病室应经常开窗，但应避免阳光直接照射眼睛，防止引起目眩；午睡时应用窗帘遮挡光线，以免引起患者不适。夜间睡眠时可打开地灯，既能保证巡视工作的进行，又不影响患者的睡眠。

**5. 色彩**　色彩会影响人的情绪、行为和健康。以往病室及医务人员的工作服多采用白色，易使患者产生冷漠、单调、恐惧感。现代医院多根据不同护理对象的需求而选择合适的色彩，如儿科护士服装采用粉红色，给人温馨亲切的感觉，减轻儿童的恐惧感；手术室选用绿色或蓝色，给人安静舒适的感觉，增加患者的安全感。病室墙壁上方选涂白色，下方选涂浅绿色或浅蓝色，以避免白色反光，引起患者疲劳。病床、桌、椅、窗帘、被套、床单等也趋向家居化，以满足患者的需要。

**6. 绿化**　绿色植物可使人赏心悦目，并增添生机。可在病室内外及走廊上摆设绿色盆景植物，在病区周围建设草坪，种植树木等，优化住院环境。

### (四) 安全

安全是指安定，无危险、无伤害的环境。为患者提供安全的环境包括以下内容：

**1. 避免各种原因所致的躯体损伤**　如浴室、厕所地面应有防滑设备，防止潮湿所致患者滑倒跌伤；昏迷患者应加床档或使用约束带，防止患者坠床或撞伤；小儿或意识障碍者热疗时应注意温度控制及保护皮肤，防止烫伤等。

**2. 避免医源性损伤**　由于医务人员的言语及行为不慎，对患者造成心理、生理上的损伤，称为医源性损伤。护士为患者进行治疗护理操作时，应严格遵循操作规程和查对制度，防止差错事故发生；加强责任心，语言、行为应符合职业规范，避免造成患者生理和心理上的损伤。

**3. 预防医院内感染**　病区应有严格的管理系统和措施，预防医院内感染。如操作中严格执行无菌技术操作原则和消毒隔离制度，定期对病室及各种设备进行清洁、消毒、灭菌等。

## 二、病区的社会环境

医院是社会的一部分，而病区是一个特殊的社会环境，患者住进医院后，对接触的社会环境常常感到陌生和不习惯，护士有责任为患者创造和维持一个良好的社会环境，消除患者不良的心理反应，帮助患者尽快适应医院的社会环境。

### (一) 建立良好的护患关系

1. 尊重患者，让患者能够体会到受欢迎和被关心的情感，在实施护理活动中，应一视同仁。
2. 善于发挥语言的积极作用，帮助患者树立战胜疾病的信心。
3. 操作技术娴熟，动作稳、准、轻、快，减轻患者的心理负担，增加安全感、信任感。
4. 尊重患者的权利与人格。注意保护患者的隐私，行为举止符合职业规范的要求。
5. 善于控制自己的情绪，以开朗、乐观的情绪感染患者，使其主动配合治疗和护理，争取早日康复。

### (二) 建立良好的群体关系

1. 引导患者互相关心、互相帮助、互相鼓励，协助病友间建立良好的情感交流，正确消除不良情绪，使病室呈现愉快、和谐的气氛。
2. 引导患者遵守医院各项规章制度，积极配合治疗和护理，促进疾病康复。
3. 加强与家属的沟通，取得支持与合作，解除患者的后顾之忧，共同做好患者的身心护理。

**知识链接**

**社区卫生服务**

随着社会生产的发展，医学的进步，人们对防病治病的认识逐步深化，医疗保健从个体向群体转变，并寻求群体防治疾病的措施和方法，社区卫生服务正是适应这种需要而产生的。社区卫生服务(community health service)是指在一定社区中，由卫生及有关部门向居民提供的预防、医疗、康复和健康促进为内容的卫生保健活动的总称。社区卫生服务是一个保健系统，包括卫生保健的供应者(如卫生有关部门)和卫生服务的接受者(即社区人群)，两者相互联系，相互影响。

二次大战以后，世界各国普遍重视发展社区卫生服务。在发达国家，医疗卫生保健的重点经历了从基层(家庭)→医院→基层(社区)的转移过程。即在20世纪以前，以单家独户的个体医疗为主。20世纪开始，逐渐形成了以医院为中心的医疗保健模式。

60年代起，医疗保健的重点又回到了基层。这次转移的原因有两个：第一是疾病观念的改变，人们对健康的要求不仅是不得病，而且是身心方面的完好状况。第二是卫生费用急剧上升，开展社区卫生服务是控制卫生费用、提高卫生服务效益的有效措施。因为社区卫生服务是综合性保健服务，重视预防，不仅可以节约资源，也能较好地满足居民对卫生保健的需求。在发展中国家，经济水平低，卫生资源有限，更应发展社区卫生服务，推行简便技术，改善居民健康状况。

来源：梁万年《卫生事业管理》　人民卫生出版社　2007

## 第四节　病床单位的准备

病床是患者休息和睡眠的用具，是患者单位的主要设备。患者的生活、休息、治疗等都需借助病床来完成，因而病床要经常保持整洁，床上用物要定期更换，整理床单位应符合实用、耐用、平紧、舒适、安全的原则。临床上常见的病床单位有备用床、暂空床、麻醉床。

### 一、病床单位及设备

#### (一) 病床单位

病床单位是医疗机构提供给患者使用的家具和设备。它是患者住院期间用以休息、睡眠、饮食、排泄、活动和治疗的最基本的生活单位。每个病床单位应配备固定的设施，包括：床、床垫、床褥、棉胎或毛毯、枕芯、大单、被套、枕套、橡胶中单和中单、床旁桌、床旁椅、跨床桌，床头墙壁上有照明灯、呼叫装置、供氧和负压吸引管道等设施（图1-2）。

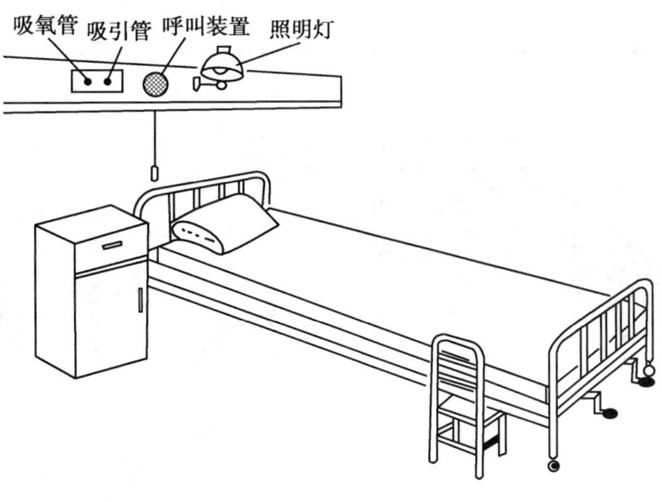


**图1-2　病床单位及设备**

#### (二) 设备规格与要求

见表1-3。

表 1-3 设备规格与要求

| 物品名称 | 规格 | 要求 |
| --- | --- | --- |
| 床 | • 长 200cm、宽 90cm、高 60cm | • 不锈钢床：床头、床尾可支起或摇起，以调节体位。床脚装有小轮，便于移动，可固定(图 1-3)<br>• 木板床：骨科患者多用。或在不锈钢床上放一块木板<br>• 电动控制多功能床：患者可通过按钮自行控制床的升降或改变体位(图 1-4) |
| 床垫 | • 长宽与床规格相同，厚 9～10cm | • 用棕丝或海绵作垫芯，垫面选用牢固的面料制作 |
| 床褥 | • 长宽与床规格相同 | • 用棉花作褥芯，棉布作褥面 |
| 棉胎 | • 长 210cm、宽 160cm | • 多用棉花胎，也可用人造棉或羽绒被 |
| 枕芯 | • 长 60cm、宽 40cm | • 内装荞麦皮、木棉或高弹腈纶丝绵，以棉布作枕面 |
| 大单 | • 长 250cm、宽 180cm | • 用棉布制作 |
| 被套 | • 长 230cm、宽 170cm | • 用棉布制作，尾端开口处钉有系带 |
| 枕套 | • 长 75cm、宽 45cm | • 用棉布制作 |
| 橡胶中单 | • 长 85cm，两端各加白布 40cm，宽 65cm | • 中间用橡胶制作，两端用棉布制作 |
| 中单 | • 长 170cm、宽 85cm | • 用棉布制作 |
| 床旁桌 | • 长 45cm、宽 45cm、高 85cm | • 放于患者床头一侧，用于放置日常用品 |
| 床旁椅 | | • 宽大、有靠背，供患者或探视者用 |
| 跨床桌 | • 长 80cm、宽 45cm | • 可移动，高度可调节，供患者在床上进食、写字、阅读等活动时使用 |

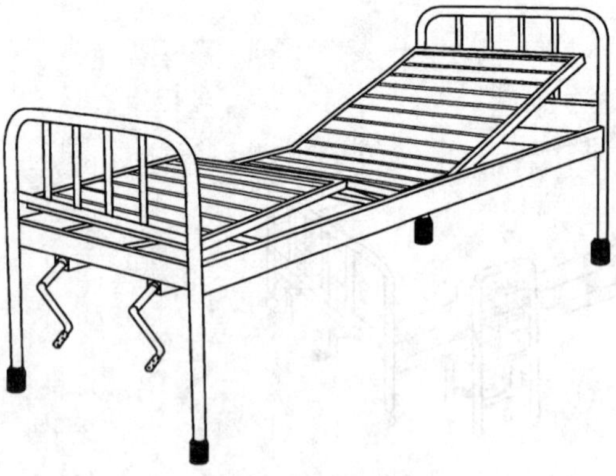

图 1-3 不锈钢床

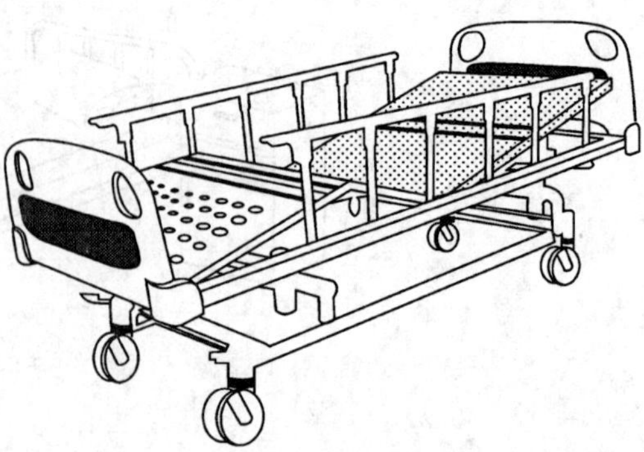

图 1-4 电动床

## 二、铺 床 法

**(一) 备用床**(closed bed)

见图 1-5。

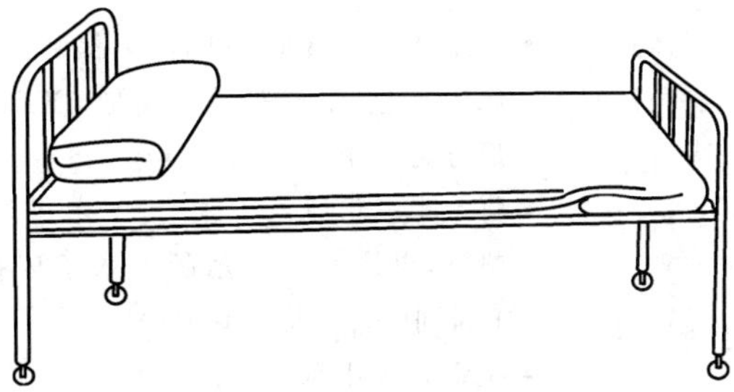

**图 1-5 备用床**

【目的】

1. 保持病室整洁、舒适和美观。

2. 准备迎接新患者。

【准备】

**1. 护士准备** 衣帽整洁,洗手、戴口罩。

**2. 用物准备** 床、床垫、床褥、棉胎或毛毯、枕芯、大单、被套、枕套、床旁桌、床旁椅、床刷及床刷套、必要时备消毒小毛巾。

**3. 环境准备** 病室清洁、通风。

【操作规程】

见表 1-4。

**表 1-4 铺备用床操作规程**

| 操作流程 | 操作步骤 | 要点说明 |
|---|---|---|
| 备物检查 | • 备齐用物,按取用顺序放于治疗车上(自下而上放置枕芯、枕套、棉胎或毛毯、被套、大单),推车至床旁<br>• 检查床、床垫的功能是否完好 | • 节时省力,避免多次走动<br>• 有脚轮的床,应先固定,调整床至适合高度 |
| 移开桌椅 | • 移开床旁桌,距床约 20cm,移床旁椅至床尾正中,距床约 15cm | |
| 放置用物 | • 将物品放于床旁椅上 | • 便于取用 |
| 翻扫床垫 | • 用纵翻法或横翻法翻转床垫,自床头至床尾清扫床垫<br>• 铺床褥于床垫上,床褥中线与床中线对齐 | • 避免床垫局部长期受压而发生凹陷 |
| 铺大单 | • 取已折叠好的大单放于床的正中处,大单纵、横中线与床纵、横中线对齐,分别向床头、床尾、近侧、对侧展开<br>• 先铺近侧床头,面向床角,两脚前后分开,成弓步,右手将床头床垫托起,左手伸过床头中线,将大单包塞于床垫下(图 1-6) | • 动作要轻,避免尘埃飞扬<br>• 操作者面向床角,两脚分开,采用弓箭步,上身保持直立,两膝稍屈,动作平稳、连续,减少来回走动,确保身体平衡并注意节省体力 |

续表

| 操作流程 | 操作步骤 | 要点说明 |
| --- | --- | --- |
| 折床角（斜角法） | • 在距床头约 30cm 处，向上提起大单边缘，使其同床边垂直，呈一等边三角形，以床沿为界，将三角形分为两半 | • 床角美观、整齐，不易松散 |
| | • 将上半三角覆盖于床上，下半三角平整地塞于床垫下，再将上半三角翻下塞于床垫下，使之形成 45°，同法铺近侧床尾角 | • 铺大单的顺序：先床头后床尾，先近侧后对侧 |
| | • 拉紧大单中部，双手掌心向上，将大单平塞于床垫下 | |
| | • 转至床对侧，同法铺对侧大单 | |
| 套被套 | | |
| ▲（S式） | • 取已折叠好的被套，被套头端齐床头放置，被套纵中线与床纵中线对齐，分别向床尾、近侧、对侧展开 | • 被套正面向外，开口端朝床尾 |
| | • 将被套开口端的上层约 1/3 部分打开 | • 便于放棉胎 |
| | • 将折好的棉胎置于被套开口处，底边与被套开口边平齐，将棉胎上缘中部拉至被套封口处（图 1-7），棉胎上端与被套封口紧贴，将竖折的棉胎向两边展开，与被套边平齐，对好两上角，盖被的上缘平齐床头 | • 使之充实，避免棉胎与被头空虚 |
| | • 至床尾，逐层拉平盖被，系带 | • 盖被平整、美观，中线对齐 |
| | • 将盖被的两侧向内折与床沿平齐，折成被筒，将盖被尾端向内折叠齐床尾或塞于床垫下 | |
| ▲（卷筒式） | • 将棉胎上端与被套封口紧贴，将棉胎与被套一起翻转，自床头向床尾展开（图 1-8），拉平，系带，折成被筒 | |
| 套枕套 | • 于床尾处或护理车上套枕套，四角要充实 | • 枕头四角充实、平整 |
| | • 整理枕头，平放于床头，开口背门 | |
| 桌椅归位 | • 移回床旁桌椅 | • 保持病室整洁、美观 |
| | • 洗手或用消毒小毛巾擦拭双手 | |

【注意事项】

1. 病床单位应符合实用、耐用、舒适、安全、美观的原则。大单、被套、枕套均应做到平、整、紧、实、美。

2. 动作轻稳，避免抖动、拍打等动作，以免微生物传播。

3. 应用省时、节力原则

(1)铺床时身体应靠近床边，两脚前后或左右分开，扩大支撑面，降低重心，增加身体的稳定性。

(2)应用臂部肌肉力量，手臂动作平稳协调，有节律地连续进行。

(3)翻转床垫时应借助自身的重量以节省体力,减少扭伤。

(4)先铺床头,后铺床尾,再铺中部,铺好一侧,再铺另一侧,避免多余无效动作,减少走动次数。

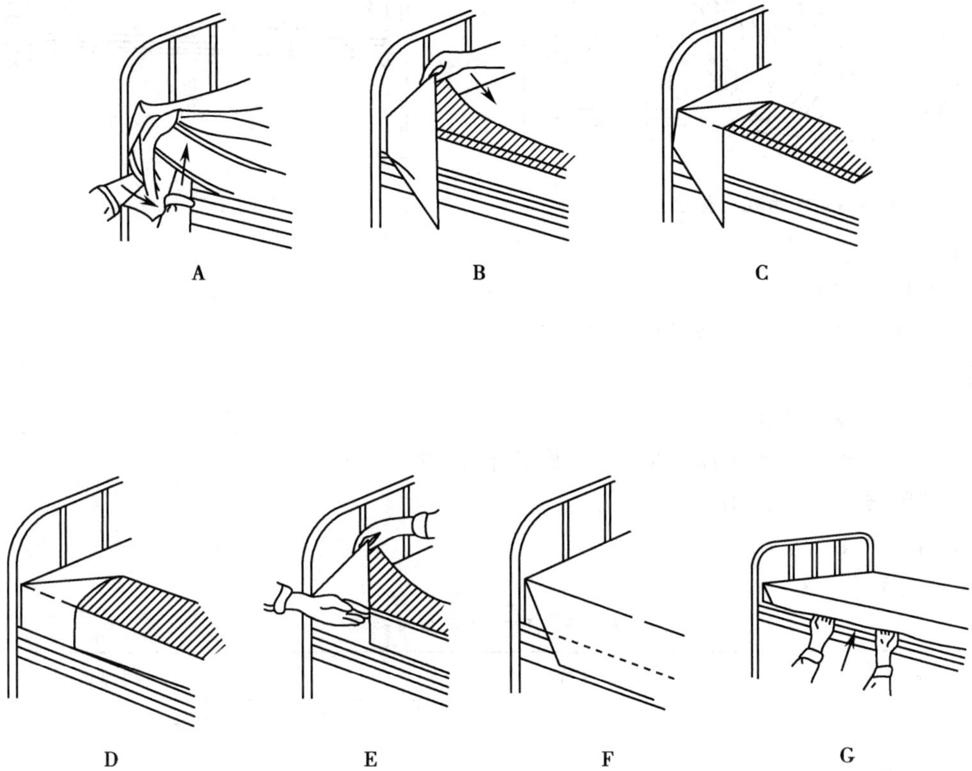


图 1-6　铺床角法

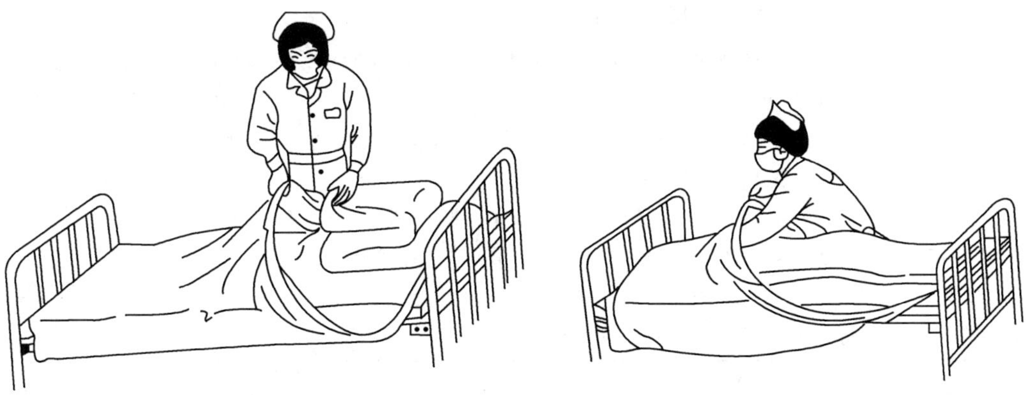

图 1-7　"S"式套被套法

## (二) 暂空床(unoccupied bed)

见图 1-9。

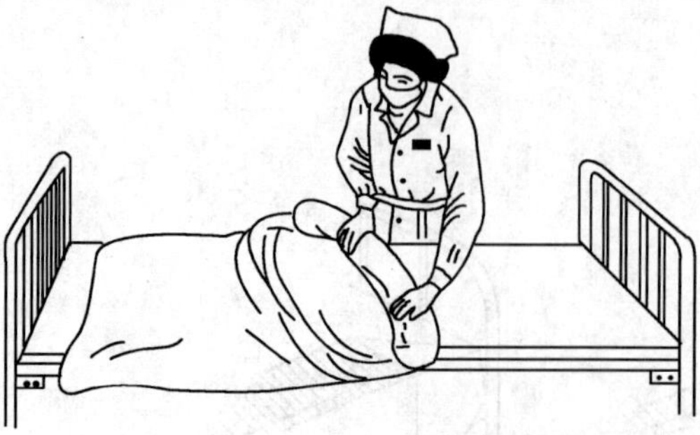

图 1-8 卷筒式套被套法

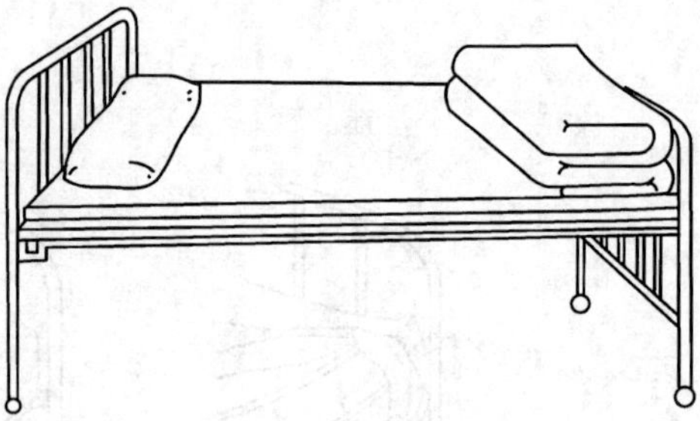

图 1-9 暂空床

【目的】

1. 保持病室整洁。
2. 供新入院或暂离床活动的患者使用。

【准备】

**1. 护士准备** 同备用床。

**2. 用物准备** 同备用床,必要时备橡胶中单、中单。

**3. 环境准备** 同备用床。

【操作规程】

见表 1-5。

**表 1-5 铺暂空床操作规程**

| 操作流程 | 操作步骤 | 要点说明 |
|---|---|---|
| ▲ 改备用床为暂空床 | | 在备用床基础上完成暂空床的操作 |
| 备物放置 | • 备齐用物,按序放置,携至床旁 | |
| 折叠盖被 | • 移床旁椅至床尾正中,距床约 15cm<br>• 将用物置于椅面上<br>• 将备用床的盖被上端向内折 1/4<br>• 再扇形三折于床尾,并使各层平齐 | 便于患者上床,保持病室整齐美观 |
| 酌情铺单 | • 取橡胶中单放于床上,上缘距床头 45～50cm,中线与床中线齐,展开<br>• 取中单以同法铺在橡胶中单上,两单边缘下垂部分一起拉紧平整地塞入床垫下 | 根据病情需要选用,以保护床褥免受排泄物或分泌物污染 |
| | • 转至对侧,同法拉紧橡胶中单和中单,铺平(图 1-9) | 床铺平整、无皱褶 |
| ▲ 直接铺暂空床 | • 先铺近侧大单、橡胶中单、中单,然后至对侧同法铺各单,盖被铺好后直接三折于床尾 | |
| 整理归位 | • 将枕头放回床头,移回床旁椅,洗手 | |

【注意事项】

1. 操作中正确运用人体力学的原理,方法正确,符合节力原则。
2. 用物准备符合病情需要。

3. 病室及患者单位环境整洁、美观。

4. 便于患者上、下床。

**(三) 麻醉床**(anesthetic bed)

见图 1-10。

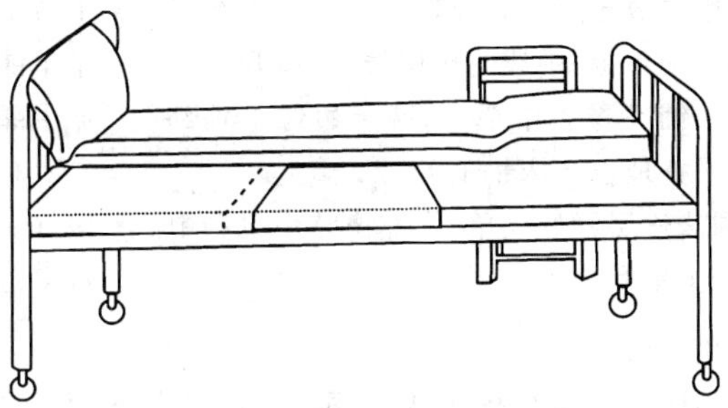

**图 1-10　麻醉床**

【目的】

1. 便于接受、护理麻醉手术后患者。

2. 保护床上用物不被血渍或呕吐物等污染。

3. 保证患者安全、舒适,预防并发症。

【准备】

**1. 护士准备**　同备用床。

**2. 用物准备**

(1)床上用物:同暂空床,另备橡胶中单和中单。

(2)麻醉护理盘:内置开口器、压舌板、舌钳、牙垫、治疗碗、镊子、输氧导管或鼻塞管、吸痰导管、纱布数块;血压计、听诊器、护理记录单和笔、弯盘、棉签、胶布、手电筒、别针等。

(3)备用物品:输液架、吸痰器、氧气筒、胃肠减压器,按需备热水袋加布套、毛毯。

**3. 环境准备**　本病室内无患者进餐或正在进行治疗。

【操作规程】

见表 1-6。

**表 1-6　铺麻醉床操作规程**

| 操作流程 | 操作步骤 | 要点说明 |
|---|---|---|
| 撤除原物 | • 拆除原有枕套、被套、大单等物,放于污物袋内 | • 降低手术后患者受感染的危险性,使患者舒适 |
| 洗手备物 | • 洗手或用消毒小毛巾擦拭双手<br>• 备齐用物,按取用顺序放于治疗车上(自下而上放置枕芯、枕套、棉胎或毛毯、被套、中单、橡胶中单、大单),推车至床旁 | <br>• 方便操作 |
| 移开桌椅 | • 同备用床法 | |
| 铺单折角 | • 按备用床法展开大单,铺近侧大单<br>• 铺橡胶中单和中单:取橡胶中单放于床上,上缘距床头 45～50cm,中线与床中线对齐,展开 | <br>• 橡胶中单可保护床褥及大单免受呕吐物、排泄物、分泌物、引流物污染 |

续表

| 操作流程 | 操作步骤 | 要点说明 |
|---|---|---|
| 铺单折角 | • 取中单以同法铺在橡胶中单上，两单边缘下垂部分一起拉紧平整地塞入床垫下 | • 橡胶中单禁忌与患者皮肤直接接触，以免引起其不适 |
| | • 取另一橡胶中单放于床上，上缘平齐床头，下缘压在橡胶中单和中单上，中线与床中线齐，展开<br>• 取中单以同法铺在橡胶中单上，两单边缘下垂部分一起拉紧平整地塞入床垫下 | • 下肢手术者，可将头端橡胶中单及中单铺于床尾；非全麻手术者只在床中部铺橡胶中单及中单即可 |
| | • 转至对侧，同法逐层铺好大单、中部橡胶中单和中单、床头橡胶中单和中单 | • 铺好一侧各单，再铺另一侧，避免过多走动，符合省时节力原则 |
| 套被折被 | • 套盖被同备用床法 | |
| | • 折被套按备用床法将盖被折成被筒，再纵向将盖被扇形三折叠于背门一侧床上，并使各层平齐（图1-10） | • 便于将患者移至病床上 |
| 套枕立放 | • 套枕套同备用床法 | |
| | • 将枕横立于床头，开口背门 | • 以防患者躁动时，头部碰撞床栏受伤 |
| 移桌置椅 | • 移回床旁桌，椅子置于盖被折叠侧 | • 便于将患者移回病床上 |
| 置盘整理 | • 将麻醉护理盘置于床旁桌上，其他用物按需妥善放置 | • 便于抢救和取用 |
| | • 整理床单位，保持床单位整洁美观<br>• 洗手或用消毒小毛巾擦拭双手 | |

【注意事项】

1. 铺麻醉床时，应全部换为清洁被单。

2. 全身麻醉护理盘及其他用物应根据评估结果，按需准备。

3. 中单要全部遮住橡胶中单，防止橡胶中单与患者皮肤直接接触，以保证患者舒适。

【要点提示】

1. 在本章的学习中重点掌握门诊的护理工作，主要包括预检分诊、安排候诊与就诊、治疗、消毒隔离等，通过学习熟知门诊工作的程序和特点。

2. 急诊科护理工作有其特殊性，是本章应重点掌握的知识点，结合临床实例理解一切抢救物品应做到“五定”的深刻含义、护士如何配合抢救以及执行口头医嘱相关要求的重要性。

3. 在住院环境管理内容中，应重点掌握为患者创造一个安静、舒适的住院环境的要求。

4. 本章护理技能操作的重点是铺床法，包括铺备用床、铺暂空床、铺麻醉床。要求在练习中准确掌握动作技能的操作要点，并在指定时间内能规范地铺好床单位。

5. 学习本章操作内容的同时，应不断培养人文关怀的素养，以满足患者多层次的需要。

## 思考题

1. 门诊有何特点？具体护理工作包含哪些内容？

2．急诊科护士在医生未到达之前，应如何处理急诊危重患者？

3．医院环境有哪些要求？护士如何为患者创设适于休养的物理环境？

4．简述医院常见不安全的因素，护士应如何防范？

5．比较备用床、暂空床、麻醉床的操作方法，区别其共同点和不同点。

6．为使患者能安静休养，护士在病区中应采取哪些有效措施控制噪声？

7．病例分析

张女士，52岁，患慢性阑尾炎多年。曾有右下腹间断性疼痛病史，近日因疼痛加剧来院就诊。查体：右下腹麦氏点压痛、反跳痛、肌紧张，患者面色苍白，且表情痛苦。化验：白细胞增高。经医生诊断为“慢性阑尾炎急性发作”，在征得患者同意并签字后，决定迅速采取手术治疗。

（1）急诊科护士在接诊后，针对患者的病情应配合医生采取哪些护理措施？

（2）患者同意手术后，护士需作哪些护理工作？并应注意什么问题？

（3）患者在手术过程中，医生根据病情下达口头医嘱，护士应如何执行口头医嘱？

（李晓松）

# 第二章　患者入院和出院的护理

**学习目标**

1. 正确叙述入院程序及不同患者的卫生处置。
2. 掌握一般患者入病区后的初步护理工作。
3. 阐述急危重症患者入病区后的初步护理内容。
4. 正确叙述不同护理级别的适用对象和护理要点。
5. 掌握患者的出院护理工作内容。
6. 熟练掌握轮椅、平车安全运送患者的操作技术。

案例

患者李某，男，35岁。因咳嗽、咳痰伴喘息1天就诊，既往有"支气管哮喘"病史。查体：患者呼吸困难，呈喘息状，口唇发绀，不能平卧，心肺听诊心率增快，两肺闻及广泛哮鸣音。门诊诊断"支气管哮喘"，医生签发住院证交患者家属办理住院手续。

问题：

1. 患者入院时，住院处的护士需完成的工作有哪些？
2. 该患者适合选用何种方式护送入院？
3. 患者入病区后，护士应做哪些护理工作？

## 第一节　入院患者的护理

入院护理(admitting patients to hospital)是指患者经医生确定需要住院开始至进入病区时，护士所进行的一系列护理活动。入院护理的目的：协助患者了解和熟悉环境，尽快适应医院环境和患者角色；观察和评估患者健康状况，为制订护理计划提供依据；满足患者身心需要，调动患者配合治疗、护理的积极性；建立良好的护患关系，为护理工作顺利开展奠定基础。

### 一、入院程序

入院程序是指患者经门诊或急诊医师诊查，确定需住院检查治疗并签发住院证后，患者到住院处办理住院手续至进入病区的护理过程。

**1. 办理住院手续** 患者或家属持住院证到住院处办理住院手续，包括验证医生签发的住院证、说明保险种类、交纳住院保证金、填写住院登记表、填写病历首页；通知病区值班护士根据病情做好接收新患者的准备。对病情危重或需急诊手术的患者，应先行入院或实施手术，再办理住院手续。

**2. 进行卫生处置** 护士根据患者病情及身体状况在卫生处置室对患者进行卫生处置，包括理发、沐浴、更衣、剪指（趾）甲等。对急诊、危重症患者、即将分娩的孕妇、体弱者可酌情免浴；对有虱、虮者应先灭虱虮，再进行卫生处置；对传染病患者或疑似传染病患者应安置于隔离病室进行卫生处置。贵重物品、患者换下的衣服以及不急用的物品需交家属带回或按保管手续暂时存放住院处。

**3. 护送患者入病区** 住院处护士携门诊病历护送患者入病区。根据患者病情选择不同的护送方式，对能行走的患者采用扶助步行，对不能行走或病情危重患者选用平车或轮椅运送。运送过程中注意安全、保暖，必要的治疗（如吸氧、输液等）不能中断；对外伤患者要注意卧位。患者送至病区后，住院处护士应与病区护士就患者病情、治疗护理措施、物品等进行交接。

## 二、患者入病区后的初步护理

### （一）一般患者的入院护理

**1. 准备床单位** 病区护士接到住院处通知后，应立即根据患者病情准备床单位，将备用床改为暂空床，备好患者所需物品，如脸盆、暖瓶、便器等生活用品，酌情加铺橡胶中单和中单。

**2. 迎接新患者** 护士要以热情的态度，亲切的语言迎接患者。患者入病区后，负责接待的护士首先向患者作自我介绍，说明自己的工作职责及将为患者提供的服务内容，为患者介绍同室病友，消除患者的不安情绪，增强患者的安全感和对护士的信任，为患者佩戴标识腕带。

**3. 通知医生诊疗** 通知医生诊查患者，必要时协助体检。

**4. 建立病历及填写有关表格** 排列好住院病历并用蓝笔逐页填写病历眉栏及有关表格。在体温单 40～42℃之间的相应时间栏内用红笔纵行填写入院时间。填写入院登记本、诊断卡和床头（尾）卡，并将诊断卡和床头（尾）卡分别插入患者一览表上和床头或床头（尾）夹内。

**5. 测量生命体征和体重** 测量患者体温、脉搏、呼吸、血压及体重，并记录在体温单的相应栏内。

**6. 执行医嘱** 遵医嘱执行各项治疗措施，按“分级护理”实施护理工作，并通知营养室准备膳食。

**7. 介绍与指导** 向患者及家属介绍病区和病室环境及设施、医院规章制度、床单位及其设施的使用方法、常规标本留取方法及注意事项，介绍主治医生和责任护士，告知如有需要随时通知护士。

**8. 完成入院评估** 收集患者有关健康资料，进行入院护理评估，制订护理计划，填写入院护理评估单。

### (二) 急危重患者的入院护理

**1. 准备床单位** 病区护士接到住院处通知后，根据病情需要准备患者床单位，病床应尽量安置在靠近护士站的危重病室或抢救室，将备用床改为暂空床，加铺橡胶中单和中单，手术患者备麻醉床。

**2. 做好抢救准备** 备好急救药品及器材，如氧气、吸引器、输液器具、急救车等。通知有关医生做好抢救准备。

**3. 认真进行交接** 患者入病区后，病区护士应立即与护送人员就患者的病情、治疗护理措施及有关物品等进行交接。

**4. 保护患者安全** 对昏迷、神志不清、躁动不安的患者安置床栏加以保护，防止发生坠床等意外，保障患者安全。

**5. 积极配合抢救** 密切观察患者病情变化，积极配合医生进行抢救。

**6. 暂留护送人员** 对有语言障碍、昏迷、意识不清的患者或婴幼儿，暂留家属或护送者，以便询问病史等有关情况。

**7. 做好各种记录** 密切观察病情，做好护理记录和抢救记录。

**知识链接**

**腕带标识的应用**

腕带标识是住院患者标识手段之一，是对在医院接受治疗的患者进行的身份标记。采用腕带标识管理，即在患者手腕上戴上一根注有患者重要识别信息的腕带。当患者被收治住院时，使用腕带标识对患者身份进行24小时随身标识。腕带标识上应标明：患者姓名、病区、床号、住院号、性别、年龄、诊断等。在采取各种治疗护理前，必须核对腕带标识以确定患者身份，以保证治疗护理安全。

来源：根据百度文库“医院患者标识制度”编写

## 三、分级护理

分级护理是指患者在住院期间，医护人员根据患者病情和生活自理能力，确定并实施不同级别的护理。临床上一般将护理级别分为四级，即特级护理、一级护理、二级护理和三级护理(表2-1)。

**表2-1 各级护理级别的适用对象和护理内容**

| 护理级别 | 适用对象 | 护理要点 |
|---|---|---|
| 特级护理 | • 病情危重，随时可能发生病情变化需要进行抢救的患者<br>• 重症监护患者<br>• 各种复杂或者大手术后的患者<br>• 严重创伤或大面积烧伤的患者<br>• 使用呼吸机辅助呼吸，并需要严密监护病情的患者<br>• 实施连续性肾脏替代治疗(CRRT)并需要严密监护生命体征的患者<br>• 其他有生命危险，需要严密监护生命体征的患者 | 安排专人24小时护理，严密观察病情变化，监测生命体征；根据医嘱，正确实施治疗、给药措施；准确测量出入量；根据患者病情，正确实施基础护理和专科护理，如口腔护理、压疮护理、气道护理及管路护理等，实施安全措施；保持患者的舒适和功能体位；实施床旁交接班 |

续表

| 护理级别 | 适用对象 | 护理要点 |
|---|---|---|
| 一级护理 | • 病情趋向稳定的重症患者<br>• 手术后或者治疗期间需要严格卧床的患者<br>• 生活完全不能自理且病情不稳定的患者<br>• 生活部分自理,病情随时可能发生变化的患者 | 每小时巡视患者,观察病情变化,监测生命体征;根据医嘱正确实施治疗、给药措施;根据病情正确实施基础护理和专科护理,如口腔护理、压疮护理、气道护理及管路护理等,实施安全措施;提供护理相关的健康指导 |
| 二级护理 | • 病情稳定,仍需卧床的患者<br>• 生活部分自理的患者 | 每两小时巡视患者,观察病情变化,监测生命体征;根据医嘱正确实施治疗、给药措施;根据病情正确实施护理措施和安全措施;提供护理相关的健康指导 |
| 三级护理 | • 生活完全自理且病情稳定的患者<br>• 生活完全自理且处于康复期的患者 | 每三小时巡视患者,观察病情变化,测量生命体征;根据医嘱正确实施治疗、给药措施;提供护理相关的健康指导 |

注:此表根据 2009 年卫生部《综合医院分级护理指导原则》(试行)制订

## 第二节 出院患者的护理

出院护理(discharge patients from hospital)指患者出院前后护士所进行的一系列护理活动。出院护理的目的:帮助患者解除“患者角色”,尽快适应环境,回归社会;通过健康教育,提高患者身心健康水平;整理医疗文件,清洁、消毒患者用过的一切物品及床单位,整理好病室环境。

### 一、出院方式

#### (一) 同意出院

患者经治疗护理后痊愈或病情好转、稳定,可出院回家休养或继续门诊治疗,医生同意患者出院并开具出院医嘱。

#### (二) 自动出院

患者未痊愈仍需住院治疗,但因经济、个人或家庭等原因,患者或家属要求出院。对此种情况,患者或家属须签写“自动出院”意向,由医生开出“自动出院”医嘱。

#### (三) 转院

根据患者病情需转往其他医院继续诊治,医生告知患者和家属,并开具转院医嘱。

#### (四) 死亡

患者因病情过重,治疗抢救无效而死亡,由医生开出“死亡”医嘱,并办理出院手续。

### 二、出院护理

**(一) 出院前护理**

**1. 通知患者和家属** 医生根据患者康复情况，开具出院医嘱，护士根据出院医嘱提前通知患者及家属，并协助其做好出院准备。

**2. 安慰及鼓励** 评估患者身心需要，进行有针对性的安慰和鼓励，以减少患者离开医院产生的恐惧和焦虑。

**3. 健康教育** 评估患者身心需要，根据患者康复情况，进行有针对性的出院指导，如患者出院后在饮食、休息、功能锻炼、服药、定期复查、心理调节等方面应注意的事项，帮助患者了解自己所患疾病的防治和康复知识，必要时提供书面资料。

**4. 征求患者意见** 征求患者及家属对医院各项工作的意见和建议，以便改进工作，不断提高医疗护理质量。

**(二) 出院时护理**

**1. 执行出院医嘱** 停止一切医嘱，注销各类执行单，如服药卡、注射卡、治疗卡、饮食卡等；撤去“患者一览表”上的诊断卡及床头(尾)卡；填写出院患者登记本；在体温单 40～42℃之间的相应时间栏内用红笔纵行填写出院时间；填写出院通知单，通知患者或家属持出院通知单到住院处办理出院手续，结算住院费用；患者出院后需继续服药者，护士凭出院处方到药房领取药物，交给患者或家属，并指导用药。

**2. 协助整理用物** 协助患者整理用物，收回患者所借物品并消毒处理，归还寄存的物品，开具物品带出证。

**3. 护送患者出院** 根据患者情况，采用不同方式护送患者出病区。

**(三) 出院后护理**

**1. 床单位处理** 撤下污被服，放入污衣袋，送洗衣房处理；床垫、床褥、枕芯、棉胎使用紫外线灯照射消毒或用臭氧消毒器消毒或在日光下暴晒 6 小时；病床及床旁桌椅用消毒液擦拭；非一次性脸盆、痰杯、便器等用消毒液浸泡。传染病患者的床单位按传染病终末消毒法处理。

**2. 病室处理** 对病室进行清扫、消毒、打开门窗通风。传染性疾病的病室按传染病终末消毒法处理。

**3. 准备床单位** 铺好备用床准备迎接新患者。

**4. 整理出院病历** 按出院病历顺序整理病历，交病案室保存。

## 第三节 运送患者法

对于活动受限的患者，在入院、出院、外出检查治疗、手术或室外活动时，可根据患者病情选择轮椅、平车或担架等工具运送患者。护士应掌握运送患者的技术，并在操作中能正确运用人体力学原理，以维持良好姿势，减轻疲劳，提高工作效率，同时增进患者舒适、安全，预防并发症。

### 一、人体力学在护理工作中的应用

人体力学(human mechanics)是运用力学原理研究维持和掌握身体的平衡，以及人体从一种姿势变成另一种姿势时身体如何有效协调的一门科学。力学原理在医疗保健活动中应用十分广泛，运用人体力学原理可以维持良好的姿势。正确的姿势有助于人体维持正常的生理功能，并只需较小的能量就能发挥较大的工作效能，而不正确的姿势易使肌肉产生紧张和疲劳，严重时可造成肌肉、肌腱劳损。

护士在护理活动中正确运用力学原理，可帮助患者采取正确的姿势和体位，减轻患者肌肉紧张，增进舒适感和安全感，促进康复。同时，护士在执行各项护理操作过程中，可以减少受损，达到保护自身安全及提高工作效率的目的。

**（一）杠杆原理**

在人体中有许多的杠杆在起作用，人体的运动基本符合杠杆原理。骨骼、关节、骨骼肌构成了人体运动系统，其中骨骼好比杠杆，关节是运动的支点，骨骼肌的舒缩产生的力为运动的动力。在神经系统的调节下，肌群不断收缩、舒张，骨骼就会在此合力的作用下绕关节移动或旋转，完成运动。

依据杠杆的力点、支点和阻力点的相互位置不同，可将人体运动时运用的杠杆分为三类：

**1. 平衡杠杆**（第一定律）　平衡杠杆是支点在力点和阻力点之间的杠杆。如头部在寰枕关节上进行的仰头和低头的动作。寰椎为支点，头颅的重量是阻力，颈前颈后两组肌群产生的力为作用力。当颈前肌群产生的力与重力的力矩之和与后部肌群产生的力的力矩相等时，头部趋于平衡（图 2-1）。

**2. 省力杠杆**（第二定律）　省力杠杆是阻力点在力点和支点之间的杠杆。这类杠杆的动力臂比阻力臂长，所以省力。例如，人踮起脚尖走路时，脚尖是支点，脚跟后的肌肉产生的力是作用力，体重产生的阻力落在中间。由于动力力臂较长，用较小的力就足以支持体重（图 2-2）。

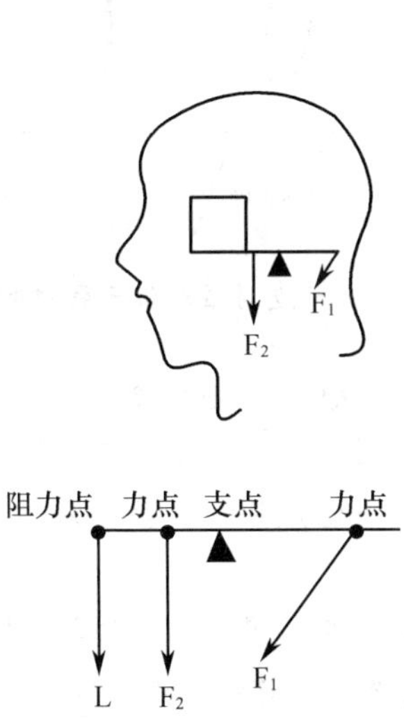


**图 2-1　头部平衡杠杆作用**

$F_1$、$F_2$ 为前后两组肌肉产生的作用力，L 为头的重量

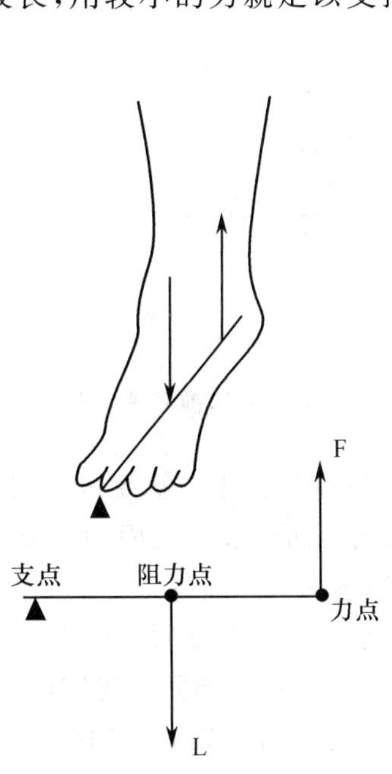


**图 2-2　足部省力杠杆作用**

L 为体重，F 为足跟后的肌肉收缩产生的作用力

**3. 速度杠杆**（第三定律）　速度杠杆是力点在支点和阻力点之间的杠杆。这类杠杆的

动力臂比阻力臂短，所以费力，但运动时力臂通过的距离短，从而获得较大的运动速度和范围，是人体最常见的杠杆运动。例如，用手臂举起重物时的肘关节运动，肘关节是支点，手臂前肌群的力作用于支点和重物重心之间，由于力臂较短，需用较大的力。这种杠杆虽费力，但却赢得了速度和运动范围（图 2-3）。

### （二）平衡和稳定

人体或物体的平衡与稳定，与其重量、重心高低、支撑面大小、重力线与支撑面边缘之间的距离密切相关。

**1. 物体的重量与稳定度成正比**　物体重量越大，稳定度越高。推动一较重物体所用的力比推动一较轻物体的力要大，重量大的物体其稳定性和安全性高。

**2. 重心高度与稳定度成反比**　重心是物体重量的中心。人体的重心随人体姿势的不同而变化，在直立时，重心位于骨盆处（图 2-4），当身体下蹲时，重心下降，若把手臂举过头顶，则重心随之升高。人或物体的重心越低，稳定度越大（图 2-5）。

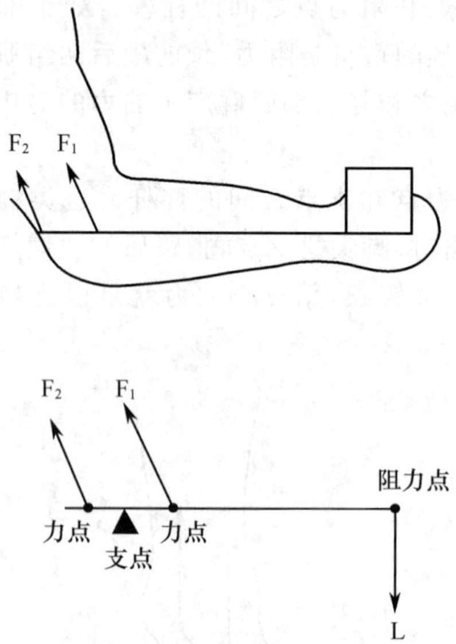


**图 2-3　手和前臂速度杠杆作用**

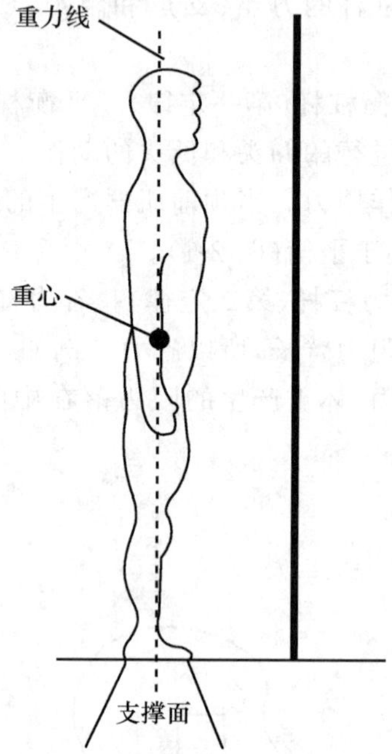


**图 2-4　人直立时重心位于骨盆中部**

**3. 支撑面大小与稳定度成正比**　支撑面是人或物体与地面接触的各支点表面及各支点间的面积所构成的表面积。支撑面越大，人或物体越稳定（图 2-6）。各支点之间的距离越大，物体的支撑面越大。扩大支撑面可以增加人或物体的稳定度，如老年人行走时，使用手杖就起到扩大支撑面的作用，从而增加稳定度。

**4. 重力线、支撑面与稳定的关系**　重力线是指通过重心垂直于地面的线。人体只有在重力线通过支撑面时，才能保持平衡。当人从椅子上站起来时，最好先将身体前倾，两脚一前一后放置，使重力线落在扩大的支撑面内，这样可以花很少力气就平稳地站起来。否则，重力线落在支撑面以外，身体还须运用腰部力量保持人体平衡。体弱者则会因无法运用腰部肌肉力量而产生一个回复力矩，又回到原来的座位上（图 2-7）。

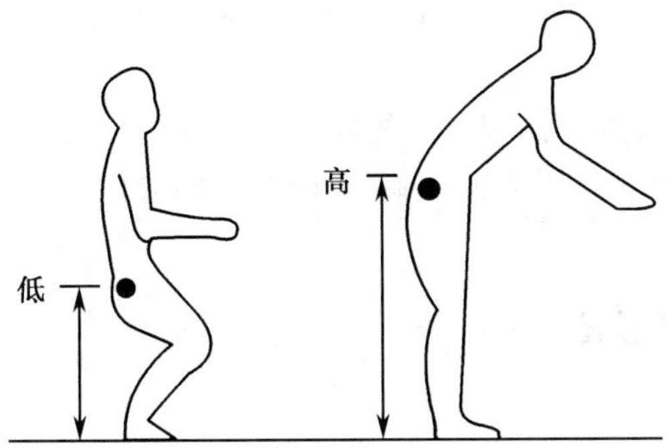


图 2-5 稳定度与重心高度成正比

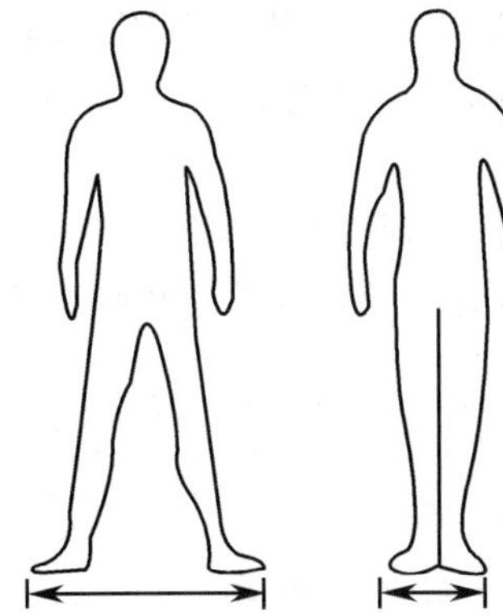

图 2-6 稳定度与支撑面大小成正比

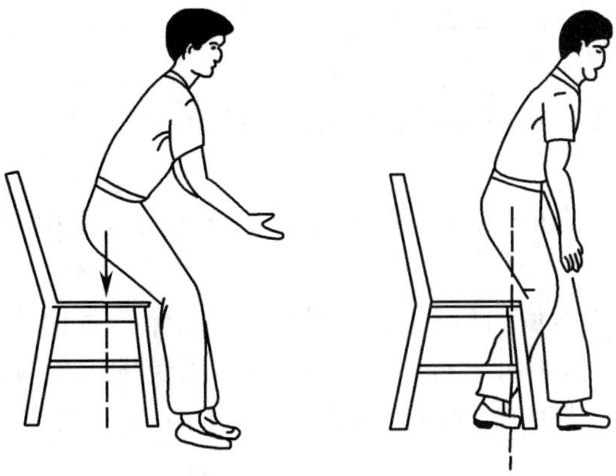


图 2-7 从座位上立起时重力线改变情况

(三) 人体力学应用的原则

**1. 扩大支撑面** 护士在站立或操作中,应根据实际需要两脚前后或左右分开,以扩大支撑面。在给患者安置卧位时,应尽量扩大支撑面,如患者侧卧时,应两臂屈肘,一手放于枕旁,一手放于胸前,两下肢前后分开,上腿弯曲在前,下腿稍伸直,以扩大支撑面,稳定患者的卧位。

**2. 降低重心** 护士在进行低平面的护理操作或取位置低的物体时,应尽量降低重心,双下肢应前后或左右分开,同时屈膝屈髋下蹲,维持身体的稳定性,减少肌肉的紧张疲劳。

**3. 减少重力线的偏移** 护士在提拿物品时应尽量将物体靠近身体,抱起或抬起患者移动时,应将患者靠近自己的身体,以保证物体与护士或患者与护士重力的合力线落在支撑面内。

**4. 利用杠杆作用** 护士两臂持物时,两肘应紧靠身体两侧,前臂和所持物体靠近身体,这样因缩短了物体的阻力臂而省力。在必须提取重物时,最好把重物分成相等的两部分,分别由两手提拿,这样能更好地保持身体的平衡。

**5. 使用大肌肉群** 护士进行护理操作时,应尽量使用大肌肉群或多肌群做功,以减少疲劳。根据肌肉的生理特点,肌力的大小与肌纤维的数目及横断面积成正比,同样的重量被多束肌肉分散,不易疲劳。因此,在能使用整只手时,绝不只用手指进行操作;能使用手臂力量时，绝不只用手腕部力量；能使用躯干和下肢肌肉的力量时，绝不只使用上肢。如端治疗盘时，应将五指分开托住治疗盘并与手臂一起用力，由于多肌群用力，故不易疲劳。

以上原则需要护理人员经常有意识地去实践、体会、掌握，使之成为自己自觉的动作习惯，从而有效地减少护士工作中不必要的力的付出，节力省力，提高工作效率；同时还可促进患者的安全、舒适。

## 二、运送患者法

### （一）轮椅运送法

【目的】

1. 护送不能行走但能坐起的患者入院、出院、检查、治疗、手术等。

2. 帮助患者离床活动，促进体力恢复。

【告知】

1. 轮椅运送法是用于运送不能行走但能坐起的患者的一种运送方法，根据患者的病情适宜选择轮椅运送。

2. 轮椅运送是一项安全的护理操作，上下轮椅及运送过程中要遵从护士的嘱咐和配合护士操作。

3. 坐入轮椅后身体应尽量向后靠，抓紧扶手，不能保持身体平衡者应系好安全带。运送过程中，特别是上下坡时，不可自行站起或下轮椅，以免发生危险。

4. 患者在轮椅运送过程中如有任何不适应及时向护士反映。

【准备】

**1. 护士准备** 衣帽整洁、洗手、戴口罩；评估患者，告知患者有关事项。

**2. 患者准备** 协助患者穿好衣裤，若患者能够活动，可协助其先坐起。

**3. 用物准备** 轮椅（需检查其性能是否完好）、根据室外温度备外衣或毛毯、夹子、需要时备软枕。

**4. 环境准备** 通道宽敞，无障碍物。

【操作规程】

见表 2-2。

**表 2-2 轮椅运送患者操作规程**

| 操作流程 | 操作步骤 | 要点与说明 |
|---|---|---|
| ▲ 坐轮椅 | | |
| 核对解释 | • 核对床头（尾）卡、患者，向患者及家属解释，说明操作的目的、方法和配合事项 | • 确认患者，取得患者配合 |
| 固定轮椅 | • 推轮椅至床旁，将椅背与床尾平齐，面向床头，翻起脚踏板 | • 缩短距离，便于患者入座 |
| | • 将闸制动 | • 防止轮椅滑动，保证患者安全 |
| 铺好毛毯 | • 需用毛毯保暖时，可将毛毯铺在轮椅上，使毛毯上端高过患者颈部约 15cm | • 寒冷季节注意保暖 |

续表

| 操作流程 | 操作步骤 | 要点与说明 |
| --- | --- | --- |
| 协助起床 | • 协助患者坐于床边<br>• 协助其穿上保暖外衣及鞋袜 | • 身体虚弱者，坐起后应适应片刻，无特殊情况，方可下地，以免发生直立性低血压 |
| 坐入轮椅 | • 请患者双手置于护士肩上，护士双手环抱患者腰部，协助患者下床；告知患者扶住轮椅扶手，转身坐入轮椅中；或由护士环抱患者腰部，协助患者坐入椅中（图 2-8） | • 病情允许时，护士可站在椅背后，固定轮椅，患者自行坐入轮椅 |
| | • 翻下脚踏板，脱鞋后让患者双脚置于其上 | • 使足部获得支托。患者如有下肢浮肿、溃疡或关节疼痛，可在脚踏板上垫以软枕，抬高双脚 |
| | • 嘱患者扶着轮椅扶手，尽量向后靠，坐稳，抬头，不可前倾、自行站起或下轮椅。身体不能保持平衡者，应系安全带 | • 确保患者安全 |
| 包裹毛毯 | • 将毛毯上端向外翻折约 10cm 围在患者颈部，并加以固定。用毛毯围着两臂作成两个袖筒，并在腕部固定，再用毛毯围好上身，并将双下肢和两脚包裹（图 2-9） | • 避免患者受凉 |
| 整理病床 | • 整理床单位，铺成暂空床 | • 保持病室整洁 |
| 运送患者 | • 观察患者，确定无不适后松闸，推轮椅送患者至目的地 | • 询问患者感觉，有无头痛、眩晕等 |
| ▲ 下轮椅 | | |
| 固定轮椅 | • 将轮椅推至床尾，面向床头，将闸制动，翻起脚踏板，松解毛毯 | • 防止轮椅滑动，保证患者安全 |
| 协助回床 | • 护士站于患者前，协助患者站立，慢慢坐回床边 | • 也可利用轮椅扶手、床边等，协助患者站立 |
| 协助卧位 | • 协助患者脱去鞋子和保暖外衣<br>• 协助患者取舒适卧位，盖好被子 | |
| 整理记录 | • 整理床单位，推轮椅回原处，必要时做记录 | • 记录运送途中出现的特殊情况 |

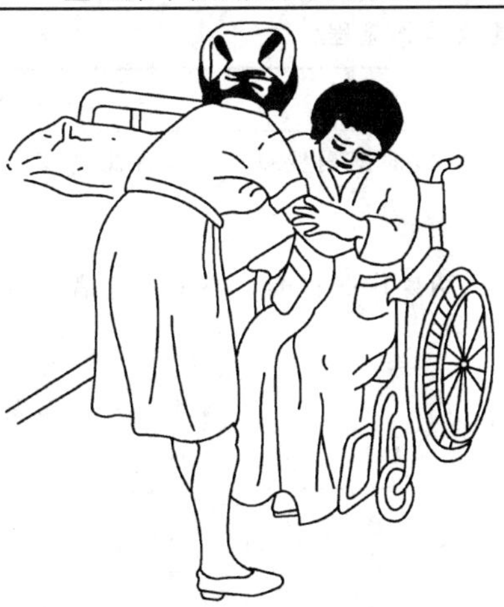

**图 2-8　协助患者坐入轮椅**

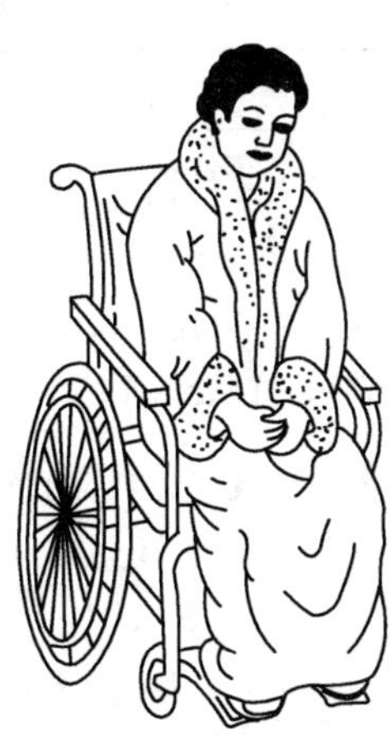

**图 2-9　轮椅上患者包盖保暖法**

【注意事项】

1. 使用前仔细检查轮椅性能，保持其完好，以确保患者安全。

2. 患者坐入轮椅后应告知其身体尽量向后靠，并握紧扶手，护送过程中不可自行站起或下轮椅，以保证安全；不能保持身体平稳的患者坐入轮椅后应系安全带。

3. 护送过程中，随时观察患者的反应，询问患者感觉，有无头痛、眩晕等不适，并及时处理。

4. 推轮椅速度适宜，下坡时减速，避免产生不适；过门槛时翘起前轮，减少震动。

5. 寒冷季节注意保暖，防止患者受凉。

### （二）平车运送法

【目的】

护送不能起床的患者入院、作各种检查、治疗、手术或转运病室。

【告知】

1. 平车运送法是用于运送不能起床的患者的一种运送方法，根据患者的病情适宜选择平车运送。

2. 平车运送是一项安全的护理操作，搬运患者上下平车前患者要听清并理解护士的要求，配合护士操作。

3. 运送过程中不得随意坐起、翻身，若为昏迷、躁动患者，要固定约束患者，以免发生坠落、摔伤等意外。

4. 患者在平车运送过程中如有任何不适应及时向护士反映。

【准备】

**1. 护士准备** 衣帽整洁、洗手；评估患者，根据患者体重、病情等情况决定护士人数。

**2. 患者准备** 清醒患者需了解平车运送的目的、方法及注意事项，能主动配合。

**3. 用物准备** 平车、被单和橡胶中单包好的垫子、枕头、毛毯或棉被，必要时备帆布中单、木板。如为骨折患者，平车上垫木板，如为颈椎、腰椎骨折或病情危重的患者，应备有帆布中单或布中单。

**4. 环境准备** 房间和通道宽敞、地面平坦、无障碍物、光线充足。

【操作规程】

见表 2-3。

**表 2-3 平车运送患者操作流程**

| 操作流程 | 操作步骤 | 要点与说明 |
|---|---|---|
| 检查平车 | • 检查平车性能，套好盖被或毛毯，备齐用物，根据需要铺好平车 | • 确保患者安全 |
| 核对解释 | • 核对床头(尾)卡，向患者及家属解释，说明操作的目的、方法和配合事项 | • 确认患者，取得合作 |
| 安置导管 | • 妥善安置好患者身上的各种导管 | • 避免导管脱落、受压或液体逆流 |

续表

| 操作流程 | 操作步骤 | 要点与说明 |
| --- | --- | --- |
| 搬运患者 | | |
| ▲ 挪动法 | • 适用于病情许可，能在床上配合的患者 | |
| 准备工作 | • 移开床旁桌椅，松开盖被，协助患者穿衣并移至床边 | |
| 安置平车 | • 将平车推至床边，大轮靠床头，将闸制动或在旁抵住平车 | • 防止滑动，确保患者安全 |
| 挪动上车 | • 协助患者按上半身、臀部、下肢的顺序挪向平车（图 2-10），让患者头部位于大轮端，根据病情安置舒适卧位 | • 大轮为头端，因大轮转动次数少，可减轻患者在运送过程中的不适，小轮转弯灵活，推送时在前 |
| ▲ 一人搬运法 | • 适用于体重较轻或儿科患者，且病情许可的患者 | |
| 准备工作 | • 移床旁椅至对侧床尾，松开盖被，协助患者穿衣 | |
| 安置平车 | • 推平车至床尾，使平车头端与床尾成钝角，将闸制动 | • 缩短搬运距离，防止平车滑动 |
| 移动患者 | • 护士站在床边，将患者双手置胸腹间，协助其移至床边 | • 缩短患者与护士间距离，以缩短阻力臂而省力，防止肌肉疲劳 |
| 搬运患者 | • 护士一手臂从患者腋下伸至对侧肩外侧，另一手臂伸至对侧大腿下，嘱患者双臂交叉依附于护士颈部，抱起患者（图 2-11），转身移步向平车，将患者轻轻平放于平车中央 | • 注意节力原理 |
| ▲ 二人搬运法 | • 适用于病情较轻，但自己不能活动而体重较重的患者 | |
| 准备工作 | • 移床旁椅至对侧床尾，松开盖被，协助患者穿衣 | |
| 安置平车 | • 推平车至床尾，使平车头端与床尾成钝角，将闸制动 | • 缩短搬运距离，防止平车滑动 |
| 移动患者 | • 护士甲、乙二人站在床边，将患者双手置胸腹间，协助其移至床边 | • 缩短患者与护士间距离，以缩短阻力臂而省力，防止肌肉疲劳 |
| 搬运患者 | • 甲一手臂托住患者头、颈、肩部，另一手臂托住腰部；乙一手臂托住患者臀部，另一手臂托住腘窝处。二人同时托起，使患者身体向护士倾斜（图 2-12），转身移步向平车，两人动作协调将患者轻轻平放于平车中央 | • 身高者托患者上半身，使患者头处于高位，以减少不适<br>• 尽量将患者靠近护士，以减小身体重力线的偏移程度，减小阻力臂 |

续表

| 操作流程 | 操作步骤 | 要点与说明 |
| --- | --- | --- |
| ▲ 三人搬运法 | • 适用于病情较轻,但自己不能活动而体重又较重的患者 | |
| 准备工作 | • 移床旁椅至对侧床尾,松开盖被,协助患者穿衣 | |
| 安置平车 | • 推平车至床尾,使平车头端与床尾成钝角,将闸制动 | • 缩短搬运距离,防止平车滑动<br>• 缩短患者与护士间距离,以缩短阻力臂而省力,防止肌肉疲劳 |
| 移动患者 | • 护士甲、乙、丙三人站在床边,将患者双手置胸腹间,协助其移至床边 | |
| 搬运患者 | • 甲一手臂托住患者头、颈、肩部,另一手臂托住背部;乙一手臂托住患者腰部,另一手臂托住臀部;丙一手臂托住腘窝处,另一手臂托住两小腿。一人发出口令,三人同时托起患者(图 2-13),移步向平车,动作协调将患者轻轻平放于平车中央 | • 三位护士按身材高矮依次由床头向床尾排列,使患者的头处于高位,以减轻不适<br>• 腰臀部重量较重,左右两位护士手臂愈近中段愈可减轻中间者的负担<br>• 三人同时用力,以保持平稳,减少意外损伤的发生 |
| ▲ 四人搬运法 | • 适用于颈椎、腰椎骨折患者或病情较重及体重较重的患者 | |
| 准备工作 | • 移开床旁桌椅,松开盖被,协助患者穿衣 | |
| 身下垫单 | • 在患者腰、臀下铺帆布中单或布中单,将患者双手置胸腹间 | |
| 安置平车 | • 将平车推至床边,大轮靠床头,将闸制动 | • 骨折患者车上需垫木板 |
| 搬运患者 | • 护士甲站于床头托住患者头、颈、肩部;乙站于床尾托住患者两腿;丙、丁分别站于病床及平车两侧(图 2-14),紧紧抓住帆布中单或布中单四角,由一人发出口令,四人同时抬起,将患者轻轻放于平车中央 | • 对颈椎损伤或怀疑颈椎损伤的患者,搬运时要保持头部处于中立位。即患者取仰卧位,并在颈下垫小枕,保持头部稳定 |
| 安置患者 | • 根据病情需要安置患者卧位;用盖被包裹,先盖脚部,再两侧,头部上层边缘向内折叠,露出头部(图 2-15) | • 昏迷患者,应将头转向一侧 |
| 整理病床 | • 铺好暂空床 | • 保持病室整洁 |
| 运送患者 | • 松闸,推患者至指定地点 | • 车速适宜,护士应站于患者头侧,以便观察病情(图 2-16) |

【注意事项】

1. 使用前仔细检查平车性能,保持其完好,以确保患者安全。

2. 搬运前妥善安置好患者身上的各种导管,避免导管脱落、受压、扭曲、液体逆流,保持引流通畅。

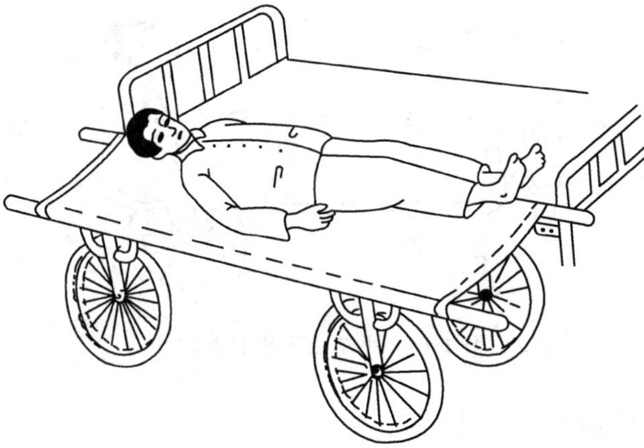

图 2-10　患者仰卧挪动上平车

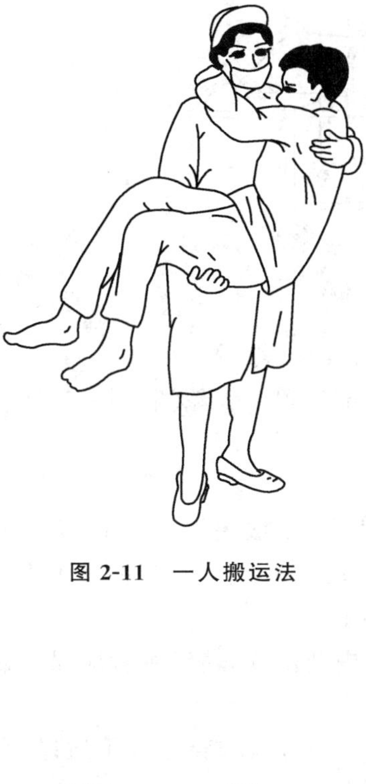

图 2-11　一人搬运法

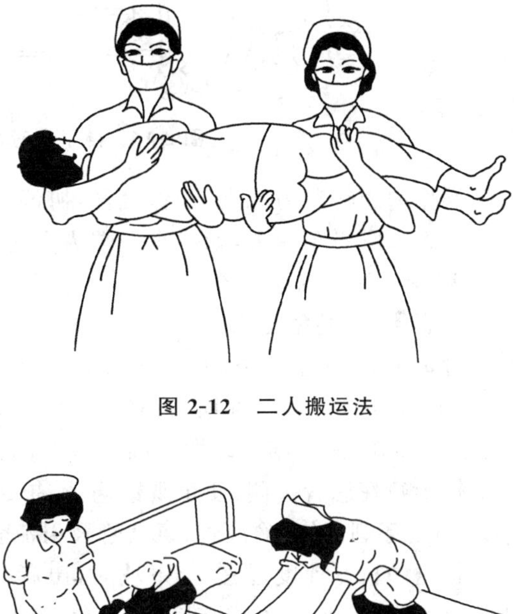

图 2-12　二人搬运法

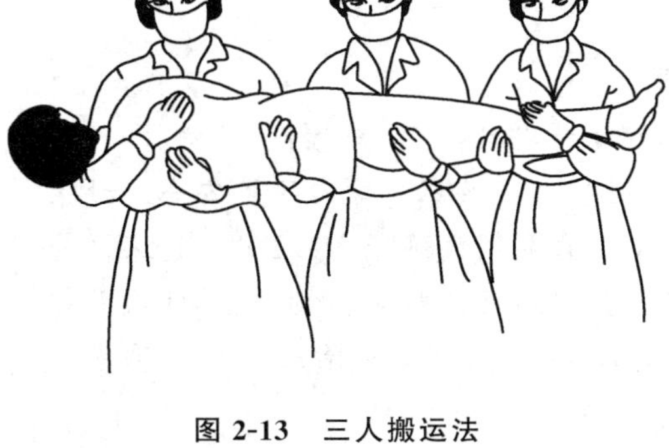

图 2-13　三人搬运法

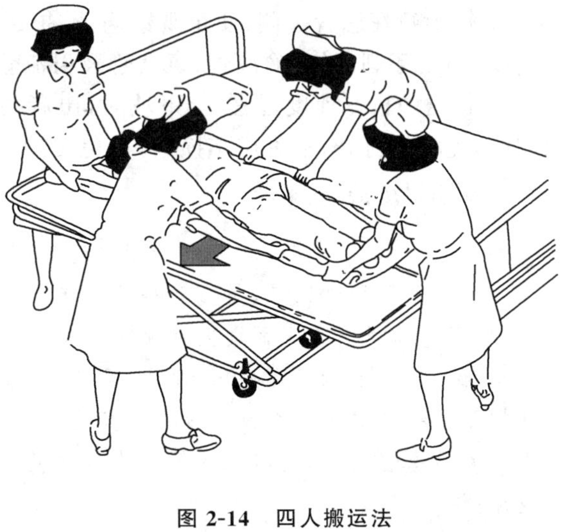

图 2-14　四人搬运法

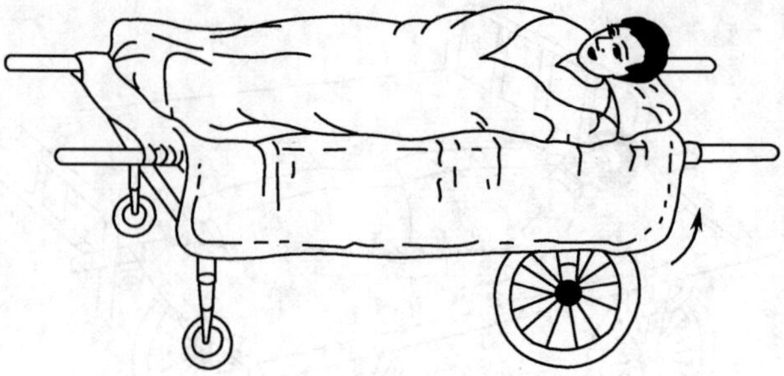

图 2-15 平车上患者包盖法

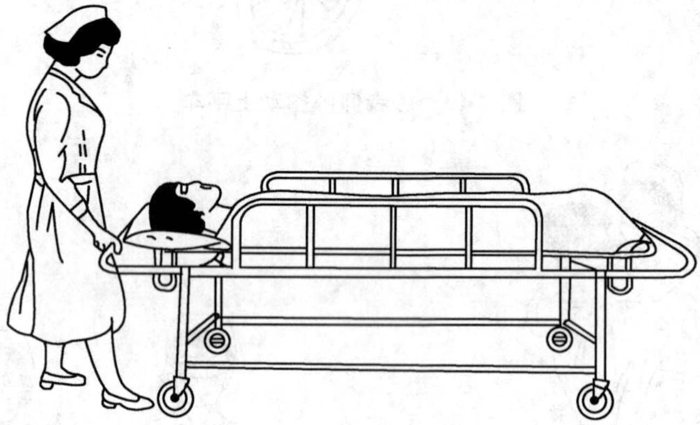

图 2-16 推平车时护士站在患者头侧

3. 操作中遵循节力原理，动作轻稳，协调一致，保证患者安全、舒适。

4. 患者躺卧平车中央，如平车一端为大轮，应将患者头部安置于大轮端，因大轮转动次数少，可减少运送中的颠簸不适感。

5. 注意保暖，避免受凉。

6. 骨折患者，车上应垫硬板，并固定好骨折部位；昏迷患者，采取去枕平卧位，头偏向一侧。对颈椎损伤或怀疑颈椎损伤的患者，搬运时要保持头部处于中立位，如果搬运不当会引起高位脊髓损伤，患者则立即发生高位截瘫，甚至在短时间内死亡。

7. 护士站在患者头侧，便于观察病情；护送过程中应不中断治疗，输液患者应保持输液瓶高度，固定穿刺部位；输液管、氧气管及引流管保持通畅。

8. 护送中推车速度适宜，上下坡时，患者头部始终位于高处，以减轻患者不适；推车进出门时，先将门打开，不可用车撞门，以免震动患者及损坏设施。

**知识链接**

**过 床 器**

过床器又称过床易，是一种搬运患者时使用的辅助用具，由特殊材料（尼龙材料）制成，利用特殊材料与床面之间的平滑移动，来实现医护人员将患者非常平稳安全地过床或移位。适用于患者在病床、平车、手术台、各种检查台之间的换床、移位等。过床器的使用不仅能避免患者在过床过程中产生意外，减轻其被搬动的痛苦，而且能够降低医护人员搬运患者的劳动强度，降低受伤的风险，提高工作效率。此外，临床上还有手术转运床（图 2-17）。

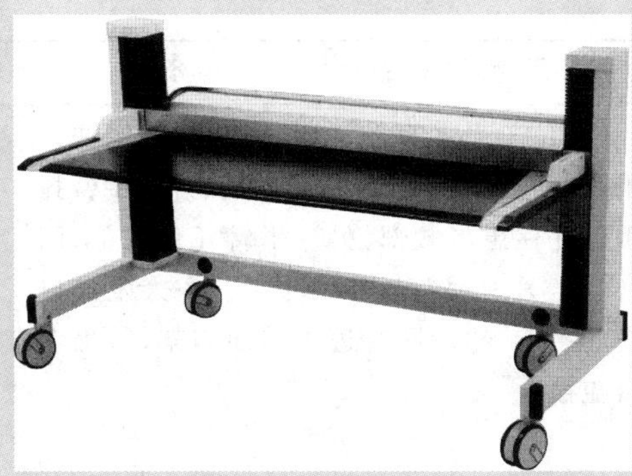

图 2-17　手术转运床

来源：百度文库

### （三）担架运送法

【目的】

运送不能起床的患者入院、检查、治疗或转运患者等。主要用于无条件使用平车时转运患者，如战地、野外、上下急救车等，其优点是上下交通工具方便，且不受地形、道路等条件限制。

【告知】

1. 担架运送法是用于运送不能起床的患者的一种运送方法，主要用于无条件使用平车时转运患者，根据患者的病情及环境条件，适宜选择担架运送。

2. 担架运送是一项安全的护理操作，搬运患者上下担架前患者要听清并理解护士的要求，配合护士操作。

3. 运送过程中不得随意坐起、翻身，若为昏迷、躁动患者，要固定约束患者，以免发生坠落、摔伤等意外。

4. 患者在担架运送过程中如有任何不适应及时向护士反映。

【准备】

**1. 护士准备**　根据患者体重、病情等情况决定搬运人数。

**2. 患者准备**　使患者了解担架运送的目的、方法及注意事项、能主动配合。

**3. 用物准备**　担架、软垫，其他用物同平车运送法。

**4. 环境准备**　环境宽敞、道路通畅，无障碍物，光线充足。

【操作规程】

见表 2-4。

**表 2-4　担架运送患者操作流程**

| 操作流程 | 操作步骤 | 要点与说明 |
| --- | --- | --- |
| 检查担架 | • 检查担架性能 | • 确保患者安全 |
| 核对解释 | • 核对患者，向患者及家属解释，说明操作的目的、方法和配合事项 | • 确认患者，取得合作 |
| 安置导管 | • 妥善安置好患者身上的各种导管 | • 避免导管脱落、受压或液体逆流 |

续表

| 操作流程 | 操作步骤 | 要点与说明 |
|---|---|---|
| 上担架 | • 护士甲、乙、丙三人位于患者身体一侧，同时把手臂伸入到患者身下，甲一手臂托住患者头、颈、肩部，另一手臂托住背部；乙一手臂托住患者腰部，另一手臂托住臀部；丙一手臂托住腘窝处，另一手臂托住两小腿。一人发出口令，三人同时托起患者，然后同时迈步移向担架，将患者放在担架中央，盖被 | • 三人动作应一致，同时平托起患者，再同时放在硬板担架上<br>• 起立、行走、放下等搬运过程，由一人发出口令，统一动作，使患者的身体保持水平位置 |
| 下担架 | • 护士三人并排在患者身体一侧，同时把手臂分别伸入到患者的肩背部、腰臀部、双下肢的下面，由一人发出口令，三人同时起立，使患者的身体保持水平位置。三人同时迈步，将患者放于床上或转运平车上 | • 若用无轮担架，护士三人并排在患者身体同侧，把手臂伸到患者的身下，动作一致托起患者 |
| 整理记录 | • 整理用物，担架放回原处，必要时记录 | • 运送途中若出现特殊情况应作记录 |

【注意事项】

1. 操作中遵循节力原理，动作轻稳，协调一致，保证患者安全、舒适。

2. 胸、腰椎损伤患者应使用硬板担架。

3. 有颈椎损伤或怀疑颈椎损伤者应由专人负责牵引、固定头颈部，不得使患者头颈部前屈后伸、左右摇摆或旋转。

4. 上下楼梯或上下交通工具时，患者的头部始终处于高处。

5. 注意保暖，避免受凉。

6. 护送过程中不中断治疗，输液患者保持输液瓶高度，固定穿刺部位；输液管、氧气管及引流管应保持通畅。

【要点提示】

1. 在本章的学习中应掌握患者入院的护理工作，主要包括患者入院的程序、一般患者的入院护理以及危重患者的护理工作。

2. 通过本章内容的学习，应熟知患者出院护理工作的程序和主要内容，包括患者出院前护理、出院后有关文件及床单位的处理等。

3. 分级护理是护士应重点掌握的知识点，结合临床实例理解不同级别护理的适用范围和护理内容。

4. 本章护理技能操作的重点是患者运送法，包括轮椅运送法、平车运送法，要求在练习中准确掌握操作要点。

5. 练习技能操作内容的同时，应不断培养学生人文关怀素养，提高人际沟通能力。

## 思考题

1. 病区护士应如何接待新入院的患者？需做哪些方面的入院介绍？

2. 患者出院前护士应作哪些护理工作？

3. 患者出院后有关文件及床单位应如何处理？

4. 如何搬运颈椎损伤或怀疑颈椎损伤的患者？应特别注意哪些问题？

5. 案例分析

患者左某，男，35岁，教师，因上腹部疼痛5天，疼痛加剧2小时就诊。查体：P 112次/分，BP 60/40mmHg，急性痛苦面容，面色苍白，出冷汗，板状腹，并有压痛、反跳痛，移动性浊音阳性。既往有胃溃疡病史。门诊诊断："胃溃疡穿孔"，急诊入院。入院后行胃大部切除术，给予抗休克、抗感染等治疗。经治疗患者痊愈出院。

问题：

(1)该患者入院时护理工作的重点是什么？其床单位准备与一般患者床单位有何不同？

(2)用平车运送该患者至手术室时应如何保证患者安全舒适？具体措施有哪些？

(3)该患者应选择怎样的护理级别？具体应实施哪些护理措施？

（吴　蓉）

# 第三章　舒适与安全

学习目标

1. 说出影响患者舒适的因素。
2. 能够识别和观察引起患者不舒适的原因及影响因素并提供恰当的护理措施。
3. 准确叙述各种卧位的适用范围及卧姿要求。
4. 正确解释:舒适、被动卧位、主动卧位、被迫卧位、疼痛。
5. 熟练完成常用卧位的安置,确保患者安全、舒适。
6. 能够正确协助患者改变卧位。
7. 阐述疼痛的常见原因和影响疼痛的因素。
8. 能够根据患者的情况选择适合的保护措施并正确应用。

案例

高先生,男,82岁,咳嗽反复发作30余年,近一个月以来病情加重,昨日开始咳痰且痰液黏稠。目前患者咳喘加重,夜间不能平卧,活动量明显减少,行走30m以内即出现喘憋,以"慢性支气管炎急性发作、肺心病"由门诊收入院进一步治疗。

问题:

1. 为促进患者舒适,应为其安置哪种卧位?
2. 为什么采取此种卧位?
3. 安置卧位时应该注意什么问题?

舒适与安全是人类的基本需要,其范围涉及生理、心理、精神、道德以及社会、环境等各个方面。个体处于最佳的健康状态时,会通过自身的调节来满足其舒适与安全的需要。一旦患病,个体正常状态受到破坏,舒适与安全受到威胁,就会处于不舒适状态。因此,护士应密切观察患者有无不舒适的感觉,及时分析影响患者舒适与安全的因素,提供恰当的护理措施,满足患者的舒适与安全的需要。

## 第一节　舒　　适

### 一、舒适的概念

#### (一) 舒适

舒适(comfort)是指个体身心处于轻松、自在、满意、无焦虑、无疼痛的健康、安宁状态时的一种自我感觉。

舒适是自我满足的一种主观感觉，每个人因生理、心理、社会、文化背景等诸多因素的影响，对舒适的感受会有所不同。人处于舒适状态下，不仅有利于疲劳的恢复，同时更有利于疾病的痊愈。个体的舒适包括四个方面：

**1. 生理舒适** 指个体身体上的舒适感觉，如充足的睡眠、疼痛的解除等。

**2. 心理舒适** 指信仰、信念、自尊、自我实现、生命价值等精神需求的满足，如顺利的升学、手术的成功等。

**3. 环境舒适** 指环境中适宜的声音、光线、颜色、温湿度等使个体产生舒适的感觉，如安静整洁的环境、适宜的温度和湿度等。

**4. 社会舒适** 包括人际关系、家庭和社会关系的和谐，如护患关系和谐、家庭关系和谐等。

#### （二）不舒适

是指个体身心不健全或有缺陷、周围环境不适宜或有不良刺激时，机体出现病理现象、身心负荷过重时的一种自我感觉。

不舒适（discomfort）的表现有烦躁不安、紧张焦虑、精神不振、疲乏、失眠、疼痛以及身体无力，难以坚持日常的工作和生活等。其中疼痛是不舒适中最为严重的表现形式。

舒适与不舒适之间没有截然的分界线，每个人每时每刻都处在舒适与不舒适之间，这种感觉呈动态变化。同时这种感觉也受生理、心理、社会、精神等因素的影响而存在差异。因此，在日常护理工作中，护士应密切观察患者的表情和行为，认真倾听患者的表述和家属提供的信息，收集各种主观和客观资料，用动态的观点评估患者舒适与不舒适的程度，为患者创造一个舒适的环境。

### 二、影响舒适的因素

#### （一）身体因素

**1. 个人卫生** 由于疾病原因导致长期卧床，日常活动受限，生活不能自理，个人卫生状况不佳，如口臭、汗臭、皮肤污垢、瘙痒等会引起不适。

**2. 疾病影响** 疾病导致的疼痛、恶心、呕吐、咳嗽、腹胀、发热等造成机体不舒适。

**3. 体位不当** 关节过度屈曲或伸张、肌肉过度紧张或牵拉、身体某些部位长期受压，以及疾病所致的强迫体位等原因致使局部肌肉和关节疲劳、麻木、疼痛而引起不适。

**4. 活动受限** 使用石膏、夹板、约束带等限制患者活动时可造成不适。

#### （二）心理因素

**1. 焦虑恐惧** 疾病除给患者带来身体不适外，还给患者带来心理上的压力，患者通常担心疾病造成的伤害及不能忍受治疗过程中的痛苦，对疾病和死亡充满恐惧。

**2. 不被尊重** 担心被医护人员疏忽、冷落，得不到护士的照顾与关心、身体隐私部位被暴露，引起不被尊重的感觉，自尊心受到损害等。

**3. 面对压力** 对必须面对的手术与治疗感到担心，对疾病的康复缺乏信心。

#### （三）社会因素

**1. 缺乏支持系统** 与家人隔离或被亲朋好友忽视，缺乏经济支持等。

**2. 角色适应不良** 担心家庭、孩子或工作等，出现角色行为冲突、角色行为紊乱，而不能安心休养，影响疾病的康复。

**3. 人际关系陌生** 在医院特定的人际环境下，与医护人员之间的沟通障碍，会处于极度不舒适状态。

**（四）环境因素**

**1. 不适宜的社会环境** 新入院患者对医院环境、病室环境不适应，缺乏安全感。

**2. 不适宜的物理环境** 住院环境中包括病室内的温度、湿度、光线、颜色、音响等，如室内空气不新鲜、有异味、噪音过强或干扰过多、被褥不整洁、床垫硬度不当等，均可使患者感到不舒适。

### 三、促进患者舒适的方法

**（一）预防为主 促进舒适**

护士应及时分析和判断导致患者不舒适的因素，并对患者进行身心整体的评估，做到预防为先，积极促进患者舒适。如定时协助长期卧床患者更换卧位，为危重患者进行口腔护理，创设整洁、舒适的病室环境。

**（二）加强观察 去除诱因**

不舒适属于自我感觉，客观估计较为困难，尤其是危重患者，若出现语言沟通障碍，则很难表述自己的感受。因此，需要护士的细心观察，通过患者的非语言行为，如面部表情、手势、体态姿势、活动能力、饮食、睡眠、皮肤颜色、有无出汗等，判断患者不舒适的程度，并找出影响舒适的因素。

**（三）采取措施 减轻不适**

对身体不舒适的患者，可针对诱因采取有效措施。如采取适当的方法诱导尿潴留患者排尿，可解除膀胱高度膨胀引起的不适；对腹部手术后的患者，给予半坐卧位可以缓解手术切口的疼痛，减轻不适，促进康复。

**（四）相互信任 心理支持**

护士与患者及家属建立相互信任的关系是心理护理的基础。对心理社会因素引起不舒适的患者，护士应进行积极的心理护理，利用有效的沟通技巧，倾听患者的陈述，正确指导患者调节不良情绪，使患者苦闷、抑郁、焦虑的情绪得到宣泄，取得患者及家属的信赖，共同创造和谐、温馨、舒适的心理环境。

## 第二节 卧 位

卧位是指患者休息、检查及治疗时所采取的卧床姿势。采取舒适、安全的卧位能促进患者身心舒适，增加安全感；还能减轻症状，协助诊断和治疗。适时为患者更换卧位，加强受压部位的皮肤护理，可以预防压疮等并发症的发生。

### 一、概 述

**（一）卧位的性质**

1. 根据患者的活动能力，通常将卧位分为主动、被动和被迫三种卧位。

（1）主动卧位（active lying position）：指患者身体活动自如，能根据自己的意愿主动采取的卧位称主动卧位。如病情较轻的患者自主采取的卧位。

（2）被动卧位（passive lying position）：指患者自身无变换卧位的能力，躺卧在被安置的卧位称被动卧位。如昏迷、极度衰弱及瘫痪的患者所采取的卧位。

(3)被迫卧位(compelled lying position):指患者意识清晰,也有变换卧位能力,但由于疾病和治疗的原因而被迫采取的卧位,称被迫卧位。如肺心病、哮喘发作的患者,由于呼吸困难而被迫采取端坐卧位。

2. 根据卧位的平衡稳定性,将卧位分为稳定性卧位和不稳定性卧位。

(1)稳定性卧位:卧位的支撑面大、重心低、平衡稳定,患者感到舒适、安全,如仰卧位。

(2)不稳定性卧位:卧位的支撑面小、重心较高、平衡差,易造成患者肌肉紧张、疲劳、不舒适,如侧卧位。应避免或减少安置患者采取此种卧位。

### (二) 舒适卧位的基本要求

舒适卧位是指患者卧床时,身体各部位处于合适的位置,感到轻松、自在,达到完全放松的目的。维持舒适卧位的基本要求包括:

**1. 卧位姿势**　尽量符合人体力学的要求,体重平均分布于身体的各个部位,关节处于正常的功能位置,避免关节僵硬。

**2. 体位变化**　长期卧床患者应经常变换体位,至少每2h变换一次,以促进局部的血液循环。

**3. 身体活动**　在无禁忌证的情况下,患者身体各部位每天均应活动,改变卧位时应该进行关节活动练习。

**4. 减少受压**　应加强皮肤护理,减少局部组织受压,预防压疮的发生。

**5. 保护隐私**　当患者卧床或护士对其进行护理操作时,应根据需要适当遮盖患者的身体,注意保护患者的隐私,促进患者身心舒适。

## 二、常用卧位

### (一) 仰卧位

仰卧位的基本姿势为患者仰卧,头下置一软枕,两臂放于身体两侧,两腿自然放置。根据病情、治疗或检查等需要,仰卧位又分为:

**1. 去枕仰卧位**

(1)适用范围

1)昏迷或全身麻醉未清醒的患者,可防止呕吐物误入气道而引起窒息或肺部感染。

2)椎管内麻醉或脊髓腔穿刺后的患者,可预防颅内压降低而引起的头痛。

(2)卧姿要求:协助患者去枕仰卧,两臂置于身体两侧,两腿自然放平,并将枕头横立于床头。对昏迷或全身麻醉未清醒的患者,头偏向一侧(图3-1)。

**2. 中凹卧位**

(1)适用范围:休克患者。抬高头胸部,使气道通畅,有利于通气,改善缺氧症状;抬高下肢,有利于静脉血液回流,增加回心血量而缓解休克症状。

(2)卧姿要求:抬高患者头胸部约10°～20°,抬高下肢约20°～30°(图3-2)。

**3. 屈膝仰卧位**

(1)适用范围:腹部检查或实施导尿术、会阴冲洗的患者。腹部检查时,可使腹肌放松,有利于检查;导尿及会阴冲洗时,便于暴露会阴部。

(2)卧姿要求:患者仰卧于床上,头下垫枕,两臂置于身体两侧,两膝屈曲,并稍向外分开(图3-3)。

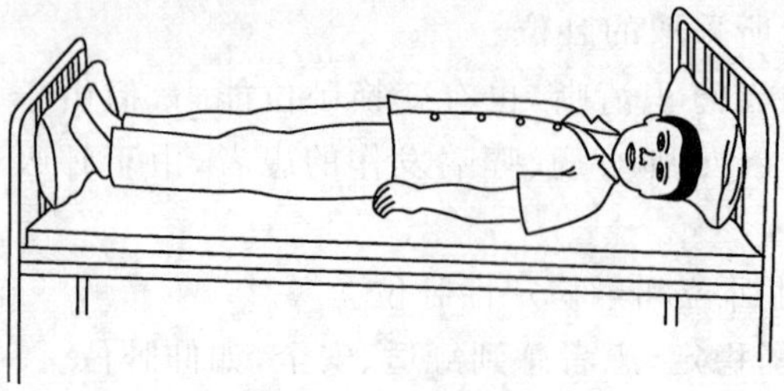

图 3-1 去枕仰卧位

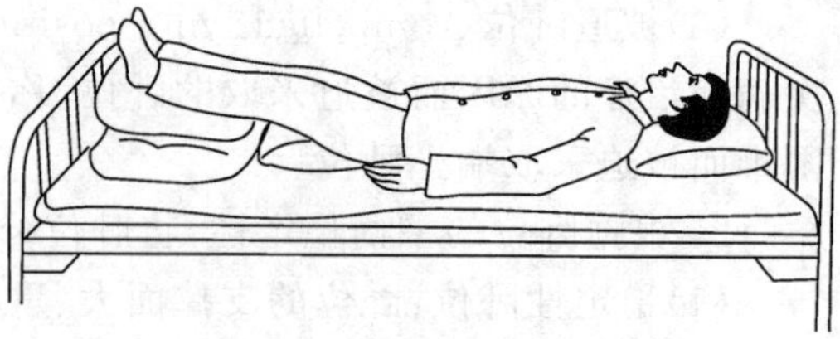

图 3-2 中凹卧位

（二）侧卧位

**1. 适用范围**

（1）进行灌肠、肛门检查及配合胃镜、肠镜检查等。

（2）预防压疮。侧卧位与仰卧位交替使用，便于减轻局部组织长期受压。

（3）臀部肌内注射（上腿伸直，下腿弯曲）。

**2. 卧姿要求** 患者侧卧，两臂屈肘，一手放在枕旁，一手放在胸前，上腿弯曲，下腿伸直。可在两膝之间、胸腹部、背部放置软枕，以扩大支撑面，稳定卧位，增进患者的舒适和安全（图 3-4）。如臀部肌内注射时，患者侧卧，须上腿伸直，下腿弯曲，以便肌肉放松。

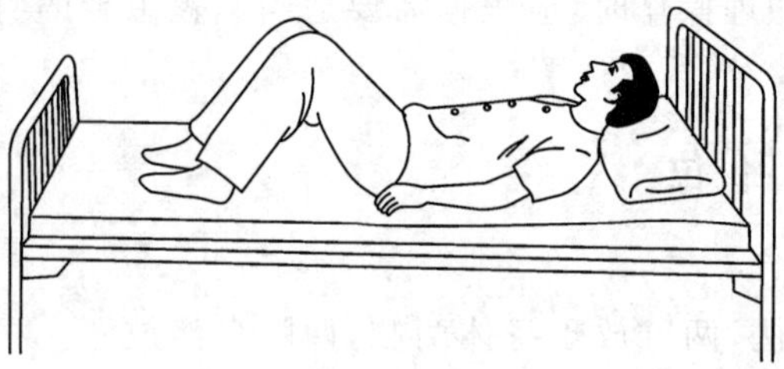

图 3-3 屈膝仰卧位

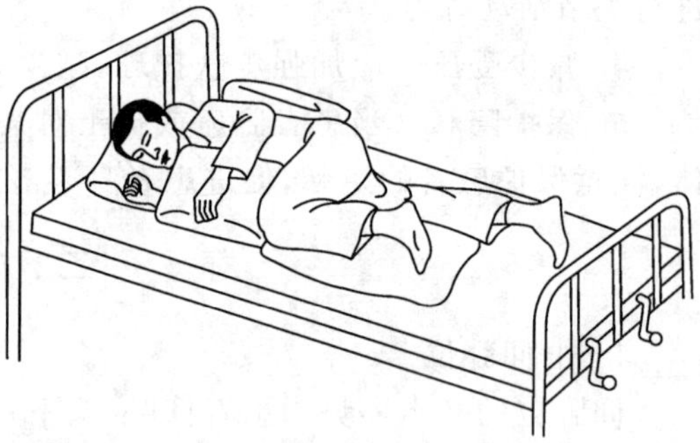

图 3-4 侧卧位

（三）半坐卧位

**1. 适用范围**

（1）心肺疾患引起呼吸困难的患者：采取半坐卧位，可利用重力作用使膈肌位置下降，胸腔容积扩大，同时可减轻腹腔内脏器对心肺的压力，使呼吸困难得到改善。

（2）急性左心衰竭的患者：采取半坐卧位，利用重力作用将部分血液滞留在下肢和盆腔，静脉回心血量减少，从而减轻肺部淤血和心脏负担。

（3）腹腔、盆腔手术后或有炎症的患者：半坐卧位可以使腹腔渗出液流入盆腔，使感染局限；并且盆腔腹膜抗感染的能力较强，吸收性差，可以减少炎症的扩散和毒物的吸收，既可减轻中毒反应，又可防止感染向上蔓延引起膈下脓肿；半坐卧位还可以减轻腹部切口缝合处的张力，缓解切口疼痛，有利于愈合。

（4）某些头面部及颈部手术后患者：采取半坐卧位，可减少局部出血。

（5）疾病恢复期体质虚弱的患者：采取半坐卧位，有利于逐渐向站立位过渡。

**2. 卧姿要求**

（1）摇床法：患者仰卧，先摇起床头支架 30°～50°，再摇起床尾膝下支架，防止身体下滑。

床尾置一软枕，增进舒适，避免患者足底触及床栏（图 3-5）。放平卧位时，先摇平床尾支架，再摇平床头支架。

（2）靠背架法：抬高患者上半身，在床头垫褥下置一靠背架，下肢屈膝，膝下垫一中单包裹的软枕，中单两端的带子固定于两侧床缘，以防止患者身体下滑。床尾置一软枕，以免患者足底触及床栏（图 3-6）。放平卧位时，先放平床尾，再放平床头部。

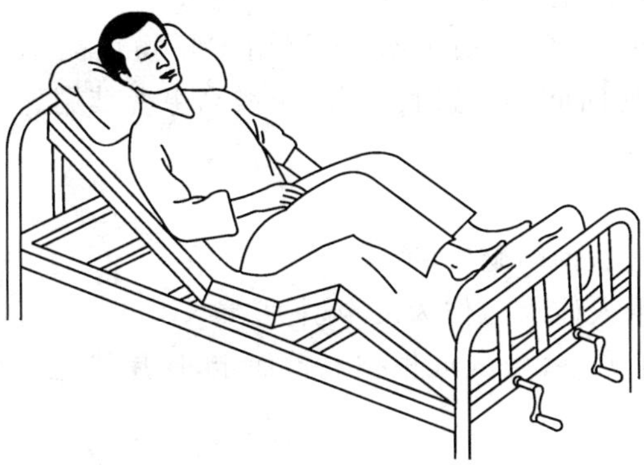

**图 3-5　半坐卧位**（摇床法）

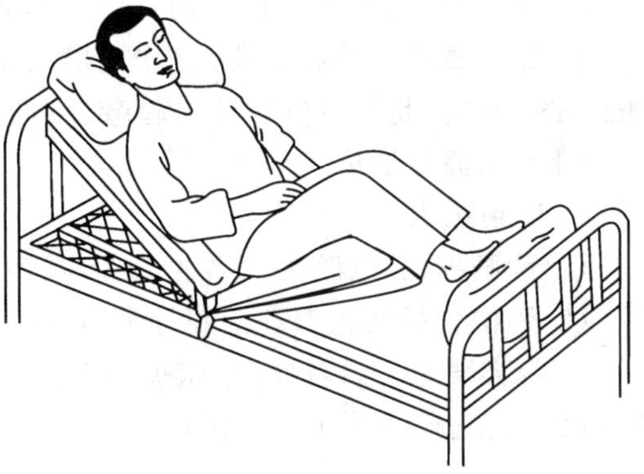

**图 3-6　半坐卧位**（靠背架法）

**（四）端坐位**

**1. 适用范围**　心力衰竭、心包积液及支气管哮喘发作的患者。由于极度呼吸困难，患者被迫日夜端坐。

**2. 卧姿要求**　扶患者坐于床上，身体稍向前倾，放一跨床小桌，桌上垫一软枕，并摇高床头支架或使用靠背架抬高床头 70°～80°，患者既可以伏桌休息，又能向后倚靠，防止过于疲劳；同时床尾摇高 15°～20°，以防身体下滑。必要时加床档，以保证患者的安全（图 3-7）。

**（五）俯卧位**

**1. 适用范围**

（1）脊椎手术后，腰、背、臀部检查或有伤口，不能平卧或侧卧的患者。

（2）腰背部检查或配合胰、胆管造影检查。

（3）胃肠胀气引起腹痛时采取俯卧位，能使腹腔容积增大，可以缓解胃肠胀气引起的腹痛。

**2. 卧姿要求**　患者俯卧，头偏向一侧，两臂屈曲置于头的两侧，两腿伸直，胸部、髋部、踝部各放一软枕（图 3-8）。

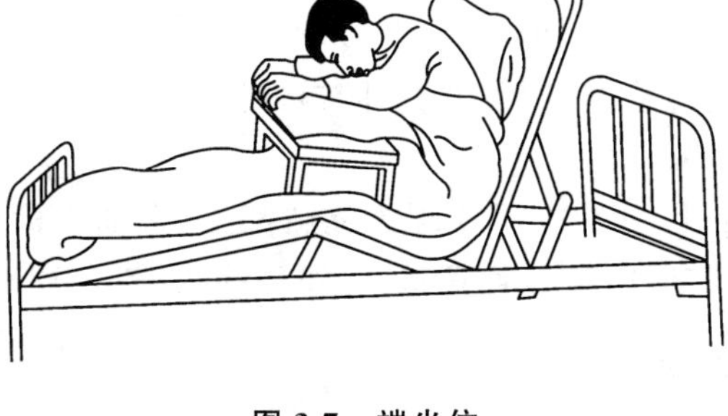

**图 3-7　端坐位**

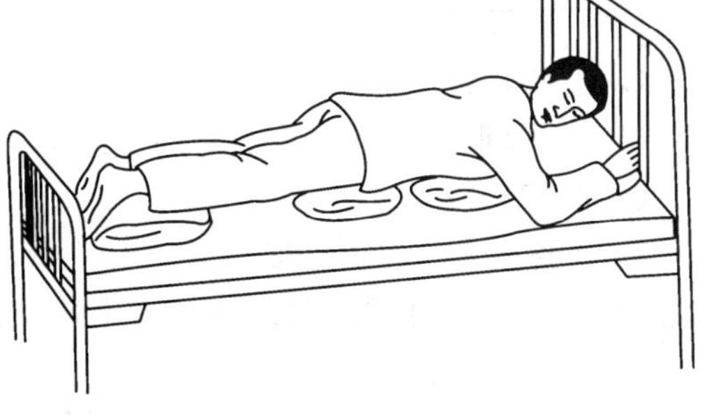

**图 3-8　俯卧位**

### （六）头低足高位

**1. 适用范围**

（1）胃十二指肠引流术，有利于胆汁引流排出。

（2）肺部分泌物引流，有利于痰液排出。

（3）产妇胎膜早破时，防止脐带脱垂。

（4）跟骨、胫骨结节、骨盆骨折牵引时，利用人体重力作为反牵引力。

**2. 卧姿要求** 患者仰卧，将软枕横立于床头，以免碰伤头部；床尾用支托物垫高15～30cm（图3-9）。此种体位容易引起患者不适，使用时间不宜过长；颅内压增高患者禁用。

### （七）头高足低位

**1. 适用范围**

（1）颅脑损伤、颅脑手术后的患者，减轻颅内压，预防脑水肿。

（2）颈椎骨折的患者进行颅骨牵引时，可利用人体重力作为反牵引力。

**2. 卧姿要求** 患者仰卧，床头用支托物垫高15～30cm或根据病情而定，床尾横立一软枕，以免足底触及床栏（图3-10）。

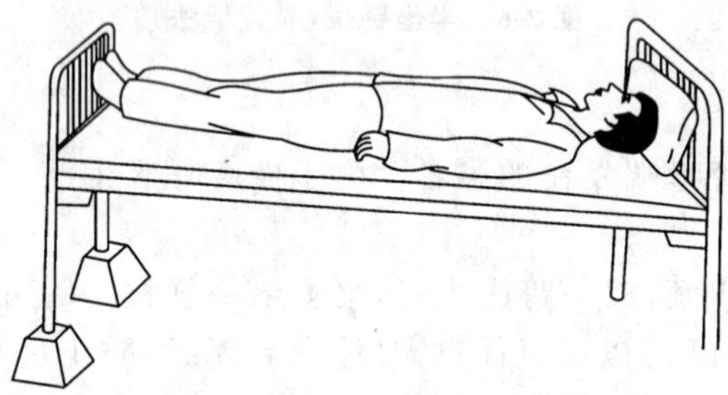

**图3-9 头低足高位**

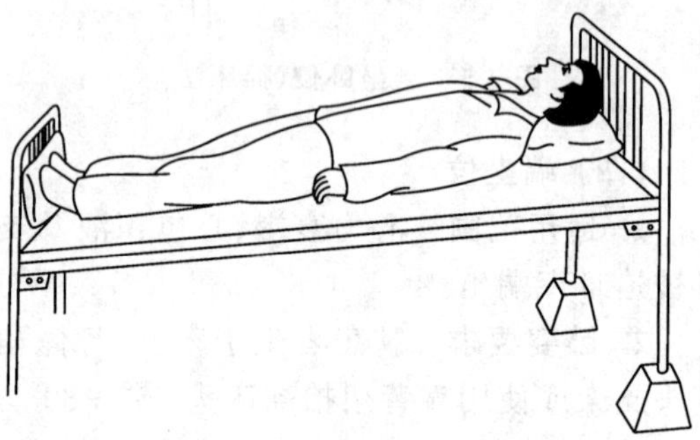

**图3-10 头高足低位**

### （八）膝胸卧位

**1. 适用范围**

（1）用于矫正子宫后倾或胎位不正。

（2）肛门、直肠及乙状结肠患者的检查和治疗。

（3）促进产妇产后子宫复原。

**2. 卧姿要求** 患者跪卧，小腿平放在床上并稍分开，大腿与床面垂直，胸部贴于床面，腹部悬空，臀部抬起，头偏向一侧，两臂屈肘，置于头的两侧（图3-11）。采取此种卧位，应注意保暖并观察患者有无不适。若为孕妇安置此种卧位，持续时间不宜超过15分钟。

### （九）截石位

**1. 适用范围**

（1）会阴、肛门部位检查、治疗或手术，如膀胱镜检查、妇科检查、阴道冲洗等。

（2）产妇分娩。

**2. 卧姿要求** 患者仰卧在检查台上，两腿分开，分别放于或踩于支腿架上，臀部齐检查台边缘，两手置于身体两侧或胸前。采取此卧位时应保护患者隐私，并注意保暖（图3-12）。

## 三、卧位的变换

长期卧床患者，局部组织长时间受压，血液循环速度减慢，肌肉松弛，容易导致呼吸道分

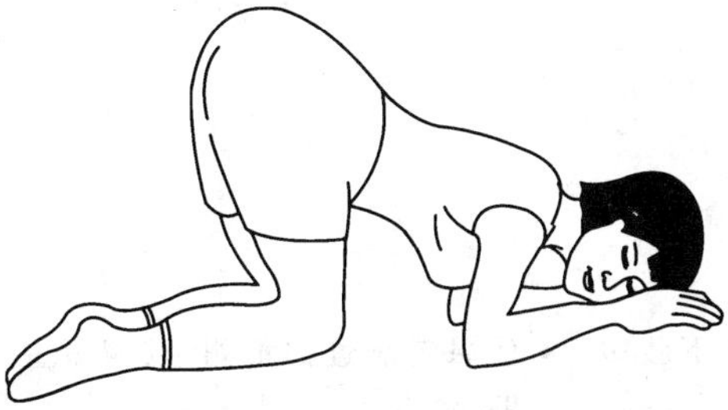

图 3-11　膝胸卧位

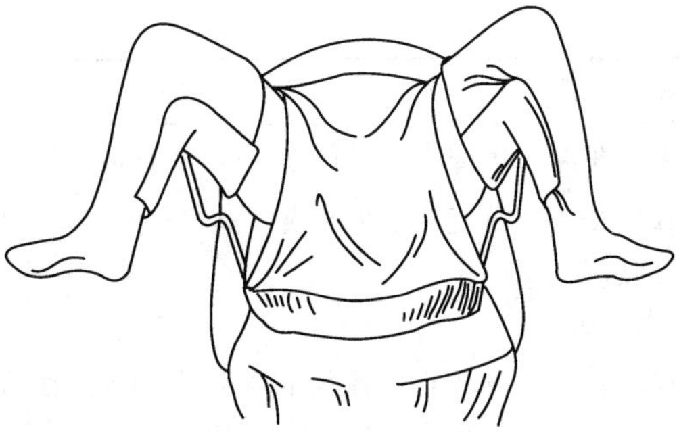

图 3-12　截石位

泌物不易咳出，而引起坠积性肺炎、压疮、消化不良、便秘、肌肉萎缩等并发症。因此，护士应定时为患者变换卧位，以预防并发症的发生。

**（一）协助患者翻身侧卧**

【目的】

1. 协助不能自行翻身的患者变换体位，增进其舒适。

2. 预防并发症，如压疮、坠积性肺炎等。

3. 适应治疗、护理的需要，如背部按摩、肌内注射、灌肠等。

【告知】

1. 告知患者翻身的目的主要是预防并发症，增进其舒适，以取得患者理解。

2. 告知患者翻身时会采取相应的保护措施，需主动配合护士，以免发生以下情况，如坠床、皮肤破溃、各种管道脱出、伤口渗血等情况。

3. 征得家属的理解和支持。

【准备】

**1. 护士准备**　着装整洁，根据患者情况决定护士人数。

**2. 患者准备**　了解翻身侧卧的目的、操作过程等相关知识，取得配合。

**3. 用物准备**　按需备若干软枕。

**4. 环境准备**　安静、安全、整洁、舒适，必要时床边拉上挂帘或用屏风遮挡。

【操作规程】

见表 3-1。

**表 3-1　协助患者翻身操作规程**

| 操作流程 | 操作步骤 | 要点说明 |
|---|---|---|
| 核对解释 | • 核对床号、姓名、医嘱<br>• 向患者解释操作的目的、过程及方法 | • 确认患者<br>• 解除患者紧张情绪，取得合作 |
| 评估患者 | • 评估患者一般情况、身体状况、认知情况等 | |
| 翻身准备 | • 洗手，备齐用物，携至床旁，必要时屏风遮挡或床边挂帘<br>• 固定床脚轮，并拉起一侧床档。将各种导管及输液装置等安置妥当，必要时将盖被折叠至床尾或床的一侧 | • 保护患者隐私<br>• 防止病床移动，确保安全 |

续表

| 操作流程 | 操作步骤 | 要点说明 |
|---|---|---|
| 患者准备 | • 患者仰卧位，两手放于腹部，双腿屈曲 | |
| ▲一人协助患者翻身法 | • 适用于患儿或体重较轻的患者(图 3-13) | |
| 移动患者 | • 先将患者肩部、臀部向护士侧移动，再将双下肢移向靠近护士侧的床沿 | • 使患者靠近护士侧，以缩短重力臂、省力 |
| 翻身侧卧 | • 护士一手托肩，一手扶膝，轻轻将患者转向对侧，使其背向护士，按侧卧位法安置好患者 | • 防止患者坠床，确保安全 |
| ▲两人协助患者翻身法 | • 适用于体重较重或病情较重的患者(图 3-14) | |
| 移动患者 | • 两护士站在床同侧，甲护士托住患者头颈、肩、腰部，乙护士托住患者臀部和腘窝部，两人同时抬起患者移向近侧 | • 动作协调一致 |
| 翻身侧卧 | • 两人分别扶托患者的肩、腰、臀和膝部轻推患者转向对侧 | |
| ▲轴线翻身法 | • 适用于脊椎损伤和脊椎手术后的患者，保持脊椎平直，预防脊椎再损伤 | |
| 移动患者 | • 三位护士站于患者同侧，将患者平移至操作者同侧床旁 | |
| 翻转患者 | • 甲护士固定其头部，沿纵轴向上略加牵引，使头、颈随躯干一起缓慢移动<br>• 乙护士将双手分别置于肩部、背部<br>• 丙护士将双手分别置于腰部、臀部，使头、颈、肩、腰、髋保持在同一水平线上，翻转至侧卧位 | • 翻身时勿让患者身体屈曲，以免脊柱错位 |
| 放置软枕 | • 在患者的背部、胸前及两膝间放置软枕，必要时使用床档，使患者安全、舒适 | • 扩大支撑面确保卧位安全、稳定、舒适 |
| 整理记录 | • 整理床位，洗手、记录翻身时间和皮肤状况，做好交接班 | • 记录要准确、及时 |

【注意事项】

1. 护士应运用节力原则，如翻身时让患者尽量靠近护士，做到动作轻稳、协调一致。

2. 移动患者时，应将患者身体抬离床面，再行翻身，防止拖、拉、推等动作，以免擦伤皮肤。

3. 注意保暖，防止坠床。

4. 根据患者病情及皮肤受压部位情况，确定翻身间隔时间。如患者皮肤有红肿或破损时，应及时变换体位或增加翻身次数，同时做好记录。

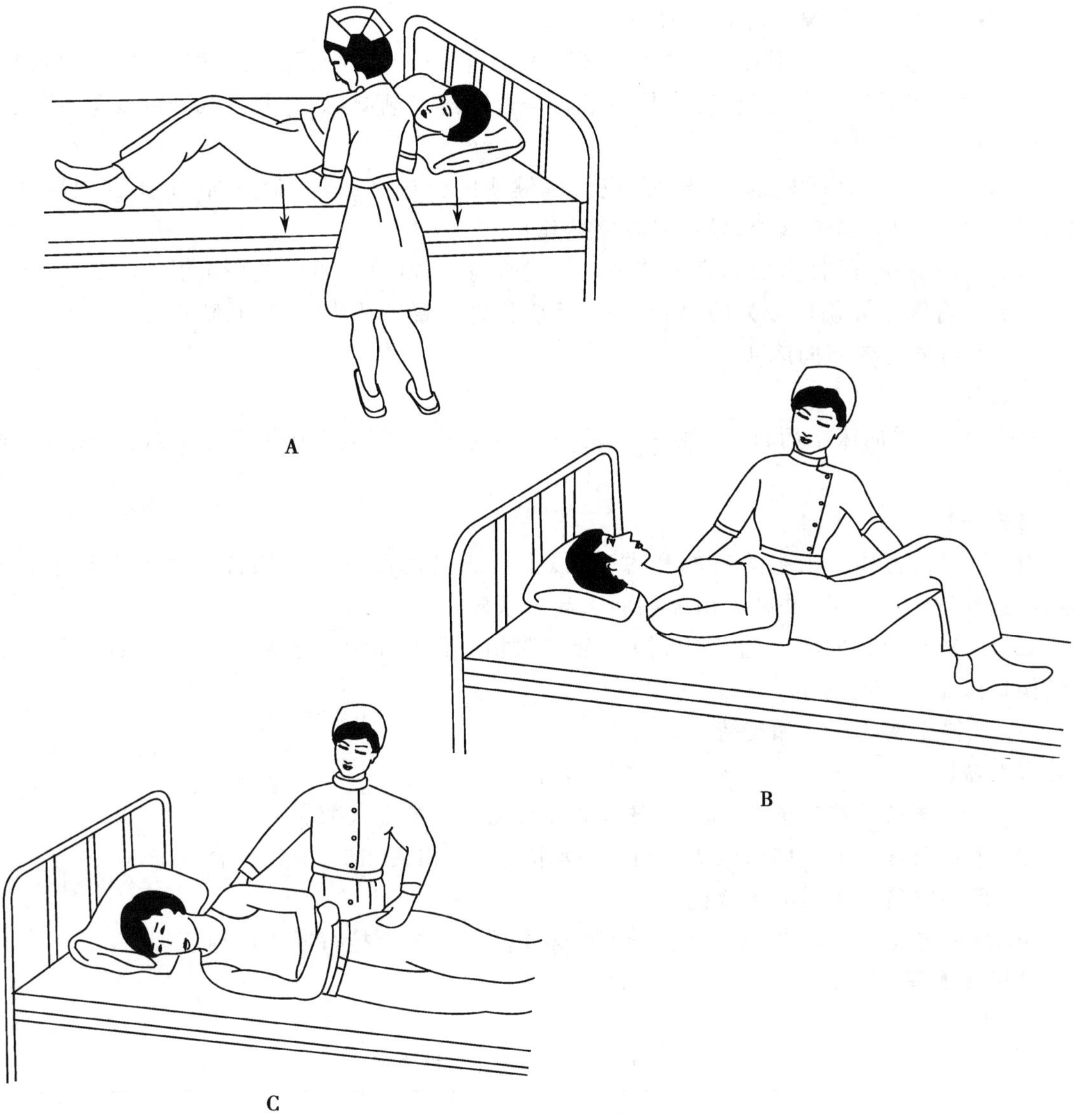

图 3-13　一人协助患者翻身法

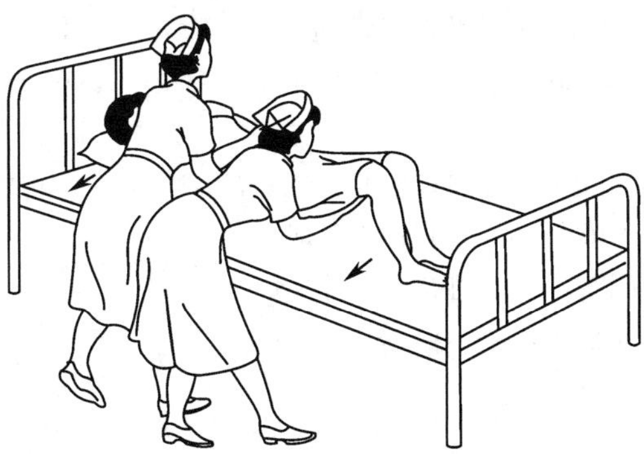

图 3-14　两人协助患者翻身法

5. 为各种特殊情况的患者翻身时应注意：

(1)患者体内置有导管时，应先将导管安置妥当后再行翻身，翻身后注意保持导管通畅。

(2)为手术后患者翻身时，应先检查敷料是否脱落或潮湿，如有脱落或潮湿现象，应先换药再翻身。

(3)为颅脑手术后的患者翻身时，应采取健侧卧位或平卧位；翻身时，不能剧烈翻动头部，以免引起脑疝，压迫脑干，导致患者突然死亡。

(4)颈椎骨折、颅骨牵引等患者应采用轴线翻身法，翻身时不可放松牵引。

(5)石膏固定和伤口较大的患者，翻身后应将患处置于适当位置，并防止受压。

### (二) 协助患者移向床头

【目的】

协助已经滑向床尾而自己不能移动的患者移向床头，恢复正确而舒适的卧位，使其舒适安全。

【告知】

1. 告知患者移向床头的目的和方法，以取得患者的配合。告知移动时护士与患者合力，可达到省力的目的，并减少由摩擦而引起皮肤破损。

2. 告知患者移向床头过程中，护士会采取相应保护措施，避免头部撞伤、各种管道脱出、伤口渗血等情况发生。

3. 征得家属的理解和支持。

【准备】

**1. 护士准备** 着装整洁，洗手，根据患者情况决定护士人数。

**2. 患者准备** 了解移向床头的目的、操作过程等相关知识，取得配合。

**3. 用物准备** 按需准备软枕。

**4. 环境准备** 安静、安全、整洁、舒适，必要时床边拉上挂帘或用屏风遮挡。

【操作规程】

见表 3-2。

**表 3-2 协助患者移向床头操作规程**

| 操作流程 | 操作步骤 | 要点说明 |
|---|---|---|
| 核对解释 | • 核对床号、姓名、医嘱 | • 确认患者 |
| | • 向患者解释操作的目的、过程及方法 | • 解除患者紧张情绪，取得合作 |
| 评估患者 | • 评估患者一般情况、身体状况、认知情况等 | |
| 移动准备 | • 洗手，备齐用物，携至床旁，必要时屏风遮挡或床边挂帘 | • 保护患者隐私 |
| | • 固定床脚轮，将各种导管及输液装置等安置妥当，将枕头横立于床头，以免碰伤患者头部 | • 防止病床移动，确保安全 |
| 患者准备 | • 患者取仰卧屈膝，两手握住床头栏杆 | |
| ▲ 一人协助患者移向床头法 | • 适用于能协助完成上移或体重较轻的患者(图 3-15) | |
| 移动患者 | • 护士靠近床缘，嘱患者双手握住床头栏杆，护士一手托在患者肩部，一手托臀部 | |

续表

| 操作流程 | 操作步骤 | 要点说明 |
|---|---|---|
| 移向床头 | • 护士将患者抬起，嘱患者两脚蹬床面，使其移向床头 | |
| ▲ 两人协助患者移向床头法 | • 适用于不能协助完成上移或体重较重的患者 | |
| 移动患者 | • 两护士分别站于床的两侧，交叉托住患者的颈肩和臀部（或两护士站在同侧，一人托住头颈、肩及腰部，一人托住臀部和腘窝部） | • 防止患者坠床，确保安全 |
| 移向床头 | • 两护士同时将患者抬起，使其移向床头 | |
| 整理记录 | • 整理床单位，按需放置软枕垫高头部<br>• 洗手、记录时间和皮肤状况，并做好交接班 | • 记录要准确、及时 |

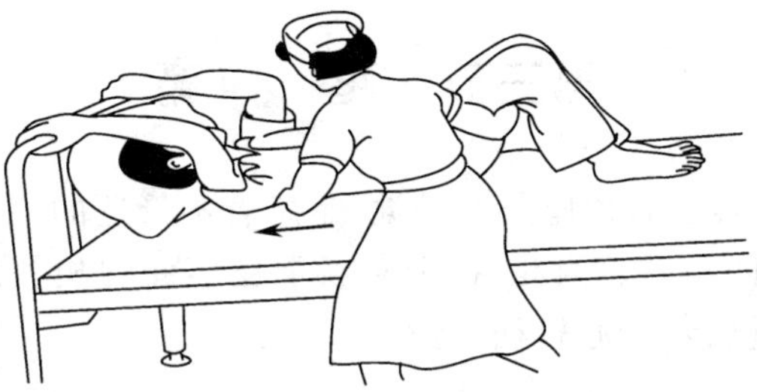

图 3-15　一人协助患者移向床头法

【注意事项】

1. 根据患者病情、意识状态、体重以及身体下移等情况，选择移动患者的方法。

2. 移动患者时应将患者抬离床面，不可有拖、拉、推等动作，避免擦伤皮肤及关节脱位。

3. 如患者身上带有各种导管，移动前应将各种导管安置妥当，移动后应检查导管是否脱落、移位、扭曲、受压，以保持通畅。

**知识链接**

**舒适卧位垫的制作与使用方法**

舒适卧位垫的制作：舒适卧位垫的结构呈三角形，金属支架外包海绵，三个角和三个边可以随意调节，两个斜边长度之和等于下肢的长度，顶角角度为 60°～120°，两个底角角度为 30°～60°，垫的高度可以依据患者感受任意改变，适用于任何身高患者。

使用方法：患者膝下垫舒适卧位垫，使其呈屈髋屈膝位，每天上、下午及晚间使用，每次使用 30～60 分钟，一般使用 7 天左右。舒适垫两个斜面的长度依据患者腿长调节，使患者在使用时始终保持腰骶部、足跟接触床面，以保证舒适。（如图所示）

注意事项：在使用时要避免时间过长，以防腘窝处的血管、神经长时间受压引起不适，建议使用时间最好控制在 60 分钟之内。

研究发现舒适卧位垫对提高急性腰腿痛患者卧位舒适度、延长屈髋屈膝位时间、减轻疼痛、提高对护理的依从性、改善不良情绪等方面有明显作用。

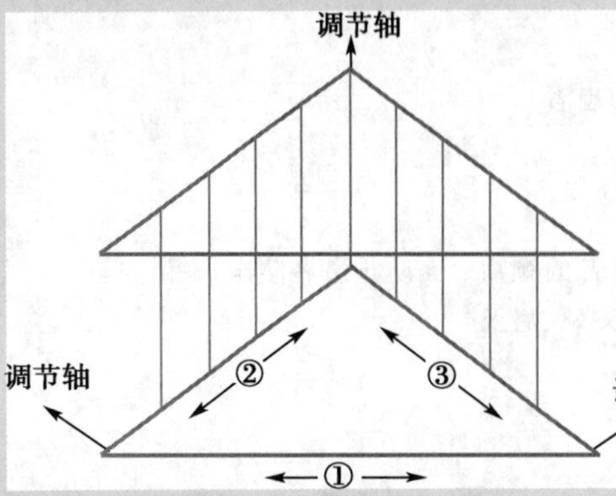


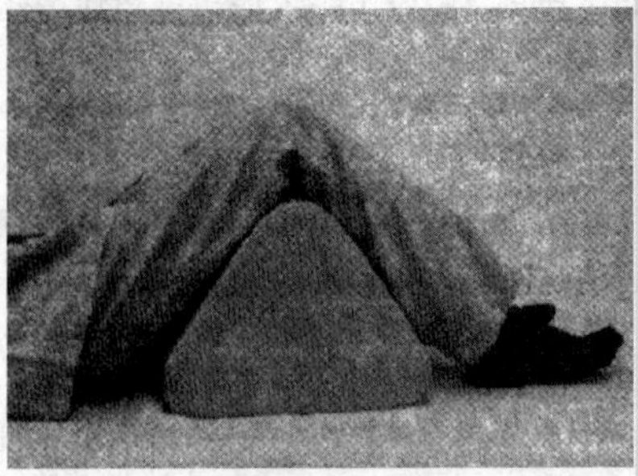

来源：中华护理杂志，2010，9(45)：829-830.

# 第三节 疼 痛

疼痛（pain）是一种令人苦恼和痛苦的感觉，是患者不舒适的最高表现方式，与疾病的发生、发展和转归有着密切的关系。因此，护士应当掌握疼痛的相关知识，尽可能帮助患者避免、解除或缓解疼痛，促进患者身心轻松、舒适。

## 一、疼痛概述

### （一）疼痛的概念

北美护理诊断协会（NANDA）1978 年对疼痛的定义是："个体经受或叙述有严重不适或不舒适的感受。"

疼痛包含两重含义：痛觉和痛反应。痛觉是个体的主观反应，属于个人的主观知觉体验，很难加以确切形容；痛觉的特点是含有丰富的感情反应，很大程度上受个人心理、性格、经验、情绪和文化等因素的影响，患者常常可表现为痛苦、焦虑、紧张等。而痛反应是指机体对疼痛刺激产生的一系列变化，包括生理反应如面色苍白、血压升高、呼吸急促、出汗、肌肉收缩等；情绪反应如紧张、焦虑等；行为反应如烦躁不安、皱眉、咬唇、握拳、呻吟、苦恼等。

### （二）疼痛的特征

疼痛分为身体疼痛和心理疼痛，是个体在身体与心理两方面同时经历的感受，是因个体的防御功能被破坏所致。身体疼痛是指身体某一部位感觉不舒适，如手指切割伤所引起的手指疼痛，是由于局部皮肤表层组织的完整性被破坏，神经末梢受到刺激所致。心理疼痛是指精神方面的防御功能被破坏，个体的情绪完整性受到损害。心理疼痛的不舒适感觉，往往很难确定疼痛的准确部位，如失去亲人引起忧郁和悲伤。身体与心理的痛觉都具有自我保护及对身体提供危险警告信号的作用。身体痛觉是警告身体有被伤害的危险，心理痛觉则警告个体的心理因某些重要事件而受到了威胁，如不能采取有效的护理措施，将对患者的身体和心理造成不良的影响或严重后果。疼痛有以下三方面特征：

1. 疼痛是一种身体和心理不舒适的感觉。

2. 疼痛是个体身心受到伤害的危险信号。

3. 疼痛常伴有生理、情绪和行为反应。

**（三）疼痛的发生机制**

疼痛的发生机制是非常复杂的。有关研究认为，痛觉感受器是位于皮肤和其他组织内的游离神经末梢，当各种伤害性刺激作用于机体达到一定强度时，可引起受损部位的组织释放某些致痛物质，如组胺、缓激肽、5-羟色胺、乙酰胆碱、前列腺素等，这些物质作用于痛觉感受器，产生痛觉冲动，并迅速经传入神经传导至脊髓，通过脊髓丘脑束和脊髓网状束上行传至丘脑，投射到大脑皮质的一定部位引起疼痛，不同部位的神经末梢对疼痛的敏感度不同。

**（四）疼痛的原因及影响因素**

**1. 疼痛的原因**

（1）温度刺激：过高或过低的温度，作用于体表后均可损伤组织，如烧伤、冻伤，使受伤的组织释放组胺等化学物质，刺激神经末梢引起疼痛。

（2）物理损伤：刀伤、碰撞伤、肌肉受压、挛缩等，可使局部组织受损，刺激神经末梢引起疼痛。

（3）化学刺激：强碱、强酸等化学物质，能直接刺激神经末梢，引起疼痛。化学灼伤还可以使受损组织细胞释放化学物质，再次作用于痛觉感受器，使疼痛加剧。

（4）病理改变：疾病造成的体内某些管腔堵塞，组织缺血、缺氧，平滑肌痉挛或过度收缩，空腔脏器过度扩张和局部炎性浸润等均可引起疼痛。

（5）心理因素：心理状态不佳如情绪过度紧张、低落、愤怒、悲痛、恐惧等，均可引起局部血管过度收缩和扩张而导致疼痛。另外，疲劳、睡眠不足、用脑过度等也可导致功能性疼痛。

**2. 影响疼痛的因素**　个体对疼痛的感受和耐受力有很大的差异，同样性质、强度的刺激可以引起不同的疼痛反应。人体能感觉到的最小疼痛称为疼痛阈，个体能忍受的疼痛强度和持续时间称为疼痛耐受力。疼痛阈和疼痛耐受力受年龄、疾病等生理病理因素的影响，也受个人经验、文化教养、情绪、个性及注意力等心理社会因素的影响。

（1）年龄：是影响疼痛的重要因素之一，个体对疼痛的敏感度随年龄的不同而改变。婴幼儿对疼痛的敏感性不如成年人，随着年龄的增长对疼痛的敏感性逐渐增加，老年人对疼痛的敏感性会逐步下降。

（2）社会文化背景：个体生活在不同的社会文化环境和文化背景下，由此产生不同人生观、价值观，对疼痛的反应也会不同。当个体生活在鼓励、忍耐，推崇勇敢的文化氛围中，往往能够忍受更强烈的疼痛。此外，个体的文化教养也会影响其对疼痛的反应和表达方式。

（3）个人经历：包括个体以往疼痛的经验、对疼痛的态度及对疼痛的理解。疼痛经验是个体自身对刺激体验所获得的感受，从行为中表现出来。如曾经历过小手术的患者，对再次手术的疼痛会格外敏感紧张。儿童对疼痛的体验很大程度上来源于父母和周围环境的影响。父母对孩子的轻微受伤表现为过于紧张或镇定自若，对儿童成年后的疼痛体验有不同的影响。

（4）注意力：个体对疼痛的注意力会影响到对疼痛的感觉程度。当注意力高度集中在其他事件时，疼痛可以减轻甚至消失。如在赛场上脚踝扭伤，但比赛正在激烈的进行中，运动员注意力高度集中，疼痛可以减轻或消失。采取松弛疗法分散注意力，可以减轻疼痛，如看电视、听音乐、愉快的交谈等。

(5)情绪:积极愉快的情绪可以减轻疼痛,消极焦虑的情绪可以使疼痛加剧。如焦虑可以使疼痛加剧,而疼痛也会增加焦虑情绪。

(6)疲乏:身体疲乏、睡眠不佳时,对疼痛的感觉增强,耐受力下降。而睡眠充足、身体得到休息后,疼痛感觉可以减轻。

(7)个体差异:对疼痛的耐受程度和表达方式因人而异。自控力及自尊心较强的人,常常能够忍受疼痛,主诉疼痛较少;耐受性较差,善于情感表达的人,主诉疼痛较多。

(8)社会支持系统:患者疼痛时更加需要家属的支持、帮助、保护和陪伴,以减少患者的孤独和恐惧感,从而减轻疼痛。

## 二、护理评估

疼痛的影响因素较多,个体差异也很大,患者对疼痛的表达方法也不尽相同。因此,疼痛的评估是护理疼痛患者的关键步骤,一份详尽的评估资料是制订护理计划,采取护理措施,缓解患者疼痛的基础。

### (一)评估内容

**1. 疼痛部位** 了解疼痛发生的部位,是否明确而固定,是否局限在某一部位,疼痛范围有无扩大等。如有多处疼痛,应了解疼痛是否同时发生,是否对称,它们之间有无联系。

**2. 疼痛时间** 了解疼痛的开始时间、停止时间、持续时间、有无周期或规律性。根据疼痛的持续时间,疼痛分为急性疼痛和慢性疼痛。急性疼痛是指6个月以内可缓解的疼痛;慢性疼痛是指持续6个月以上的疼痛,常表现为持续性、顽固性和反复性发作。

**3. 疼痛性质** 可以分为刺痛、灼痛、酸痛、胀痛、压痛、钝痛、触痛、剧痛、绞痛等。

**4. 疼痛程度** 疼痛可以分为轻度、中度和重度疼痛。

**5. 疼痛表达方式** 通过观察患者的面部表情、身体动作可以判断患者对疼痛的感受、程度及疼痛的部位等。如儿童常用哭泣、面部表情和身体动作等来表达疼痛,成人多用语言描述疼痛的程度等。疼痛患者常见的身体动作有:

(1)静止不动:患者维持在某一种体位或姿势,如身体受伤时,不愿意他人移动其身体,以免疼痛加剧。

(2)保护性动作:患者为了减轻疼痛的一种反射性防御动作。

(3)无目的动作:患者在严重疼痛时常会出现无目的的乱动,以分散自己对疼痛的注意力。

(4)规律性动作:患者为了减轻疼痛的程度和感受会做出规律性按摩动作,如感冒引起头痛时,会用手按摩太阳穴。

**6. 影响疼痛的因素** 了解哪些因素可引起、加重或减轻疼痛,如温度、运动、姿势等。

**7. 疼痛对疾病的影响** 疼痛是否伴有头晕、呕吐、发热、便秘、虚脱等症状,是否影响患者睡眠、食欲、活动等,是否出现愤怒、抑郁等情绪改变。

### (二)评估方法

**1. 询问病史** 护士认真倾听患者的主诉,让患者用自己的语言来描述疼痛,切忌根据自己对疼痛的理解和体验来主观判断患者的疼痛程度。当护士观察到患者的疼痛表现与患者的描述有差异时,应细心观察患者的非语言信息,分析差异原因,准确把握疼痛变化情况。

**2. 观察及体格检查** 注意观察患者疼痛时的生理反应、情绪反应及行为反应,检查患者疼痛的部位,是否有牵涉痛。患者剧烈疼痛时,会出现面色苍白、大汗淋漓、皱眉、咬唇等痛苦表情,也会出现呻吟、哭闹、烦躁,或身体扭动、蜷曲、无法入睡等,这些均为评估疼痛的客观指标。

**3. 阅读和回顾既往病史**　了解患者以往疼痛的规律以及使用止痛药物情况。

**4. 使用疼痛评估工具**　用评估工具测量疼痛的程度，比询问患者对疼痛的感受更为客观。根据患者的认知水平和年龄来选择合适的评估工具。

(1)世界卫生组织(WHO)对疼痛程度的分级：

0 级：无疼痛。

1 级(轻度疼痛)：有疼痛感但不严重，可忍受，睡眠不受影响。

2 级(中度疼痛)：疼痛明显，不能忍受，睡眠受干扰，要求用镇痛药。

3 级(重度疼痛)：疼痛剧烈，不能忍受，睡眠严重受干扰，需要用镇痛药。

(2)数字评分法(NRS)：用数字代替文字表示疼痛程度。将一条线段等分成 10 段，一端为“0”代表没有疼痛，另一端为“10”代表极度疼痛。患者选择一个能代表自己疼痛感受的数字表示疼痛程度(图 3-16)。

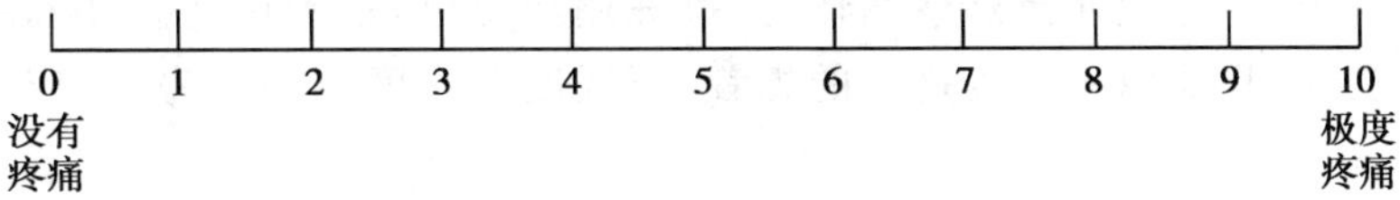


**图 3-16　数字评分法**

(3)文字描述评分法(VDS)：将一条直线分成 5 等份。每个点有描述疼痛程度的文字，即没有疼痛、轻痛疼痛、中度疼痛、重度疼痛、非常严重的疼痛、无法忍受的疼痛。患者选择一个能代表自己疼痛感受的描述文字(图 3-17)。

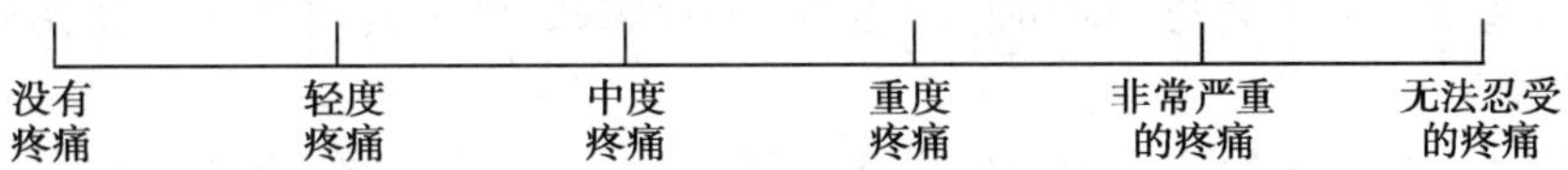


**图 3-17　文字描述评分法**

(4)视觉模拟评分法(VAS)：用一条直线，不作任何划分，在直线两端分别注明无痛和剧痛，患者根据自己对疼痛的感受在线上标记疼痛的程度。这种评分法较灵活且方便，患者选择较自由，不需要选择特定的数字或文字。

(5)面部表情测量图：适用于 3 岁以上的儿童。采用六种面部表情来表达疼痛的程度，儿童从中选择一个面孔来代表自己疼痛的感觉(图 3-18)。

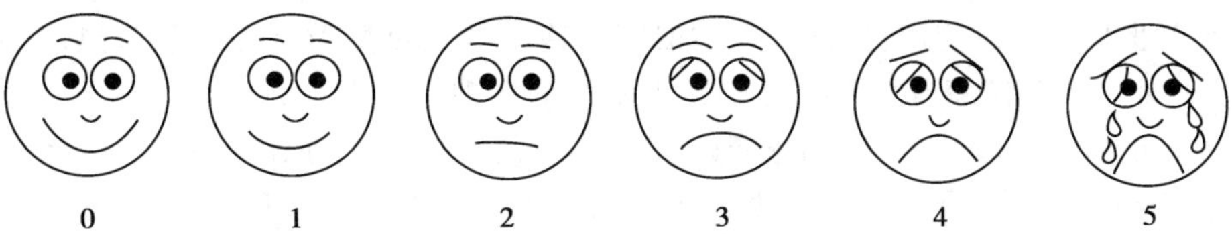


**图 3-18　面部表情疼痛测量图**

## 三、护理措施

### (一) 减少或消除引起疼痛的原因

疼痛护理的首要措施是设法减少或消除引起疼痛的原因，如胸腹部手术后，患者因害怕伤口疼痛而不敢咳嗽和深呼吸，护士除了术前进行有效咳嗽的指导外，还可协助患者固定伤口，再鼓励其咳嗽和深呼吸。如外伤引起的疼痛，应酌情采取包扎、止血、固定、处理伤口等措施缓解或解除疼痛。

### （二）缓解或解除疼痛的方法

**1. 药物止痛** 药物止痛是解除疼痛的重要措施之一。护士应掌握相关的药理知识，了解患者的身体状况和有关疼痛治疗的情况，正确使用镇痛药物。

护士应严格掌握用药的时间和剂量，并掌握患者疼痛发作的规律。对于慢性疼痛的患者，最好在疼痛发生前给药，此时给药疼痛容易控制，且用药剂量小、效果好；对于手术后患者，适当应用止痛药物，可促使患者早期离床活动，以减少并发症的发生。给药20～30分钟后须评估并记录使用镇痛药的效果及副作用，当疼痛缓解时应及时停药，防止药物的副作用、耐药性及成瘾性。值得注意的是，在疼痛原因未明确诊断前，不能随意使用任何镇痛药物，以免掩盖症状，延误病情。

在用药过程中，护士应注意观察病情，把握好用药时机，正确用药。如麻醉性镇痛药具有成瘾性和耐受性，只应用于重度疼痛的患者；而轻度和中度疼痛的患者，应使用非麻醉性镇痛药。

对于癌性疼痛的药物治疗，目前临床上普遍采用WHO所推荐的三阶梯疗法。三阶梯疗法的原则为：①按药效的强弱依阶梯顺序使用；②尽量使用口服药；③按时、联合服药；④用药剂量个体化。三阶梯疗法的使用方法为：①第一阶段：选用非阿片类药物、解热镇痛药和抗炎类药，如阿司匹林、布洛芬、对乙酰氨基酚等。主要适用于轻度疼痛的患者。②第二阶段：选用弱阿片类药，如氨酚待因、可待因、曲马多等。主要适用于中度疼痛的患者。③第三阶段：选用强阿片类药，如吗啡、哌替啶、美沙酮、二氢埃托啡等。主要用于重度和剧烈癌痛的患者。

在癌痛治疗中，常采取联合用药的方法，即加用一些辅助药物以减少主药的用量和副作用。常用辅助药物有：弱安定药，如艾司唑仑和地西泮等；强安定药，如氯丙嗪和氟哌啶醇等；抗抑郁药，如阿米替林等。

**2. 患者自控镇痛泵**（PCA） PCA泵的工作过程是按照负反馈的控制技术原理设计的，即在患者疼痛时，通过计算机控制的微量泵主动向体内注射设定剂量的药物。优点是能最大限度地满足个体镇痛要求，并可记录患者的用药情况；配有多种报警装置，安全系数大。这种方法既减少了医护人员的操作，又减轻了患者的痛苦和心理负担，是疼痛的有效治疗方法，目前已广泛应用于临床。

**3. 物理止痛** 可以应用冷、热疗法，如冰袋、冷湿敷或热湿敷、温水拭浴、热水袋等来缓解疼痛。此外，理疗、按摩及推拿也是临床上常用的物理止痛方法。

**4. 针灸止痛** 一般认为，针刺止痛的机制是来自穴位的针刺信号和来自疼痛部位的痛觉信号，在中枢神经系统不同水平上相互作用、进行整合，在整合过程中，既有与镇痛有关的中枢神经的参与，又有包括内源性阿片肽和5-羟色胺在内的各种中枢神经递质的参与。根据疼痛的部位，针刺相应的穴位，使人体经脉疏通、气血调和以达到止痛的目的。

**5. 经皮神经电刺激疗法**（TENS） 主要用于慢性疼痛的患者。其原理是采用脉冲刺激仪，在疼痛部位或附近放置2～4个电极，用微量电流对皮肤进行温和的刺激，使患者感觉有颤动、刺痛和蜂鸣，以达到提高痛阈、缓解疼痛的目的。

### （三）恰当运用心理护理的方法

**1. 分散注意力**　分散患者对疼痛的注意力，可减少其对疼痛的感受程度。常采用以下方法：

（1）活动疗法：针对患者的性格和爱好，组织患者参加有兴趣的活动，如看电视、做游戏、唱歌、愉快的交谈、下棋、绘画等。对患儿来说，护士的微笑、爱抚，讲故事、发玩具、做游戏、给糖果等能够有效转移其对疼痛的注意力。

（2）音乐疗法：用音乐分散患者对疼痛的注意力。根据患者的个性和喜好选择不同类型的音乐。优美的旋律对降低心率、减轻焦虑和抑郁，缓解疼痛，降低血压有很好的效果。

（3）深呼吸：指导患者有节律的用鼻深吸气，然后再慢慢用口呼气，反复进行。

（4）按摩：指导患者双眼凝视一个定点，同时在患者疼痛部位上做环形按摩。

（5）指导想象：是将患者的注意力，诱导到对某特定事物的想象中，从而达到特定正向效果，以达到松弛和减轻疼痛的目的。如让患者回忆一次有趣的活动、一件愉快的事情等。

（6）松弛疗法：先让患者保持一种舒适的体位，然后让其全身肌肉放松，同时让患者闭目凝神，平静呼吸。松弛可以减轻患者的疼痛强度，消除紧张情绪，促进睡眠。

**2. 减轻心理压力**　紧张、焦虑、忧郁、恐惧和对康复失去信心，都可以加重疼痛的程度，而疼痛的加剧反过来又会影响情绪，形成恶性循环。护士要以关心、同情、安慰、鼓励的态度支持患者，设法减轻患者的心理压力，协助患者保持情绪稳定、心境平和、精神放松。认真倾听患者有关疼痛的诉说，鼓励患者努力去适应疼痛，帮助患者接受疼痛的行为反应。协助患者学习疼痛的相关知识，如疼痛原因、影响疼痛的因素、如何面对疼痛、减轻或解除疼痛的方法和技巧等，有助于减轻患者对疼痛的焦虑和恐惧，增强其安全感。

### （四）采取促进患者舒适的措施

通过护理活动促进患者舒适，是减轻和解除疼痛的重要措施。如帮助患者采取正确姿势、经常变换体位、室内空气新鲜、温湿度适宜等均可使患者感到舒适，减轻疼痛。进行各项护理操作前，耐心解释，并将护理操作安排在镇痛药物显效明显的时限内，确保患者所需物品伸手可及，都可以减轻焦虑情绪，使患者身心舒适，有利于减轻疼痛。

### （五）健康教育

根据患者的情况，选择相应的健康教育内容，包括疼痛原因、影响疼痛的因素、如何面对疼痛、减轻或解除疼痛的方法和技巧等。

## 四、护 理 评 价

评价解除患者疼痛的措施是否有效，对于修改护理计划与促进更好执行护理措施都有重要意义。评价依据有以下几点：

1. 疼痛感觉减轻，身体状况和功能改善，自我感觉舒适，食欲增加，休息和睡眠质量较好。

2. 疼痛时的保护性动作、面色苍白、出汗等征象减轻或消失。

3. 能重新建立一种行为方式，轻松地参与日常活动，与他人正常交往。

4. 患者对疼痛的适应能力有所增强。

# 第四节　患者安全的护理

## 一、常见不安全因素及防范措施

### （一）物理性损伤与防范

**1. 机械性损伤**　常见的机械性损伤有跌倒、坠床、撞伤等，跌倒和坠床是医院最常见的机械性损伤。

主要防范措施：对婴幼儿、昏迷等患者应酌情使用床档或约束带，以防坠床；对年老、体质虚弱等患者在行走时应注意搀扶，以防摔倒；通道、病房地面、楼梯有防滑设备，并注意保持干燥、整洁；走廊、浴室、厕所等处应设扶手，浴室和厕所应放防滑垫并设呼叫系统，以方便患者使用。

**2. 温度性损伤**　常见的温度性损伤有热水袋、热水瓶所致的烫伤；易燃易爆物品（氧气、乙醇等）所致的烧伤；各种电器如烤灯、高频电刀等所致的灼伤；应用冰袋所造成的冻伤。

主要防范措施：护士在为患者进行冷、热疗法时，注意温度控制及保护局部皮肤，并应加强巡视，对患儿或昏迷患者等，应设专人陪护，避免烫伤及冻伤，并注意交班；易燃易爆物品应妥善保管，医院应设防火装置，护士应熟练掌握灭火器具的使用方法；医院的电器设备应定期检查、维修。此外，吸烟也是造成火灾的一个诱因，应该做好禁止吸烟的宣传教育活动。

**3. 压力性损伤**　常见的压力性损伤有局部组织长期受压、石膏或夹板固定不当造成的压疮，高压氧舱治疗不当所致气压伤等。

主要防范措施：在护理工作中，应加强对危重患者或长期卧床患者的护理，观察局部皮肤的变化，定时为患者翻身、按摩，保持床面平整，避免潮湿、摩擦的刺激，防止压疮的发生；应用高压氧舱治疗时，应按操作规程正确使用，并注意观察患者有无不良反应。

**4. 放射性损伤**　常见于放射性诊疗过程中处理不当，导致的放射性皮炎、皮肤溃烂坏死等。

主要防范措施：在使用放射性物质进行诊疗时，正确掌握照射剂量及时间，在场人员应采取适当的保护措施，对接受诊疗的患者应减少不必要的暴露。指导患者保持接受放射诊疗部位的皮肤清洁干燥，避免搔抓、用力擦拭或用肥皂水擦洗皮肤等。

### （二）化学性损伤与防范

化学性损伤通常是使用化学性药物剂量过大、浓度过高、用药次数过多、给药途径不准确、用药配伍不当或错用药物等引起的中毒和消毒剂使用不当引起的损伤。

主要防范措施：护士要掌握常用药物的保管和药疗原则，在进行药疗时，应严格执行“三查八对”制度，注意药物的配伍禁忌，并注意观察患者用药后的反应。同时，还应该向患者及家属宣传用药安全知识。正确保管与使用消毒剂，以免造成损伤。

### （三）生物性损伤与防范

生物性损伤包括微生物和昆虫对患者造成的损伤，各种病原体侵入人体，可引起感染，甚至危及生命。

主要防范措施：护士在进行各项护理操作时，应严格遵守无菌技术操作原则，执行消毒隔离制度，定期对病室及各种设施进行清洁、消毒、灭菌，加强对危重患者的护理，增强患者的抵抗力。同时，医院应采取必要的防虫措施，如喷洒杀虫剂等，避免生物性损伤。

#### (四) 心理性损伤与防范

患者对疾病的认知错误、情感交流障碍、医护人员对患者的行为和态度不佳均可影响患者的心理,导致心理性损伤。

主要防范措施:护士应为患者提供良好的护理服务,以取得患者的信任,并建立良好的护患关系。同时协助患者与其他医务人员、病友之间建立和谐的人际关系。

#### (五) 医源性损伤与防范

由于医护人员言谈及行为上的不慎而造成患者生理或心理上的损伤,称为“医源性损伤”。如个别医务人员对患者不尊重、侵犯患者隐私、责任心不强造成医疗差错事故等。

主要防范措施:医院应加强对医护人员的思想道德教育,提高医护人员的素质,制订并严格执行各项规章制度和操作规程,防止发生医源性损伤,保证患者的安全。

## 二、保护患者安全的措施

保护用具是用来限制患者身体或身体某部位的活动,以达到维护患者安全与治疗护理效果的各种器具。辅助器具是辅助患者暂时离床活动,以确保其安全。

#### (一) 保护用具的种类

**1. 约束带**(restraint)

(1)宽绷带:常用于固定患者的手腕及踝部,以限制上肢和下肢活动范围。

(2)肩部约束带:用于固定患者的肩部,限制其坐起。肩部约束带一般用宽约 8cm,长约 120cm 的宽布制成,且一端制成袖筒(图 3-19)。

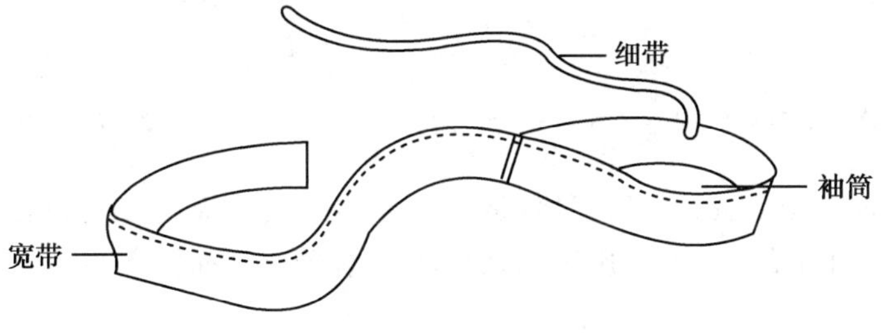


图 3-19　肩部约束带

(3)膝部约束带:用于固定患者的膝关节,限制其下肢活动。膝部约束带是用宽约 10cm,长约 250cm 的布制作宽带,宽带中部相距 15cm 处分别钉两条双头带(图 3-20)。也可以使用大单来替代膝部约束带。

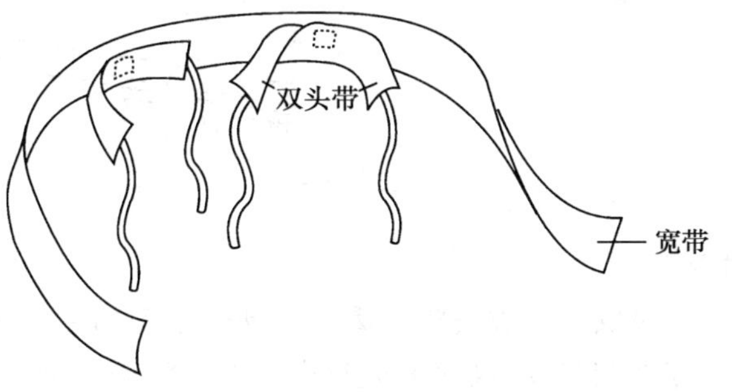


图 3-20　膝部约束带

(4)尼龙搭扣约束带：约束带由宽布和尼龙搭扣制成(图 3-21)。

**2. 床档**(bedside restraint)：主要预防患者发生坠床意外。

(1)多功能床档(图 3-22)。

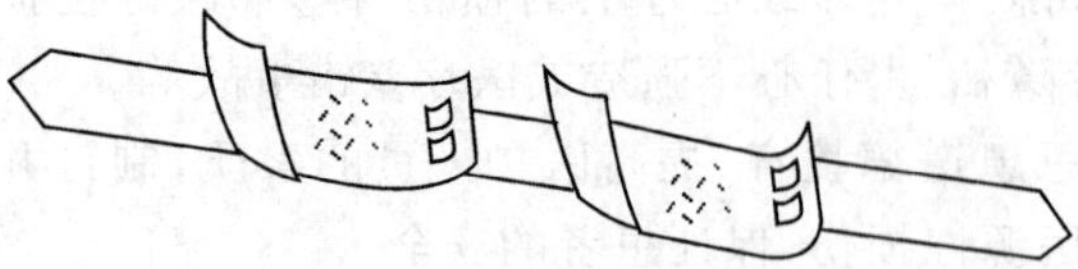

图 3-21 尼龙搭扣约束带

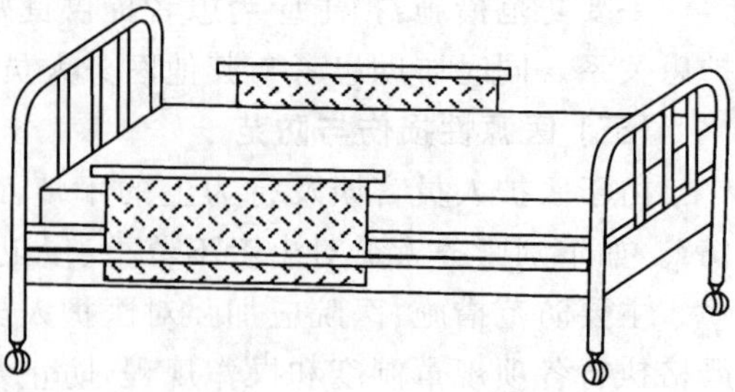

图 3-22 多功能床档

(2)半自动床档(图 3-23)。

(3)木栏床档(图 3-24)。

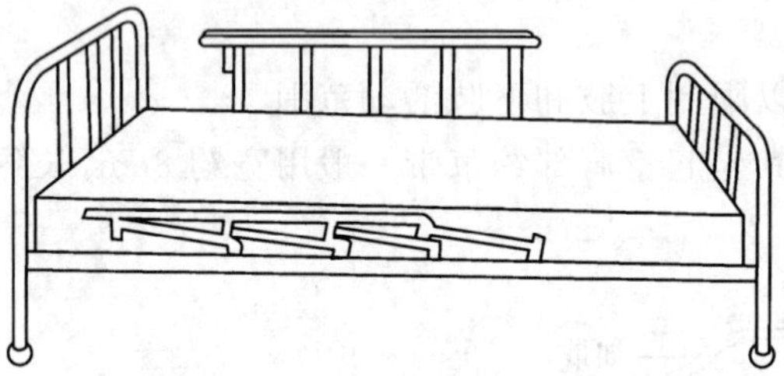

图 3-23 半自动床档

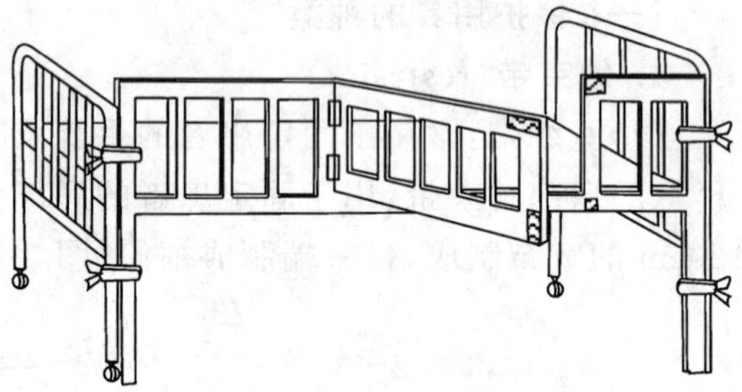

图 3-24 木栏床档

**3. 支被架**(overbed cradle)：用于烧(烫)伤、肢体瘫痪或极度衰弱患者，防止盖被压迫肢体而造成足尖压疮和不舒适；也可用于灼伤患者的暴露疗法而需要保暖时(图 3-25)。

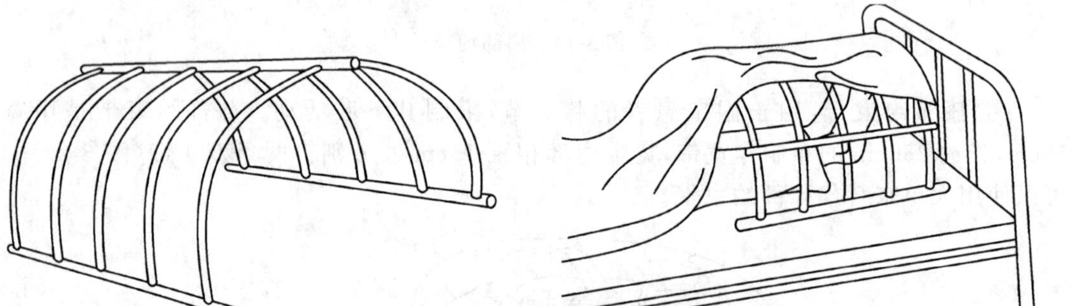

图 3-25 支被架

**(二) 辅助器具的种类**

**1. 拐杖**(crutch)　是提供给下肢残障者离床活动时使用的一种支持性辅助用具。使用的拐杖应加垫腋垫和杖底橡胶垫，拐杖底面应较宽并有较深的凹槽，具有弹性。拐杖应该长度合适，其长度的计算方法为，使用者的身高减去 40cm(图 3-26)。

**2. 手杖**(cane)　是一种手握式的辅助用具，常用于不能完全负重的残障者或老年人。手杖可以为木制或金属制，木制手杖长短是固定的，不能调整。金属手杖可依据身高来调整。手杖的底端为单脚或四脚型的，四脚型的支持力和支撑面积大，同时也比较稳定，常用于步态不稳或地面不平时。手杖底端应加垫有吸力、弹性好、宽面、有凹槽的橡胶底垫，能加强手杖的摩擦力和稳定性，以防止跌倒(图 3-27)。

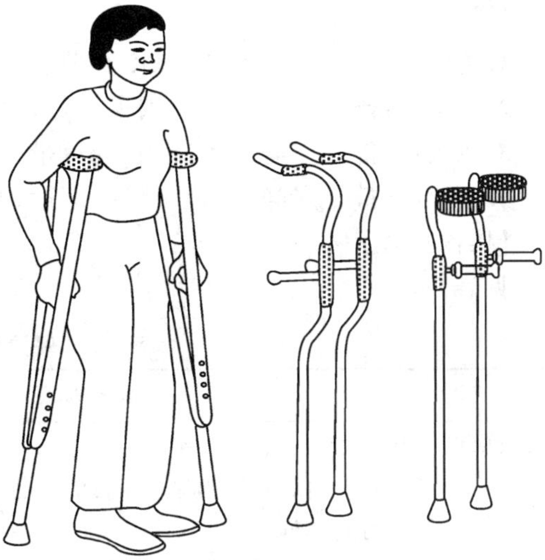

图 3-26　拐杖

**(三) 保护用具的应用**

【目的】

1. 防止高热、谵妄、昏迷、躁动及危重患者及患儿，因意识不清或其他原因而发生坠床、抓伤等意外。

2. 确保患者的安全，保证治疗护理工作的顺利进行。

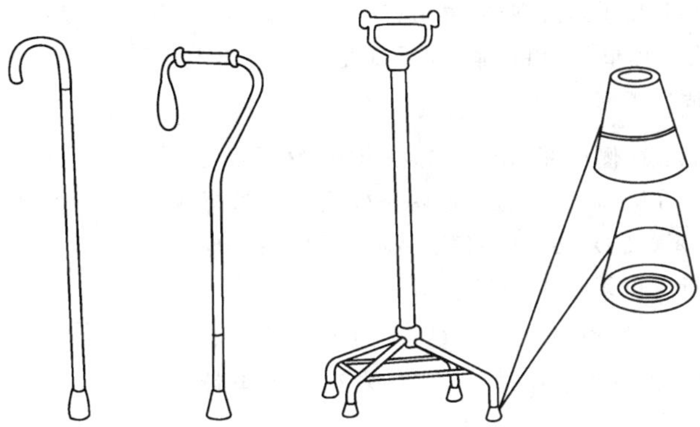


图 3-27　手杖

【告知】

1. 告知患者使用保护用具的目的是防止发生坠床、撞伤、抓伤等意外，以确保治疗护理顺利进行。

2. 告知不配合的患者家属，为防止如拔管、搔抓伤口等不安全问题发生，护士需要给予肢体约束，用绷带和棉垫束缚手腕和踝部，绷带以双套结的形式套于腕部，并垫一棉垫，保护皮肤，在操作过程中会注意松紧度。

3. 告知四肢剧烈躁动，可能发生伤人、蹬踹、双腿跨越床档的患者家属，为了安全护士会给予四肢约束，用特制约束带束缚肩部、上肢、膝部，并内衬棉垫，以保护患者的安全。

4. 告知患者及家属在使用保护用具期间，将患者肢体处于功能位置，护士会经常观察约束部位的皮肤颜色、温度和感觉，必要时进行局部按摩，以促进血液循环，增进患者的舒适。

5. 征得患者及家属的配合。

【准备】

**1. 护士准备** 衣帽整洁、态度和蔼、洗手。

**2. 患者准备** 向患者和家属说明使用保护用具的重要性、安全性，并给予配合。

**3. 用物准备** 按需准备床档、约束带、支被架、棉垫等。

**4. 环境准备** 安静、安全、整洁、舒适，必要时移开床旁桌椅。

【操作规程】

见表 3-3。

**表 3-3 保护用具使用操作规程**

| 操作流程 | 操作步骤 | 要点说明 |
| --- | --- | --- |
| 核对解释 | • 核对床号、姓名、医嘱<br>• 向患者解释使用保护用具的目的、时间、过程及方法并征得其同意 | • 确认患者<br>• 解除患者紧张情绪，取得合作 |
| 评估患者 | • 评估患者一般情况、身体状况、意识情况等 | |
| 使用准备 | • 备齐用物，携至患者床旁，必要时屏风遮挡或床边挂帘 | • 保护患者隐私 |
| **约束患者** | | |
| ▲ 约束带 | | |
| 宽绷带 | • 先用棉垫包裹手腕或踝部，再用宽绷带打成双套结(图 3-28)，套在棉垫外，稍拉紧，使手或足不易脱出，然后将带尾固定于床缘(图 3-29) | • 以不影响肢体血液循环为度 |
| 肩部约束带 | • 使用时患者两侧肩部套上袖筒，腋窝放置棉垫，两袖筒上的细带在胸前打结固定，把两条较宽的长带尾端系于床头(图 3-30)，必要时将枕头横立于床头。也可用大单斜折成长条形进行固定(图 3-31) | • 保护患者头部，避免撞伤 |
| 膝部约束带 | • 使用时两膝、腘窝处放置棉垫，将约束带横放于两膝上，宽带下的双头带各固定一侧膝关节，再将宽带两端系于两侧床缘(图 3-32)。也可用大单斜折成长条形进行固定(图 3-33) | |
| 尼龙搭扣约束带 | • 使用时在被约束部位放置棉垫，将约束带放于关节处(注意松紧度适宜)，对合约束带上的尼龙搭扣，然后将约束带宽布的带子系于两侧床缘 | |
| ▲ 床档 | | |
| 多功能床档 | • 使用时插入两边床缘，不用时插入床尾。必要时还可垫于患者的背部，做胸外心脏按压时使用 | |
| 半自动床档 | • 可按需升降，不用时可固定在床缘两侧 | |
| 木栏床档 | • 床档的中间为活动门，使用时打开，用后即关闭 | |
| ▲ 支被架 | | |
| 置支被架 | • 支被架置于所需部位，将被子盖于支被架上 | |
| 整理记录 | • 整理床单位，记录约束时间和皮肤情况，并做好交接班 | • 记录要准确、及时 |

【注意事项】

1. 严格掌握保护用具应用的适应证，能不用时尽量不用，注意维护患者自尊，使用前做好解释工作。

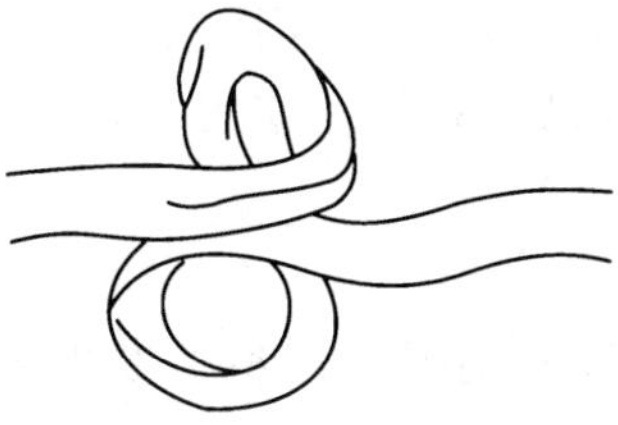

图 3-28　双套结

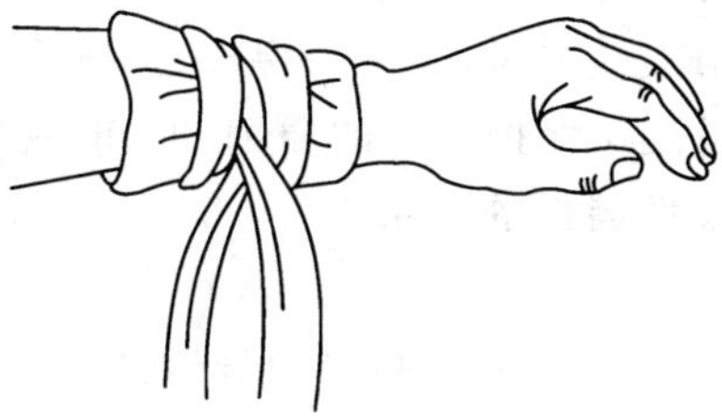

图 3-29　宽绷带约束法

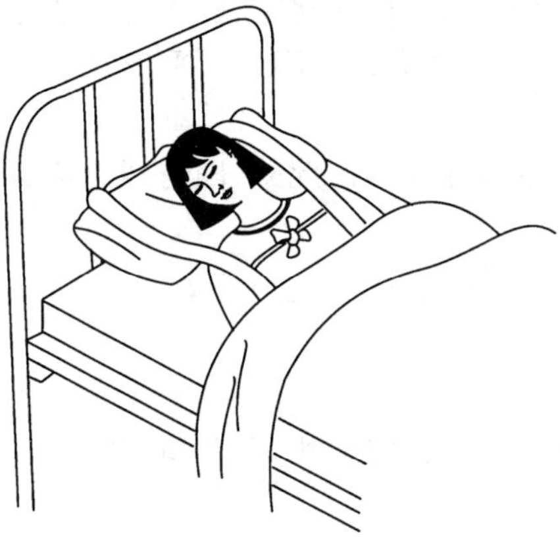

图 3-30　肩部约束带固定法

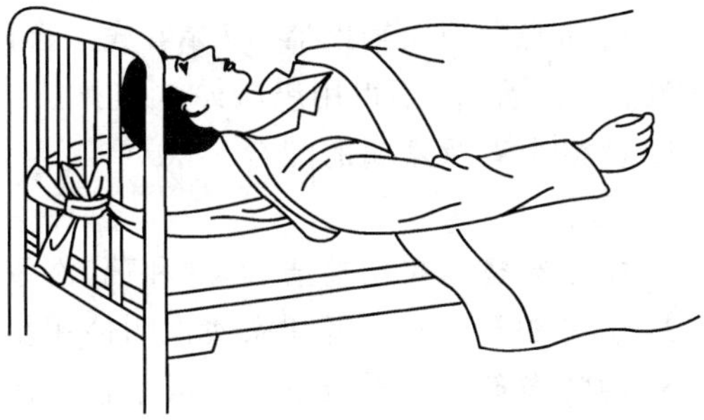

图 3-31　肩部大单固定法

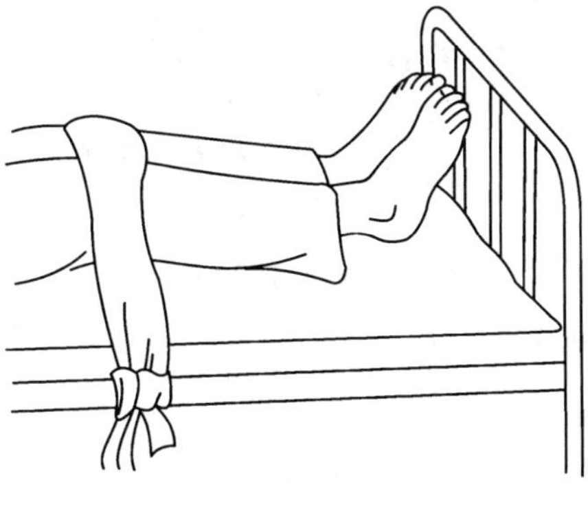

图 3-32　膝部约束带固定法

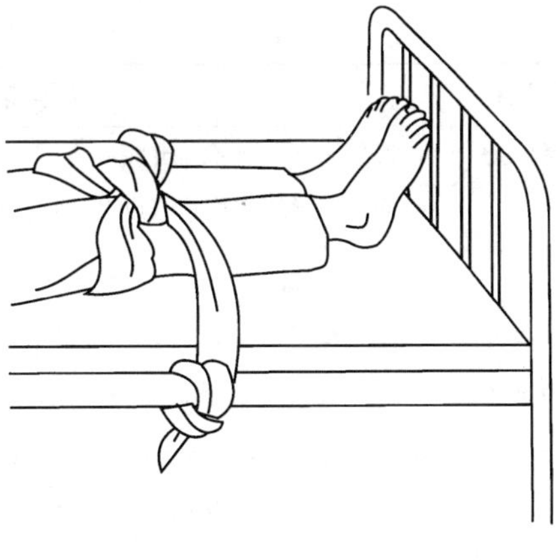

图 3-33　膝部大单固定法

2. 正确选择保护用具的类型。各种保护用具只能短期使用，使用时患者肢体及关节处于功能位置，每 2 小时定时松解一次，并协助患者翻身，保证患者安全、舒适。

3. 使用约束带时，被约束的部位应放衬垫，约束带的松紧要适宜(能伸入 1～2 个手指为宜)，注意观察受约束部位的血液循环(约每 15～30 分钟观察一次)，包括皮肤的颜色、温度及感觉等，发现异常及时处理，定时按摩局部以促进血液循环。

4. 使用床档时，应加强巡视，及时满足患者需求。注意保护患者肢体，需要时可用软枕隔挡。

5. 使用支被架时，应注意保暖；局部有创面时，遵循无菌操作原则。

6. 记录使用保护用具的原因、时间、观察结果、护理措施和停止使用的时间。

### (四) 辅助器具的使用

【目的】

身体因残障、疾病或高龄而导致的行动不便的患者，使用辅助器材辅助患者活动，保障患者的安全。

【告知】

1. 告知患者正确使用辅助器具的方法。使用拐杖时，感觉腋窝有麻木疼痛等不适，可以使用爽身粉，防止皮肤磨损发炎，也可遵医嘱改用手杖。

2. 告知患者使用辅助器时，双手易发生疼痛或者疲劳，可以在拐杖、手杖上加厚衬垫。

3. 告知患者使用辅助器，应避免在湿滑的地面行走，尽量放慢脚步。平铺在地板上的地毯或者垫子容易滑倒，应尽量避开。

4. 告知患者使用辅助器，应穿着大小合适的鞋，不可穿拖鞋。此外，随身钱物应方便拿取。没有医生允许，不得用患肢站立支撑。

5. 征得患者及家属的配合。

【准备】

**1. 护士准备** 衣帽整洁、态度和蔼、洗手。

**2. 患者准备** 向患者和家属说明使用拐杖、手杖的方法、安全性、意义，取得配合。

**3. 用物准备** 按需准备拐杖或手杖等。

**4. 环境准备** 周围环境宽敞、无障碍物。

【操作规程】

见表 3-4。

**表 3-4 辅助器具使用操作规程**

| 操作流程 | 操作步骤 | 要点说明 |
|---|---|---|
| 核对解释 | • 核对床号、姓名、医嘱<br>• 向患者解释使用辅助器具的目的及方法 | • 确认患者<br>• 解除患者紧张情绪，取得合作 |
| 评估患者 | • 评估患者一般情况、身体状况、意识情况等 | • 了解病情 |
| 使用准备 | • 备齐用物，携至患者床旁，必要时屏风遮挡或床边挂帘 | • 保护患者隐私 |
| 采取体位 | • 患者取舒适体位，便于使用辅助器具<br>• 使用时，患者双肩放松，身体挺直站立 | |
| ▲ 拐杖 | 腋窝与拐杖顶垫间距约 2～3cm，拐杖底端侧离足跟 15～20cm。握紧把手，手肘应该可以弯曲 | |

续表

| 操作流程 | 操作步骤 | 要点说明 |
| --- | --- | --- |
| 两点式 | • 走路顺序为同时出右拐和左脚，然后出左拐和右脚 | |
| 三点式 | • 两拐杖和患肢同时伸出，再伸出健肢 | |
| 四点式 | • 先出右拐杖，然后左脚跟上，接着出左拐杖，右脚跟上，始终三点着地 | |
| 跳跃法 | • 先将两侧拐杖向前，再将身体跳跃至两拐杖中间处 | • 为最安全的步法<br>• 常为永久性残疾者使用 |
| ▲ 手杖 | • 手杖握在健侧，如走平常路般，手杖与患肢一起向前运动。而在上楼梯时，健侧脚先上；下楼梯时，患侧脚先下，即所谓的好上坏下 | |
| 方法一 | • 健侧脚先跨出，然后患侧脚走一步，最后手杖向前移 | • 适用于一般患者 |
| 方法二 | • 手杖先往前移一步，健侧脚迈出一步，最后是患侧脚向前移 | • 适用于步伐慢及稳定度差的卒中患者 |
| 方法三 | • 手杖先往前移一步，患侧脚迈出一步，最后是健脚向前移 | • 患者比较容易适应这种步态 |
| 整理记录 | • 记录使用时间和身体状况，并做好交接班 | • 记录要准确、及时 |

【注意事项】

1. 使用前要进行充分评估，身体状况不佳时，不能使用辅助器具。

2. 选择适合患者的辅助器。不适合的辅助器与错误的使用姿势可导致腋下受压造成神经损伤、腋下和手掌挫伤、跌倒，还会引起背部肌肉劳损、酸痛。

3. 患者的手臂、肩部或背部无伤痛，活动不受限制，以免影响辅助器的使用。

4. 使用辅助器时，患者的鞋要合适、防滑，衣服要宽松、合身。

5. 调整拐杖和手杖后，将全部的螺丝钉拧紧、橡胶垫钉牢固，并经常检查确定橡胶底垫凹槽的吸力和摩擦力。

**知识链接**

**新型上肢约束带**

新型上肢约束带主体包括矩形腕部约束体及系带和手套式手部约束体。矩形腕部约束体主要由棉布内置加宽加厚的海绵体（宽 10cm，厚 2.5cm）制成，主体上有 3 个橡胶扣环，可根据患者手腕粗细调节大小，尼龙粘贴带宽 3.0cm、长 8.0cm，两根系带长 60.0cm、宽 2.5cm。手套式手部约束体采用透气性能好的棉质材料制成手套状，手套分左右手，掌面上有 4 根短系带，矩形腕部约束体和手套紧密相连，形成一个整体（图 3-34）。

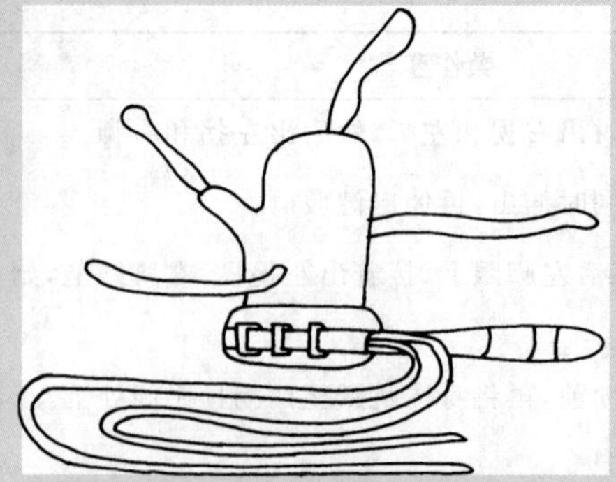

图 3-34

使用方法：操作时，将患者手伸入约束手套内，将4根系带相扣，使患者手固定成握拳状；腕部主体环绕患者手腕一圈，尼龙粘贴带穿过至少一个橡胶扣环后再相粘（松紧依患者腕部粗细调节）；最后将腕部两根系带系于床缘。

新型上肢约束带的特点如下：①可根据使用者手腕的粗细任意调节大小，以防引起血流障碍。②加长加宽的尼龙粘贴带亦不易在患者剧烈挣扎时滑脱。③患者手被固定成握拳状，有效防止了导管被拔出或皮肤被抓伤。④手套与主体的连接，还可防止腕部约束体在躁动过程中滑动而达不到约束目的。⑤约束带取材方便、经济实用、柔软舒适、可清洗消毒、能重复使用。

来源：护理研究．2009，6(23)：1565.

【要点提示】

1. 在本章学习中应掌握舒适与不舒适的概念，通过学习熟知患者不舒适的原因及护理原则。

2. 正确区分三类卧位的性质，掌握各种卧位的适用范围和卧姿要求。为不同患者合理安置卧位，达到减轻患者的痛苦、促进康复的目的。

3. 本章护理技能操作的重点是各种卧位的安置、协助患者翻身、移向床头、各种保护用具和辅助器具的使用。要求在练习中准确掌握动作技能的操作要点，准确无误的为患者提供护理服务。

4. 疼痛患者的护理是本章应熟悉的知识点，应能正确评估患者的疼痛原因及程度，正确实施护理措施，以解决患者的疼痛，促进患者的舒适。

5. 掌握医院常见的不安全因素及防范措施，合理使用保护用具及辅助器具，严格遵守操作原则中的注意事项，确保患者的安全。

6. 学习本章内容的同时，应不断培养护士的职业素养，以良好的道德情操满足患者的需要。

## 思考题

1. 举例说出影响舒适的因素有哪些方面？

2. 心肺疾患和急性左心衰竭导致呼吸困难的患者应采取什么卧位？为什么？

3. 为了减轻患者的痛苦，护士可以采取哪些措施缓解患者的疼痛？

4. 列举医院的不安全因素有哪些？如何防范？

5. 使用保护具的注意事项有哪些？

6. 患者吴某，女，42 岁，腹部刀刺伤 2 小时后入院。查 T：35.2℃，P：120 次/分，R：24 次/分，BP：60/40mmHg。患者面色苍白，皮肤湿冷，烦躁不安，脉搏细速，无尿。在休克基本纠正后，行“下腔静脉修补术及肠系膜修补术”，术后返回病房。

(1)护士应为该患者分别安置哪几种体位？

(2)为什么采取这几种体位？

（张丽威）

# 第四章　医院感染的预防与控制

**学习目标**

1. 解释下列概念：清洁、消毒、灭菌、无菌技术、隔离技术。
2. 明确医院感染的含义，熟悉医院感染的预防与控制措施。
3. 熟悉常用物理和化学消毒灭菌的方法、适用范围及注意事项。
4. 能根据临床的需要配备常用消毒溶液。
5. 熟悉隔离区域的设置要求、划分标准及隔离措施。
6. 能遵循无菌技术操作原则、消毒隔离原则完成各项无菌技术操作、隔离技术操作。

案例

2009 年 11 月 17 日，孕妇刘某在某医院行剖宫产手术。术后第 7 天，患者切口处发红；第 10 天，切口流出脓性分泌物，并伴有局部疼痛，检查发现淋巴结肿大，即给予输液、抗感染治疗。治疗近 1 个月，切口感染仍未控制，即将患者送往上级医院治疗，经上级医院检查确诊为非结核性分枝杆菌感染。同一时间段内，该院有 38 名孕妇接受了剖宫产手术，其中有 18 人先后发生手术切口感染。事后，经卫生行政部门专题调查发现，该事件是由于手术器械灭菌不合格所致。

问题：

1. 18 名接受剖宫产手术的患者发生的术后切口感染属于哪种性质的感染？
2. 这些患者的手术切口感染是否可以预防？可以采取哪些措施防止这类事件的发生？
3. 手术器械可以用哪几种方法进行灭菌处理？

## 第一节　医院感染

医院病原微生物相对集中且种类繁多，各种新的医疗技术的广泛应用，以及抗生素和免疫抑制剂的大量使用等，导致医院感染的发生率不断增高。医院感染的发生，不仅危害患者的身心健康，增加患者痛苦，给患者的家庭增加了精神压力和经济负担，也会造成国家医药卫生资源的浪费。目前，对医院感染的预防和控制已经受到各级卫生行政部门和医院的高度重视，成为医院管理中的一项重要工作。WHO 提出有效控制医院感染的关键措施为：清洁、消毒、灭菌、无菌技术、隔离、合理使用抗生素、消毒灭菌效果监测等，这些措施贯穿于护理活动的全过程，护理人员在医院感染的预防和控制中扮演着十分重要的角色。因此，护理人员必须熟练掌握医院感染的相关知识，严格遵守医院感染的管理规范，认真执行预防和控制医院感染的相关措施。

## 一、概　　述

### （一）医院感染的概念

医院感染（nosocomial infection）又称医院获得性感染，是指患者、陪护人员、探视者及医院工作人员在医院活动期间遭受病原体侵袭而引起的诊断明确的感染或疾病。医院感染的内涵包括：①病原体的获得或感染的发生是在医院内，包括出院以后才出现症状的感染，但不包括入院时已有的或已潜伏的感染；②医院感染所涉及的对象包括一切在医院内活动的人员。但除患者外，其他人员流动性较大，院外感染因素较多，所以医院感染的主要研究对象是住院患者。

### （二）医院感染的分类

根据病原体的来源不同，可将医院感染分为外源性感染和内源性感染两种类型。

**1. 外源性感染**（exogenous infections）　外源性感染又称交叉感染，是指病原体来自于患者体外，通过直接或间接的感染途径，传播给患者所引起的感染。如患者与患者之间、患者与医院工作人员之间的直接感染，或通过水、空气、医疗器械等物品为媒介的间接感染。

**2. 内源性感染**（endogenous infections）　内源性感染又称自身感染，是由患者自身携带的病原体引起的感染。在人的体内或体表定植、寄生的正常菌群，正常情况下对人体无感染力而不致病；但当人的健康状况不佳、免疫功能低下、正常菌群发生移位，以及抗生素不合理应用时，就会引起感染。

## 二、医院感染的形成

### （一）医院感染形成的条件

医院感染的形成必须具备三个条件，即感染源、传播途径和易感宿主，当三者同时存在并相互联系构成了感染链，感染即可发生。

**1. 感染源**（source of infections）　感染源是指病原微生物自然生存、繁殖及排出的场所或宿主（人或动物），是导致感染的来源。引起医院感染的主要感染源包括：①已感染的患者及病原携带者；②患者自身；③动物感染源；④医院环境。

**2. 传播途径**（routes of transmission）　传播途径是指病原微生物从感染源传到易感宿主的途径和方式。医院感染的主要传播途径有：①接触传播，包括直接接触传播和间接接触传播；②空气传播；③注射、输液、输血传播；④饮水、食物传播；⑤生物媒介传播。

**3. 易感宿主**（susceptible host）　易感宿主是指对感染性疾病缺乏免疫力而容易感染的人。若把易感宿主作为一个总体，则称为易感人群。当宿主的免疫力下降时，则易引起感染。医院是易感人群相对集中的地方，易发生感染和感染流行。

### （二）医院感染形成的原因

1. 医务人员对医院感染的严重性认识不足，不能严格执行无菌技术操作和消毒隔离制度。

2. 医院感染管理制度不健全，缺乏对消毒灭菌效果的监测或监测不严格。

3. 易感患者增多。随着社会经济和环境的变化，慢性疾病、恶性肿瘤、老年患者所占比例增大，而这些患者的抵抗力往往比较低，更容易发生感染。此外，随着医疗技术的进步，使用免疫抑制剂、接受化疗放疗的患者增多，该类患者其自身免疫功能下降也成为易感者。

4. 大量新型抗生素的应用不当。由于抗生素的应用不当，使患者体内的正常菌群失调，耐药菌株增多，致使病程延长，内源性感染发生的机会增加。

5. 介入性诊治手段的广泛应用。各种导管、内镜、穿刺针的使用，不仅可把外界的微生物带入体内，同时还损伤了机体的防御屏障，使病原体容易侵入机体造成感染。

6. 医院布局不合理和隔离设施不健全。医院的布局不合理，分区不明确，不符合隔离原则；设施不利于消毒隔离，或消毒隔离措施不健全。

## 三、医院感染的预防及控制

### （一）建立三级监控体系

在医院感染管理委员会的领导下，建立由专职医生、护士为主体的医院感染管理科及层次分明的三级监控管理体系，负责评估医院感染发生的危险性，及时发现问题，及时处理。

### （二）健全各项规章制度，并认真贯彻落实

**1. 管理制度** 与医院感染管理相关的制度主要有：清洁卫生制度，消毒隔离制度，供应室物品消毒灭菌制度，患者入院、住院、出院三个阶段的随时、终末和预防性消毒制度，以及感染管理报告制度等。

**2. 监测制度** 定期监测医院内空气及各种物体表面的细菌总数、种类及其动态变化。包括：①消毒灭菌效果的监测；②环境卫生学监测；③对感染高发科室的监测。

**3. 消毒质量控制标准** 按照国家卫生行政部门所规定的《医院消毒卫生标准》执行，如医护人员手的消毒、术前手的消毒、空气的消毒、物体表面的消毒、各种管道装置的消毒等均应符合相关标准。

### （三）医院建筑布局合理，设施有利于消毒隔离

医院的建筑布局应符合消毒隔离规范的要求。如门诊部各功能科室的设置应符合患者就诊的流程，就诊患者单向流动，避免患者之间来回交叉接触；门诊和病区中设置足够的洗手设备，便于医务人员和患者随时洗手。

### （四）加强人员监测

人员监测主要是控制感染源和易感人群，特别是易感患者，仔细检查和明确患者的潜在病灶和带菌状态，及时给予适当治疗；对感染危险指数高的患者采取保护性隔离和选择性去污措施，控制内源性感染的发生。医务人员也要定期进行健康检查。

### （五）合理使用抗生素

严格掌握抗生素的使用指征，根据药敏试验结果选择抗生素，采用适当的剂量、给药途径和疗程，尽量避免使用广谱抗生素，不宜预防性使用抗生素。

### （六）加强医院感染学教育，强化医务人员在医院感染管理中的职责

加强医院感染学教育，提高医务人员的理论和技术水平，强化预防和控制医院感染的自觉性，在各个环节上从严把关，并履行在医院感染管理中的职责。

知识链接

**医院感染管理机构的设置及人员配备要求**

各级各类医院应根据医院的规模、性质设置医院感染管理机构或专职人员，由兼任医院感染管理委员会主任的院长或副院长直接领导。

应建立三级监控管理体系：一级管理——病区护士长和兼职监控护士；二级管理——科护士长；三级管理——护理部副主任，为医院感染管理委员会副主任。

300 张床位以上的医院设医院感染管理科，300 张床位以下的医院应配备医院感染管理专职人员。

医院感染管理专职人员的配备：1000 张床位以上的大型医院不得少于 5 人，500 张床位以上的医院不得少于 3 人，300～500 张床位的医院不得少于 2 人，300 张床位以下的医院不少于 1 人。基层医疗机构必须指定专人兼职负责医院感染管理工作。

来源：2009 年卫生部颁布的《医院感染管理规范》

## 第二节　清洁、消毒、灭菌

清洁、消毒、灭菌是预防和控制医院感染的重要措施，包括医院环境的清洁、消毒，诊疗器械、用具及一般物品的消毒和灭菌等。各种消毒灭菌方法的正确运用是确保消毒、灭菌效果的关键。

### 一、概　　念

**1. 清洁**(cleaning)　清洁是清除物体表面的污垢、尘埃和有机物，以去除和减少微生物的方法。

**2. 消毒**(disinfection)　是指用物理或化学方法清除或杀灭除芽孢以外的所有病原微生物，使其数量减少到无害化的方法。

**3. 灭菌**(sterilization)　是指用物理或化学方法杀灭所有微生物，包括致病和非致病微生物，也包括细菌芽孢和真菌孢子的方法。

### 二、清洁、消毒、灭菌的方法

#### （一）医院常用的清洁方法

医院常用的清洁方法有水洗、机械去污和去污剂去污。适用于医院地面、墙壁、家具、医疗护理用品等物体表面的处理以及物品消毒灭菌前的处理。

医院常见污渍的去除方法有：碘酊污渍用乙醇擦拭；甲紫污渍用乙醇或草酸溶液擦拭；陈旧血迹用过氧化氢溶液擦拭后用清水洗净；高锰酸钾污渍用维生素 C 溶液擦洗，或用 0.2%～0.5%过氧乙酸溶液浸泡后用水清洗；墨水污渍用肥皂、清水搓洗，不能洗净时用稀盐酸或草酸溶液清洗，也可用氨水或过氧化氢溶液褪色；铁锈污渍浸入 1%热草酸溶液中，再用清水洗净，也可用热醋酸浸泡。

#### （二）物理消毒灭菌法

物理消毒灭菌法是利用物理因素如热力、辐射、电离辐射、过滤等，将微生物清除或杀灭的方法。

**1. 热力消毒灭菌法** 热力消毒灭菌法是利用热力破坏微生物的蛋白质、核酸、细胞壁和细胞膜，导致其死亡的一类方法，是应用最早、效果可靠、使用最广泛的消毒灭菌方法。主要分为干热法和湿热法两类。

(1)干热消毒灭菌法：干热是指相对湿度在20%以下的高热。干热是由空气导热，速度较慢，所以消毒灭菌所需温度高、时间长。

1)燃烧法：是一种简单、迅速、彻底的灭菌方法。常用于某些特殊感染(如破伤风芽孢杆菌、气性坏疽芽孢杆菌、铜绿假单胞菌及朊毒体感染)的敷料处理及其他已污染且无保留价值的物品，如污染纸张、医用垃圾、病理标本等的处理；微生物实验室接种环的灭菌及培养试管口和塞子的消毒；某些耐高温的器械，如金属类、搪瓷类，在急用或无条件用其他方法灭菌时，也可用燃烧法灭菌。

方法：①器械类放在火焰上烧灼20秒；②容器类，倒入少量95%乙醇，慢慢转动容器，使乙醇分布均匀，点火燃烧至熄灭，时间应超过3分钟，或烧至炽热、发红；③开启或关闭培养试管时，将塞子和试管口放在火焰上烧灼，来回旋转2～3次；④特殊感染的敷料和无保留价值的物品可直接投入焚烧炉内焚烧。

注意事项：①在燃烧过程中不得添加乙醇，以免引起火焰上窜而致灼伤或火灾；②燃烧时须远离易燃易爆物品，如氧气、汽油、乙醚等；③贵重器械及刀剪等锐利器械不宜采用燃烧法灭菌，以免损坏器械或使锋刃变钝。

2)干烤法：用特定的干烤箱通电加热，达到消毒或灭菌效果(表4-1)。这种方法适用于高温下不变质、不损坏、不蒸发的物品，如油剂、粉剂、软膏、金属、玻璃、搪瓷等物品的消毒或灭菌。

**表4-1 干烤消毒灭菌的温度及时间要求**

| 消毒灭菌效果 | 温度 | 时间 |
|---|---|---|
| 消毒 | 120～140℃ | 10～20分钟 |
| 灭菌 | 160℃ | 2小时 |
| | 170℃ | 1小时 |
| | 180℃ | 30分钟 |

(2)湿热消毒灭菌法：湿热是由空气和水蒸气导热，导热速度快，穿透力强，与干热法相比，消毒灭菌所需温度低、时间短。

1)煮沸消毒法：将水煮至100℃，维持5～10分钟可达到消毒效果，但对细菌芽孢和真菌污染的物品，煮沸时间应延长到15分钟至数小时。将碳酸氢钠加入水中，配成1%～2%的浓度时，水的沸点可达到105℃，除增强杀菌效果外，还有去污、防锈的作用。煮沸消毒法适用于耐高温、耐潮湿的物品，如金属、搪瓷、玻璃、橡胶类等，但不能用于外科手术器械的灭菌。

方法：将物品刷洗干净，全部浸没在水中，然后加热煮沸，水沸后开始计时。

注意事项：①煮沸前将物品洗刷干净，全部浸没于水中；②物品不宜放置过多，一般不超过容器的3/4；③消毒时间从水沸后开始计时，若中途加入物品，则应从第二次水沸后重新计时；④有轴节的器械及带盖的容器应打开，大小相同的碗、盆不能叠放，不透水的物品应垂直放置；⑤玻璃类物品应在冷水或温水中放入，橡胶类物品待水沸后放入，煮沸3～5分钟取出，空腔导管应在腔内充满水；⑥高山地区海拔高度每增高 300m，需延长煮沸时间 2 分钟，或采用加压煮锅。

2)压力蒸汽灭菌法：利用高压下的高温饱和蒸汽杀灭所有微生物及其芽孢。灭菌效果可靠，是物理灭菌法中最有效的方法，为医院首选的灭菌方法。常用于耐高温、耐高压、耐潮湿的物品，如各类器械、敷料、搪瓷、橡胶、玻璃制品及溶液等的灭菌。

压力蒸汽灭菌器分类：目前医院常用的压力蒸汽灭菌器有下排气压力蒸汽灭菌器和预真空压力蒸汽灭菌器两类，下排气式压力蒸汽灭菌器又包括手提式和卧式两种。①手提式压力蒸汽灭菌器为一金属圆筒，分内外两层，盖上有排气阀、安全阀和压力表(图 4-1)。这种压力蒸汽灭菌器便于携带，使用方法简易，适宜于基层医疗单位使用。②卧式压力蒸汽灭菌器，下部有排气孔，灭菌时从灭菌器上部输入蒸汽，利用冷热空气的比重差异，迫使容器内的冷空气自底部排气孔排出，使容器内的压力和温度升高(图 4-2)。当压力在 103～137.30kPa 时，温度可达 121～126℃，经 15～30 分钟即可达到灭菌目的。③预真空压力蒸汽灭菌器，配有真空泵和空气过滤装置，在输入蒸汽前，先抽出灭菌器内的冷空气，使之形成负压，再输入蒸汽。在负压作用下，蒸汽能迅速穿透物品，压力可达 205kPa，温度高达 132℃，维持 4～5 分钟即能达到灭菌效果。

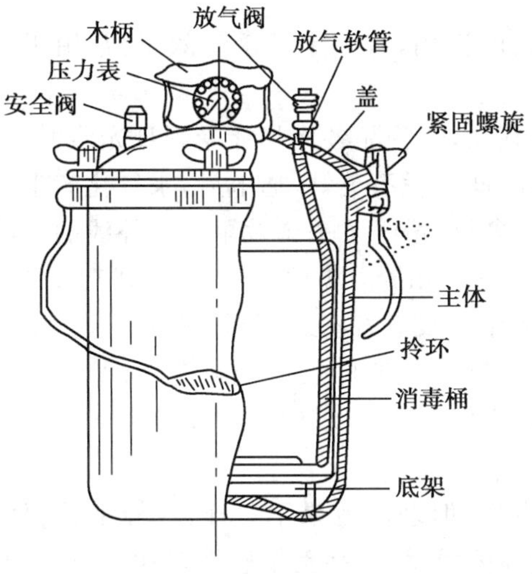


图 4-1 手提式压力蒸汽灭菌器

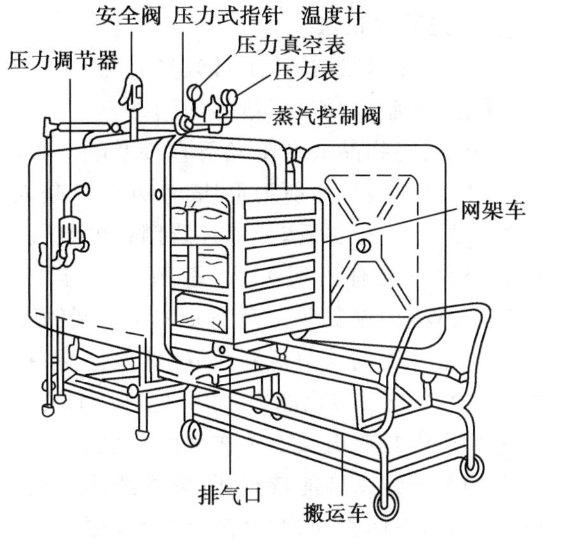


图 4-2 卧式压力蒸汽灭菌器

压力蒸汽灭菌的注意事项：①灭菌物品包装和容器要合适，下排气式压力蒸汽灭菌器物品包不大于 30cm×30cm×25cm，预真空压力蒸汽灭菌器物品包不大于 30cm×30cm×50cm，以利于蒸汽穿透；盛装物品的容器应有孔，灭菌时将容器盖打开，利于蒸汽进入。②灭菌物品合理摆放，各包之间应留有空隙，以便蒸汽流通、穿透；同类材质的器械、器具和物品，应同一批次进行灭菌；材质不同时，布类物品放在金属、搪瓷类物品之上，以免蒸汽遇冷凝成水珠，使布类受潮，影响灭菌效果。③控制加热速度，避免加热过急、过快导致灭菌柜室温度上升与物品内部温度上升不一致而影响灭菌效果。④灭菌后的物品应待干燥后才能取出备用。⑤注意操作安全，操作人员应经过专业培训、考试合格后方可上岗。⑥应定期监测灭菌效果。

压力蒸汽灭菌效果的监测：①物理监测法：用150℃或200℃的留点温度计，使用前将留点温度计汞柱甩至50℃以下，放入灭菌包内，灭菌后检查其读数是否达到灭菌温度。②化学监测法：通过化学指示剂的化学反应，在一定的温度和时间下呈现的颜色变化来判断是否达到灭菌要求，是临床广泛使用的常规监测手段。其方法是将化学指示卡放在待灭菌物品包的中央部位，在包的外面粘贴化学指示胶带，在一个灭菌周期结束后，根据指示胶带（卡）颜色及性状的改变来判断灭菌效果。③生物监测法：是最可靠的监测方法。利用对热耐受力较强的非致病性嗜热脂肪杆菌芽孢作为指示剂，制成每片含$10^6$个嗜热脂肪杆菌芽孢的菌纸片，使用时将10片菌纸片分别放于灭菌器四角及中央，待灭菌完毕，用无菌镊取出后，放入培养基内，在56℃温箱中培养48小时至1周，若全部菌纸片均无细菌生长，则表示灭菌合格。

3）低温蒸汽消毒法：将蒸汽输入预先抽空的压力蒸汽灭菌锅内，控制其温度在73～80℃，持续10～15分钟，可杀灭大多数致病微生物。此方法主要用于不耐高热的物品，如内镜、塑料制品、橡胶制品等的消毒。

4）流通蒸汽消毒法：又称常压蒸汽消毒法。是在1个大气压下，用100℃左右的水蒸气进行消毒。消毒的时间应从水沸腾后算起，维持10～15分钟，可杀灭细菌繁殖体，但不能杀死芽孢。此方法常用于食品和一些不耐高热的物品的消毒。

**2. 光照消毒法**

（1）日光暴晒法：由于日光具有热、干燥和紫外线的作用，有一定的杀菌效果，常用于床垫、毛毯、棉胎、衣服、书籍等的消毒。

方法：将物品放在阳光下直接暴晒6小时，定时翻动，使物品各面均能受到日光照射。

（2）紫外线灯照射消毒法：紫外线灯是人工制造的低压汞石英灯，通电后，汞气化产生紫外线，经5～7分钟后，受紫外线照射的氧气电离产生臭氧，增强了杀菌效果。紫外线的杀菌效力与其波长有密切关系，杀菌的最佳波长是250～270nm。常用的紫外线灯有15W、20W、30W、40W四种。还有低臭氧紫外线灯、高臭氧紫外线灯、高强度紫外线灯。

1）紫外线的杀菌机制：①破坏菌体蛋白质中的氨基酸，使菌体蛋白光解变性；②使微生物的DNA失去转化能力；③降低细菌体内氧化酶的活性，使氧化能力丧失；④使空气中的氧电离产生具有极强杀菌作用的臭氧。

2）紫外线杀菌的特点：①紫外线能杀灭多种微生物，但杀菌效果不一样，对杆菌杀菌力强，对球菌杀菌力弱，对真菌、酵母菌更弱，对生长期细菌敏感，对芽孢敏感性差；②紫外线的辐射能量低，穿透力弱，不能穿透液体、玻璃、尘埃、纸张及其他固体物质，仅能杀灭照射到的微生物。

3）紫外线灯使用方法：使用时可采用悬吊式灯管照射、移动式灯架照射和紫外线消毒箱照射。①空气消毒：消毒前做好室内清洁卫生工作，减少尘埃和水雾，关闭门窗，人员停止走动。每$10m^2$面积安装1支30W的紫外线灯，有效距离不超过2m，照射时间不少于30分钟。②物品消毒：消毒时将物品摊开或挂起，以减少遮挡，扩大照射面积。有效距离为25～60cm，照射时间不少于30分钟。

4）注意事项：①保持紫外线灯的清洁，灯管表面一般每两周用无水乙醇棉球擦拭一次，发现灯管表面有灰尘、油污时应随时擦拭；②被消毒的物品应定时翻动，使其表面受到直接照射；③注意保护眼睛及皮肤，防止发生角膜炎、结膜炎及皮肤红斑，照射时嘱患者离开房间，或双眼戴墨镜，或用纱布遮盖双眼，肢体用被单遮盖；④紫外线消毒的适宜温度是27～

40℃，相对湿度为 40%～60%，过高或过低均可影响消毒效果；⑤消毒时间应从灯亮 5～7 分钟后开始计时，关灯后如需再开启，应间隔 3～4 分钟；⑥为保证消毒效果，应定期检测灯管照射强度及杀菌效果。

5)消毒效果的监测：①紫外线灯管辐射强度测定仪监测法：将紫外线强度仪置于所测紫外线灯管的正中垂直 1m 处，开灯照射 5 分钟后判断结果：普通 30W 新灯管辐射强度≥90μW/cm$^2$为合格，使用中的紫外线灯管辐射强度≥70μW/cm$^2$为合格。②化学指示卡测定法：在没有紫外线强度仪的情况下，或作日常性监测时，可用紫外线强度与消毒剂量指示卡进行测定，可作为紫外线辐射强度的参考值。③使用时间累计法：无紫外线强度测定仪时，还应建立紫外线灯管使用时间记录卡，凡使用时间累计超过 1000 小时，则应更换灯管。④生物检测法：可用标准菌片，在紫外线消毒后计算杀菌率来评价紫外线的消毒效果。定期作空气培养，也可检测紫外线的消毒效果。

(3)臭氧消毒法：臭氧在常温下为强氧化剂，通过强大的氧化作用而杀菌，可杀灭细菌繁殖体、病毒、芽孢、真菌，并可破坏肉毒杆菌毒素。主要用于空气消毒、医院污水消毒、物品表面消毒。

1)消毒方法：①空气消毒：臭氧对空气中的微生物有明显的杀灭作用，采用 30mg/m$^3$浓度的臭氧，作用 15 分钟，对自然菌的杀灭率可达到 90%以上。用臭氧消毒空气，必须是在密闭空间，消毒后至少 30 分钟后人方能进入。可用于手术室、病房、工厂的无菌车间的空气消毒。②物品表面的消毒：臭氧对物品表面的微生物有杀灭作用，但作用缓慢，一般要 30mg/m$^3$，相对湿度≥70%，作用 60～120 分钟才能达到消毒效果。

2)注意事项：①臭氧对人体有毒，国家规定大气中允许浓度为 0.2mg/m$^3$；②臭氧为强氧化剂，对多种物品有损坏作用，可使铜片出现绿色锈斑，使橡胶老化、变色、弹性降低，甚至变脆、断裂，使织物漂白褪色等，使用时应注意；③多种因素可影响臭氧的杀菌作用，包括温度、相对湿度、有机物、pH，使用时应加以控制。

**3. 电离辐射灭菌法**　电离辐射灭菌法是利用 γ 射线、伦琴射线或电子加速器产生高能电子束的辐射进行灭菌。由于电离辐射灭菌是在常温下灭菌，故又称为“冷灭菌”。这种方法具有广谱杀菌作用，可用于金属、橡胶、塑料、高分子集合物(如一次性注射器、输液器、输血器、聚乙烯心瓣膜等)、精密医疗器械、生物医学制品等的灭菌。

电离辐射灭菌的优点：①消毒均匀、彻底，在一定剂量条件下，能杀死各种微生物；②不会使被灭菌的物品升温，特别适合于不耐高热物品的消毒灭菌；③节约能源，价格便宜。

**4. 微波消毒灭菌法**　微波是一种频率高、波长短的电磁波。在电磁波的高频交流电场中，物品的极性分子发生极化，并频繁改变方向，互相摩擦使温度迅速升高，达到消毒灭菌的作用。微波消毒具有节能、无污染、作用快、温度低等特点，常用于食品、餐具的处理、医疗文件、药品及耐热非金属材料器械的消毒灭菌。一般物品在 5～10kW 功率的微波炉中，持续 3～15 分钟，即可达到灭菌要求。

**5. 等离子体灭菌法**　等离子体灭菌是利用氧化氮气或氧、氮、氩等混合气体，在特制的容器内进行辉光放电，产生低温等离子体进行灭菌。适用于注射器、导管等一次性医疗用品的灭菌。其优点是无毒性残留，灭菌时间短，低热不损坏灭菌材料。

**6. 机械除菌**　机械除菌是指用机械的方法，如冲洗、刷、擦、扫、抹、铲除、过滤等，除掉物品表面、水、空气、人畜体表的有害微生物，以减少微生物的数量和感染的机会，如医院中的手术室、ICU、产房、母婴室、保护性隔离室及制剂室等采用的层流通风、过滤除菌法均属于机械除菌法。层流通风主要使室外空气通过空隙小于 0.2μm 的高效过滤器，以垂直或水平两种气流呈流线状流入室内，再以等速流过房间后流出，使室内产生的尘粒或微生物随气流方向排出房间。过滤、除菌可除掉空气中 0.5～5μm 的尘埃，以达到洁净空气的目的。

**（三）化学消毒灭菌法**

化学消毒灭菌是利用化学药物杀灭微生物的方法。凡不宜采用热力消毒灭菌的物品，都可选用化学消毒灭菌的方法，如患者的皮肤、黏膜、排泄物及周围环境，光学仪器，金属锐器和某些塑料制品的消毒。

**1. 化学消毒灭菌的原理** 化学消毒灭菌是利用化学药物渗透到细菌体内，使菌体蛋白质凝固变性，酶蛋白失去活性，引起微生物代谢障碍；或破坏细胞膜的结构，改变其通透性，使细胞破裂、溶解，从而达到消毒灭菌的目的。

**2. 消毒剂的选择及分类**

(1)选择消毒剂的原则：①消毒效果好，可迅速杀灭细菌及其芽孢、病毒（尤其是肝炎病毒）；②无腐蚀性，不会导致消毒物品被腐蚀破坏而缩短使用期限；③无刺激性，与皮肤接触不引起皮肤过敏反应；④经济实用，成本低，可大量采用；⑤稳定性好，与其他物质（如酸、碱、有机物等）接触不改变其原有性质；⑥残留量低，使用后易于清除消毒物品上的残留药液。

(2)消毒剂分类：根据化学消毒剂消毒效果的强弱可分为四类：

1)灭菌剂：能杀灭一切微生物（包括芽孢和真菌孢子）的化学物质。

2)高效消毒剂：能杀灭一切细菌繁殖体、结核杆菌、病毒、真菌及其孢子和绝大多数细菌芽孢的消毒剂。

3)中效消毒剂：能杀灭细菌繁殖体、结核杆菌、病毒，不能杀灭芽孢的消毒剂。

4)低效消毒剂：能杀灭细菌繁殖体、部分真菌孢子和亲脂性病毒，不能杀灭结核杆菌、亲水性病毒和芽孢的消毒剂。

**3. 化学消毒剂的使用原则**

(1)根据物品的性能及微生物的特性选择合适的消毒剂。

(2)严格掌握消毒剂的有效浓度、消毒时间及使用方法。

(3)消毒剂应定期更换，易挥发的消毒剂要加盖盛放，并定期检测、调整其浓度。

(4)浸泡消毒前，应将物品洗净、擦干再浸泡在消毒液内，并打开物品的轴节或套盖，管腔内注满消毒液。

(5)浸泡消毒后的物品，在使用前需用无菌蒸馏水或生理盐水冲洗，气体消毒剂消毒后的物品，待气体散发后再使用，以免消毒剂刺激人体组织。

(6)消毒液中不能放置纱布、棉花等物，因这类物品可吸附消毒剂而降低消毒效力。

**4. 化学消毒剂的使用方法**

(1)浸泡法：浸泡法是化学消毒灭菌法中最常用的方法。将物品浸泡于消毒液中，在标准的浓度与时间内达到消毒灭菌作用。适用于耐湿不耐热的物品消毒，如人体体表、锐利器械、化学纤维制品、精密仪器等。

(2)喷雾法：用喷雾器将消毒液均匀喷洒在空气中和物体表面，在标准的浓度内达到消毒作用。用于空气和物品表面如墙壁、地面等的消毒。

(3)擦拭法：用消毒液擦拭物品表面，在标准浓度内达到消毒作用。用于桌椅、墙壁、地面等的消毒。

(4)熏蒸法:将消毒剂加热或加入氧化剂使之汽化,在标准浓度与时间内达到消毒灭菌作用。用于空气及物品的消毒。

1)空气消毒:将消毒剂加热或加入氧化剂进行熏蒸,消毒完毕打开门窗通风换气。常用的消毒剂(表 4-2)。

2)物品消毒:常用于不耐湿、不耐高温的物品,如精密仪器、血压计、听诊器、传染患者使用过的票证、书报等物品的消毒,常用甲醛消毒箱进行。

**表 4-2　空气熏蒸消毒法**

| 消毒剂 | 剂量 | 消毒方法 | 消毒时间 |
|---|---|---|---|
| 2%过氧乙酸 | $8ml/m^3$ | 加热熏蒸 | 密闭门窗 30～120 分钟 |
| 纯乳酸 | $0.12ml/m^3$ | 加等量水,加热熏蒸 | 密闭门窗 30～120 分钟 |
| 食醋 | $5～10ml/m^3$ | 加热水 1～2 倍,加热熏蒸 | 密闭门窗 30～120 分钟 |

**5. 常用化学消毒剂**　见表 4-3。

**表 4-3　常用化学消毒剂**

| 消毒灭菌剂 | 效力 | 作用原理 | 使用范围 | 注意事项 |
|---|---|---|---|---|
| 环氧乙烷(又名氧化乙烯) | 灭菌剂 | 与菌体蛋白结合,使酶代谢受阻而导致其死亡。能杀灭细菌、病毒、真菌、立克次体和芽孢 | ①少量物品放入丁基橡胶袋中消毒;大量物品放入环氧乙烷气体灭菌柜内消毒,时间 6 小时<br>②精密仪器、化纤、器械的消毒、灭菌,剂量为:800～1200mg/L,温度为 54℃±2℃,相对湿度为 60%±10%,时间 2.5～4 小时 | ①易燃、易爆物品,且有一定的毒性,使用时应严格遵守操作程序<br>②存放在阴凉、通风、无火源处<br>③储存温度不可超过 40℃,以防爆炸<br>④灭菌后的物品须作通气处理,待清除环氧乙烷残留物后方可使用<br>⑤每次消毒时均应进行效果检测 |
| 戊二醛 | 灭菌剂 | 使菌体蛋白灭活,能杀灭细菌、真菌、芽孢和病毒 | 2%戊二醛溶液加入 0.3%碳酸氢钠,成为 2%碱性戊二醛,用于浸泡不耐高温的金属器械、医学仪器、内窥镜等,消毒需 20～45 分钟,灭菌需 10 小时 | ①对皮肤、黏膜、眼睛有刺激性,使用时加强防护<br>②浸泡金属类物品时,加入 0.5%亚硝酸钠作为防锈剂<br>③消毒后的物品,应用无菌蒸馏水充分冲洗,防止残留药物伤害人体组织<br>④容易氧化分解,使杀菌力降低,需现用现配<br>⑤消毒液每周过滤 1 次,每两周更换 1 次 |

续表

| 消毒灭菌剂 | 效力 | 作用原理 | 使用范围 | 注意事项 |
| --- | --- | --- | --- | --- |
| 过氧乙酸（PAA） | 灭菌剂 | 能产生新生态氧，使菌体蛋白质氧化，细菌死亡。能杀灭细菌、真菌、芽孢和病毒 | ①0.2%溶液用于皮肤消毒，0.02%用于黏膜冲洗消毒<br>②浸泡消毒用0.2%～1%溶液，时间30～60分钟<br>③0.2%～0.4%溶液用于环境喷洒消毒 | ①存放于阴凉通风处，使用前应测定有效含量，原液浓度低于12%时，应禁止使用<br>②对金属有腐蚀性，对织物有漂白作用，金属制品与织物经浸泡消毒后，需及时用无菌水冲洗干净<br>③易氧化分解而降低杀菌效力，应现配现用；配制时忌与碱或有机物相混合<br>④原液浓度高，有刺激性和腐蚀性，配制时应注意防护 |
| 过氧化氢 | 高效消毒剂 | 使菌体蛋白质氧化，细菌死亡。能杀灭细菌、真菌、芽孢和病毒 | ①3%的溶液用于物品消毒，浸泡30分钟，或用于物品表面擦拭消毒<br>②用1%～1.5%的溶液漱口<br>③用3%的溶液冲洗伤口 | ①存放于阴凉通风处，使用前应测定有效含量<br>②对金属有腐蚀性，对织物有漂白作用<br>③稀释液不稳定，应现配现用；配制时忌与还原剂、碱、碘化物、高锰酸钾等强氧化剂相混合<br>④使用浓溶液时，谨防溅入眼睛内或皮肤黏膜上，一旦溅上，应及时用清水冲洗<br>⑤消毒被血液或脓液污染的物品时，应适当延长消毒时间 |
| 37%～40%甲醛 | 灭菌剂 | 使菌体蛋白质变性，酶失去活性。有广谱杀菌作用，能杀灭细菌、真菌、芽孢和病毒 | 消毒用100mg/L，灭菌用500mg/L，调节温度52～56℃，相对湿度70%～80%，加热产生甲醛气体，密闭消毒箱3h以上 | ①蒸汽穿透力弱，消毒物品应摊开或挂起，物品中间应留有空隙<br>②消毒时应严格控制环境室温和湿度，以免影响消毒效果<br>③甲醛有致癌作用，消毒后可用抽风通气或氨水中和法去除残留甲醛气体<br>④甲醛箱消毒物品时，不能用自然挥发法<br>⑤不宜用于空气消毒，以防致癌 |
| 含氯消毒剂（常用的有液氯、漂白粉、漂白粉精、次氯酸钠及84消毒液等） | 高效消毒剂 | 在水溶液中放出有效氯，破坏细菌酶的活性而致其死亡。能杀死各种病原菌、病毒和芽孢 | ①被细菌繁殖体污染的物品，用含有效氯0.02%的消毒液浸泡10分钟，或进行擦拭；被肝炎病毒、结核杆菌、细菌芽孢污染的物品，用0.2%的消毒液，浸泡30分钟 | ①保存在密封容器内，置于阴凉、干燥、通风处，以减少有效氯的丧失<br>②配制的溶液稳定性差，须现配现用<br>③有腐蚀及漂白作用，不宜用于金属制品、有色衣物及油漆家具的消毒 |

续表

| 消毒灭菌剂 | 效力 | 作用原理 | 使用范围 | 注意事项 |
|---|---|---|---|---|
| | | | ②用含有效氯0.05%～0.2%的消毒液均匀喷洒地面、墙壁及物品表面，作用30～60分钟<br>③排泄物5份加漂白粉1份搅拌，放置2～6小时；尿液100ml加漂白粉1g，放置1小时 | ④定期更换消毒液 |
| 碘酊 | 高效消毒剂 | 使菌体蛋白质氧化变性。能杀灭大部分细菌、真菌、芽孢及原虫 | ①2%溶液用于皮肤消毒，待干后再用70%乙醇脱碘<br>②2.5%溶液用于脐带断端消毒，涂擦后待干，再用70%乙醇脱碘 | ①对皮肤有较强的刺激性，不能用于黏膜消毒<br>②对金属有腐蚀作用，不可用于金属器械的消毒<br>③对碘过敏者禁用<br>④保存时需加盖 |
| 碘附 | 中效消毒剂 | 破坏细菌胞膜的通透性屏障，使蛋白质漏出，或与细菌酶蛋白起碘化反应而使之失活。能杀灭细菌、病毒 | ①0.5%～2.0%的碘附溶液用于皮肤消毒，涂擦2次，作用2～3分钟<br>②0.05%～0.1%碘附溶液用于浸泡清洗并晾干后的物品，时间为30分钟<br>③0.05%碘附溶液用于黏膜、创面消毒，时间3～5分钟 | ①碘附稀释后稳定性差，宜现配现用<br>②避光密闭保存，置阴凉处<br>③对二价金属有腐蚀性，不宜用于相应金属制品消毒 |
| 乙醇 | 中效消毒剂 | 使菌体蛋白凝固变性。对肝炎及芽孢无效 | ①75%溶液用于消毒皮肤或物品表面<br>②75%溶液用于浸泡消毒，时间5～10分钟以上<br>③95%溶液可用于燃烧灭菌 | ①使用浓度不能超过80%，浓度过高或过低均影响杀菌效果<br>②因不能杀灭芽孢，故不适于手术器械的灭菌<br>③易挥发，需加盖保存，定期测定并调整其密度，以保持有效浓度<br>④有刺激性，不宜用于黏膜及创面消毒<br>⑤易燃，应加盖置于避火处 |
| 氯己定（洗必泰） | 低效消毒剂 | 能破坏细胞膜的酶活性，使细胞的胞浆破裂。对细菌繁殖体有较强的杀菌作用，但不能杀灭芽孢、分枝杆菌和病毒 | ①4%氯己定乙醇溶液用于擦拭手术和注射部位皮肤，涂擦2次，作用时间2分钟<br>②0.05%～0.1%氯己定水溶液用于冲洗阴道、膀胱、伤口创面等，以预防和控制感染 | ①对肥皂、碘、高锰酸钾等阴离子表面活性剂有拮抗作用<br>②创面脓液过多时，应延长冲洗时间 |

## 第三节 洗手与手的消毒

医务人员的双手经常接触患者及污染物品，是医院感染最主要的传播媒介，因此，洗手及手的消毒是预防医院感染最重要的措施之一。

### 一、洗手技术

【目的】

去除手部皮肤上的污垢、碎屑及部分病原菌，减少对无菌物品、清洁物品、患者以及自身的污染。

【准备】

**1. 护士准备** 取下手表及其他饰物，卷起衣袖过前臂中段。

**2. 用物准备** 洗手池、洗手液或肥皂液等、小毛巾或纸巾或干手机。

**3. 环境准备** 环境清洁、宽敞。

【操作规程】

见表4-4。

**表4-4 清洁洗手操作规程**

| 洗手流程 | 洗手步骤 | 要点说明 |
|---|---|---|
| 湿润双手 | • 打开水龙头，调节水流及水温，将双手淋湿，关上水龙头 | • 水龙头最好是感应式，或可用肘、膝控制，或脚踏开关 |
| 涂洗手液 | • 将洗手液或肥皂(肥皂液)涂抹于双手及手腕上 | |
| 揉搓双手 | • 双手掌心对掌心相互揉搓(图4-3A)<br>• 手指交错，掌心对手背揉搓并交换(图4-3B)<br>• 掌心相对，双手交叉，沿指缝相互揉搓(图4-3C)<br>• 两手互握，一手手掌揉搓另一手指背并交换(图4-3D)<br>• 一手拇指放于握拳状的另一手掌中旋转揉搓，然后交换(图4-3E)<br>• 一手指尖放于另一手掌心中揉搓，然后交换(图4-3F)<br>• 一手手指掌面及手掌包绕另一手的腕部旋转揉搓，然后交换(图4-3G) | • 双手相互揉搓，范围包括双手各面及手腕和腕上10cm |
| 冲净双手 | • 打开水龙头，用流水冲净双手上的洗手液 | |
| 擦干双手 | • 关闭水龙头，用毛巾或纸巾擦干双手，或用干手机烘干双手 | • 毛巾应一人一巾，用后消毒 |

【注意事项】

1. 揉搓时稍用力，每个部位至少揉搓10次，双手揉搓时间不少于15秒，如双手有明显污染，应延长洗手时间最好达到30秒。

2. 注意清洗指甲、指尖、指缝和指关节等易污染的部位。

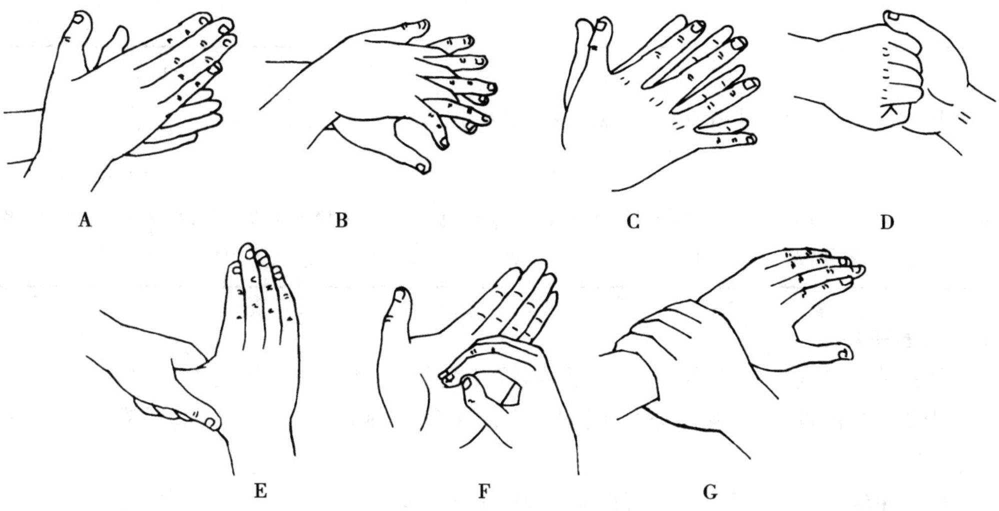


图 4-3　标准洗手法

## 二、手的消毒

【目的】

1. 避免污染无菌物品或清洁物品。
2. 避免感染及交叉感染。

【准备】

**1. 护士准备**　取下手表及其他饰物,卷起衣袖过肘或前臂中段。

**2. 用物准备**　流水洗手设备和肥皂液、或消毒液手盆、手刷、盛放用过的手刷和小毛巾的容器各 1 个、小毛巾或纸巾或干手机。

**3. 环境准备**　环境清洁、宽敞,物品放置符合要求,方便取用。

【操作规程】

见表 4-5。

表 4-5　消毒洗手操作规程

| 洗手流程 | 洗手步骤 | 要点说明 |
|---|---|---|
| ▲ 刷手法 | | |
| 湿润双手 | • 打开水龙头,流水淋湿双手 | • 水龙头最好是感应式,或可用肘、膝控制,或脚踏开关 |
| 刷洗双手 | • 取手刷蘸肥皂液,按顺序刷洗一手共 30 秒,流水冲净泡沫;同样的方法刷洗另一手、冲净;重复刷洗双手一次,两次共 2 分钟 | • 注意刷洗指甲、指缝和皮肤皱折处 |
| 擦干双手 | • 取小毛巾或纸巾擦干双手,或用烘干机吹干 | • 毛巾应一人一巾,用后消毒 |
| ▲ 消毒液浸泡法 | | |
| 浸泡双手 | • 将双手浸泡于消毒液中 | |
| 擦洗双手 | • 用小毛巾或手刷反复擦洗,每手 1 分钟,共 2 分钟;或两手相互揉搓 2 分钟 | • 注意擦洗指甲、指缝和皮肤皱折处 |

续表

| 洗手流程 | 洗手步骤 | 要点说明 |
|---|---|---|
| 冲净擦干 | • 流水冲净消毒液，擦干或烘干双手 | |
| ▲ 消毒液擦拭法 | | |
| 涂擦双手 | • 用0.3%～0.5%碘附或快速手消毒剂揉搓双手2分钟，任其自干 | • 快速手消毒剂有70%乙醇、异丙醇、氯己定、碘附等 |

【注意事项】

1. 刷手时身体应与水池保持一定距离，以免污染水池或水溅到身上。

2. 刷洗的范围应超过被污染的范围，刷洗顺序为前臂、腕部、手掌、手背、手指、指缝、指甲。

3. 流水冲洗时，腕部要低于肘部，使水从前臂流向指尖。

**知识链接**

**洗手指征**

1. 下列情况下，医务人员应选择流水洗手或使用速干手消毒剂洗手：

(1)直接接触患者前后，从同一患者身体的污染部位移动到清洁部位时。

(2)接触患者的黏膜、破损皮肤或伤口前后，接触患者的血液、体液、分泌物、排泄物、伤口敷料等之后。

(3)穿脱隔离衣前后，脱手套后。

(4)进行无菌操作、接触清洁和无菌物品之前。

(5)接触患者周围环境及物品后。

(6)处理药物或配餐前。

2. 下列情况下，医务人员应先洗手，然后进行卫生手消毒：

(1)接触患者的血液、体液和分泌物以及被传染性致病微生物污染的物品后。

(2)直接为传染患者进行检查、治疗、护理或处理传染患者污物之后。

来源：2009年卫生部颁布的《医院隔离技术规范》

## 第四节 无菌技术

无菌技术是医疗护理操作中预防医院感染的一项重要而基本的操作技术。医护人员必须加强无菌观念，熟练掌握这一技术，在医疗护理活动中严格遵守操作规程，以保证患者的安全。

### 一、概 述

#### (一) 基本概念

**1. 无菌技术**(asepsis) 是指在医疗、护理操作中，防止一切微生物侵入人体和防止无菌物品、无菌区域被污染的一系列操作技术和管理方法。

**2. 无菌物品**(aseptic supply) 是指经过灭菌处理后未被污染的物品。

**3. 无菌区域**(aseptic area) 是指经过灭菌处理后未被污染的区域。

**4. 非无菌物品**(non-aseptic supply) 是指未经灭菌处理,或经过灭菌处理后又被污染的物品。

**5. 非无菌区域**(non-aseptic area) 是指未经灭菌处理,或经过灭菌处理后又被污染的区域。

**(二) 无菌技术操作原则**

**1. 保持环境清洁** 无菌技术操作的环境应清洁、宽敞。操作前 30 分钟停止清扫地面及更换床单等,减少人员走动,以减少室内空气中的尘埃。

**2. 工作人员整洁** 操作前,工作人员要修剪指甲并洗手,戴帽子和口罩,必要时穿无菌衣、戴无菌手套。

**3. 妥善保管无菌物品** 无菌物品与非无菌物品应分开放置,并有明显标志;无菌物品必须存放在无菌包或无菌容器内,不可暴露于空气中;无菌包或容器外要注明物品名称、灭菌日期、粘贴化学指示胶带,存放在清洁、干燥、固定的地方,并按灭菌日期的先后顺序摆放;无菌包在未被污染的情况下,有效期一般为 7 天,一旦过期或受潮均应重新灭菌。

**4. 正确取用无菌物品** 取用无菌物品必须使用无菌持物钳;无菌物品一经取出,即使未用,也不可放回无菌容器内。

**5. 操作中保持无菌** 进行无菌操作时,操作者应与无菌区域保持一定距离,并面向无菌区;手臂应保持在腰部或操作台平面以上,不可跨越无菌区,手不可触及无菌物品;不可面对无菌区谈笑、咳嗽、打喷嚏;如无菌物品疑有污染或已被污染,应予以更换并重新灭菌。

**6. 防止交叉感染** 一套无菌物品只供一位患者使用,以防止交叉感染。

## 二、无菌技术基本操作

无菌技术是保持无菌物品及无菌区域不被污染,防止病原微生物传播给他人的一系列操作方法,包括无菌持物钳的使用、无菌容器的使用、无菌包的使用、铺无菌治疗盘、取用无菌溶液、戴脱无菌手套等。

**(一) 无菌持物钳的使用**

无菌持物钳是用于夹取或传递无菌物品的器械。

【目的】

用于取用或传递无菌物品。

【准备】

**1. 护士准备** 着装整齐,剪指甲、洗手,戴口罩。

**2. 用物准备** 临床常用的无菌持物钳有三叉钳、卵圆钳和镊子三种(图 4-4)。

无菌持物钳的消毒灭菌与保存:

(1)消毒液浸泡法:无菌持物钳经压力蒸汽灭菌后,浸泡在盛有消毒液的无菌大口有盖容器内,容器内的液面浸没钳的轴节以上 2～3cm 或镊子长度的 1/2,每个容器存放一把无菌持物钳(图 4-5)。持物钳及容器每周清洁、灭菌 2 次,同时更换消毒液,使用频率较高的部门如门诊换药室则每日更换并灭菌。

(2)干置法:无菌持物钳也可干置法保存,即将灭菌后的无菌持物钳放在干燥的无菌容器内,4～6 小时更换一次。

**3. 环境准备** 清洁、宽敞、明亮,符合无菌操作要求。

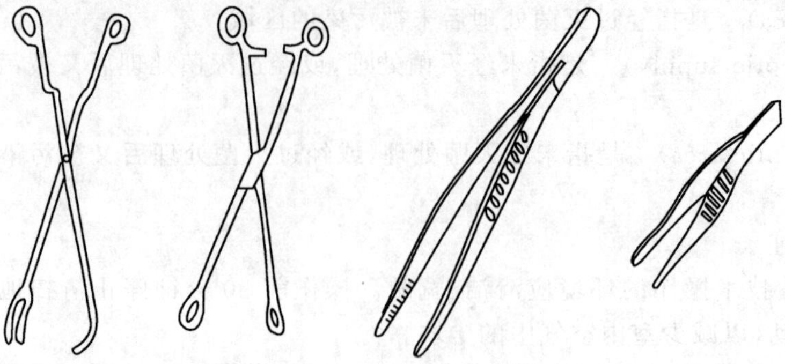


图 4-4 持物钳的种类

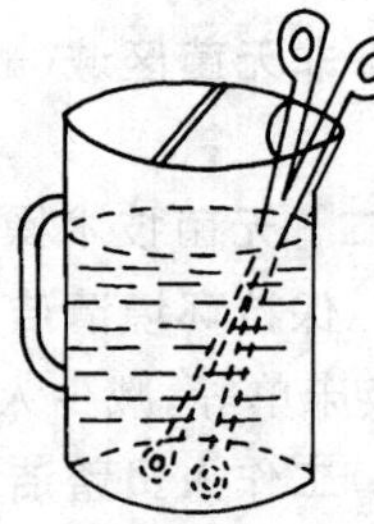

图 4-5 无菌持物钳浸泡在消毒液中

【操作规程】

见表 4-6。

表 4-6 无菌持物钳使用操作规程

| 操作流程 | 操作步骤 | 要点说明 |
|---|---|---|
| 取持物钳 | • 打开无菌持物钳容器盖，手心向下持无菌持物钳，钳端闭合，垂直取出 | • 不可在容器盖闭合时从盖孔中取、放无菌持物钳<br>• 取放时钳端不可触及容器边缘及液面以上的容器内壁 |
| 用持物钳 | • 使用时保持钳端向下 | • 不可倒转向上，以防消毒液倒流而污染钳端 |
| 放回容器 | • 使用后闭合钳端，垂直放回容器内（图 4-6），盖上容器盖 | • 浸泡时打开钳的轴节以便与消毒液充分接触 |

【注意事项】

1. 到距离较远处取物时，应将持物钳和容器一起移至操作处使用，以防止无菌持物钳在空气中暴露过久而污染。

2. 不可用无菌持物钳夹取油纱布，以防油粘于钳端而影响灭菌效果；也不可用于换药或消毒皮肤，以防无菌持物钳被污染。

3. 使用过程中，无菌持物钳应保持在使用者腰部水平以上，不可过高或过低，以免超出视线范围造成污染。

4. 无菌持物钳如被污染或可疑污染，应重新灭菌。

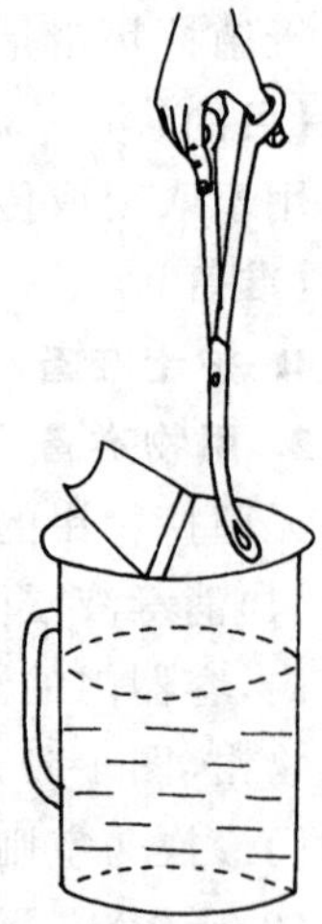

图 4-6 取用无菌持物钳

**(二) 无菌容器的使用**

无菌容器是用于盛放无菌物品的容器。

【目的】

用于存放无菌物品，保持已灭菌的物品处于无菌状态。

【准备】

**1. 护士准备** 着装整洁，剪指甲，洗手，戴口罩。

**2. 环境准备**　操作区域整洁、宽敞、安全，操作台清洁、干燥、平坦。

**3. 用物准备**　无菌容器（无菌器械盒、无菌敷料缸、贮槽等）、无菌持物钳及容器、笔。

【操作规程】

见表 4-7。

**表 4-7　无菌容器使用操作规程**

| 操作流程 | 操作步骤 | 要点说明 |
|---|---|---|
| 检查核对 | • 检查无菌容器的名称、灭菌日期、指示胶带是否变色 | • 不符合要求的无菌容器不可使用 |
| 打开容器 | • 由对侧向近侧（或由一侧向另一侧）打开无菌容器盖，平移离开容器，内面朝上放于操作台稳妥处，或拿在手上（图 4-7） | • 盖子不能在无菌容器上方翻转，以防灰尘落入容器内<br>• 持容器盖时，手不可触及盖的边缘及内面，以免造成污染 |
| 取用物品 | • 用无菌持物钳取出所需无菌物品放于无菌盘或无菌容器内 | • 垂直夹取物品，不可在容器内翻找 |
| 盖上容器 | • 取物后将容器盖由近侧向对侧（或由一侧向另一侧）盖上<br>• 记录打开容器的日期、时间 | • 避免容器内无菌物品在空气中暴露过久<br>• 容器内的物品在未被污染的情况下 24 小时内有效 |
| 托持容器 | • 手持无菌容器时，应托起容器底部（图 4-8） | • 手不可触及容器边缘及内面 |

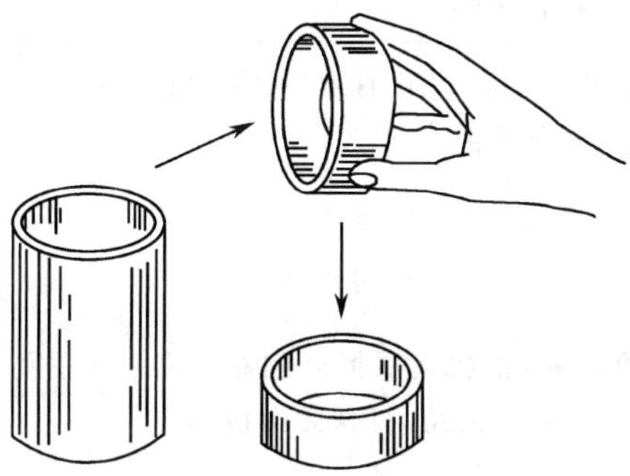

**图 4-7　打开无菌容器盖**

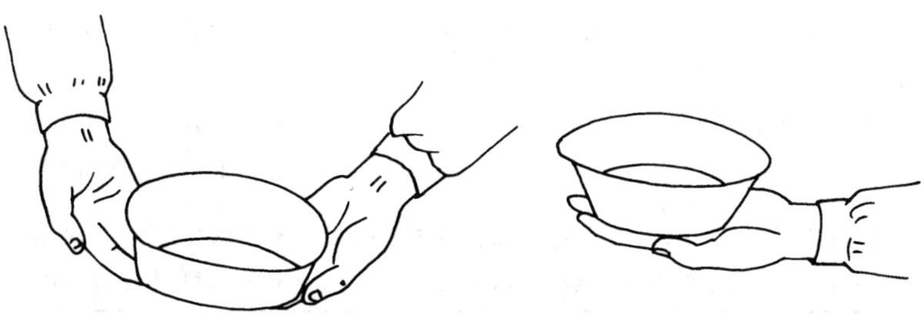

**图 4-8　托持无菌容器**

【注意事项】

1. 打开或盖上无菌容器盖时,手不可触及容器及盖的边缘和内壁。

2. 无菌容器打开后,手臂及其他非无菌物品不可跨越容器上方。

3. 无菌物品一经取出,即使未用,也不可再放回容器内。

### (三) 无菌包的使用

无菌包是用双层包布包裹物品并经灭菌处理后的各类治疗包。

【目的】

用于包裹无菌物品,保持包内的无菌物品处于无菌状态。

【准备】

**1. 护士准备** 着装整洁,剪指甲,洗手,戴口罩。

**2. 环境准备** 操作区域整洁、宽敞、安全,操作台清洁、干燥、平坦。

**3. 用物准备** 无菌包、无菌持物钳及容器、笔。

选用质厚、致密、未脱脂的纯棉布制成双层包布,将需灭菌的物品放于包布内包扎后经灭菌处理,即成无菌包。

无菌包包扎法:将需灭菌的物品放于包布中央,将包布近侧一角折起盖住物品,再分别折盖左右两角,然后盖上最后一角,将系带以"十"字形扎妥或用化学指示胶带粘贴(图4-9),包外标明物品名称、灭菌日期,粘贴指示胶带。如为玻璃制品应先用棉垫包裹后再包扎。

【操作规程】

见表4-8。

**表4-8 无菌包使用操作规程**

| 操作流程 | 操作步骤 | 要点说明 |
|---|---|---|
| 检查核对 | • 检查无菌包的名称、灭菌日期、有效期、化学指示胶带是否变色,包布是否受潮 | • 如标签模糊或已过期、或包布受潮,则需重新灭菌 |
| 松解包扎 | • 将包平放于清洁、干燥、平坦的操作台上,撕开粘贴的胶带,或解开系带卷放在包布下 | |
| 打开布包 | • 手指捏住包布角外面,依次逐层揭开包布的对角和左右两角,最后打开内角,打开无菌包 | • 手不可触及包布的内面 |
| 取用物品 | • 用无菌持物钳夹取所需无菌物品,放在事先准备的无菌区域内 | • 操作时不可跨越无菌区 |
| 重新包盖 | • 如包内物品一次未用完,按原折痕依次包盖,系带"一"字形缠绕扎好 | • 表示此包已经打开过 |
| | • 注明开包日期、时间 | • 已打开过的无菌包在未被污染的情况下,包内物品24小时内有效 |
| 递送物品 | • 将包托在手上打开,另一手将包布四角抓住,将物品放在无菌区内或递送给术者(图4-10) | • 包内物品须一次用完<br>• 手不可触及包布内面和包内物品 |

注:一次性无菌物品开包法:先查看无菌物品包的名称、出厂日期、有效期,再检查包装是否破损或漏气,然后按不同物品的不同要求打开包装,取出物品。

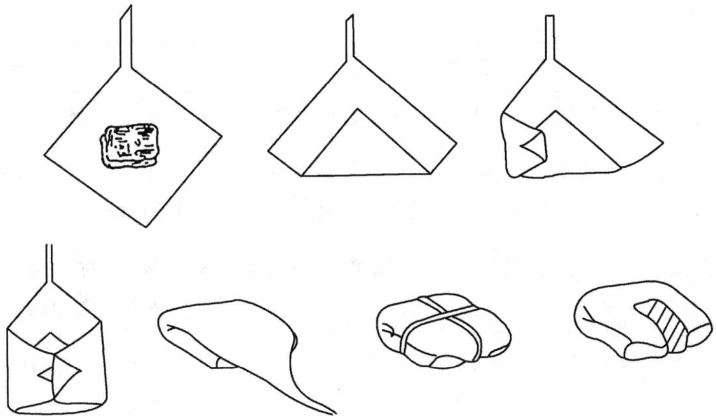

图 4-9 无菌包包扎法

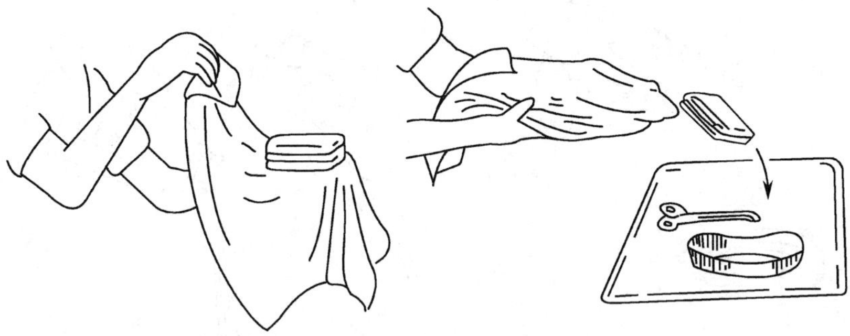

图 4-10 递送无菌物品法

【注意事项】

1. 使用过程中,手及其他非无菌物品不可触及包布的内面。

2. 手臂或其他非无菌物品不可跨越已打开的无菌包上方。

3. 一次性物品包装外标签模糊、或已过有效期、或包装漏气或破损均不可使用。

**(四) 取用无菌溶液**

【目的】

将无菌密封瓶内的无菌液体倒入无菌容器内,供无菌操作使用。

【准备】

**1. 护士准备** 着装整洁,剪指甲,洗手,戴口罩。

**2. 环境准备** 操作区域整洁、宽敞、安全,光线明亮,操作台清洁、干燥、平坦。

**3. 用物准备** 无菌溶液、无菌容器、开瓶器、消毒液、无菌棉签、弯盘、笔。

【操作规程】

见表 4-9。

表 4-9 取用无菌溶液操作规程

| 操作流程 | 操作步骤 | 要点说明 |
|---|---|---|
| 检查核对 | • 核对瓶签上的药名、剂量、浓度和有效期,检查瓶盖有无松动、瓶体有无裂缝、溶液是否澄清透明、是否变色、有无混浊或沉淀物 | • 核对无误,确认质量可靠方可使用 |

续表

| 操作流程 | 操作步骤 | 要点说明 |
| --- | --- | --- |
| 打开瓶塞 | • 启开铝盖,单手拇指、示指捏住橡胶塞将其拉出 | • 手指不可触及瓶口及瓶塞内面 |
| 倒取溶液 | • 握持溶液瓶,瓶签朝向掌心,倒出少量溶液冲洗瓶口,再由原处倒溶液至无菌容器中(图 4-11) | • 防止倒溶液时瓶签被沾湿<br>• 倒溶液时,瓶口不能接触无菌容器 |
| 盖上瓶塞 | • 倒溶液后立即将瓶塞盖上,消毒瓶塞边缘及上方后将瓶塞盖好 | • 如瓶塞、瓶口污染无法再消毒,则剩余溶液应当即刻用完或丢弃 |
| 签署时间 | • 在瓶签上注明开瓶日期、时间 | • 已开启的溶液瓶内的溶液在未被污染的情况下 24 小时内有效 |

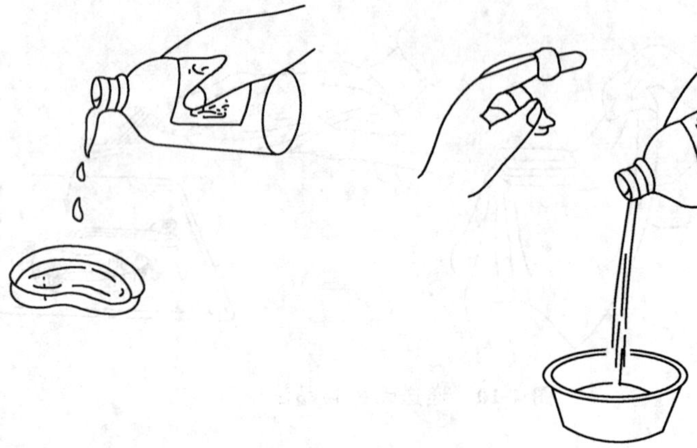

图 4-11 取用无菌溶液法

【注意事项】

1. 不可将物品伸入无菌溶液瓶内蘸取溶液或直接接触瓶口倒溶液。
2. 已倒出的溶液即使未被污染,也不可再倒回瓶内。

**(五) 铺无菌盘**

【目的】

将无菌巾铺在清洁、干燥的治疗盘内,形成无菌区,放置无菌物品,以供诊疗、护理使用。

【准备】

**1. 护士准备** 着装整洁,剪指甲,洗手,戴口罩。

**2. 环境准备** 操作区域整洁、宽敞、安全,光线明亮,操作台清洁、干燥、平坦。

**3. 用物准备** 无菌治疗巾包、无菌物品包、无菌容器、无菌持物钳、治疗盘、小卡片、笔。

治疗巾按便于使用的方法折叠:

(1)纵折法:将治疗巾连续纵折 2 次,再连续横折 2 次。

(2)横折法:将治疗巾先横向对折后再纵向对折,然后再重复一次。

(3)扇形折叠法:将治疗巾先纵向扇形折叠成 4 折,再横向扇形折叠成 4 折。

【操作规程】

见表 4-10。

表 4-10　铺无菌盘操作规程

| 操作流程 | 操作步骤 | 要点说明 |
| --- | --- | --- |
| 检查核对 | • 检查无菌物品的名称、灭菌日期、有效期、化学指示胶带是否变色，无菌包是否干燥，治疗盘是否清洁、干燥 | • 如无菌包标签模糊或已过期、或包布受潮，则需重新灭菌 |
| 取无菌巾 | • 按无菌包的使用法打开无菌巾包，用无菌持物钳夹取一块无菌巾 | • 包内无菌巾未用完，应按原折痕包好，注明开包日期和时间 |
| 铺无菌盘 | • 根据治疗需要，按不同的方法铺无菌盘 | |
| ▲单巾铺盘（单层底铺盘） | • 双手捏住无菌巾外面，打开无菌巾，双折铺于治疗盘上 | |
| | • 双手捏住无菌巾上层外面两角，将其打开并呈扇形折叠，边缘向外，无菌巾内面构成无菌区（图 4-12） | • 手不可触及无菌巾内面 |
| | • 将治疗所需无菌物品按无菌要求放入盘内 | • 不可跨越无菌区 |
| | • 放入无菌物品后，将上层无菌巾拉平盖于物品上，使上下两层边缘对齐。将开口边向上反折两次，两侧边缘分别向下折一次，露出治疗盘边缘，保持盘内无菌状态 | • 记录无菌盘名称、铺盘日期和时间、责任人 |
| ▲ 双巾铺盘 | • 双手捏住无菌巾一边两角外面，打开无菌巾，由对侧向近侧铺于治疗盘上，无菌面朝上 | • 手不可触及无菌巾的另一面 |
| | • 将治疗所需无菌物品按无菌要求放入盘内 | • 不可跨越无菌区 |
| | • 取出另一块无菌巾打开，由近侧向对侧覆盖于无菌盘上，无菌面朝下。两巾边缘对齐，四边多余部分分别向上反折 | |
| 记录签名 | • 记录无菌盘名称、铺盘日期和时间、责任人 | • 铺好的无菌盘在未被污染的情况下 4h 内可以使用 |

【注意事项】

1. 治疗盘必须清洁、干燥，无菌巾应保持干燥，一旦潮湿应视为污染，即不可再使用。

2. 操作过程中，手及其他非无菌物品不可触及无菌面，不可跨越无菌区。

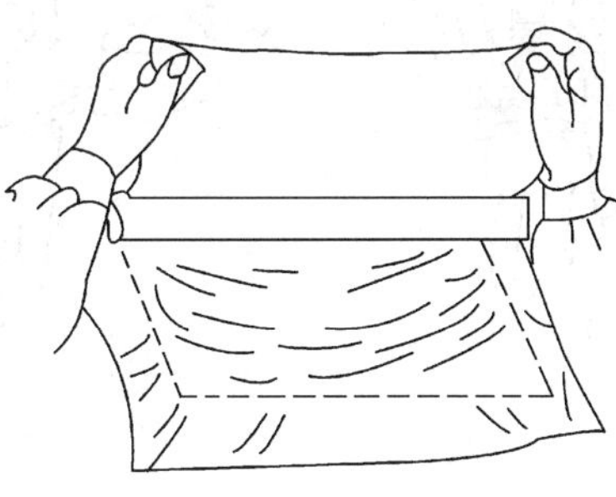

图 4-12　单巾铺盘法

**(六) 戴、脱无菌手套**

【目的】

进行无菌操作或接触无菌物品时戴无菌手套，以保持无菌物品不被污染，保护患者，防止感染。

【准备】

**1. 护士准备**　着装整洁，剪指甲，洗手，戴口罩。

**2. 环境准备**　操作区域整洁、宽敞、安全，光线明亮，操作台清洁、干燥、平坦。

**3. 用物准备** 无菌手套包。

【操作规程】

见表 4-11。

**表 4-11 戴、脱无菌手套操作规程**

| 操作流程 | 操作步骤 | 要点说明 |
|---|---|---|
| 检查核对 | • 核对无菌手套号码、灭菌日期、有效期、查看化学指示胶带颜色 | • 选择大小合适的手套 |
| 抹滑石粉 | • 将无菌手套袋放于清洁、干燥的台面上打开，取出滑石粉包，将滑石粉均匀涂抹于双手上 | • 不可在手套袋上方涂抹滑石粉 |
| 取出手套 | • 两手分别掀起手套袋开口处外层，捏住手套翻折部分，将两只手套对合，一手捏住，取出手套 | • 不可触及手套外面 |
| 戴上手套 | • 一手捏住两手套翻折面，另一手伸入手套内戴好 | • 戴手套时，防止手套外面触及任何非无菌物品 |
| | • 已戴手套的手指伸入另一手套翻折的内面（手套外面），同法戴好另一手 | • 未戴手套的手不可触及手套的外面 |
| | • 双手调整手套位置，将手套翻折部分翻转（图 4-13），开始无菌操作 | • 已戴手套的手不可触及未戴手套的手及另一手套的内面 |
| 脱下手套 | • 操作完毕，脱下手套：一手捏住另一手套腕部外面翻转脱下；再将脱下手套的手指插入另一手套内，将其翻转脱下（图 4-14） | • 勿使手套外面（污染面）接触到皮肤 |
| 整理洗手 | • 将用过的手套放入医用垃圾袋内按医疗废物处理<br>• 在流水下洗净双手 | |

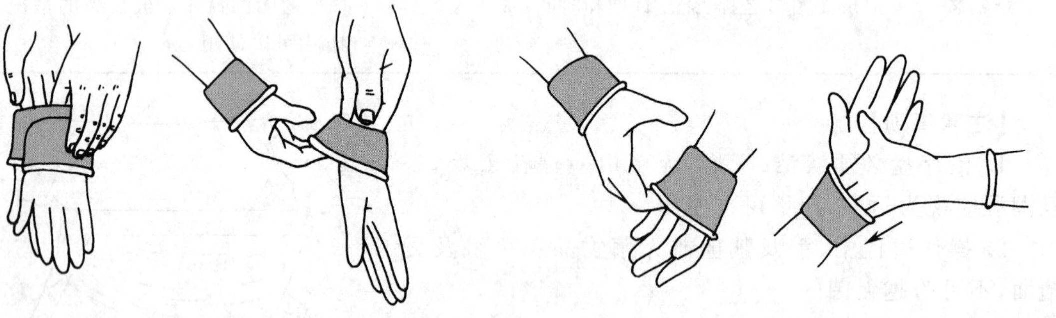

**图 4-13 戴手套**

【注意事项】

1. 戴无菌手套后，双手应始终保持在腰部或操作台平面以上、视线范围以内。
2. 发现手套有破裂，或不慎污染或疑有污染，应立即更换。
3. 脱手套时，应将手套翻转脱下，不可强行拉扯。

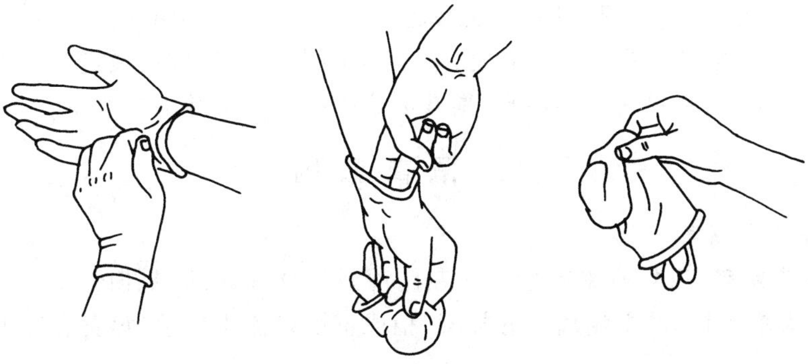

图 4-14　脱手套法

## 第五节　隔离技术

隔离(isolation)是将传染源传播者和高度易感人群安置在指定地点和特殊环境中，暂时避免与周围人群接触，对前者采取传染源隔离，防止传染病病原体向外传播，对后者采取保护性隔离，保护高度易感人群免受感染。隔离是预防医院感染的重要措施之一，护士应自觉遵守隔离制度，熟练应用相关隔离技术；通过教育使出入医院的所有人员理解隔离的意义并能主动配合隔离工作。

### 一、隔离的基本知识

#### (一) 传染病区隔离单位的设置

传染病区应与普通病区分开，远离食堂、水源和其他公共场所，相邻病区楼房相隔约30m，侧面防护距离约10m，以防止空气对流传播。病区设有工作人员与患者分别进出的门和通道，设立三区之间的缓冲间，配置必要的卫生、消毒及隔离设备。

患者的安置：①以患者为隔离单位：每个患者有独立的环境及用具，与其他患者及不同病种患者间进行隔离；②以病室为隔离单位：同一病种患者安排在同一病室内，但病原体不同的患者应分开收治；③凡未确诊、或发生混合感染、或有强烈传染性及病情危重的患者，应住单独隔离室。

#### (二) 隔离区域的划分及隔离要求

**1. 清洁区**(clean area)　指未被病原微生物污染的区域。包括治疗室，医务人员的值班室、卫生间、更衣室、浴室以及储物间、配餐间等场所。

隔离要求：患者及患者接触过的物品不得进入清洁区；工作人员接触患者后需刷手、脱去隔离衣及鞋后方可进入清洁区。

**2. 半污染区**(half-contaminated area)　指有可能被病原微生物污染的区域。包括医务人员的办公室、护士站、患者用后的物品及医疗器械等的处理室、病室内走廊、检验室等。

隔离要求：患者或穿隔离衣的工作人员通过走廊时，不得接触墙壁、家具等；各类检验标本应放在指定的存放盘和存放架上，检验后的标本及容器等应严格按要求分别处理。

**3. 污染区**(contaminated area)　指被病原微生物污染的区域。包括病室、患者使用的卫生间及浴室、处置室、污物间、患者入院出院处理室、病区外走廊等。

隔离要求：污染区的物品未经消毒处理，不得带到他处；工作人员进入污染区时，必须穿隔离衣，戴口罩、帽子，必要时换隔离鞋；离开前脱隔离衣、鞋，并消毒双手。

## 二、隔离原则

### （一）一般消毒隔离

**1. 隔离标志明确，卫生设施齐全** 病室门前及病床床尾应悬挂隔离标志，门口放置用消毒液浸湿的脚垫，门外设立隔离衣悬挂架（柜或壁橱）、流水洗手池，备有洗手液及手刷、干手设备、避污纸。

**2. 工作人员进出隔离室的要求** ①工作人员进入隔离区必须按规定戴口罩、帽子，穿隔离衣，并在规定范围内活动。②穿隔离衣前，必须将所需物品备齐，各种护理操作应有计划的集中执行，以减少穿脱隔离衣及消毒手的次数。③一切操作严格遵守隔离规程。④接触患者或污染物品后、离开隔离室前均须消毒双手。

**3. 分类处理隔离室内物品** ①污染物品不得带入清洁区内，任何污染物品必须先经过消毒后再处理。②患者接触过的物品，须经严格消毒后方可递交，如患者的衣物、稿件、钱币等须经消毒处理后才能交给家属带回。③患者的排泄物、分泌物、呕吐物须经消毒处理后方可排放。④需送出病区处理的物品，应放入专用污物袋内，袋外要有明显标记。

**4. 病室用物及空气消毒** 病室每日用紫外线照射，或用消毒液喷雾，进行空气消毒；每日晨间护理后，用消毒液擦拭病床及床旁桌椅。

**5. 加强被隔离患者的心理护理** 了解患者的心理情况，尽量解除患者因隔离而产生的恐惧、孤独、自卑等心理反应。在严格执行隔离要求的同时，要对患者热情、关心，向患者及家属解释隔离的重要性及暂时性，以取得其信任与合作。

**6. 解除隔离的标准** 患者的传染性分泌物连续三次培养结果均为阴性或已渡过隔离期，医生开出医嘱后，方可解除隔离。

### （二）终末消毒处理

终末消毒（terminal disinfection）是指对出院、转科或死亡的患者及其所住病室、用物、医疗器械等进行的消毒处理。

**1. 患者的终末消毒处理** 患者出院或转科前应沐浴、换上清洁衣服，个人用物经消毒后一并带出。如患者死亡，须用消毒液作尸体护理，并用浸透消毒液的棉球填塞口、鼻、耳、阴道、肛门等孔道，然后用一次性尸单或消毒液浸泡过的尸单包裹尸体。

**2. 病室的终末消毒处理** 将被服放入污物袋，经消毒后再清洗；关闭病室门窗，打开床旁桌、摊开棉被、竖起床垫，用消毒液熏蒸或用紫外线照射，然后打开门窗通风；用消毒液擦拭家具、地面；体温计用消毒液浸泡，血压计及听诊器采用熏蒸消毒。

## 三、隔离的种类及措施

根据病原体传播途径的不同，将隔离分为以下几种，并按不同种类实施相应的隔离措施（表4-12）。

**表 4-12　隔离种类及措施**

| 隔离种类 | 适用范围 | 隔离措施 |
|---|---|---|
| 严密隔离 | 适用于经飞沫、分泌物、排泄物直接或间接传播的烈性传染病，如霍乱、鼠疫、传染性非典型性肺炎（SARS）、人感染高致病性禽流感等 | ①设专用隔离室，患者住单间病室，通向过道的门窗须关闭，室内用具力求简单、耐消毒，室外挂有明显的标志<br>②进入隔离室前必须戴好口罩、帽子，穿隔离衣、隔离鞋，戴手套，必要时注射疫苗或采取预防措施。接触患者或被污染的物品后、护理另一患者前、离开隔离室前均须消毒双手<br>③患者的分泌物、呕吐物和排泄物应严格消毒处理。污染敷料装袋，标记后送焚烧处理<br>④室内空气、地面、物品表面每日用消毒液喷洒或紫外线照射消毒<br>⑤禁止患者离开隔离室，禁止探视与陪护 |
| 接触隔离 | 适用于经体表或伤口直接或间接接触而感染的疾病，如新生儿脓疱病、破伤风、气性坏疽、狂犬病、铜绿假单胞菌感染等 | ①设专用隔离室，患者应住单间病室，室外挂有明显的标志<br>②进入隔离室前必须戴好口罩、帽子、穿隔离衣。接触患者及污染的或可能污染的物品后、护理另一患者前、离开隔离室前均须消毒双手。工作人员的手或皮肤有破损者应避免接触患者，必要时戴双层手套<br>③污染的敷料应装袋标记后焚烧。使用过的衣服、被单等布类及医疗器械均应先灭菌后再进行清洁、消毒、灭菌 |
| 呼吸道隔离 | 用于防止通过空气传播的感染性疾病，如肺结核、流脑、百日咳、腮腺炎、麻疹等 | ①设专用隔离室，相同病原体引起的感染患者可同居一室，通向走道的门窗须关闭，室外挂有明显的标志。有条件时尽量使隔离病室远离其他病室。室内空气用紫外线照射或消毒液喷洒，每日一次<br>②进入隔离室前必须戴好口罩、帽子并保持口罩清洁干燥，必要时穿隔离衣、戴手套。接触患者或污染物品后、护理另一患者前、离开隔离室前均须消毒双手<br>③为患者准备专用的痰杯，口鼻分泌物需经消毒处理后方可排放 |
| 肠道隔离 | 适用于通过消化道分泌物及粪便间接或直接污染了食物或水源而传播的疾病，如细菌性痢疾、伤寒、病毒性胃肠炎、甲型肝炎、戊型肝炎、脑膜炎、心包炎、脊髓灰质炎等 | ①同种病原体感染的患者可同居一室，不同病种的患者最好分室而居，如需同居一室，应做好床旁隔离，每一床应加隔离标记，患者间不能相互交换物品。病室应有防蝇设备，并做到无鼠、无蟑螂<br>②接触不同病种患者需分别穿隔离衣，接触污染物品时需戴手套。接触患者或污染物品后、护理另一患者前、离开隔离室前均须消毒双手<br>③患者的食具、便器各自专用，严格消毒处理。排泄物、呕吐物及吃剩的食物均应消毒处理后方可倒掉 |

续表

| 隔离种类 | 适用范围 | 隔离措施 |
| --- | --- | --- |
| 血液-体液隔离 | 适用于病毒性肝炎、艾滋病、梅毒、黄热病、登革热、疟疾等经直接或间接接触血液或体液传播的疾病 | ①同种病原体感染的患者可同室隔离，但在患者自理能力低下或出血不能控制，易造成环境污染的情况下应单独隔离。隔离室内应有防蚊虫、防虱虮等设备。隔离室外应有明显标志<br>②接触血液或体液时应戴口罩、手套；有可能发生血液、体液飞溅时，应戴防渗透的口罩及护目镜；血液或体液可能污染工作服时应穿防渗透的隔离衣。操作完毕，脱去手套后应立即洗手。若手被血液、体液污染或可能污染时，应立即用消毒液洗手。防止被注射针头等利器刺伤<br>③被血液或体液污染的室内物品表面，应立即用1500～2000mg/L含氯消毒剂清洗消毒。被血液或体液污染的敷料及其他物品应装袋送消毒或焚烧处理。患者用过的针头等锐器应放入耐刺、防渗漏且有标记的容器内，直接送焚烧处理 |
| 昆虫隔离 | 用于预防以昆虫为媒介而传播的疾病，如乙型脑炎、流行性出血热、疟疾、斑疹伤寒等 | ①病室应有防蚊、防鼠设施，并定期进行有效的灭蚊、灭鼠处理<br>②斑疹伤寒、回归热、流行性出血热患者入院时，应经灭虱或杀螨处理并彻底清洁、更衣后方可入住同病种病室 |
| 保护性隔离 | 保护性隔离又称反向隔离。适用于抵抗力特别低下的患者，如大面积烧伤、早产儿、白血病、器官移植、免疫缺陷等 | ①设专用隔离病室，患者住单间病室隔离。病室内空气应保持正压通风，定时换气，地面、家具等应进行严格的消毒<br>②凡进入室内，均应穿戴灭菌后的隔离衣、帽子、口罩、手套及拖鞋，未经消毒处理的物品不得带入隔离区。接触患者前后及护理下一患者前，均应洗手并消毒双手。凡患有呼吸道疾病或咽部带菌者应避免接触患者<br>③患者的引流物、排泄物以及被患者的血液及体液污染的物品，应及时分装密闭，标记后送指定地点<br>④禁止入室探视。特殊情况必须探视者，应采取相应的隔离措施 |

**知识链接**

### 标准预防

标准预防（standard precautions，SP）是认定患者的血液、体液、分泌物、排泄物均具有传染性，需进行隔离，不论是否有明显的血迹污染，是否接触非完整的皮肤与黏膜，接触上述物质者，必须采取预防措施。标准预防是预防医院感染成功而有效的措施。

基本特点：①既要防止血源性疾病的传播，也要防止非血源性疾病的传播；②强调双向防护，既防止疾病从患者传至医务人员，又防止疾病从医务人员传至患者；③根据疾病的主要传播途径采取相应的隔离措施，包括接触隔离、空气隔离和飞沫隔离，其重点是洗手和洗手的时机。

隔离措施：①戴手套，手套要做到一人一用一消毒(或灭菌)或废弃，但手套不能代替洗手；②戴口罩、眼罩或防护眼镜；③穿隔离衣或塑料围裙；④避免注射针头和其他锐器刺伤，如果不慎被锐器刺伤，应立即采取相应的保护措施；⑤废弃物分类收集处理，传染性废弃物置黄色塑料袋内密封运送，无害化处理；⑥接触患者或接触血液、体液、分泌物、排泄物后，应立即彻底洗手、消毒手和被污染的皮肤，包括脱手套后也要洗手；⑦任何标本都应视为有传染性，应以适当和安全的方法采集和运送标本，避免造成污染。

来源：2009年卫生部颁布的《医院隔离技术规范》

## 四、隔离技术

隔离技术(isolation technique)是为了保护患者和工作人员，避免相互传播，减少感染和交叉感染的发生而实施的一系列操作技术。

### (一) 口罩、帽子的使用

【目的】

1. 戴帽子可防止工作人员的头屑掉落、头发散落或被污染。

2. 戴口罩可保护患者及工作人员，避免相互传染，并防止飞沫污染无菌物品、清洁物品或伤口。

【准备】

**1. 护士准备**　着装整齐，剪指甲、洗手。

**2. 用物准备**　清洁口罩(用6～8层纱布缝制成的纱布口罩或一次性口罩)、清洁帽子。

**3. 环境准备**　整洁、宽敞。

【操作规程】

见表4-13。

**表4-13　口罩、帽子使用操作规程**

| 操作流程 | 操作步骤 | 要点说明 |
| --- | --- | --- |
| 戴帽子、口罩 | • 洗手后戴帽子、口罩 | • 帽子应将头发全部遮住<br>• 口罩应罩住口、鼻 |
| 取下口罩 | • 洗手后取下口罩，双手握住口罩两侧带子，将污染面向内折叠，放入胸前清洁小口袋或小塑料袋内 | • 手不可接触口罩的污染面 |
| 用后处理 | • 离开污染区前将口罩、帽子放入特定的污物袋内，以便集中处理 | • 纱布口罩一般使用4～8小时，一次性口罩不超过4小时 |

【注意事项】

1. 戴、脱口罩前应洗手，戴上口罩后，不可用污染的手接触口罩。

2. 口罩不用时应取下，不能挂在胸前。

3. 口罩潮湿或被污染，应立即更换；接触严密隔离患者后应更换口罩。

### （二）避污纸的使用

【目的】

用避污纸遮盖拿取物品或进行简单操作，可以保持双手或物品不被污染，可省略消毒洗手的手续。

【准备】

**1. 护士准备** 着装整齐，戴口罩、帽子，剪指甲、洗手。

**2. 用物准备** 避污纸、污物桶。

**3. 环境准备** 整洁、宽敞、安全。

【操作规程】

见表 4-14。

**表 4-14 避污纸使用操作规程**

| 操作流程 | 操作步骤 | 要点说明 |
|---|---|---|
| 取避污纸 | • 从页面抓取所需的避污纸 | • 不可掀页撕取 |
| 用后处理 | • 使用后的避污纸丢入污物桶内，定期焚烧 | |

【注意事项】

不可掀页撕取，以免污染下页纸片。

### （三）穿脱隔离衣

【目的】

1. 保护工作人员和患者免受病原体的侵袭。

2. 防止病原微生物播散，避免交叉感染。

【准备】

**1. 护士准备** 穿好工作服、工作裤，戴隔离帽、口罩，取下手表及其他首饰，卷衣袖过肘关节（夏季）或前臂中段（冬季），剪指甲、洗手。

**2. 用物准备** 隔离衣、挂衣架、消毒洗手设备、污物袋。

**3. 环境准备** 整洁、宽敞、安全。

【操作规程】

见表 4-15。

**表 4-15 穿脱隔离衣操作规程**

| 操作流程 | 操作步骤 | 要点说明 |
|---|---|---|
| ▲ 穿隔离衣（图 4-15） | | |
| 取隔离衣 | • 手持衣领取下隔离衣，清洁面朝向自己，将衣领两端向外折齐，露出袖口 | • 隔离衣的衣领和内面为清洁面 |

续表

| 操作流程 | 操作步骤 | 要点说明 |
|---|---|---|
| 穿好衣袖 | • 右手持衣领，左手伸入袖内，举起手臂，将衣袖抖上，换左手持衣领，同法穿好右袖 | |
| 扣上领扣 | • 两手捏衣领，由前向后理顺领边、扣上领扣 | • 衣袖勿触及面部、衣领、帽子 |
| 扣肩扣、袖扣 | • 根据衣袖长短扣肩扣，再扣好两侧袖扣 | • 手被污染后，不可接触隔离衣的领子及内面 |
| 系好腰带 | • 自腰带下约 5cm 处将隔离衣一边渐向前拉，见到衣边捏住其正面，同法捏住另一侧边缘 | |
| | • 双手分别捏住两侧衣边同向后拉，并在背后将边缘对齐，一手捏住两侧衣边向一侧折叠 | • 两侧边缘须对齐，折叠处不能松散 |
| | • 一手按住折叠处，松开另一手将腰带拉至背后压住折叠处，将另一侧腰带拉至背后，两侧腰带在背后交叉后回到前面，在身体一侧打一活结 | • 隔离衣应将工作服包住 |
| ▲ 脱隔离衣（图 4-16） | | |
| 松解腰带 | • 松开腰带活结 | |
| 解肩扣、袖扣 | • 解开肩扣和袖扣 | |
| 消毒双手 | • 在肘部将部分衣袖塞入工作服袖内，露出双手前臂 | |
| | • 按消毒洗手的方法刷洗双手、擦干或烘干 | • 刷手时不能弄湿隔离衣，隔离衣也不能污染水池 |
| 解开领扣 | • 解开领扣 | • 清洁的双手不能接触隔离衣的污染面 |
| 脱下衣袖 | • 右手伸入左手衣袖内，拉下衣袖过手（遮住手），再用衣袖遮住的左手在外面拉下右手衣袖 | |
| | • 用衣袖包住的双手解开腰带、松开 | |
| | • 两手在袖内使袖子对齐，双臂逐渐退出 | |
| 折叠、挂衣 | • 双手持衣领，将隔离衣两边对齐折好，挂在衣钩上 | • 隔离衣挂在污染区，污染面朝外；挂在半污染区，则清洁面朝外 |
| 污衣送洗 | • 需要换洗的隔离衣脱下后，将污染面向内折，卷好投入污物袋中 | |

【注意事项】

1. 穿隔离衣前要检查隔离衣，以保证无潮湿、无破损；隔离衣长短要合适，应全部遮盖工作服。

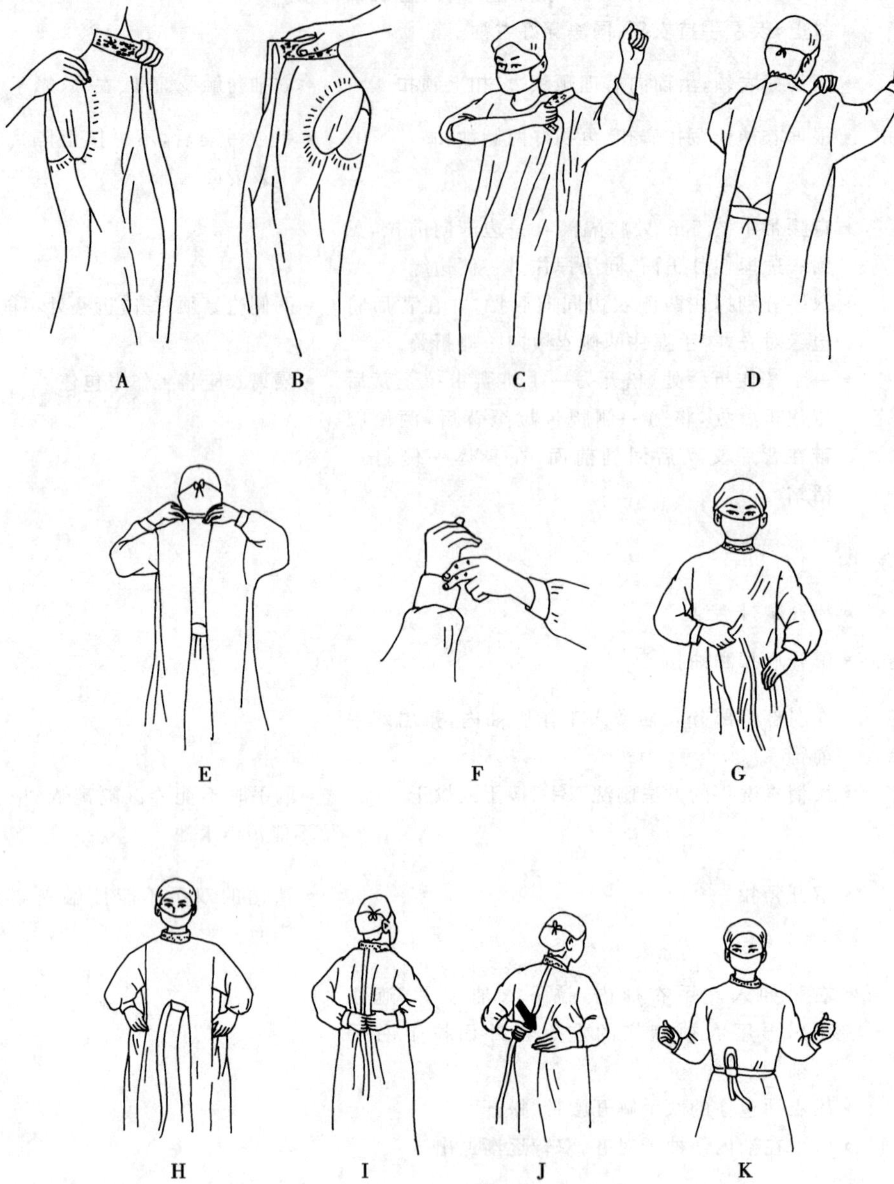


**图 4-15 穿隔离衣法**

A. 取下隔离衣 B. 清洁面朝自己,露出袖筒 C. 穿一只衣袖 D. 穿另一只衣袖

E. 扣领扣 F. 扣袖扣 G. 捏住一侧衣边 H. 捏住两侧衣边

I. 将两侧衣边向后拉并对齐 J. 将对齐的衣边向一侧折叠

K. 系好腰带

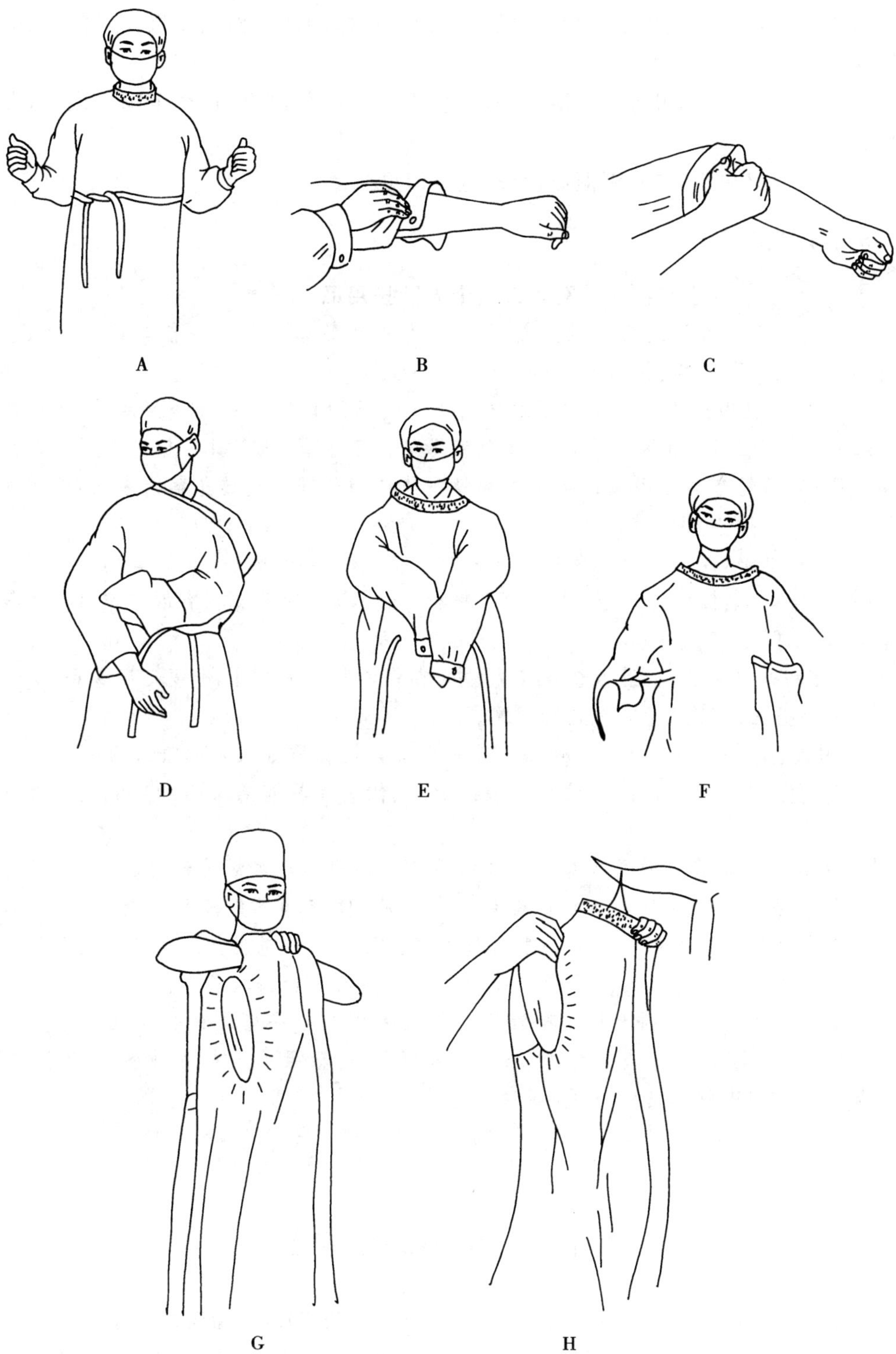

A　　B　　C　　D　　E　　F　　G　　H

**图 4-16　脱隔离衣法**

A. 解开腰带活结　B. 解开袖口，将部分衣袖塞入工作服袖内　C. 消毒双手后，将一手伸入另一衣袖内拉下衣袖　D. 衣袖遮住的手拉另一衣袖的污染面　E. 用衣袖遮住的双手解开腰带、放下　F. 对齐衣袖，退出双臂　G. 将一侧衣边向另一边覆盖，将污染面折向内面　H. 手持衣领，将衣挂在衣钩上

2. 在穿脱隔离衣的过程中，隔离衣的污染面不可碰触清洁面以及操作者的面部、帽子及工作服。

3. 穿好隔离衣后，不得进入清洁区；双手应保持在腰部以上、视线范围以内，避免接触清洁物品。

4. 隔离衣每日更换，如有潮湿或污染，应立即更换。

**知识链接**

**医务人员个人防护用品**

用于保护医务人员避免接触感染性因子的各种屏障用品。包括口罩、手套、护目镜、防护面罩、防水围裙、隔离衣、防护服等。

1. 口罩 应根据不同的操作要求选用不同种类的口罩。一般诊疗活动，可佩戴纱布口罩或外科口罩；手术室工作或护理免疫功能低下患者、进行体腔穿刺等操作时应戴外科口罩；接触经空气传播或近距离接触经飞沫传播的呼吸道传染病患者时，应戴医用防护口罩。

(1)纱布口罩：保护呼吸道免受有害粉尘、气溶胶、微生物及灰尘伤害的防护用品。

(2)外科口罩：能阻止血液、体液和飞溅物的传播，医护人员在有创操作过程中佩戴的口罩。

(3)医用防护口罩：能阻止经空气传播的直径≤5μm感染因子或近距离(＜1m)接触经飞沫传播的疾病而发生感染的口罩。

2. 护目镜 防止患者的血液、体液等具有感染性物质溅入人体眼部的用品。

3. 防护面罩(防护面屏) 防止患者的血液、体液等具有感染性物质溅到人体面部的用品。

4. 手套 防止病原体通过医务人员的手传播疾病和污染环境的用品。

5. 隔离衣 用于保护医务人员避免受到血液、体液和其他感染性物质污染，或用于保护患者避免感染的防护用品。根据与患者接触的方式包括接触感染性物质的情况和隔离衣阻隔血液和体液的可能性选择是否穿隔离衣和选择其型号。

6. 防护服 临床医务人员在接触甲类或按甲类传染病管理的传染病患者时所穿的一次性防护用品。应具有良好的防水、抗静电、过滤效果和无皮肤刺激性，穿脱方便，结合部严密，袖口、脚踝口应为弹性收口。

来源：2009年卫生部颁布的《医院隔离技术规范》

## 附件1 消毒供应中心

消毒供应中心(central sterile supply department，CSSD)：是指医院内承担各科室所有诊疗器械、器具和物品的清洗、消毒、灭菌以及无菌物品供应的部门。按照规定，医院所有可以重复使用并需要清洗、消毒、灭菌的诊疗器械、器具、物品等，都必须集中由消毒供应中心处理和供应，因此，消毒供应中心的工作质量直接影响医院的医疗护理质量，甚至影响患者的生命安危。保证无菌物品的质量是消毒供应中心的工作核心，是预防和控制医院感染的重要环节。

## 一、消毒供应中心的设置与布局

### （一）设置要求

消毒供应中心周围环境应清洁、无污染源，区域相对独立，并分为污染区、清洁区、无菌区；建筑面积应符合医院建设方面的有关规定，并兼顾未来发展规划的需要；宜靠近手术室、产房和临床科室，或与手术室有物品直接传递专用通道；内部通风、采光良好。

消毒供应中心平面设计应有利于其实现“由污到洁”的工作流程，不得出现洁污交叉或物品回流；应做到物品流向从污→洁→无菌，空气流向从洁→污，人员流向有专用通道，采取强制性通过方式，不得交叉和逆行。

### （二）分区布局

消毒供应中心的建筑布局应分为办公区域和工作区域。办公区域是工作人员生活、休息、学习的区域，包括更鞋处、男女更衣室、办公室、值班室、示教室、清洁物品库房、卫浴间等。工作区域分为去污区、检查包装区、灭菌物品存放区，三区划分清楚，区域间有实际屏障，设立人员出入缓冲间（带）和物品通道。

**1. 去污区**　是CSSD内对重复使用的诊疗器械、器具和物品进行回收、分类、清洗及消毒（包括运送器具的清洗消毒等）的区域。回收分类和清洗按照工作流程划分回收分类处、特殊感染物品处理处、手工清洗处、机械清洗处。清洗后的物品采用通道式双门互锁传递窗进入检查包装区。

**2. 检查包装区**　是CSSD内对去污后的诊疗器械、器具和物品进行检查、装配、包装及灭菌（包括敷料制作等）的区域。敷料制作及包装间必须与诊疗器械、物品检查包装间分开，门窗合理设置；手术室器械需和病区器械分台、分区制作包装；设清洁物品入口和接受需要灭菌物品的传递窗；一次性无菌医疗用品的拆包间与灭菌物品存放间之间可采用通道式双门互锁传递连接。

**3. 无菌物品存放区**　是CSSD内存放、保管、发放无菌物品的区域。包括灭菌物品存放和（或）已拆除外包装的一次性使用无菌医疗用品存放间。灭菌物品存放区必须与其他区域隔断，尽量靠近灭菌室。

**4. 缓冲间**　进入去污区、检查包装区和无菌物品发放处均设缓冲间。去污区的缓冲间用于洗手及更换个人防护用品；检查包装区的缓冲间用于洗手及按规定着装；无菌物品发放处的缓冲间用于无菌物品发放和下送车辆的存放。

## 二、消毒供应中心工作内容及流程要求

器械的清洗、消毒／灭菌应遵循回收、分类、清洗、消毒、检查、包装、灭菌、储存与发放的基本工作流程。

### （一）去污区

**1. 回收与分类**　回收各种污染的医疗器械、器具和物品，并进行清点、核查和分类，以便分类处理。使用者应将重复使用的诊疗器械、器具和物品与一次性使用物品分开放置；重复使用的诊疗器械、器具和物品直接置于封闭的容器中，由消毒供应中心集中回收处理，被朊毒体、气性坏疽及突发原因不明的传染病病原体污染的诊疗器械、器具和物品，使用者应双层封闭包装并标明感染性疾病名称，由CSSD单独回收处理。

**2. 清洗** 去除器械、器具和物品上的污物的全过程。清洗方法包括机械清洗和手工清洗，机械清洗适用于大部分常规器械的清洗，手工清洗适用于精密、复杂器械的清洗和有机物污染较重的器械的初步处理。清洗步骤包括冲洗、洗涤、漂洗和终末漂洗。

**3. 消毒** 对清洗后的器械、器具和物品进行消毒处理。消毒方法首选机械热力消毒，或湿热消毒，也可采用化学消毒。

**4. 干燥** 将清洗、消毒后的器械和物品用烘干机烘干，或用清洁毛巾或95%的乙醇擦拭干燥。但不能使用自然干燥方法进行干燥。

### （二）检查包装区

**1. 器械的检查与保养** 采用目测法或使用带光源放大镜检查干燥后的每件器械、器具和物品的清洗质量、器械的完好性、灵活性及咬合性等，并用润滑剂进行器械保养。

**2. 装配与包装** 将检查合格的器械、物品按要求装配、包装、封包，并注明标识，准备送灭菌处理。包装时，在每一个包内放置化学指示卡、包外贴化学指示胶带；包外注明物品名称、灭菌日期、失效日期、操作者及核对者代号或姓名、灭菌器锅号、锅次等。

**3. 灭菌** 将包装好的物品进行灭菌处理。

### （三）无菌物品存放区

**1. 储存** 灭菌后物品分类、分架存放在无菌物品存放区。一次性使用的无菌物品，应去除外包装后进入无菌物品存放区存放。物品存放架或柜应距地面高度20～25cm，离墙5～10cm，距天花板50cm；物品放置应固定位置，设置标识；消毒后直接使用的物品应干燥、包装后专架存放。

**2. 无菌物品发放** 物品发放遵循先灭菌先发放，后灭菌后发放的原则；发放时应确认无菌物品的有效性；物品一旦从存放区发出，不能再退回存放区；做好物品发放记录。

## 三、常用物品的保养方法

**1. 搪瓷类** 搪瓷类物品应轻拿轻放；勿与强酸强碱接触；勿用粗糙物摩擦以防脱瓷锈蚀。

**2. 玻璃类** 玻璃类物品应轻拿轻放；避免骤冷骤热，以防突然收缩或膨胀而炸裂；防止碰撞，宜放于盒中或用纸包裹保存。

**3. 橡胶类** 橡胶类物品应避免与挥发性液体或酸碱物质接触，以免侵蚀变质；防冷变硬，防热变软、变形；防止与锐利物品相碰而被刺破。橡胶单应晾干后撒上滑石粉卷起保存；橡胶导管晾干，存放时防止过度扭曲；橡胶袋类倒置晾干，吹入少量空气后拧紧塞子，以防粘连。

**4. 金属器械类** 金属器械应擦干后涂油保护，以防锈蚀；锐利器械应分开放置，刃面可用棉花包裹，以防碰撞损坏锋刃。

**5. 棉麻、布类及毛织品** 布类应防霉、防火、防钩破；被褥、枕芯等经常曝晒，保持清洁；毛织品要勤晒，放樟脑丸保存，以防虫蛀。

**6. 高分子化合物** 高分子化合物（尼龙、涤纶、腈纶、塑料等）应用温水擦洗，以防变硬；硅胶管应避免与乙醇、碘酊接触，以免脆化折断。

# 附件 2　医院的清洁、消毒、灭菌工作

## 一、医院物品的危险性分类

医院的诊疗器械及一般用品按污染后可造成的危害程度和与人体接触部位的不同分为三类：

**1. 高度危险性物品**　凡是穿过皮肤、黏膜进入无菌的组织或器官内部的器械，或与破损的组织、皮肤黏膜密切接触的器材和用品，均为高度危险性物品。如各种手术器械、注射器、输液输血器、血液和血液制品、脏器移植物等。

**2. 中度危险性物品**　仅与皮肤、黏膜接触，而不进入无菌组织内的物品为中度危险性物品。如体温计、血压计、压舌板、胃肠道内窥镜、呼吸机管道、麻醉机管道、便器等。

**3. 低度危险性物品**　不进入人体组织，不接触黏膜，仅直接或间接地与健康无损的皮肤相接触的物品为低度危险性物品。如毛巾、口罩、衣服、被褥等。

## 二、医院选择消毒灭菌方法的原则

**1. 根据物品污染后的危害程度选择消毒灭菌方法**　①高度危险性物品，必须选择灭菌的方法灭菌以杀灭一切微生物，务使其灭菌指数达到 $10^6$，灭菌方法首选压力蒸汽灭菌；②中度危险性物品，一般情况下选择高效或中效消毒法，达到消毒效果即可，要求消毒指数达到 $10^3$ 以上，即对试验微生物的杀灭率≥99.9％，对自然污染的微生物杀灭率≥90％；③低度危险性物品，一般可用低效消毒法消毒或作一般清洁处理，仅在特殊情况下，才作特殊处理。

**2. 根据污染微生物的种类和数量选择消毒灭菌方法**　①被细菌芽孢、真菌孢子、分枝杆菌和经血液传播病原体（乙型肝炎、丙型肝炎、艾滋病毒）等污染的物品，应选择灭菌法或高效消毒法；②被致病性细菌、真菌、亲水性病毒、螺旋体、支原体、衣原体污染的物品，应选中效以上的消毒法；③被一般细菌和亲脂病毒污染的物品，可选用中效或低效消毒法；④对存在较多有机物的物品或污染特别严重的物品消毒时，应加大消毒药剂的使用剂量，或者延长消毒作用时间。

**3. 根据消毒物品的性质选择消毒灭菌方法**　①耐高温、耐潮湿的物品和器材，应首选压力蒸汽灭菌法或干热灭菌法；②不耐热、忌湿的物品和贵重物品，可选择环氧乙烷或甲醛气体消毒灭菌；③金属器械的浸泡灭菌，应选择腐蚀性小的灭菌剂；④对物体表面的消毒，应考虑表面的性质，光滑表面可选择紫外线等辐射的方法或用消毒液擦拭，多孔材料的表面可选择喷雾消毒法。

**4. 严格遵守消毒程序**　凡与患者接触或被患者的排泄物、分泌物、血液污染的物品，均应先消毒，再清洗，再选择合理的消毒灭菌方法进行消毒或灭菌。

**5. 严格执行消毒管理规定**　使用经卫生行政部门批准的消毒药械，并按照批准使用的范围和方法在医疗卫生机构和疫源地集中消毒，一次性使用的医疗器械、器具不得重复使用。

## 三、医院日常的清洁、消毒、灭菌

**1. 预防性消毒和疫原性消毒**

（1）预防性消毒：是指在尚未发现感染性疾病的情况下，对可能被病原微生物污染的环

境、物品、人体等进行消毒，以及对粪便及污染物的无害化处理。

(2)疫原性消毒：是指在有感染源的情况下所进行的消毒。疫原性消毒措施有随时消毒和终末消毒：①随时消毒是指直接在患者或带菌者周围进行的消毒，随时杀灭或清除感染源排出的病原微生物，如患者入院及住院期间的卫生处置，接触患者或污染物品后的消毒洗手等；②终末消毒是指感染性疾病患者出院或死亡后，对患者及其所住病室、用物、医疗器械等的消毒。

**2. 医院环境的清洁与消毒** 医院环境的清洁与消毒是预防和控制医院感染的基础。医院建筑物周围的环境要清洁，应消除积水，消灭蚊蝇孳生地，清除垃圾，特殊污染的局部地面及空间，可用化学消毒剂喷洒。医院门诊、病室的每个部位均要做好清洁卫生并进行必要的消毒。

**3. 空气净化** 用物理、化学及生物的方法，使室内空气中的含菌量尽量减少到无尘、无菌状态，称为空气净化。空气净化的措施有：①控制感染源，减少探陪人员；②湿式清扫；③定时通风换气；④合理安排清洁卫生时间和诊疗时间；⑤空气消毒。空气消毒可采用紫外线灯照射、臭氧消毒、化学消毒剂喷雾或熏蒸等方法，手术室、器官移植室、制剂室的室内空气可采用生物净化法使空气净化。

**4. 医疗器械的清洁、消毒、灭菌** 医疗器械是导致医院感染最主要的媒介之一，所有医疗器械必须根据医院用品的危险性分类及其消毒灭菌原则进行严格的清洁、消毒或灭菌处理。

**5. 被服类的消毒** 所有患者用过的衣服被褥可集中送被服室，经环氧乙烷气体灭菌后，再送洗衣房清洗备用。无条件采用环氧乙烷灭菌的，可根据不同的物品采用不同的方法消毒：棉织品如被单、病号服等可用消毒剂浸泡消毒或高温消毒；棉胎、枕芯、床垫等可用日光暴晒、紫外线照射、消毒剂气体熏蒸消毒。感染患者的被服应与普通患者的被服分开清洗、消毒，工作人员的工作服和值班室的被服应与患者的被服分开清洗和消毒。

**6. 皮肤、黏膜的消毒** 皮肤和黏膜是人体的防御屏障，其表面附着有一定数量的微生物，其中包括致病菌和条件致病菌。患者的皮肤和黏膜的消毒应根据不同的部位和消毒要求选择消毒剂。医务人员的手是传播病原菌最重要的媒介，医务人员应严格按要求洗手和消毒双手。

## 四、清洁、消毒、灭菌效果监测与评价

消毒灭菌效果的监测是评价消毒灭菌方法是否合理、效果是否可靠的重要手段。医院常用消毒灭菌效果的监测与评价方法及标准有：

1. 各类环境空气、物体表面、医务人员手的消毒卫生标准(附表)。

**附表 各类环境空气、物体表面、医务人员手消毒卫生标准**

| 环境类别 | 所涉范围 | 标准($cfu/cm^2$) | | |
|---|---|---|---|---|
| | | 空气 | 物体表面 | 医务人员手 |
| Ⅰ类 | 层流洁净手术室、层流洁净病房 | ≤10 | ≤5 | ≤5 |
| Ⅱ类 | 普通手术室、产房、婴儿室、早产儿室、普通保护性隔离病室、供应室无菌区、烧伤病房、ICU | ≤200 | ≤5 | ≤5 |

续表

| 环境类别 | 所涉范围 | 标准（cfu/cm²） | | |
|---|---|---|---|---|
| | | 空气 | 物体表面 | 医务人员手 |
| Ⅲ类 | 儿科病室、妇产科检查室、注射室、换药室、供应室清洁区、急诊室、化验室、各类普通病房和诊室 | ≤500 | ≤10 | ≤10 |
| Ⅳ类 | 传染科病房 | — | ≤15 | ≤15 |

另外，不得检出乙型溶血性链球菌、金黄色葡萄球菌及其他致病性微生物；母婴同室、早产儿室、婴儿室、新生儿室及儿科病室的物品表面和医务人员的手上，不得检出沙门氏菌。

2. 医疗用品消毒效果监测　进入人体无菌组织、器官，或接触破损皮肤、黏膜的医疗用品必须无菌，不得检出任何微生物；接触黏膜的医疗用品细菌菌落总数应≤20cfu/g 或 $100cm^2$，不得检出致病性微生物；接触皮肤的医疗用品细菌菌落总数应≤200cfu/g 或 $100cm^2$，不得检出致病性微生物。

3. 消毒液的监测　定期测定消毒液中的有效成分，应符合规定的含量；使用中的消毒液含菌量应≤100cfu/ml，不得检出致病性微生物；无菌器械保存液必须无菌生长。

4. 餐具消毒效果监测　采用灭菌滤纸片在消毒后、使用前对餐具进行检测，如细菌总数≤5cfu/$cm^2$，未检出大肠杆菌，HbsAg 阴性，并且未检出致病菌，则为消毒合格。

【要点提示】

1. 医院感染的预防控制是医院管理中的一项重要工作。在本章的学习中，重点应掌握“医院感染”的基本含义、了解医院感染发生的主要原因及预防和控制的措施。

2. 清洁、消毒、灭菌、无菌技术和隔离是 WHO 提出的有效控制医院感染的关键措施，这些措施贯穿于护理活动的全过程，通过本章内容的学习，熟练掌握无菌技术操作原则和隔离原则，深刻理解这两项原则的重要性，并能在操作过程中自觉遵守。

3. 消毒、灭菌方法是护理人员应该熟练掌握的内容，在本章学习中，要重点掌握压力蒸汽灭菌、煮沸消毒、紫外线灯消毒和化学消毒灭菌的方法要点，能正确监测压力蒸汽灭菌的效果，并能根据医院物品的危险程度选择正确的消毒灭菌方法。

4. 本章护理技能操作的重点是无菌技术基本操作和隔离技术操作。通过练习，熟练掌握无菌技术和隔离技术的操作要点，并能灵活应用到各项护理技能操作中。

5. 在进行无菌技术操作和隔离技术操作的训练过程中，应逐渐形成严格的无菌观念和隔离意识，养成严谨、慎独的工作态度。

## 思考题

1. 哪些措施可预防和控制医院感染的发生？

2. 临床消毒与灭菌有何区别？能对医疗器械进行灭菌处理的方法有哪些？最可靠的方法是哪种？

3. 采用压力蒸汽灭菌处理后的物品，在使用前需通过哪些环节检测其灭菌的效果？

4. 使用化学消毒剂进行物品的消毒，需遵守哪些原则？

5. 实施无菌技术操作应遵守哪些操作原则？

6. 按照隔离要求，传染病区应划分为哪几个区域？各区是如何划分的？

7. 何谓终末消毒？对出院患者的终末消毒处理措施有哪些？

8. 护士进出隔离病室应遵守哪些原则？隔离病室内的物品应如何分类处理？

9. 患者刘先生，44 岁，因急性阑尾炎，于上午 10 时行阑尾切除术。下午 4 时，患者诉下腹胀痛，不能自行排尿，责任护士检查后发现患者为尿潴留，经诱导排尿无效，决定为患者导尿。请问：

(1)导尿所用的导尿包、手套，最好采用哪种灭菌方法灭菌？

(2)灭菌后的导尿包无菌有效期为多少天？

(3)操作中，手套不慎被划破，应如何处理？

**(苏银利)**

# 第五章　医疗与护理相关文件记录

**学习目标**

1. 能完整叙述病案记录的原则和保管要求。
2. 正确进行住院病历、出院病历的排列。
3. 能根据案例资料完整绘制体温单。
4. 能准确说出医嘱处理的基本原则。
5. 能正确说出长期医嘱、临时医嘱和备用医嘱的异同点。
6. 能根据案例资料正确处理长期医嘱、临时医嘱和备用医嘱。
7. 能准确说出病室报告的书写顺序和要求。
8. 能正确说出护理记录单、护理病历的记录方法。

案例

李某，男，56岁，因“阵发性心前区闷痛1天”入院，查体：T：36.8℃，P：92次/分钟，R：21次/分钟，BP：152/94mmHg。入院诊断为：不稳定性心绞痛。医嘱：异山梨酯5mg立即舌下含服，心肌酶谱测定，心电图，肠溶阿司匹林100mg口服1次/日，5%葡萄糖溶液250ml＋复方丹参10ml静脉滴注1次/日，吸氧等。

问题：

1. 医生所开医嘱中分为哪些类型？
2. 在执行上述医嘱过程中应遵循哪些原则？
3. 哪些医嘱需要立即执行？哪些医嘱需要转抄到不同的执行单中？

## 第一节　病历管理

医疗与护理文件是医院重要的档案资料，是指医务人员在医疗活动过程中形成的文字、符号、图表、影像、切片等资料的总和，客观、真实地记录患者疾病发生、发展、治疗和转归的全过程，也是教学、科研、管理以及法律上的重要资料，部分内容由护士负责记录。为保证临床资料的原始性、正确性和完整性，护士应明确记录的重要意义，认真做好各种护理相关文件的记录与管理工作。

## 一、记录的意义

### (一) 沟通信息

通过阅读医疗与护理文件,使医护人员能够全面、及时、动态地了解患者的病情,加强医护人员之间的信息沟通交流,有利于医护人员协调合作,有效保证医疗、护理工作的完整性、连贯性。

### (二) 提供患者信息资料

病案是医务人员从事临床工作的原始记录文件,详细记录了患者入院以来的症状、体征、医疗护理措施等,是诊断、治疗、护理的重要依据。

### (三) 提供质量评价依据

完整的医疗与护理文件记录资料能反映医院的医疗水平和护理质量,体现了医生、护士在观察、诊疗、护理患者过程中的执业行为,以及医疗护理工作具体化的记录,因此,它是衡量医院管理水平的重要参考指标,也是医护人员考核评定的参考资料。

### (四) 提供教学与科研资料

客观、完整的医疗与护理文件体现了医学理论在实践中的具体应用,也是医护人员对患者的疾病进行正确诊断、治疗、护理的全面总结和评价,是临床教学的最好教材。同时医疗与护理文件记录也是开展科研工作有价值的资料来源,通过归纳、整理、分析、研究,可以进行回顾性研究和流行病学调查等研究工作。

### (五) 提供法律依据

完整的病案资料属于法律相关性文件,具有重要的法律作用,可作为判断医疗纠纷、保险索赔、犯罪刑事案件和遗嘱查验的证明,凡涉及以上诉讼案件,其调查处理的过程都要将病案记录作为依据加以判断。因此,在记录患者住院期间病情、治疗和护理措施时,均应按照有关医疗护理文件记录的原则进行,以保障医护人员自身和患者的合法权益。

## 二、记录的原则

### (一) 及时

医疗与护理文件记录应该在评估或实施医疗护理措施之后立即进行,不得提前、拖延或遗漏,以保证记录的时效性。如确因抢救患者未能及时书写记录时,值班护士应在抢救结束后 6 小时内据实补记,并注明抢救时间和补记时间。

### (二) 准确

记录内容必须真实、准确,使用医学术语、通用的中文和外文缩写,采用法定的计量单位。书写应文字工整,字迹清晰,表述准确,语句通顺,标点正确。书写过程中出现错字时,应当用双线画在错字上,保留原记录清楚、可辨,并注明修改时间,修改人签名。不得采用刮、粘、涂等方法掩盖或去除原来的字迹。

### (三) 客观

医疗与护理文件记录应该是医护人员所观察和测量到的描述性客观信息,不应是医护人员的主观看法和解释。记录患者的主观资料时,应准确记录患者原始自诉内容,并用引号标明,同时应补充相应的客观资料。如:患者主诉“心慌”,测量心率为 112 次/分。

### (四) 完整

医疗与护理文件记录应包括患者的所有信息。眉栏、页码须填写完整,各项记录应按要求逐项填写，避免遗漏，记录应连续，不可留有空行或空白，记录后签全名。

**(五) 简要**

记录内容应尽量简洁、流畅、重点突出，避免笼统、含糊不清的表述或过多修辞。

**(六) 清晰**

各种记录应按规定的内容和格式书写，除特殊规定外，分别使用红、蓝笔书写各种记录，一般白班用蓝笔书写，夜班用红笔书写，要求字迹清晰，书写工整。

## 三、管理要求

**(一) 保管要求**

1. 住院病案应按规定放置，记录和使用后必须及时放回原处。

2. 严禁任何人涂改、伪造、隐匿、销毁、抢夺、窃取医疗护理文件。

3. 必须保持各种医疗护理文件的清洁、完整，防止污染、破损、拆散和丢失。

4. 患者和家属未经医护人员同意不得翻阅各种医疗护理文件，也不能擅自将其携带出病区。

5. 因科研、教学需要查阅病案时，需经相关部门同意，使用后应当立即归还，且不得泄露患者隐私。

6. 需要查阅、复印病案资料的患者、家属及其他机构的有关人员，应根据证明材料提出申请，由病区指定专门人员在申请人在场的情况下负责复印或者复制，并经申请人核对无误后，医疗机构加盖证明印记。

7. 患者出院或死亡后的病案，整理后交病案室，体温单、医嘱单、特别护理记录单随病历放病案室长期保存，病区交班报告等由本病区保存一年，医嘱本保存两年，以备查阅。

**(二) 病案排列顺序**

患者的病案通常按规定的顺序排列，独立存放，妥善保存，以便管理和查阅(表 5-1)。

**表 5-1　病历排列顺序**

| 住院病历 | 出院病历 |
|---|---|
| 1. 体温单(按日期先后倒排) | 1. 住院病历首页 |
| 2. 医嘱单(按日期先后倒排) | 2. 住院证(死亡者加死亡报告单) |
| 3. 入院病历及入院记录 | 3. 出院记录或死亡记录 |
| 4. 病史及体格检查 | 4. 入院病历及入院记录 |
| 5. 病程记录(手术、分娩记录单及特殊治疗记录单等) | 5. 病史及体格检查 |
| 6. 会诊记录 | 6. 病程记录 |
| 7. 各项检验和检查报告单 | 7. 会诊记录 |
| 8. 护理病历 | 8. 各项检验和检查报告单 |
| 9. 住院病历首页 | 9. 护理病历 |
| 10. 住院证 | 10. 医嘱单(按时间先后顺序排) |
| 11. 门诊病历 | 11. 体温单(按时间先后顺序排) |
| | 门诊病历交还患者或家属保管 |

知识链接

**电子病历系统**

电子病历系统是指医疗机构内部支持电子病历信息的采集、存储、访问和在线帮助，并围绕提高医疗质量、保障医疗安全、提高医疗效率而提供信息处理和智能化服务功能的计算机信息系统，既包括应用于门(急)诊、病房的临床信息系统，也包括检查检验、病理、影像、心电、超声等医技科室的信息系统。

电子病历系统可以创建住院病历各个组成部分，并自动记录创建时间(年、月、日、时、分)、创建者、病历组成部分名称。根据住院期间电子病历记录，自动生成病案首页中住院天数、确诊日期、出院诊断、手术及操作、费用信息、护理等信息。医生可以在电子病历里下医嘱，书写病程记录等，当医生下达、停止或取消医嘱时，系统可以通过屏幕提示或声音提醒等方式告知护士进行相应处理。护士也能在电子病历里记录患者的生命体征、手术护理记录、危重护理记录等。为患者创建一份电子病历后，患者就拥有唯一的标识号码，建立包含患者基本属性信息的主索引记录，患者的各种电子病历相关记录都能准确地与患者唯一标识号码相对应，通过该标识号码可查阅患者的电子病历相关信息。

实施电子病历，建立和完善以电子病历为核心的医院信息系统，是实现现代化医院管理目标的重要措施，能推动医疗服务管理向科学化、规范化、专业化、精细化、信息化发展，进而提高工作效率，改善医疗服务，保障医疗质量安全，减轻患者负担，完善医院管理。

来源：卫生部 《电子病历系统功能规范(试行)》 卫医政发〔2010〕114 号 http://www.moh.gov.cn/publicfiles/business/htmlfiles/mohyzs/s3585/201012/50229.htm

## 第二节 护理相关文件的记录

护理文件是病案的重要组成部分，相关护理记录是护士对患者进行病情观察和实施护理措施的原始文字记载，是临床护理工作的重要环节。护理相关文件包括体温单、医嘱单、一般患者护理记录单、危重患者护理记录单、病室报告和护理病历等。

### 一、体 温 单

体温单主要用于记录患者的生命体征及有关情况，内容包括患者姓名、年龄、性别、科别、床号、入院日期、住院病历号(或病案号)、日期、住院天数、手术后天数、脉搏、体温、呼吸、血压、出入量、大便次数、体重、身高、页码等，体温单所记录的内容反映了患者的基本生命状况，因此，住院期间体温单排列在病案首页，以方便查阅(附表 5-1)。

**(一) 眉栏的填写**

1. 用蓝笔填写姓名、年龄、性别、科别、床号、入院日期、住院病历号，均使用正楷字体书写。

2. “入院日期”栏：用蓝笔填写，住院日期首页第 1 日及跨年度第 1 日需填写年-月-日(如：2010-03-26)。每页体温单的第 1 日及跨月的第 1 日需填写月-日(如 03-26)，其余只填写日期。

3.“住院日数”栏：以阿拉伯数字用蓝笔填写，自入院日起连续填写至出院日。

4.“术后日数”栏：用红笔填写手术或分娩后日期，以手术（或分娩）的次日为术后（或分娩后）第一日，用阿拉伯数字依次填写至第14日止；如在14天内再次手术，则将第1次手术天数作为分母，第2次手术天数作为分子，连续填写至14天为止。

**（二）40～42℃的填写**

1. 填写内容　应当用红色笔在40～42℃相应时间栏内纵向填写患者入院、转入、手术、分娩、出院、死亡等。除手术不写具体时间外，其余均按24小时制记录时间，精确到分钟。

2. 填写方法　纵行填写，如“入院——九时十分”，其中破折号占两小格；如果时间与体温单上的整点时间不一致时，填写在靠近侧的时间栏内。

3. 手术不写具体手术名称。

**（三）体温、脉搏、呼吸曲线的绘制**

**1. 体温曲线的绘制**

（1）体温从35℃至42℃每一大格为1℃，每一小格为0.2℃，在37℃处用红横线明显标识。

（2）用蓝笔绘制，口温符号为“●”、腋温为“×”、肛温为“○”，相邻两次符号之间用蓝线相连。

（3）物理或药物降温30分钟后所测温度，用红圈“○”表示，绘在降温前体温符号的同一纵格内，并以红虚线与降温前温度相连，下次所测体温符号与降温前的体温符号以蓝线相连。

（4）体温低于35℃时，在35℃横线下用蓝笔写上“不升”两字，不与下次测试的体温相连，或在35℃线处画蓝“●”，并在蓝“●”处向下画一个箭头“↓”，长度不超过两小格，并与相邻体温相连。

（5）如患者体温与上次测量结果差异较大，或与病情不符时，应重新测量，核实后在体温符号的上方用蓝笔以“V”示之（verified 核实）。

（6）患者因做特殊检查或其他原因而未测时，护士不绘制此次体温、脉搏、呼吸，之后的体温、脉搏与先前的测量结果不相连。

（7）如患者拒绝测量时，在40～42℃填写“拒试”。

**2. 脉搏曲线的绘制**

（1）脉率从20次/分至180次/分，每一大格为20次/分，每一小格为4次/分，在80次/分处用红横线明显标识。

（2）用红笔绘制，脉率符号为红实点“●”，心率符号为红圈“○”。相邻的脉率或心率用红线相连。体温和脉搏重叠时，应先绘制体温符号，在体温符号外画一红圈“○”表示脉搏。

（3）脉搏短绌时相邻心率和脉率用红线相连，在脉率和心率之间用红笔画线填满。

**3. 呼吸曲线的绘制**

（1）记录法：呼吸为一栏空格，测量结果以数字表示，相邻的两次呼吸数用红笔、上下错开填写在相应时间纵列内，第1次呼吸应当记录在上方。使用辅助呼吸的患者，其呼吸记录以Ⓡ表示，在“呼吸数”项的相应时间纵列内上下错开用蓝黑笔或碳素笔画Ⓡ，不写次数。

(2)连线法：呼吸从 10 次/分钟至 40 次/分钟，每一大格为 10 次/分钟，每一小格为 2 次/分钟，用蓝笔绘制，符号为“○”，相邻的呼吸符号用蓝线相连。

**(四) 底栏的填写**

底栏内容包括血压、体重、尿量、大便次数、出入液量、药物过敏等。

1. 各栏已注明计量单位名称，只需填写阿拉伯数字。

2. 入量　用蓝笔记录前一日 24 小时的摄入总量，单位为毫升(ml)。

3. 大便次数　每日记录一次，用蓝笔记前一日的大便次数，单位为次/日。未排大便记“0”，大便失禁以“※”表示，人工肛门以“☆”表示，灌肠以“E”表示。灌肠后排便一次以“1/E”表示，“$1^2$/E”表示自行排便 1 次，灌肠后又排便 2 次。

4. 尿量　用蓝笔记录前一日 24 小时的总量，单位为毫升(ml)。导尿(持续导尿)后的尿量以“C”表示。如 2000 / C 表示导尿患者排尿 2000ml。

5. 血压　用蓝笔以分数式记录于体温单的血压栏内，单位为毫米汞柱(mmHg)。如每日测量 2 次，则分别记录在血压栏的左右两侧；如每日测量超过 2 次，应记录在专门的护理记录单上。

6. 体重　蓝笔填写，单位为公斤(kg)。新入院患者应测量体重，如因各种原因不能测量，可注明“平车”或“轮椅”。住院患者每周应测量体重一次。如患者病情危重或不能站立，可不测体重，相应栏内注明“卧床”。

7. 身高　蓝笔填写，单位为厘米(cm)。新入院患者当日应当测量身高并记录。

8. 药物过敏　用蓝笔填写发生过敏反应药物的名称，用红笔在括号中标注阳性反应“(＋)”，并于每次添加体温单时进行转抄。

## 二、医　嘱　单

医嘱是指医师在医疗活动中下达的医学指令，由医护人员共同执行。医嘱单是医护人员共同实施治疗和护理的重要依据，也是护士完成医嘱及查核的重要依据。医嘱分为长期医嘱和临时医嘱。

**(一) 医嘱的内容**

医嘱的内容包括：日期、时间、床号、姓名、护理常规、隔离种类、护理级别、饮食、体位、药物(名称、剂量、浓度、方法)等、各种检查、治疗、术前准备和医生、护士签名等。

**(二) 医嘱的种类**

**1. 长期医嘱**(standing order)　长期医嘱有效期在 24 小时以上，医生注明停止时间后方才失效。如一级护理、普食、多潘立酮 10mg po tid(附表 5-2)。

**2. 临时医嘱**(stat order)　临时医嘱有效期在 24 小时以内，只执行一次。有的须立即执行，如阿托品 0.5mg H st。有的需要在限定时间内执行，如手术、会诊、各种检查等。出院、转科、死亡等也列为临时医嘱(附表 5-3)。

**3. 备用医嘱**(standby order)

(1)长期备用医嘱(prn)：有效时间在 24 小时以上，必要时使用，两次执行之间有时间间隔，由医生注明停止时间方可失效，如哌替啶 0.25mg im q6h prn。

(2)临时备用医嘱(sos)：仅在 12 小时内有效，必要时使用，只执行一次，过期尚未执行则自动失效，如地西泮 5mg po sos。

### （三）医嘱的处理

**1. 医嘱处理原则**

（1）先急后缓：处理或执行多项医嘱时，应先判断医嘱的轻重缓急，及时合理地安排执行顺序。

（2）先临时后长期：需要即刻执行的医嘱应立即安排执行，然后再执行长期医嘱。

（3）先执行再签名：医嘱执行者应在医嘱单上签全名。

**2. 医嘱处理方法**

（1）长期医嘱：医生将医嘱写在长期医嘱单上，注明日期和时间并签全名。护士将长期医嘱栏内的医嘱分别转抄至各种执行单上（如服药单、注射卡、治疗单、饮食单等），注明执行时间并签全名。定期执行的长期医嘱应在执行单上注明具体的执行时间，如在医嘱单上的医嘱为“bid”，则在相应的执行单上标明“8am、4pm”。

（2）临时医嘱：医生将医嘱写在临时医嘱单上，注明日期和时间并签全名。护士应先将临时医嘱转抄至各种临时治疗单上，并在护士签名栏签全名。会诊、手术、检验等各种申请单应及时转送到有关科室。

（3）备用医嘱：①长期备用医嘱应由医生写在长期医嘱单上，按长期医嘱处理。每次执行后，在临时医嘱单上记录执行时间并签全名，供下一班次参考。每次执行前须先了解上一班次的执行时间。②临时备用医嘱应由医生写在临时医嘱单上，待患者需要时执行，执行后按临时医嘱处理。过时未执行，护士应用红笔在该项医嘱栏内写“未用”两字。

（4）停止医嘱：护士在执行单或各种卡片上注销相应项目，注明停止的日期与时间，签全名；然后在医嘱单原医嘱内容的停止日期和时间栏内注明停止的日期与时间，并在护士签名栏内签全名。

（5）重整医嘱：长期医嘱单超过 3 页，或医嘱调整项目较多时要重整医嘱。重整医嘱时，在最后一行医嘱下面用红笔划一横线，在红线下面用红笔写上“重整医嘱”，再将需要继续执行的长期医嘱按原日期排列顺序，抄录在红线以下的医嘱单上，抄录完毕，两人核对无误后，抄写、核对者在相应栏内签名。

转科、手术或分娩后的医嘱也需重新整理，即在原医嘱最后一行下面用红笔画一横线，以示前面医嘱一律作废，在红线下面用红笔写上“转科医嘱”、“手术医嘱”、“分娩医嘱”，然后重写医嘱，核对后签名。

**3. 医嘱处理的注意事项**

（1）医嘱需经医生签名后才视为有效，一般情况下不执行口头医嘱，在抢救或手术过程中医生提出口头医嘱时，护士必须向医生复诵一遍，双方确认无误后方可执行，事后需由医生即刻据实补写医嘱。

（2）抄写及处理医嘱时，注意力要集中，做到认真、细致、准确、及时。要求字迹清楚，护士不得随意涂改。

（3）严格执行查对制度，发现疑问，须核对清楚后方可执行。医嘱须每班、每日核对，每周总查对，查对后签全名。

（4）凡需下一班执行的临时医嘱要及时交班，并在护士交班记录上注明。

（5）凡已写在医嘱单上而又不需执行的医嘱，由医生在该项医嘱栏内用红笔写“取消”，并在医嘱后用蓝笔签全名。

## 三、护理记录单

护理记录是患者住院期间，护士对患者实施整体护理全过程的真实记录。护理记录单分为一般护理记录单和特别护理记录单。

### (一) 一般患者护理记录单

**1. 记录内容** 包括患者的姓名、科别、住院号、床号、页码、记录日期和时间、病情观察情况、护理措施和效果、护士签名等。

**2. 书写要求**

(1)一般患者入院、转入、转出、分娩当日应有记录。

(2)择期手术前一日、急诊手术当日应有记录。

(3)二级、三级护理的患者每周定时记录。

(4)病情变化、采取的护理措施和护理效果应随时记录。

### (二) 特别护理记录单

凡危重、大手术后或特殊治疗需严密观察病情的患者，应做好特别护理记录，以及时了解病情变化，观察治疗或抢救后的效果(附表5-4)。

**1. 记录内容** 记录主要内容为患者的生命体征、出入液量、用药、病情动态、给予的各种检查、治疗和护理措施及抢救后效果等。

(1)意识：根据患者实际意识状态选择填写清醒、嗜睡、意识模糊、昏睡、浅昏迷、深昏迷、谵妄状态。

(2)体温：单位为℃，直接在"体温"栏内填入测得数值。

(3)脉搏：单位为次/分钟，直接在"脉搏"栏内填入测得数值。

(4)呼吸：单位为次/分钟，直接在"呼吸"栏内填入测得数值。

(5)血压：单位为毫米汞柱(mmHg)，直接在"血压"栏内填入测得数值。

(6)血氧饱和度：根据实际情况填写数值，以百分数表示。

(7)吸氧：单位为升/分(L/min)，可根据实际情况在相应栏内填入数值，并记录吸氧方式，如鼻导管、面罩等。

(8)出入量：①入量，单位为毫升(ml)，入量项目包括：使用静脉输注的各种药物、口服的各种食物和饮料以及经鼻胃管、肠管输注的营养液等；②出量，单位为毫升(ml)，出量项目包括：尿、便、呕吐物、引流物等，需要时写明颜色、性状。

(9)皮肤情况：根据患者皮肤出现的异常情况选择填写，如压疮、出血点、破损、水肿等。

(10)管路护理：根据患者置管情况填写，如静脉置管、导尿管、引流管等。

(11)病情观察及措施：简要记录护士观察患者病情的情况，以及根据医嘱或者患者病情变化采取的措施。

**2. 书写要求**

(1)眉栏各项用蓝笔填写。

(2)具体内容白班用蓝笔记录，夜班用红笔记录，每次记录后应签全名。

(3)首次书写特别护理记录单者，应有疾病诊断、目前病情，手术患者应记录麻醉种类、手术名称、术中概况、术后病情、切口情况、引流等内容。

(4)各班交班前，应将患者的病情及出入液量简要小结，并签全名。24小时出入液量应于次晨总结，并用蓝笔填写在体温单相应栏内。

(5)停止特别护理记录应有病情说明，患者出院或死亡后，护理记录单应归入档案保存。

## 四、病室报告

病室报告(ward report)是由值班护士针对值班期间病室情况及患者病情动态变化等书写的书面交班报告。内容包括护士值班期间病室情况及患者病情动态、治疗和护理情况等(附表 5-5)。

### (一) 书写要求

1. 应在全面了解患者病情的基础上，于各班下班前书写。

2. 书写内容要全面、准确、重点突出、简明扼要，有连续性，以利于系统观察病情。书写字迹清楚，不得随意涂改。

3. 白班用蓝笔，夜班用红笔，并签全名。

4. 对新入院、转入、手术、分娩及危重患者，在诊断栏目下用红笔分别注明"新"、"转入"、"手术"、"分娩"，危重患者应作特殊红色标记"※"，或用红笔注明"危"以示醒目。

5. 注明页数并签全名。

### (二) 书写顺序

1. 用蓝笔填写眉栏各项，如病室、日期、时间、患者总数和入院、出院、转出、转入、手术、分娩、病危及死亡患者数等。

2. 先书写离开病室的患者，即出院、转出、死亡者，再书写进入病室的新患者，即新入院或转入的患者，最后书写病室内重点护理患者，即手术、分娩、危重及病情有异常变化的患者。

### (三) 书写内容(交班内容)

**1. 出院、转出、死亡患者** 出院患者说明离去时间，转出患者注明转往何院、何科，死亡患者注明抢救过程及死亡时间。

**2. 新入院或转入的患者** 记录入科时间和状态，患者主诉和主要症状、体征，给予的治疗、护理措施和效果，需要重点观察项目及注意事项等。

**3. 危重患者** 记录患者的生命体征、瞳孔、神志、病情动态、特殊的抢救治疗、护理措施和效果以及注意事项等，对危重患者的病情变化要详细记录。

**4. 手术后患者** 记录实施麻醉种类、手术名称、手术经过、清醒时间、回病室的情况，如生命体征，切口敷料有无渗血，是否已排气、排尿，各种引流管是否通畅，输液、输血和镇痛药的应用，需要重点观察的项目及注意事项等。

**5. 准备行手术、检查和特殊治疗的患者** 记录将要进行的治疗或检查项目，术前用药和准备情况及应注意事项等。

**6. 产妇** 产前应记录胎次、胎心、宫缩及破水情况；产后应记录产式、产程、分娩时间、婴儿情况、出血量、会阴切口、有无排尿和恶露情况等。

**7. 老年、小儿和生活不能自理的患者** 记录生活护理情况，如口腔护理、压疮护理及饮食护理等。

**8. 病情突然变化的患者** 应详细记录病情变化情况，采取的治疗和护理措施，需要连续观察和处理的事项。

## 五、护理病历

护理病历是护士运用护理程序为服务对象解决健康问题过程的记录，明确地显示了护理工作的内涵，具有法律效力，其组成包括患者入院护理评估单、护理计划单、护理记录单、患者出院护理评估单等。

### （一）入院评估单

入院护理评估单是护理病历的首页，是患者入院后首次进行初步的护理评估记录。主要内容为患者的一般情况、简要病史、护理体检、生活状况及自理程度、心理、社会方面状态等。使用时在留有空白处填写、在符合的项目上打"√"即可（附表 5-6）。

### （二）护理计划单

根据患者入院护理评估的资料，按先后顺序将患者的护理诊断列于计划单上，并设定各自的预期目标，制订相应的护理措施，及时评价（附表 5-7）。

### （三）护理记录单

护理记录单是护理人员应用护理程序的具体方法，是解决患者健康问题的记录。护理记录单记载着患者的护理诊断、护理人员针对健康问题实施的护理措施和执行措施后患者是否达到预期目标。如果患者的健康问题没有解决，需要及时分析原因，以便及时调整修改措施。书写时采用 PIO 护理记录格式。

### （四）出院评估单

**1. 出院小结** 是患者在住院期间，护理人员按护理程序对患者进行护理活动的概括记录。包括护理措施是否落实、患者的健康问题是否解决、预期目标是否达到、护理效果是否满意等。

**2. 出院指导** 出院前要针对患者现状，提出出院后在饮食、服药、休息、功能锻炼和定期复查等方面的注意事项，必要时可为患者或家属提供有关的书面材料，护理人员要帮助不同患者在各自原有的基础上，获得更高水平的身心健康。

【要点提示】

1. 各种医疗护理文件具有十分重要的作用，学习本章后，其记录的原则和保管要求应当知晓。

2. 体温单放在住院患者病案的首页，包含有大量信息，体温单的绘制是本章护理技能操作的重点，要求结合临床案例进行绘制练习，在练习中掌握要点，能够真实、准确、客观地填写、绘制。

3. 在本章的学习中，应该重点掌握医嘱处理的原则，能够根据具体医嘱做出相应的处理，包括临时医嘱和长期医嘱。

4. 通过本章的学习，熟悉护理记录单、病室报告、护理病历的记录方法。

5. 学习本章时应重点培养严谨、客观的态度以及慎独的精神，以更好地进行医疗与护理文件的记录。

## 思考题

1. 护理文件记录有何意义？在书写和保管上有哪些要求？

2. 患者吴江，于 2010 年 6 月 9 日上午 9 时 45 分因病入院，住在外科 2 病室 6 床，住院号为656358，入院时体温：腋温36.5℃，脉搏：85次/分钟，呼吸19次/分钟，体重：56kg，血压：110/70mmHg，患者有青霉素过敏史。患者生命体征平稳，入院第二天由于病情需要，医嘱予以灌肠，灌肠前后，患者均自主排便1次。请将以上相关内容按规范要求分别填写(绘制)在体温单上。

3. 简述医嘱的分类和它们之间的区别，如何处理各种医嘱，医嘱处理原则是什么？

4. 神经内科病房新入院一名昏迷的患者，主班护士小李下班前需要书写病室交班报告，对于这名新患者，重点应交接哪些内容？

(朱延玲)

# 第二篇

# 日常生活护理技术

# 第六章　患者的清洁护理

学习目标

1. 说出口腔护理的适应证、目的和注意事项。
2. 掌握常用漱口溶液的种类及其作用。
3. 识记压疮发生的原因及易发部位。
4. 掌握压疮的预防措施。
5. 阐述压疮各期的临床表现及其护理要点。
6. 叙述晨晚间护理的目的及内容。
7. 熟练掌握口腔护理、卧有患者床更换床单的操作技术。
8. 掌握床上洗发法、床上擦浴以及背部按摩的基本操作技术。

案例

闫先生，男，75 岁，退休工人，脑梗死门诊治疗 10 天，因突然呕吐，经 CT 检查为脑梗死合并脑出血收入住院。查体：神志不清，处于浅昏迷状态。T 38.2℃，BP 180/110mmHg，P 102 次/分钟，R 24 次/分钟；左侧面部及肢体偏瘫，大小便失禁，左侧肺部感染。医嘱：一级护理，平卧，限制头部抬高，低流量持续吸氧，静脉输入脱水、降压、营养脑细胞、抗生素等药物。

问题：

1. 该患者处于昏迷状态，且体温过高，可能会出现哪些口腔方面的问题？针对这些问题，作为护士如何进行护理？

2. 在住院期间，患者不能自行清洗头发，作为护士可选用哪些方法为患者洗发，洗发过程中应注意什么？

3. 在患者长期卧床的情况下，为防止局部皮肤损伤，护士应采取哪些护理措施？

## 第一节　口腔护理

口腔为消化道的起始端，具有摄食、咀嚼、消化、吞咽、代替鼻腔保持呼吸、协助语言及发音等功能。良好的口腔卫生对个体维护自尊、保持正常沟通、预防疾病及促进疾病的康复有着重要的作用。

当人的身体处于健康状态时，机体抵抗力强，同时通过饮水、进食、刷牙及漱口等活动，对病原微生物起到一定的清除作用，一般不会引起口腔疾病。但当人患病时，由于机体抵抗力降低，饮水、进食减少，口腔内的温度、湿度、食物残渣适宜微生物生长，为病原微生物在口腔内迅速繁殖创造了条件，容易引起口臭、口腔局部炎症、口腔溃疡等并发症，同时导致食欲下降、消化功能减退。其次，口臭或龋齿等还会影响患者自我形象，产生社交心理障碍等。

因此，护士应积极主动的为患者提供必要的口腔防病和治病知识，为生活不能自理及部分自理的患者提供适当的口腔护理（mouth care），维护口腔的健康，使患者建立或恢复口腔的正常生态平衡。

## 一、评　　估

口腔评估的目的是通过观察，及时发现患者口腔各种现存的或潜在的健康问题，为预防和治疗口腔疾病提供重要依据。

**（一）自理能力评估**

评估患者的自理能力，根据患者的具体病情提供相应的护理措施。对于生活能够自理的患者，由护士提供必要的口腔清洁与保养的健康指导；对于生活部分自理及完全不能自理的患者，则由护士协助完成口腔清洁护理。

**（二）口腔状况评估**

在患者住院期间，护士应随时观察口腔内的各种状况，针对患者口腔的具体情况，提供相应的口腔清洁护理。口腔状况评估内容（表 6-1）。

**表 6-1　口腔状况评估表**

| 评估部位 | 评估结果 | | |
|---|---|---|---|
| | 好 | 较好 | 差 |
| 黏膜 | 湿润、完整 | 干燥、完整 | 干燥、黏膜破损或有溃疡 |
| 牙龈 | 无出血、萎缩 | 轻微萎缩、出血 | 萎缩，容易出血、肿胀 |
| 唾液 | 中量、透明 | 少量或多量 | 半透明或黏稠 |
| 腭部 | 湿润、无或有少量碎屑 | 干燥，有少量或中量碎屑 | 干燥，有大量碎屑，有破溃 |
| 舌 | 湿润、少量舌苔 | 干燥，有中量舌苔 | 舌面干燥，有溃疡或炎症，有大量舌苔，或覆盖黄色舌苔 |
| 气味 | 无味或有味 | 有难闻的气味 | 有刺鼻的气味 |
| 牙/义齿 | 齐全、无龋齿、或有脱落，佩戴义齿合适 | 脱落较多、中量牙垢、无龋齿或齿间引流、义齿不合适 | 大部分或全部脱落；有许多空洞，有裂隙，义齿不合适，齿间流脓液 |
| 口唇 | 滑润、质软、无裂口 | 粗糙干燥有少量痂皮，有裂口，有出血倾向 | 干燥，有裂口，有大量痂皮，有分泌物，易出血 |
| 损伤/手术 | 无 | 小面积损伤/小手术 | 大面积损伤/大手术 |
| pH | 正常值（6.6～7.1） | 偏酸性或偏碱性 | 偏酸性或偏碱性 |

### (三) 卫生知识评估

通过与患者交谈，了解患者对口腔卫生状况的认识与态度，以提供相应的健康指导与护理。

1. 患者每日餐后是否有刷牙、漱口的习惯，对于义齿的清洁是否正确。

2. 患者对牙具的使用和保养是否恰当。

3. 患者对预防口腔疾病知识了解的程度。

## 二、口腔的清洁护理

### (一) 口腔的清洁与保健

**1. 漱口** 漱口是一种简便易行的洁齿保健方法。餐后漱口可以将附着在牙齿表面尚未被细菌发酵的食物残渣清除掉，减少口腔疾病发生的机会。同时漱口可防止口臭，使口腔清洁舒适。因此，为促进口腔的正常功能，提倡餐后、临睡前漱口，特别是吃甜食后应及时漱口。一般情况下可用清水漱口，也可以依据个体习惯选择漱口液；对于化疗、放疗、使用免疫抑制剂的患者可选用药液漱口清洁口腔。

**2. 刷牙法** 刷牙是保持口腔清洁的主要方法。它能消除口腔内污物、食物和部分牙面菌斑，而且有按摩牙龈作用，从而减少口腔中致病因素，增强组织的抗病能力。为养成良好的清洁口腔的习惯，应三餐后刷牙，餐后 3 分钟内漱口，每次刷牙不少于 3 分钟。

**3. 牙线剔牙法** 使用牙线剔牙对牙齿、牙龈损伤较小，并且能达到较好的清理效果。牙线器可直接将牙线嵌入牙齿之间，用力弹出即可。如没有牙线，可用尼龙线、丝线、涤纶线作牙线材料，将牙线缠绕在两手中指第一关节处，示指和拇指持牙线以拉锯式将牙线嵌入两齿之间，然后用力弹出，每个牙缝反复数次，直至清洁为止(图 6-1)。每次餐后宜用牙线剔牙，不宜用牙签剔牙，防止损伤牙龈。

**4. 义齿的清洁与护理** 义齿具有增进口腔咀嚼功能，保持良好口腔外观的作用。一般主张日间佩戴活动义齿，晚间临睡前取下，使牙床得到保养(图 6-2)。义齿在进食过程中会积聚一些食物、碎屑等，餐后应按正确刷牙方法进行刷洗。每次取下义齿后，可用温水漱口；将义齿用质软的尼龙牙刷或纱布进行清洁，并放于冷开水中保存，每日换水一次。义齿不可浸入热水或乙醇等消毒液中，以免变色、变形和老化。

### (二) 特殊口腔护理

对于生活完全不能自理的患者，如禁食、高热、昏迷、危重、鼻饲、术后及口腔有疾患等，应根据口腔的状况，进行特殊口腔护理，一般每日 2～3 次，如病情需要，可增加护理次数。口腔护理前需评估患者口腔有无手术、插管、溃疡、感染、出血及生活自理能力等情况。

【目的】

1. 清除口腔内残留物质，保持口腔清洁，预防口腔感染等并发症的发生。

2. 湿润口腔，防止口腔黏膜干燥及口唇干裂，维持口腔的正常功能。

3. 清除口腔异味，增进患者的食欲。

4. 观察口腔黏膜、舌苔、牙龈等处的变化及特殊的口腔气味，提供病情变化的信息，协助临床诊断。如肝功能不全的患者，口腔有氨臭味，提示肝性脑病的先兆；糖尿病酮症酸中毒患者，口腔有烂苹果味等。

【告知】

1. 告知患者及家属刷牙、漱口可保持口腔清洁，舒适，预防口腔疾病的发生。

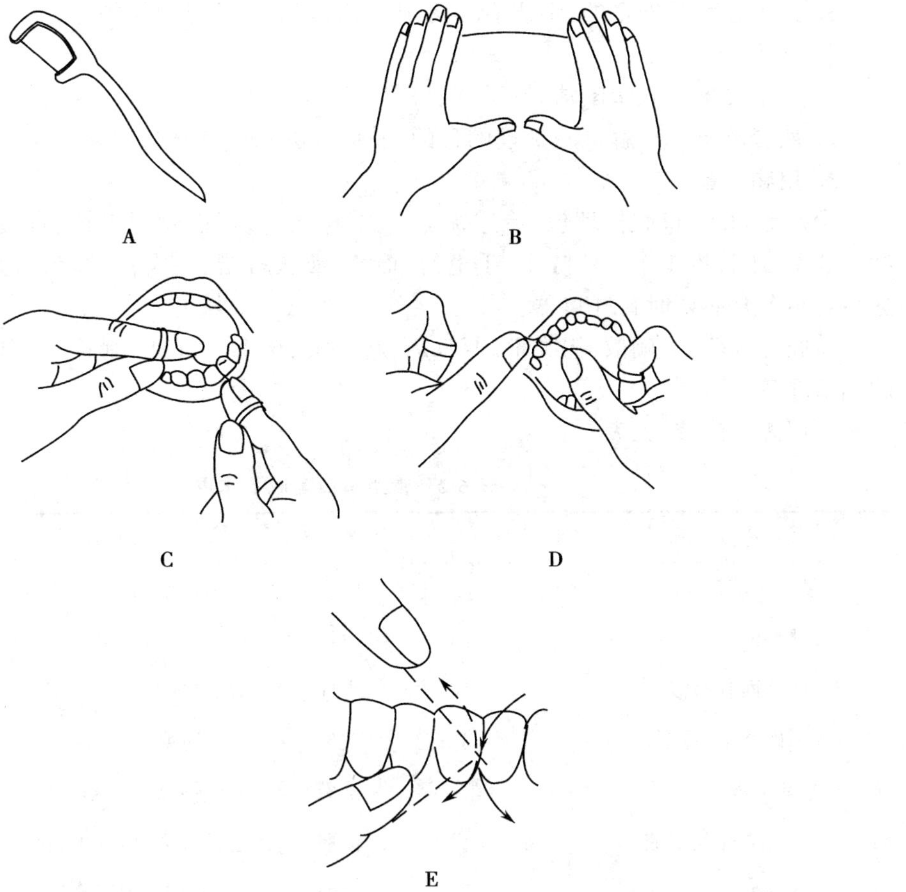


**图 6-1　牙线剔牙法**

A 牙线器　B. 手持牙线法　C. 牙线嵌入牙缝法　D. 牙线弹出法　E. 牙线剔牙法

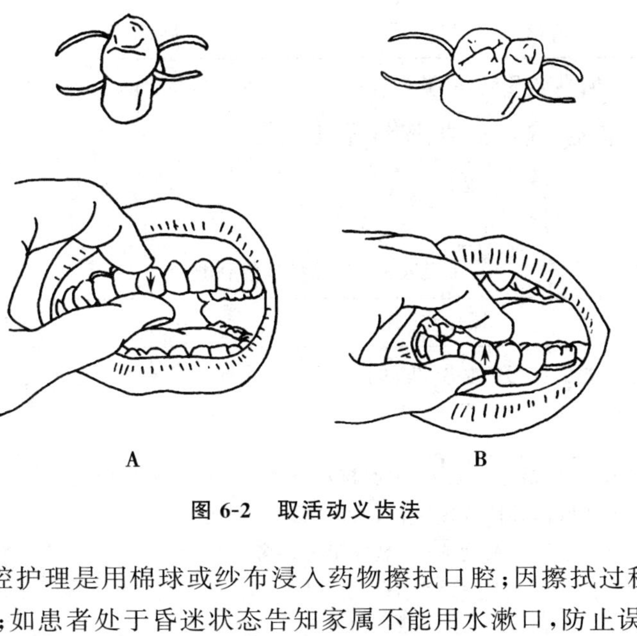


**图 6-2　取活动义齿法**

2. 告知患者口腔护理是用棉球或纱布浸入药物擦拭口腔；因擦拭过程中器械进入口腔内，可能会有些不适；如患者处于昏迷状态告知家属不能用水漱口，防止误吸。

3. 护理过程是安全的，请患者尽力配合，如有不适及时通知护士。

【准备】

**1. 护士准备** 衣帽整洁，洗手、戴口罩。

**2. 患者准备** 了解口腔护理的目的，操作方法，愿意合作。

**3. 用物准备**

治疗盘内备：口腔护理包（治疗碗1个、棉球数个、弯血管钳1把、直镊1把、弯盘1个、纱布2块、压舌板1个）、治疗巾、手电筒、棉签、液状石蜡、一次性手套、温开水及吸水管（昏迷患者不备）、必要时备开口器。

口腔外用药：冰硼散、锡类散、西瓜霜、新霉素、金霉素甘油、制霉菌素甘油等，根据患者的病情准备。

常用漱口溶液：见表6-2。

**表6-2 常用漱口溶液及作用**

| 药液名称 | 口腔pH | 作用 |
|---|---|---|
| 0.9%氯化钠溶液 | 中性 | 清洁口腔，预防感染 |
| 复方硼砂溶液（朵贝尔氏液） | 中性 | 轻微抑菌，除臭 |
| 0.02%呋喃西林溶液 | 中性 | 清洁口腔，广谱抗菌 |
| 2%～3%硼酸溶液 | 偏碱 | 酸性防腐剂，抑菌 |
| 0.1%醋酸溶液 | 偏碱 | 用于铜绿假单胞菌感染 |
| 1%～3%过氧化氢溶液 | 偏酸 | 遇有机物时，放出新生氧，抗菌除臭 |
| 1%～4%碳酸氢钠溶液 | 偏酸 | 碱性药剂，用于真菌感染 |
| 0.08%甲硝唑溶液 | 偏酸 | 用于厌氧菌感染 |
| 0.01%氯己定（洗必泰） | 偏酸 | 清洁口腔，广谱抗菌 |
| 中药漱口液（金银花、一枝黄花、野菊花） | | 清热、解毒、消肿、止血、抗菌 |

备注：复方硼砂溶液配方（硼砂、碳酸氢钠各1.5g，液化酚0.3ml，甘油3.5ml，蒸馏水加至100ml）

**4. 环境准备** 病室安静、整洁、光线充足。

【操作规程】

见表6-3。

**表6-3 口腔护理操作规程**

| 操作流程 | 操作步骤 | 要点说明 |
|---|---|---|
| 核对解释 | • 核对患者的床号、姓名，告知操作的目的，评估口腔状况 | • 取得患者配合，嘱患者做好准备 |
| 安置卧位 | • 备齐用物，携至患者床旁，再次核对患者<br>• 协助患者取仰卧位或侧卧位，头偏向护士一侧<br>• 治疗巾围于颌下及胸前，弯盘放于口角旁 | • 体位摆放便于操作 |

续表

| 操作流程 | 操作步骤 | 要点说明 |
|---|---|---|
| 湿润口唇 | • 用棉签蘸温开水或夹取一个漱口液棉球擦拭口唇、口角 | • 湿润口唇，防止张口时引起口唇破裂出血 |
| 观察口腔 | • 嘱患者张口，用压舌板撑开颊部（昏迷、牙关紧闭者，用张口器张口），用手电筒观察口腔情况 | • 检查口腔黏膜有无出血、溃疡和特殊的口腔气味 |
| 摘取义齿 | • 对有活动义齿者，护士戴手套协助取下<br>• 取下的义齿放至容器内，用冷开水冲洗刷净，待口腔护理后戴上或浸入清水中 | • 一般按照先上、后下的顺序摘取<br>• 义齿应浸于冷开水中保存 |
| 协助漱口 | • 协助患者用吸水管吸温开水漱口 | • 昏迷患者禁忌漱口 |
| 擦洗口腔 | • 牙外侧面：嘱患者咬合上、下齿，取压舌板轻轻撑开左侧颊部，用弯血管钳夹取含漱口液的棉球纵向擦洗牙齿的外侧面，由磨牙擦至门齿；以同法擦洗右侧<br>• 牙内侧面及颊部：嘱患者张口，依次擦洗牙齿的左上内侧面、左上咬合面、左下内侧面、左下咬合面，然后弧形擦洗左侧颊部；同法擦洗右侧<br>• 硬腭部：从软腭与硬腭交界部开始，由内向外擦洗硬腭部<br>• 舌及舌下：由舌根部向舌尖呈"Z 字形"擦洗舌面，嘱患者将舌尖抬起，擦洗舌下（图 6-3） | • 棉球湿度以不滴水为宜<br>• 每个棉球擦洗一次，视口腔状况增加棉球数量<br>• 对于面部瘫痪的患者，应将颊龈沟处食物残渣彻底清理<br>• 勿触及咽部，以免恶心<br>• 重点擦拭舌下腺，舌的两侧边缘 |
| 漱口涂药 | • 意识清醒者，再次漱口，用纱布擦去口角处水渍，清点棉球<br>• 检查口腔是否擦洗干净，根据不同情况进行处理 | • 如有溃疡、真菌感染，酌情涂药于患处<br>• 口唇干裂者涂液状石蜡 |
| 整理记录 | • 协助患者取舒适体位，询问并满足患者需要，整理床单位<br>• 清理用物，洗手，记录 | |

【注意事项】

1. 擦洗时动作轻柔，特别是对凝血功能障碍的患者，以防止损伤口腔黏膜及牙龈。

2. 昏迷患者吞咽反射迟钝或消失，口腔护理时应禁忌漱口，棉球不宜过湿，以免溶液吸入呼吸道，发生误吸；对不能自行张口的患者需用张口器时，应从臼齿处放入，牙关紧闭者不可用暴力助其张口；操作前后应清点棉球数量，擦拭时，用血管钳夹紧棉球，每次夹取一个棉球，防止棉球遗留在口腔内。必要时可用纱布蘸漱口水擦拭。

3. 有活动义齿的患者，操作前应取下，用冷开水冲洗刷净，待操作完毕后为患者戴上或浸入冷开水中备用；昏迷患者的义齿浸于冷开水中保存，不可放于热水或乙醇等溶液中，以防止脱色、变形、老化而影响患者使用。

4. 长期使用抗生素的患者，应注意观察其口腔内有无真菌感染。

5. 操作过程中清洁物与污染物应分开放置，传染病患者使用过的物品应按照隔离消毒

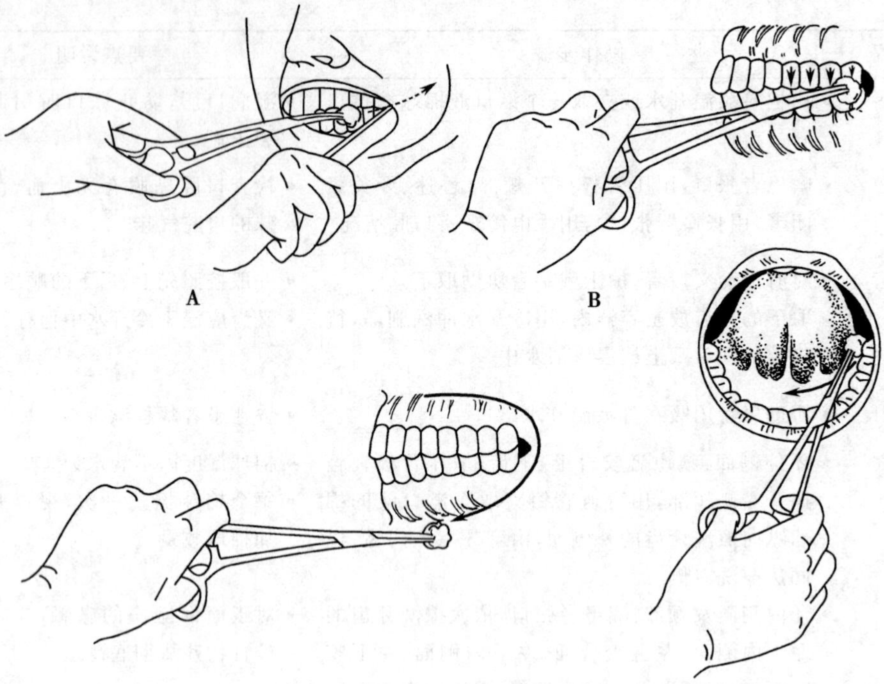


图 6-3 口腔擦洗法

A. 撑开颊部，放血管钳法 B. 牙外侧面擦拭法 C. 颊沟擦拭法 D. 舌下擦拭法

原则处理。

**知识链接**

**复发性口腔溃疡的治疗**

1. 外用

(1)鸡蛋数个，先把鸡蛋煮熟，去白留黄，置小锅内，煎熬并用筷子搅拌，蛋黄的颜色由黄而焦，由焦而黑，最后油出而浮在焦渣上，滤取而成，涂于患处。

(2)蜂蜜 30g，硼砂末 3g，拌匀涂患处，每日 3 次，连用 3～5 天。

(3)鸡蛋 1 个，冰片 0.3g，用时先漱口，用纱布擦净溃疡面上的唾液，将冰片混入鸡蛋清中搅匀，涂在患处，每日 4 次。

2. 六神丸 取六神丸 1 支(30 粒)碾碎成粉，加 2ml 凉开水浸透成稀糊液备用。用前先清洁患者口腔，然后用细长棉签蘸上六神丸液涂于溃疡面，以餐前 10～15 分钟用药为佳，每天 3 次，睡前加用 1 次。一般用药 5 分钟即可起到止痛效果。

来源：39 健康网-口腔疾病

## 第二节 头发护理

头发护理(hair care)是维持患者舒适的重要护理操作之一。清洁、外观秀美的头发与健康、自尊及自信密切相关。在湿热的环境下，头发容易出汗、油腻；患病或心情不佳时，头发的生长速度及发质都会改变。因此，人们应经常梳理头发和按摩头皮，促进头皮血液循环，增进上皮细胞营养，促进头发生长，防止细菌感染或滋生寄生虫。

## 一、评　　估

### （一）自理能力评估

进行头发护理时，应首先评估患者的自理能力，根据患者的具体病情提供相应的护理措施。对于能够自理的患者，护士可提供头发清洁与保养的健康指导；部分自理和完全不能自理的患者，可由护士协助对其进行头发清洁护理。

### （二）头发状况评估

评估头发的分布、长度、清洁状况、有无光泽；头发的脆性与韧性、干湿度、尾端有无分叉；头皮有无瘙痒、破损、病变或皮疹等。头发的生长和脱落常与机体营养状况、内分泌状况、遗传因素、压力、某些药物的使用等因素有关。

### （三）卫生知识评估

评估患者及家属对头发清洁护理重要性和相关知识的了解程度，洗发的习惯，如洗发的频率、时间、水温、护发用品、梳发用具及头发护理用品的选择等。

## 二、头发的清洁护理

### （一）头发清洁

住院患者因生活自理能力下降，导致其对头发清洁及维持自身良好外观的能力降低。大多数患者可自行梳理头发，但部分患者因疾病的影响，自理能力下降，如长期卧床、关节活动受限、肌肉张力降低或共济失调等，则会影响头发的清洁，需护士协助其完成头发的清洁与梳理。护士在帮助患者进行头发护理时，应询问患者的头发清洁习惯，尽量满足其需要。

**1. 头发卫生习惯**　指导患者及家属了解头发卫生的相关知识及重要性，掌握保养头发的方法，养成良好的卫生习惯。鼓励患者每日梳发2～3次，根据病情每周可洗发1～2次。

**2. 洗发护发用品选择**　头发污垢一方面是灰尘与造型剂的残留物，另一方面是头皮所分泌的油脂及汗液。因此，应选择洗净力适中、具有细致泡沫及刺激性小的洗发液。若使用洗净力过强的洗发液，会使毛发必需的脂肪成分过分脱落，造成头发干燥且容易生成头皮屑。护发素中的正电荷可以中和发丝中的负电荷，从而减少发丝间的静电和摩擦力，使头发易于梳理；此外，护发素还可以滋润头发，修补断裂的头发，对头发的呵护有重要的作用。

### （二）床上梳发（bed combing）

适用于生活不能自理或肢体有损伤的患者，以保持其头发的整洁、美观。应根据患者的病情、意识状态、生活自理能力及个人卫生习惯，选择梳发的时间。

【目的】

1. 除去污垢和头皮屑，使患者清洁、舒适、美观。
2. 防止头发断裂和脱落，解除头发缠结。
3. 促进头皮血液循环及代谢。
4. 预防感染，防止虱、虮寄生。

【告知】

1. 梳发可防止头发缠结，同时可按摩头皮，促进头皮的血液循环，使患者舒适。

2. 告知患者头发保养方法及梳发的正确手法。

3. 征求患者配合梳发宜采取的体位。

4. 操作中动作轻柔,如有不适及时告知护士。

【准备】

**1. 护士准备** 衣帽整洁,洗手,戴口罩。

**2. 患者准备** 了解梳发的目的,愿意合作。

**3. 用物准备** 梳子、治疗巾、纸袋。必要时备发夹、橡皮圈、30%乙醇。

**4. 环境准备** 病室安静、整洁、明亮。

【操作规程】

见表 6-4。

**表 6-4 床上梳发操作规程**

| 操作流程 | 操作步骤 | 要点说明 |
|---|---|---|
| 核对解释 | • 核对患者的床号、姓名,告知操作的目的;评估头发状况 | • 取得患者配合,嘱患者做好准备 |
| 安置卧位 | • 备齐用物,携至患者床旁,协助患者取坐位或仰卧位,取仰卧位时患者头偏向护士一侧 | • 体位摆放便于操作 |
| | • 卧床患者,铺治疗巾于枕头上,能坐起的患者,铺治疗巾于肩上 | • 保护床单、枕头不被污染 |
| ▲短发 | | |
| 梳理头发 | • 将头发从中间梳向两边。一手握住一股头发,一手持梳,从上至下,由发根梳至发梢(图 6-4) | • 使用钝齿梳子,防止头皮损伤 |
| ▲ 长发或头发缠结 | • 将头发缠绕示指上,由发梢开始,逐渐梳至发根,分段梳理;或用 30%乙醇湿润打结处,再小心梳顺。同法梳另一侧 | • 梳发过程中按摩头皮,以促进头部血液循环 |
| | • 根据患者需要将长发编辫或扎成束,发型尽可能符合患者的喜好 | • 扎发辫不能过紧,防止牵拉头皮引起疼痛 |
| | • 将脱落的头发放于纸袋内,撤下治疗巾 | • 有头虱的患者脱落的头发应焚烧 |
| 整理记录 | • 协助患者取舒适体位,询问并满足患者需要,整理床单位 | • 密切观察病情,发现异常及时处理 |
| | • 清理用物,洗手,记录 | |

【注意事项】

1. 操作中不可强行梳理头发,避免过度牵拉造成患者疼痛。

2. 操作过程中,多与患者沟通,了解其需求,密切观察病情变化,发现异常及时处理。

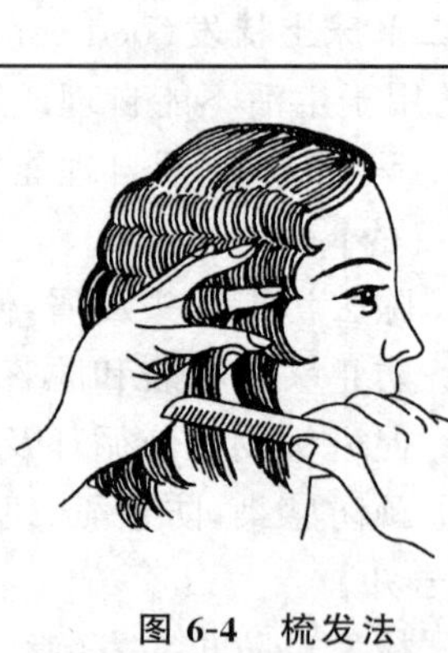

图 6-4 梳发法

**(三) 床上洗发**(bed shampoo)

适用于长期卧床、骨牵引等生活不能自理的患者,以保持其头发的清洁。根据患者的病情、意识、生活自理能力及个人卫生习惯、头发清洁度，选择进行床上洗发时间。在病情允许的情况下，一般每周洗发一次。常用床上洗发的方式有马蹄形垫法、扣杯法、洗头车法。

【目的】

1. 除去污垢和头皮屑，使患者清洁、舒适、美观。

2. 促进头皮血液循环及代谢。

3. 预防感染，防止虱、虮寄生。

【告知】

1. 床上洗发是保持卧床患者头发清洁的方法。

2. 告知患者及家属床上洗发是安全的，但配合操作需要采取特殊体位，希望患者及家属理解，并配合操作。

3. 操作过程中尽量动作轻柔、快捷，如有不适及时告知护士。

【准备】

**1. 护士准备** 衣帽整洁，洗手，戴口罩。

**2. 患者准备** 了解洗发的目的，愿意合作。

**3. 用物准备**

治疗车上备：橡胶中单两条、浴巾、毛巾、冲洗壶或量杯、水壶（内盛 40～45℃热水）、污水桶，必要时备电吹风、屏风、便器及便器巾。

治疗盘内置：眼罩或纱布、别针、干棉球 2 个（以不吸水棉球为宜）、纸袋、洗发液或肥皂、梳子、镜子、护肤霜。

根据洗发方式不同另备：

(1)马蹄形垫法：马蹄形垫（图 6-5）或自制橡胶马蹄形卷（图 6-6）。

(2)扣杯法：面盆、搪瓷杯、毛巾 2 条、塑料袋、橡胶管。

(3)洗头车法：洗头车。

**4. 环境准备** 根据季节关窗，调节室温至 22～26℃为宜，必要时用屏风或挂帘遮挡。

【操作规程】

见表 6-5。

**表 6-5 床上洗发操作规程**

| 操作流程 | 操作步骤 | 要点说明 |
|---|---|---|
| ▲ 马蹄形垫洗发 | | |
| 核对解释 | • 核对患者的床号、姓名，告知操作的目的，评估头发状况 | • 取得患者配合 |
| 调节室温 | • 冬季关门、窗，调节室温在 22～26℃<br>• 必要时使用屏风遮挡 | • 防止患者受凉 |
| 安置体位 | • 备齐用物，携至患者床旁，移开床旁桌椅<br>• 铺橡胶中单及大浴巾于枕上，解开患者衣领向内折，用毛巾围在颈部，用别针固定<br>• 协助患者斜角仰卧，移枕于肩下，患者屈膝，可垫枕于两膝下 | • 铺浴巾保护床单、枕不被污染<br><br>• 保证患者的体位舒适安全 |

续表

| 操作流程 | 操作步骤 | 要点说明 |
| --- | --- | --- |
| 放置垫内 | • 置马蹄形垫于患者后颈部,头部卧于马蹄形垫中,开口接于污水桶(图 6-7) | • 也可用浴巾自制马蹄形卷 |
| 保护眼耳 | • 用棉球塞两耳,纱布遮盖双眼或嘱患者闭上眼睛 | • 防止水流入耳及眼内 |
| 洗净头发 | • 将水壶内的热水倒入量杯内,先用少许热水于患者头部试温,询问患者感觉 | • 先试水温,防止患者烫伤 |
| | • 用温水充分湿润头发,再将洗发液均匀涂遍头发,用指腹反复揉搓头皮和头发,方向由发际向头顶部至枕后 | • 揉搓力量适中,不能用指甲抓头皮 |
| | • 梳去脱落的头发置于纸袋中,用温水冲净头发 | |
| 擦干梳发 | • 洗发毕,解下颈部毛巾包住头发,一手托住头部,一手撤去马蹄形垫 | • 及时擦干头发,防止患者受凉 |
| | • 协助患者仰卧于床正中,将枕头、橡胶单、浴巾一并从肩下移至头部 | |
| | • 取下眼部的纱布及耳内棉球 | |
| | • 擦干患者面部,酌情使用护肤品 | |
| | • 用毛巾揉搓头发,再用浴巾擦干或电吹风吹干头发 | • 注意保暖 |
| | • 梳理成患者喜欢的发型,使患者整洁舒适 | |
| 整理记录 | • 撤去用物,协助患者躺卧舒适,询问患者感受,整理床单位,还原床旁桌椅,清理用物,记录 | • 观察患者反应,了解患者需求 |
| ▲ 扣杯法 | • 在脸盆内放置一块毛巾,倒扣一只搪瓷杯,杯上垫一块四折毛巾,使患者头部枕于毛巾上(图 6-8) | |
| | • 脸盆内置一橡胶管,下接污水桶,利用虹吸原理,将污水引入下面的桶内 | |
| ▲ 洗头车 | • 操作步骤及水温同马蹄形垫洗发(图 6-9) | |

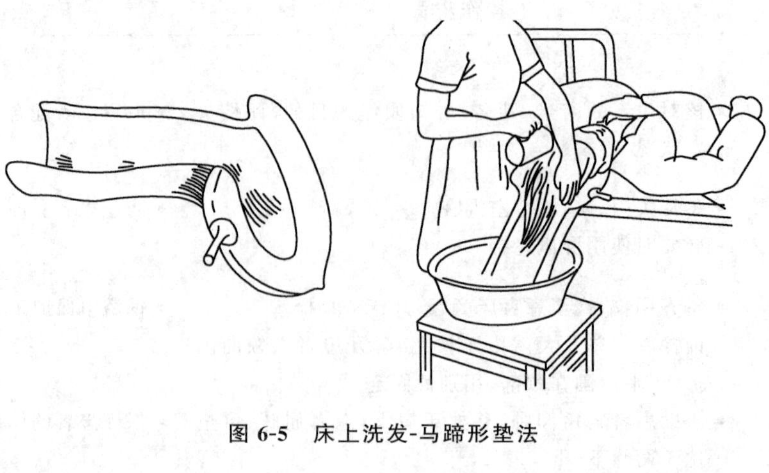

图 6-5 床上洗发-马蹄形垫法

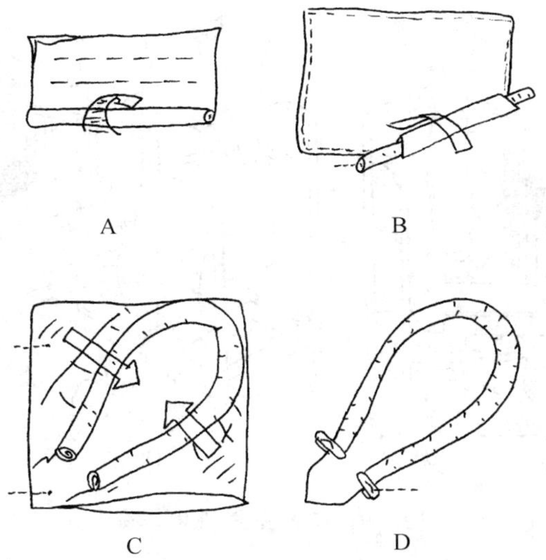


图 6-6　自制马蹄形卷法

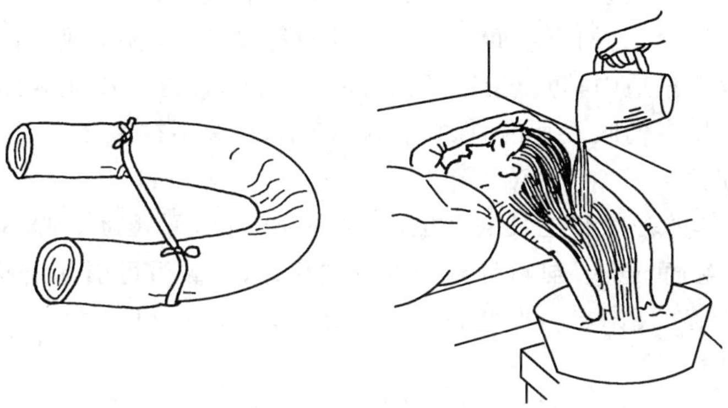

图 6-7　床上洗发-马蹄形卷法

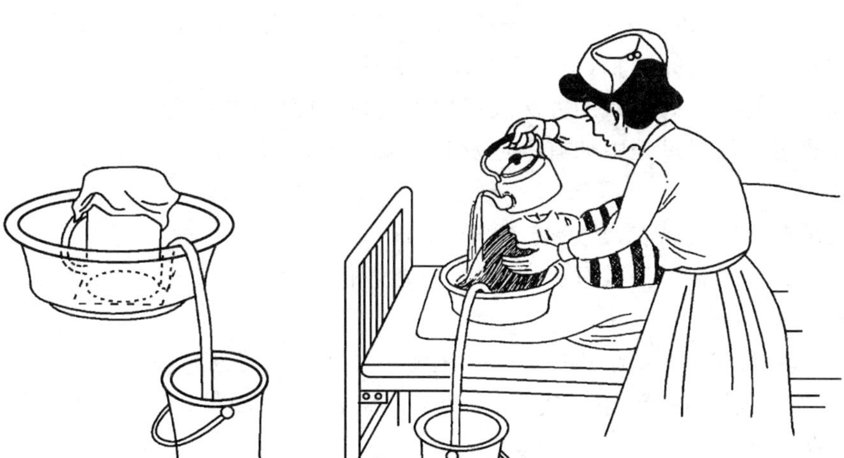

图 6-8　床上洗发-扣杯法

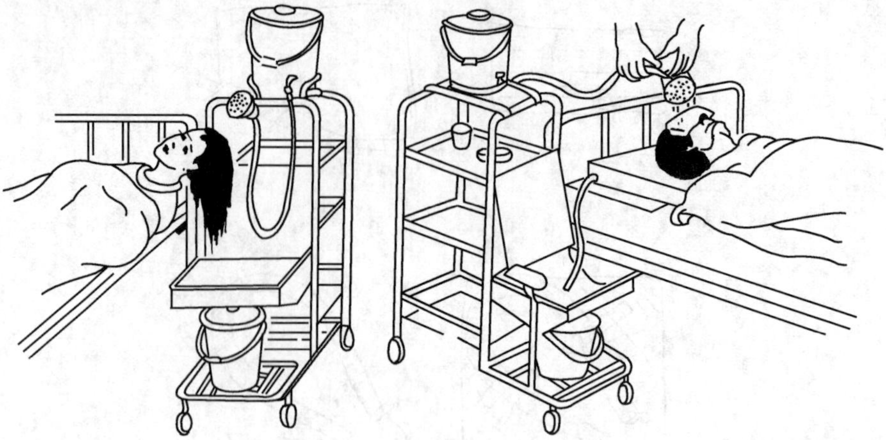

图 6-9 床上洗发-洗发车法

【注意事项】

1. 洗发时注意调节适宜的室温和水温，洗发结束后应及时擦干头发，防止患者受凉。

2. 随时观察病情变化，如患者面色、脉搏、呼吸等异常时，应立即停止操作。

3. 洗发时揉搓力量适中，防止指甲抓伤患者的头皮，促进头皮血液循环。

4. 防止水流入患者的眼及耳内，保护衣领、床单、枕头不被水沾湿。

**（四）灭头虱虮法**

虱常寄生于人体的一些有毛发的部位，根据寄生部位，可分为体虱、头虱和阴虱，可通过人体直接或间接接触而感染。虱可导致局部皮肤瘙痒，抓破后可引起皮肤感染，还可传播疾病，如流行性斑疹伤寒、回归热。发现患者感染虱虮，护士应立即给予灭虱虮处理。

【目的】

消灭虱虮，预防交叉感染和传播疾病的发生。

【告知】

1. 虱、虮寄生在人体会引起皮肤瘙痒，且可传播斑疹伤寒及回归热等传染性疾病。

2. 尊重患者及家属的隐私，征求灭虱虮的场所。

3. 告知患者及家属灭虱虮的方法及所用时间，使其理解并配合。

4. 告知患者在用药过程中如有不适及时告知护士。

【准备】

**1. 护士准备** 穿隔离衣，戴手套、帽子、口罩。

**2. 患者准备** 了解灭头虱虮法的目的，愿意合作。

**3. 用物准备**

治疗盘内备：洗发用物、治疗巾数条、治疗碗（内盛灭虱药液）、篦子（齿间嵌少许棉花）、一次性帽子、纱布数块、纸袋、布口袋（或枕套）、隔离衣、清洁衣裤、清洁被套、枕套、大单。

灭虱药液配制：

（1）30％含酸百部酊：取百部 30g 放入瓶内，加 50％乙醇 100ml（或 65°白酒 100ml），再加入纯乙酸 1ml，加盖密封，48 小时后即可使用。

（2）30％百部含酸煎剂：取百部 30g，加水 500ml 煎煮 30 分钟，用双层纱布过滤，挤出药渣中的药液；将药渣再加水 500ml 煮 30 分钟，过滤，挤出药液。将两次药液合并煎至

100ml,冷却后加纯乙酸 1ml(或食醋 30ml 即可)。

**4. 环境准备** 病情许可的情况下,可在处置室进行,以维护患者的自尊。根据季节关窗,调节室温。

【操作规程】

见表 6-6。

**表 6-6 灭头虱、虮操作规程**

| 操作流程 | 操作步骤 | 要点说明 |
|---|---|---|
| 核对解释 | • 核对患者的床号、姓名,告知操作的目的,评估头发虱虮情况 | • 取得患者配合<br>• 嘱患者做好准备 |
| | • 必要时劝告患者将头发剪短,头发放入纸袋内焚烧 | • 便于彻底灭虱 |
| | • 病情许可,可在卫生处置室进行 | • 维护患者自尊 |
| | • 护士穿隔离衣,戴手套 | • 防止发生交叉感染 |
| 涂灭虱药 | • 备齐用物,携至患者床旁,按洗发的方法做好准备,将头发分成数股,用纱布蘸药液,按顺序擦遍头发,并反复揉搓 10 分钟以上,用一次性帽子包住头发 | • 使药液浸透全部头发<br>• 防止药液接触面部 |
| | • 观察用药后患者局部及全身反应 | • 如有异常,通知医生 |
| | • 24 小时后,取下帽子,用篦子除去死亡的虱、虮,并洗发 | • 如发现有活的虱子,再重复用灭虱液 |
| | • 患者更换衣裤、被服,将污染的衣物装入布口袋 | • 将污染的衣物进行灭菌处理,防止虱、虮传播 |
| 灭虱完毕 | • 除去篦子上的棉花,梳子和篦子消毒后刷洗干净,备用 | • 取下的棉花与脱落的头发用纸包裹焚烧 |
| | • 护士脱去隔离衣,装入布口袋,扎好袋口 | • 防止交叉感染 |
| 整理记录 | • 撤去用物,协助患者取舒适体位,询问并满足患者需要,整理床单位<br>• 清理用物,洗手,记录 | |

【注意事项】

1. 在灭虱、虮操作过程中,防止虱、虮传播,篦上的死亡虱、虮应用纸包好焚烧。

2. 使用百部酊药液时,防止药液接触患者的面部及眼部。涂药后注意观察患者局部及全身反应,如有过敏反应,通知医生给予处理。

3. 维护患者的自尊,如患者对灭虱有顾虑,可选在卫生处置室进行,满足其心理需求,保护患者的自尊。

## 第三节 皮肤护理

皮肤由表皮、真皮和皮下组织构成,并通过皮下组织与深部组织相连,其附属物包括毛发、汗腺、皮脂腺等。皮肤具有保护机体、调节体温、吸收、分泌、排泄及感觉等功能,是保护人体免受微生物入侵的天然屏障。完整的皮肤温暖、柔软、有弹性、不干燥、不油腻,没有潮红和破损,无肿块及其他疾病;自我感觉清爽、舒适,无任何刺激,对冷热及外界各种刺激感觉良好。当人体患病不能自行完成皮肤的清洁护理时,身体的代谢产物如皮脂、汗液及表皮碎屑等,与外界细菌及尘埃形成污垢,黏附于皮肤表面,可刺激皮肤,使其抵抗力降低,以致破坏其屏障作用,成为病原微生物入侵的门户,进而造成各种感染。护士应对生活不能自理的患者进行皮肤护理,使患者感觉清洁和舒适,促进皮肤的血液循环,增强皮肤的排泄功能,预防皮肤感染和压疮等并发症的发生。

## 一、评 估

### (一) 自理能力评估

进行皮肤护理时,首先评估患者的自理能力,根据患者的具体病情提供相应的护理措施。对于能够自理的患者,护士可提供皮肤清洁与保养的健康指导;对于部分自理和完全不能自理的患者,如意识障碍,瘫痪或软弱无力,关节活动受限等,可由护士协助对其进行皮肤的清洁护理。

### (二) 皮肤状况评估

见表 6-7。

**表 6-7 皮肤状况评估表**

| 评估项目 | 评估结果 | |
|---|---|---|
| | 正常 | 异常 |
| 颜色 | 红润,有光泽 | 苍白、发红、黄疸、色素沉着 |
| 温度 | 正常 | 高于或低于正常体温 |
| 柔软度和厚度 | 柔软细腻 | 粗糙、皲裂、局部皮肤增厚或变薄 |
| 弹性 | 富有弹性及活力 | 失去弹性、皮肤松弛 |
| 完整性 | 完整 | 水肿、破损,有无斑点、丘疹、水疱、硬结、感染 |
| 感觉 | 正常,不敏感 | 对冷、热、触觉、痛觉刺激敏感、迟钝或无反应,易过敏 |
| 清洁 | 滋润有光泽、光滑、平整 | 干燥、油腻、出现皱纹,汗液量多 |

### (三) 卫生知识评估

患者的清洁习惯及对清洁物品的选择,患者对保持皮肤清洁、健康相关知识的了解程度及要求等。

## 二、皮肤的清洁护理

### (一) 皮肤的清洁

保持皮肤清洁,促进细胞新陈代谢,除去皮肤表面积聚的由皮屑、汗液、皮脂和灰尘等物混合成的污垢。

1. 夏季应每天洗澡一次,秋天或冬天每周洗 1~2 次,去除皮肤上的污垢和油脂。

2. 皮肤缺水可导致皮肤干燥、脱屑、发皱,且皮肤颜色灰暗,粗糙,缺乏光泽,弹性差。

故提倡多饮水，每日摄取 2000～3000ml，以保证细胞持续得到水分的供应，保持和促进皮肤正常的新陈代谢。尤其是早晨起来饮适量的温开水，可及时补充一夜消耗的水分，降低血液黏稠度，促进血液循环。

**（二）淋浴和盆浴**（shower bath and tub bath）

适用于全身一般状况良好，病情较轻，生活能够自理，允许离床自行沐浴的患者。

【目的】

1. 去除皮肤污垢，保持皮肤清洁，使患者舒适。
2. 促进皮肤的血液循环，增强排泄功能；预防感染及压疮等并发症的发生。
3. 观察皮肤有无异常，提供病情变化的动态信息。
4. 缓解肌肉的紧张度，增强皮肤对外界刺激的敏感度。

【告知】

1. 淋浴和盆浴可保持皮肤清洁，同时可促进皮肤的血液循环，缓解肌肉紧张。
2. 护士提前教会患者使用洗浴设施的方法；淋浴和盆浴是安全的，请患者不必担心，如有需要护士会在门外等候。
3. 患者在沐浴过程中如有不适及时告知护士。

【准备】

**1. 护士准备**　衣帽整洁，洗手，戴口罩。

**2. 患者准备**　了解沐浴的目的和注意事项，愿意合作。

**3. 用物准备**　毛巾两条、浴巾、浴皂或沐浴液、清洁衣裤、拖鞋，必要时备椅子等。

**4. 环境准备**　调节室温至 22～26℃，水温 40～45℃，浴室有信号铃、扶手，地面有防滑设施等。

【操作规程】

见表 6-8。

**表 6-8　淋浴或盆浴操作规程**

| 操作流程 | 操作步骤 | 要点说明 |
| --- | --- | --- |
| 核对解释 | • 核对患者的床号、姓名，告知操作的目的，评估患者皮肤卫生状况 | • 取得患者及家属配合，教会患者使用信号铃<br>• 贵重物品妥善保管 |
| 调节水温 | • 调节水温在 40～45℃ | • 防止患者受凉 |
| 调节室温 | • 关门窗，调节室温在 22～26℃ | |
| 协助入浴 | • 携带用物，送患者入浴室<br>• 如需帮助沐浴的患者，护士陪同入浴室，记录患者入浴室的时间<br>• 洗浴完毕，观察患者有无异常反应 | • 不闩门，门外挂牌示意<br>• 协助脱衣、沐浴及穿衣；如时间过久应在外面询问，防止发生意外<br>• 如患者发生晕厥，迅速给予救治和护理 |
| 整理记录 | • 协助患者取舒适体位，询问并满足患者需要，整理床单位；整理用物，洗手，记录 | |

【注意事项】

1. 沐浴应在进食 1 小时后进行，以免影响食物的消化与吸收。

2. 防止患者受凉、晕厥、烫伤、滑倒摔伤等意外情况发生。

3. 女性月经期间、妊娠7个月以上的孕妇禁用盆浴；衰弱、创伤和患心脏病需卧床休息的患者，不宜盆浴和淋浴。

4. 传染病患者洗浴，应根据病种、病情按消毒隔离原则处理。

**(三) 床上擦浴**(bed bath)

适用于病情较重、长期卧床、活动受限(使用石膏、骨牵引等)、生活不能自理而导致无法自行沐浴的患者。根据患者病情、生活自理能力及皮肤完整性等，选择温水擦浴的时间，一般2～3天擦洗一次。

【目的】

同“淋浴与盆浴”。

【告知】

1. 床上擦浴是保持卧床患者皮肤清洁的方法，同时擦浴可按摩皮肤，促进皮肤血液循环。

2. 在擦浴时，让患者放松心情，并适当遮挡，防止患者受凉，并保护患者的隐私。

3. 在床上擦浴过程中如有不适及时告知护士。

【准备】

**1. 护士准备** 衣帽整洁、洗手，戴口罩。

**2. 患者准备** 了解床上擦浴的目的，愿意合作。

**3. 用物准备**

治疗车上：脸盆和足盆各一只、水桶两只(一只桶盛50～52℃热水，另一只桶用于盛污水)、小方毛巾两条、大浴巾、橡胶中单。

治疗盘内：浴皂、梳子、小剪刀、50％乙醇、润滑剂、清洁衣裤、被套及大单。

其他用物：便器及便器巾、屏风等。

**4. 环境准备** 关好门窗，调节室温至22～26℃，以屏风或挂帘遮挡。

【操作规程】

见表6-9。

**表6-9 床上擦浴操作规程**

| 操作流程 | 操作步骤 | 要点说明 |
|---|---|---|
| 核对解释 | • 核对患者的床号、姓名，告知操作的目的，评估患者皮肤卫生状况 | • 取得患者及家属的合作 |
| 调节室温 | • 关闭门窗，调节室温在22～26℃ | • 避免患者受凉 |
| 安置患者 | • 备齐用物，携至患者床旁 | • 根据需要给予便器 |
| | • 用屏风或挂帘遮挡 | • 维护患者的隐私 |
| | • 调整床的高度，放下或移去床档，根据患者的病情放平床头及床尾或支背架，松开床尾盖被 | |
| | • 协助患者取仰卧位，将身体移到床边，靠近护士一侧 | • 使患者躺卧舒适，便于护士操作 |
| | • 脸盆放在床旁桌上，倒入热水至2/3满，调节水温(50～52℃) | • 水温以患者感到舒适为宜 |

续表

| 操作流程 | 操作步骤 | 要点说明 |
|---|---|---|
| 擦洗原则 | • 第一遍用湿毛巾擦湿皮肤；第二遍用皂液擦洗；第三遍用湿毛巾擦去皂液；第四遍用大浴巾擦干并按摩肢体 | • 即“一湿、二皂液、三清皂、四干燥”，防止残余皂液和潮湿刺激皮肤 |
| 擦拭面部 | • 将毛巾浸湿，拧成微干，包裹在一只手上，另一手扶托患者的头部，进行擦拭（图 6-10） | |
| | • 由内眦擦向外眦擦洗一侧眼部，以同法擦拭另一侧眼部。如眼部分泌物较多粘住眼睫毛时，嘱患者闭上眼睛，用湿毛巾敷于眼睑约 2～3 分钟，使之软化后再去除 | • 以免强行除去分泌物时眼睫毛脱落，造成患者不适 |
| | • 依次擦洗一侧额部、颊部、鼻翼、人中，由耳后擦至下颌部，擦洗至颈部止，同法擦洗另一侧 | • 注意擦净耳廓、耳后、颈部皱褶部分 |
| 擦洗上肢 | • 将患者的上衣脱下，并用盖被盖好上半身，暴露出一侧上肢，将浴巾铺在一侧上肢下 | • 脱衣时先脱护士近侧肢体，后脱对侧；如肢体有外伤，则先脱健侧，后脱患侧 |
| | • 依次擦洗前臂外侧、肘部、上臂的外侧面及颈部外侧；再擦洗前臂内侧、肘窝、上臂内侧，将患者手臂抬高，使皱褶部分展开擦洗腋窝；同法擦洗另一侧上肢（图 6-11） | • 保持水温适宜，及时更换热水，防止受凉 |
| 泡洗双手 | • 将脸盆放在床上大浴巾处，先使患者的一只手浸泡在水中，护士边搓洗边按摩手掌、手背、手指及指缝，洗净擦干，同法擦洗另一只手，擦干 | |
| 擦洗胸腹 | • 将大浴巾盖于患者的胸腹部，同时将盖被向外翻折至脐下 | • 防止过多暴露患者 |
| | • 一手将大浴巾略掀起，依次擦洗前胸和腹部 | |
| | • 乳房清洁采用环形手法自中心向外擦洗 | • 将乳房向上托起，注意清洁乳房下部皮肤皱褶处 |
| | • 一手将大浴巾略掀起，擦洗腹部 | • 脐部应清洁干净 |
| 擦洗背部 | • 协助患者翻身侧卧背部朝向护士，大浴巾铺于身下 | |
| | • 依次擦洗后颈部、背部及臀部，换上清洁上衣 | |
| 擦洗下肢 | • 协助患者仰卧位，将盖被盖住上半身及患者一侧下肢，大浴巾一半铺于一侧腿下，一半覆盖在腿上 | • 擦净腹股沟皮肤皱褶处 |
| | • 依次擦洗踝部、小腿、膝关节、大腿部、腹股沟至髋部；同法擦洗另一侧下肢 | • 从远端至近端擦洗可促进静脉血液回流 |
| 泡洗双脚 | • 协助患者两腿屈膝，将橡胶中单、大浴巾铺于患者脚下，足盆放在橡胶中单上 | • 洗净脚趾间分泌物，并且擦干，防止细菌滋生 |
| | • 护士一只手扶住足盆，另一手将患者两脚分别放于盆内热水中浸泡，洗净（图 6-12） | |

续表

| 操作流程 | 操作步骤 | 要点说明 |
|---|---|---|
| 擦洗会阴 | • 洗毕，移去足盆及橡胶中单，将患者两脚放于大浴巾上，擦干<br>• 铺大浴巾于患者臀下，协助或指导患者擦拭会阴部 | • 注意保护患者的隐私<br>• 女患者擦拭应从耻骨联合擦向肛门<br>• 男患者应将阴茎包皮向后推，先擦洗龟头，再擦洗冠状沟 |
| 擦洗完毕 | • 为患者换上清洁的裤子，协助患者取舒适体位，询问并满足患者需要，整理床单位 | • 按需要梳发、修剪指(趾)甲，按摩足跟、内外踝，更换床单等 |
| 整理记录 | • 清理用物，洗手，记录 | |

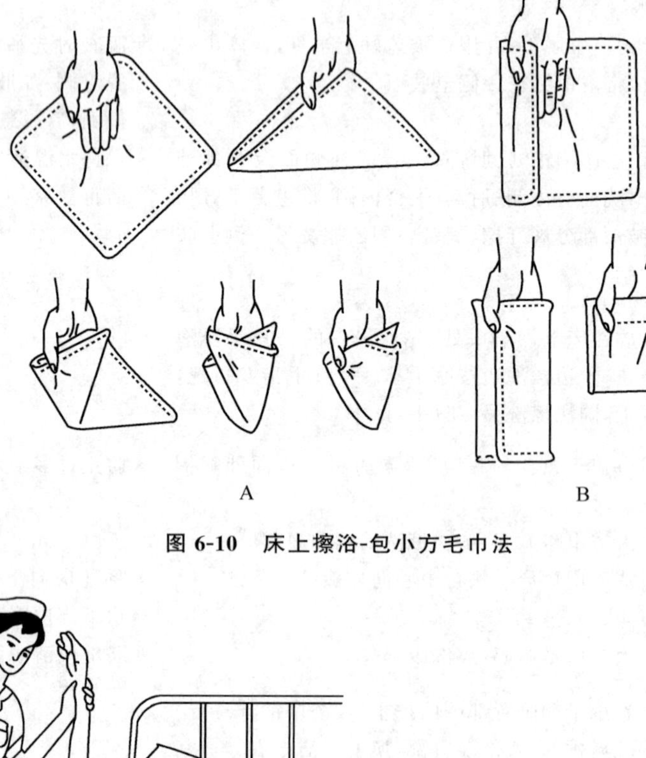


图 6-10 床上擦浴-包小方毛巾法

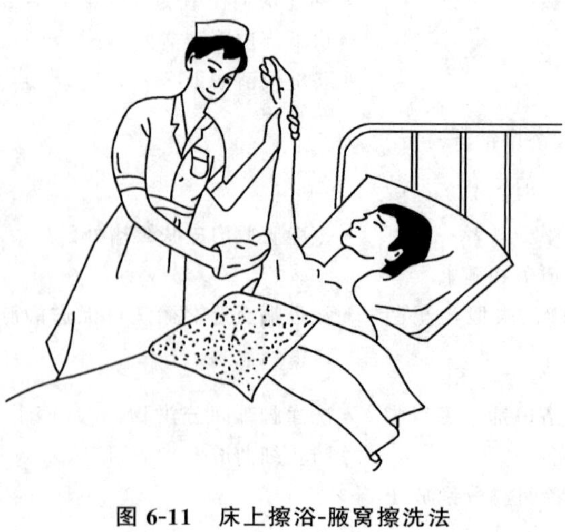

图 6-11 床上擦浴-腋窝擦洗法

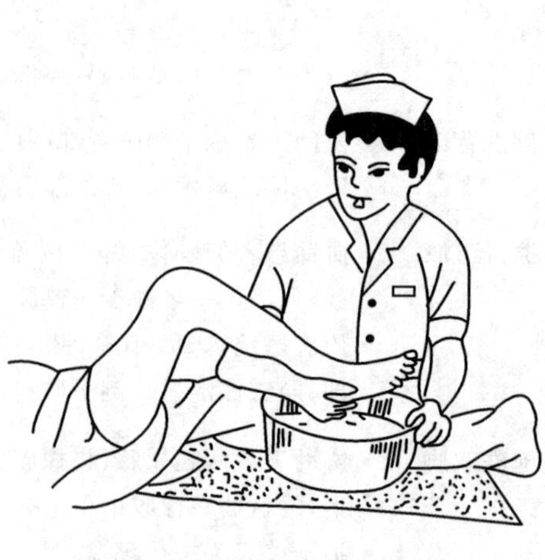

图 6-12 床上擦浴-泡洗双脚法

【注意事项】

1. 操作时应运用人体力学原理，注意省时节力，避免肌肉损伤。

2. 酌情更换热水、脸盆及毛巾，脸盆和足盆不可混用。

3. 动作要敏捷、轻柔，尽量减少翻动次数和暴露患者，防止患者受凉。注意保护患者的自尊和隐私。

4. 操作过程中注意观察病情，如患者出现寒战、面色苍白、呼吸急促等情况时，应立即停止擦洗，并给予适当处理。同时还应观察皮肤有无异常。

5. 休克、心力衰竭、心肌梗死、脑出血、脑外伤、大出血等患者禁忌擦浴。

### (四) 背部按摩

背部按摩适用于长期卧床，局部皮肤长期受压的患者。按摩可促进皮肤的血液循环，改善局部营养状况，增加皮肤抵抗力，预防压疮的发生。

【目的】

1. 促进背部和全身的血液循环，预防压疮等并发症的发生。

2. 增强内分泌与神经系统的功能，提高机体免疫力和抗病能力。

3. 减轻长期卧床患者局部组织的压迫，缓解肌肉紧张与疲劳。

4. 观察患者的一般状况，满足患者的生理及心理需求。

【告知】

1. 背部按摩可促进局部皮肤的血液循环，预防压疮等并发症的发生。

2. 背部按摩需采取俯卧位，这种体位会有些不舒适，请患者理解并配合。

3. 操作过程中动作轻稳，如有不适及时告知护士。

【准备】

**1. 护士准备**　衣帽整洁，洗手，戴口罩。

**2. 患者准备**　了解背部按摩的目的、方法，愿意合作。

**3. 用物准备**　浴巾、毛巾、脸盆(内盛 50～52℃热水)、50％乙醇、润滑剂、清洁衣裤(根据患者的需要准备)。屏风、必要备便器及便器巾。

**4. 环境准备**　关闭门窗，调节室温 24～26℃，用屏风或挂帘遮挡患者。

【操作规程】

见表 6-10。

**表 6-10　背部按摩操作规程**

| 操作流程 | 操作步骤 | 要点说明 |
| --- | --- | --- |
| 核对解释 | • 核对患者的床号、姓名，告知操作的目的，评估患者背部皮肤状况 | • 取得患者的合作<br>• 嘱患者做好准备 |
| 调节室温 | • 关闭门窗，屏风或挂帘遮挡患者，调节室温在 24～26℃ | • 维护患者隐私 |
| 调节水温 | • 水温在 50～52℃ | • 防止患者受凉 |
| 安置卧位 | • 备齐用物，携至患者床旁，协助患者取俯卧位或侧卧位(背部朝向护士一侧)，身体靠近床边 | |

续表

| 操作流程 | 操作步骤 | 要点说明 |
|---|---|---|
| 擦洗背部 | • 脱去上衣，露出背部，将浴巾盖在患者背上，侧卧位时，将一部分浴巾铺在患者身下，另一部分遮盖住背部<br>• 将脸盆放在床尾椅上，倒入热水 2/3 满，测试水的温度 | • 及时更换热水，防止患者受凉 |
| 按摩背部 | • 将浸湿的毛巾拧成微干，缠绕在一只手上，另一手掀起浴巾，依次擦洗后颈部、肩部、背部和臀部<br>• 护士将少许 50% 乙醇或润滑剂置于手掌中，均匀分散于两掌心及大小鱼际处，以脊柱为分界线，两手掌分别放在患者骶尾部，紧贴皮肤由此沿着脊柱两侧向上环形按摩至肩胛部；再由肩胛部向下环形按摩至骶尾部，如此反复按摩3～5 次；再用拇指指腹由骶尾部开始沿着脊柱按摩至第 7 颈椎（图 6-13） | • 护士左腿在前弓步，右腿在后伸直，以扩大支撑面，便于操作<br>• 按摩时由下而上、力量由轻到重，再由重到轻<br>• 每次按摩 3～5 分钟<br>• 局部皮肤压迫后呈现反应性充血时，不做按摩 |
| 按摩完毕 | • 用浴巾擦去皮肤上的乙醇或润滑剂；撤去浴巾，协助患者穿好上衣 | |
| 整理记录 | • 协助患者取舒适体位，询问并满足患者需要，整理床单位<br>• 整理用物，洗手，记录 | |

【注意事项】

1. 操作中维护患者隐私，遮挡患者，注意保暖，避免受凉。

2. 若受压部位皮肤出现红、肿等淤血红润期表现时，则不能按摩，以防皮肤破损，引起感染，可用拇指指腹以环形动作围绕压疮周围正常皮肤处进行按揉，以增进局部皮肤的血液循环，改善缺氧。

3. 按摩时力度适中，以防损伤皮肤组织。

4. 按摩背部时注意节力原则，根据按摩部位的变化，调整身体姿势。

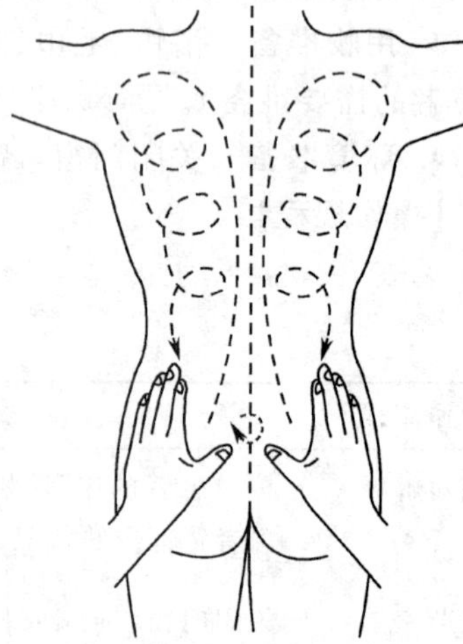

图 6-13 背部按摩法

## 三、压疮的预防与护理

压疮（pressure sore）是长期卧床和老年患者最严重、最常见的并发症，以其复杂难愈合的慢性伤口为临床特征。

依据压疮病理发展进程，将其定义为：压疮是由于局部组织长期受压，引起血液循环障碍，发生持续缺血、缺氧、营养不良而致局部软组织溃烂和坏死。

2007 年美国国家压疮专家组（NPUAP）依据压疮产生的主要原因，将其定义为：“压疮是皮肤或皮下组织由于压力、剪切力或摩擦力而导致的皮肤、肌肉和皮下组织的局限性损伤，常发生在骨隆凸处”。有很多相关因素或影响因素与压疮有关，但这些因素对压疮发生的重要性仍有待于探索。

压疮本身不是原发疾病，大多是其他原发病未得到很好的护理而造成的皮肤损伤。一旦发生压疮，不仅给患者带来痛苦，加重病情，延长康复时间，严重时可因继发感染引起败血症而危及生命。因此，护士应明确压疮发生的原因和好发部位，正确认识压疮的分期及各期的临床表现，为患者提供有针对性的预防和护理措施。

**(一) 压疮发生的原因**

**1. 压力因素** 压疮不仅可由垂直压力引起，也可由摩擦力和剪切力引起，通常是2～3种力联合作用所致。单位面积承受的压力越大，发生压疮的时间则越短。

(1)垂直压力：是引起压疮最主要的原因。正常机体，通过坐、站、睡眠不断改变身体重力着力部位，来解除骨隆凸处的压力。熟睡期的健康人约每 15 分钟改变一次体位，患者如长期卧床，不能自由的变更体位，机体的运动次数逐渐减少，不解除局部的压迫症状就会导致组织产生压疮。

(2)摩擦力：是指相互接触的两物体在接触面上发生的阻碍相对运动的力。摩擦力可直接损伤皮肤角质层，使皮肤抵抗力下降。患者在床上活动时骶尾部、足跟等处经常与床面出现摩擦，造成擦伤，如果再受到汗液、尿液或渗出液的浸渍，就更容易发生压疮。

(3)剪切力：是两层组织相邻表面间的滑行，产生进行性的相对移位所引起，是由摩擦力和压力相加而成。剪切力的产生与体位关系密切，如当患者平卧抬高床头或半卧位时身体下滑，皮肤与床铺出现平行的摩擦力，加上皮肤垂直方向的重力，从而导致剪切力发生，引起局部皮肤血液循环障碍，而发生压疮(图 6-14)。

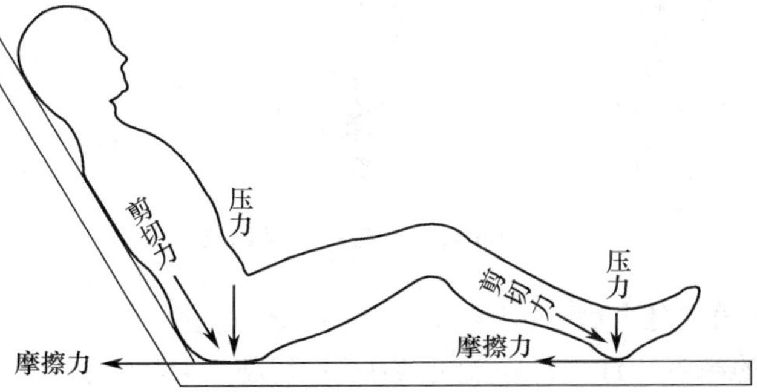


**图 6-14 压力、摩擦力、剪切力之间关系**

**2. 皮肤受到潮湿或排泄物持续性刺激** 患者由于卧床不能自主活动，来自于汗液、尿液、身体伤口渗出物及引流液等物质的刺激使皮肤变得潮湿，酸碱度改变，导致表皮角质层的保护能力下降，皮肤组织破溃、感染形成压疮。

**3. 全身营养不良或水肿** 全身营养不良或水肿的患者皮肤变薄，抵抗力较弱，受压后缺血、缺氧更为严重，很容易导致皮肤受损而发生压疮。

**4. 使用矫形器肢体受限** 根据治疗的需要，患者使用石膏绷带、夹板或牵引时，如绷带缠绕或石膏固定松紧不适宜或衬垫不当，则会导致局部血液循环不良，组织缺血、缺氧，进而发生组织坏死。

### (二) 压疮易发部位

压疮易发生在受压和缺乏脂肪组织保护，无肌肉包裹或肌层较薄的骨骼隆凸处，以及皮肤皱褶处。比较典型的部位为骶骨、股骨大转子、坐骨粗隆、足跟及外踝，这些解剖部位是活动受限的患者产生压疮最危险的部位。压疮的发生部位与躺卧姿势有着密切的关系，卧位不同，易发部位也不同(图 6-15)。

**1. 仰卧位** 枕骨粗隆、肩胛部、肘、脊椎体隆凸处、骶尾部、足跟。

**2. 侧卧位** 耳部、肩峰、肘部、髋部、膝关节的内外侧、内外踝。

**3. 俯卧位** 耳、颊部、肩部、女性乳房、男性生殖器、髂嵴、膝部、脚趾。

**4. 坐位** 坐骨结节、肩胛部、脊柱、肘部。

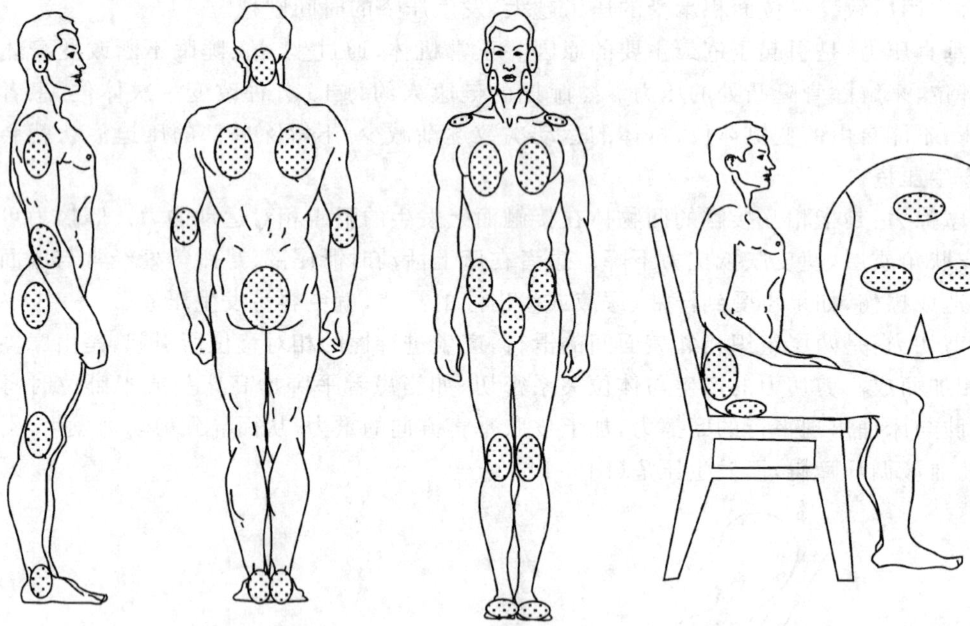


图 6-15 压疮的好发部位

### (三) 压疮发生的高危人群

**1. 昏迷、瘫痪的患者** 自主活动能力丧失，长期卧床，身体局部组织长期受压。

**2. 机体极度消瘦患者** 由于疾病引起全身营养障碍或营养摄入不足，患者出现蛋白质合成减少，皮下脂肪减少，肌肉萎缩。受压处缺乏肌肉和脂肪组织的保护，引起血液循环障碍而发生压疮。

**3. 肥胖患者** 卧床时机体过多的承重，活动力减弱，使受压部位过度受压，容易发生压疮。

**4. 脱水患者** 机体脱水时皮肤弹性变差，在压力与摩擦力的作用下，抵抗力下降，容易发生病理性改变。

**5. 水肿患者** 因皮下组织水肿，皮肤变薄，顺应性减低，弹性变差，皮肤容易受损，同时组织水肿使毛细血管与细胞间发生分离，氧与代谢物质在组织细胞的运输与溶解速度变慢，皮肤出现营养不良，对抗外界压力的能力降低。

**6. 疼痛患者** 由于疼痛的影响，患者为了减轻症状经常采取被迫卧位，肢体活动减少。

**7. 使用矫形器患者** 石膏、夹板固定肢体的患者，身体活动受限，固定部位松紧不适宜，则会压迫局部组织。

**8. 体温过高患者** 体温升高患者大量出汗，刺激皮肤，使抵抗力下降。同时，体温升高使皮肤代谢能力明显的增强。因此，体温过高增加压疮的易发性。

**9. 使用镇静剂患者** 使用镇静剂后，患者的意识始终处于昏迷状态，缺乏自主活动，只能长时间躺卧于病床上。

**10. 老年人** 活动力减弱，营养物质摄入不足，脂肪层变薄，皮肤松弛，皮肤抵抗力下降。

**11. 大小便失禁的患者** 皮肤经常受排泄物的刺激，使皮肤抵抗力下降。

**知识链接**

**压疮的危险因素**

对出现压疮的患者，应评估压疮的部位、面积、分期、有无感染等，分析导致发生压疮的危险因素并告知患者及家属，进行积极的压疮治疗。目前国内外用来预测压疮常用的是诺顿(Norton)量表。此评分法适用于评估老年患者，其分值越少，发生压疮的危险性越高。评分≤14分，则易发生压疮。

**Norton 评分法**

| 项目 | 分值标准 | | | |
|---|---|---|---|---|
| | 4 | 3 | 2 | 1 |
| 精神状态 | 清醒 | 淡漠 | 模糊 | 昏迷 |
| 营养状况 | 好 | 一般 | 差 | 极差 |
| 运动情况 | 运动自如 | 轻度受限 | 重度受限 | 运动障碍 |
| 活动情况 | 活动自如 | 扶助行走 | 依赖轮椅 | 卧床不起 |
| 排泄控制 | 能控制 | 尿失禁 | 大便失禁 | 二便失禁 |
| 循环 | 毛细血管再灌注迅速 | 毛细血管再灌注减慢 | 轻度水肿 | 中度至重度水肿 |
| 体温 | 36.6～37.2℃ | 37.2～37.7℃ | 37.7～38.3℃ | ＞38.3℃ |
| 用药情况 | 未使用镇静剂或类固醇 | 使用镇静剂 | 使用类固醇 | 使用镇静剂或类固醇 |

来源：李小寒，尚少梅.《基础护理学》(第4版)：人民卫生出版社，2006

**(四) 压疮的预防**

绝大多数压疮是能够预防的，其预防的关键是消除危险因素。科学的护理可以将压疮的发生降到最低程度，护士在工作中做到“六勤”，即勤观察、勤翻身、勤擦洗、勤按摩、勤整理、勤更换，以便早期发现，早期治疗。压疮早期皮肤发红，如采取翻身、减压等措施可使局部症状减轻或好转，当皮肤出现浅表溃疡、渗出液较多时应及时进行治疗和护理。

**1. 避免局部组织长期受压**

(1)定时翻身，减轻局部组织压力：翻身可间歇性解除局部组织承受的压力。应鼓励和协助卧床患者经常更换卧位，以减轻或缓解骨隆凸部位压迫症状。可采用人工手动和翻身床协助患者翻身，翻身的间隔时间视病情及受压处皮肤情况而定，一般每 2 小时翻身一次，必要时每 1 小时翻身一次。建立床头翻身记录卡（表 6-11），认真做好交接班工作。协助患者翻身时，避免拖、拉、推等动作，以防擦伤皮肤。取半坐卧位时，应防止身体下滑。

**表 6-11 翻身记录卡**

姓名：　　　　　　床号：

| 日期/时间 | 卧位 | 皮肤情况 | 备注 | 执行者 |
|---|---|---|---|---|
| | | | | |
| | | | | |
| | | | | |
| | | | | |

（2）保护骨隆凸处和支持身体空隙处：根据患者躺卧的体位，对受压部位可采用海绵垫褥、气垫褥、水褥或用软枕、海绵垫等支持身体空隙处及保护骨隆凸处，使受力面积扩大，减轻骨隆凸部位皮肤的压力（图 6-16）。在配合使用支持身体空隙处器具的同时，还应经常变换体位，因为受压组织长时间得不到血液供应，可导致组织的损伤。

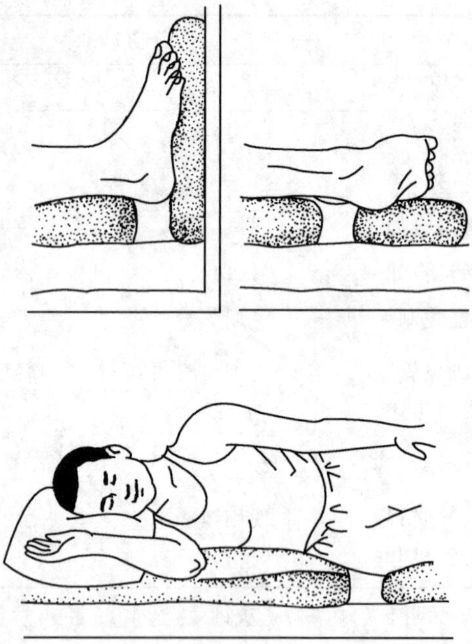

图 6-16 骨隆凸处架空法

（3）正确使用石膏、绷带及夹板固定：对使用石膏、绷带、夹板、骨牵引等固定的患者，注意观察骨骼隆凸部位的衬垫是否平整、松紧度是否适宜；随时观察局部皮肤和指（趾）甲颜色、温度的变化，认真听取患者主诉，如发现石膏绷带过紧或凹凸不平，应立即报告医生，及时给予处理。

**2. 避免摩擦力和剪切力的作用**

（1）当患者取头高足低位时，床头抬高的角度不宜过大，一般以 30°为宜；当患者取半坐卧位时，如使用双摇床，可将头部摇高 30°～50°，下肢摇高 10°～20°；如使用靠背架，按照上述角度调整头部高度，在下肢腘窝处垫软枕，防止患者身体下滑。

(2)长期处于坐位或使用轮椅的患者，应适当的使用约束带，防止患者身体下滑。

(3)协助患者翻身、更换体位或搬运患者的过程中，应将患者的身体托起，避免身体与床面直接接触，防止拖、拉、推等动作造成皮肤摩擦而损伤。

(4)床上使用便器时，应检查便器是否完好，有破损的便器不得使用；使用便器时，应协助患者将臀部抬高，不可硬塞、硬拉，以免损伤皮肤。

**3. 避免局部组织受潮湿的刺激**　对有大小便失禁、出汗及分泌物较多的患者应及时擦洗皮肤，保持皮肤干燥，可在局部皮肤涂凡士林软膏以保护皮肤；床铺要经常保持清洁干燥，平整无渣屑；被服污染要及时更换，不可让患者直接卧于橡胶中单或塑料布上；小儿要勤换尿布。

**4. 促进局部组织的血液循环**　对长期卧床的患者，最有效的促进血液循环的方法是使患者做主动或被动的肢体运动，如每日进行全范围关节运动，维持关节活动性和肌肉张力，促进肢体的血液循环。同时，协助患者定时更换卧位。适当的调节室内温度、盆浴或用湿热毛巾擦背、常规检查受压处皮肤情况、对受压部位的皮肤进行按摩等均可以改善该部位血液循环，促进静脉回流，达到预防压疮的作用。

(1)红外线灯照射：由于远红外线具有较好的热效应，引起一系列的生理效应。如改善人体微循环，提高机体血液中吞噬细胞的功能，从而提高人体的免疫力和抗病能力，如消炎、消肿、活血镇痛、激活生物大分子的活性、活化组织细胞等。使破损的皮肤快速干燥、结痂，控制感染进一步发展，达到预防和治疗压疮的目的。

(2)局部按摩：按摩可促进血液循环，改善局部组织的新陈代谢、活血散瘀、缓解痉挛、软化瘢痕、减轻疼痛，增加皮肤抵抗力，调整神经系统功能。全掌掌根按摩，多用于腰背部和肌肉丰富的部位；拇指按摩多用于关节、肌腱部；拇、中指端按摩是穴位按摩常用的手法。具体方法：蘸取 50%的乙醇或润滑剂，用手掌、掌根、大鱼际、小鱼际、拇指或四指指腹部分着力于皮肤上，做连续性环形揉动，以带动该处的皮下组织随手指或掌的揉动而滑动。

另外也可使用电动按摩器代替手动按摩。电动按摩器是利用电力使按摩头振动，对人体施行按摩的保健电器，它对人体表层进行局部的机械刺激，加速局部皮肤与肌肉的血液循环，使人体的某些生理功能得到调节和改善。

**5. 增加营养的摄入**　营养不良是导致压疮的内因之一，也是直接影响压疮愈合的因素。良好的膳食是改善患者的营养状况、促进疮面愈合的重要条件。因此，在病情许可下，应给予高蛋白、高热量、高维生素饮食，以增强机体抵抗力和组织修复能力。此外，适当补充矿物质，如口服硫酸锌，可促进慢性溃疡的愈合。必要时还可采取支持疗法，如补液、输血、肠外高营养等。

**6. 健康教育**　为使患者及家属有效地参与或独立地采取预防压疮的措施，就必须使其了解压疮发生、发展及预防和护理知识。如经常改变体位，定时翻身；经常自行检查皮肤状况，保持身体及床褥的清洁。使患者及家属掌握预防压疮的知识和技能，积极参与预防压疮的护理活动。

**(五) 压疮的病理分期**

根据压疮的发展过程和轻重程度不同，可分为三期：

**1. 淤血红润期**　表现为受损皮肤呈暗红色，并伴有肿、热痛、麻木感。判断标准为：解除对该部位的压力30分钟后，皮肤颜色不能恢复正常。该期损伤仅限于表皮。

**2. 炎性浸润期** 此期损伤延伸到皮下脂肪层。受损皮肤呈紫色，皮下有硬结。皮肤因水肿而变薄，并有炎性渗出，形成水疱。水疱破溃后，表皮脱落形成潮湿红润的溃疡面。

**3. 溃疡期** 此期损伤可深及皮下和深层组织。根据组织坏死程度又可分为浅度溃疡期和坏死溃疡期。前者皮下组织坏死，但尚未侵袭至筋膜层，可能有潜行的窦道。主要表现为表皮水疱破溃，真皮层疮面有黄色渗出液；感染后的疮面有脓液覆盖，浅层组织坏死，形成溃疡，疼痛加剧。后者严重，全层皮肤及骨骼、肌肉及肌腱、韧带等发生坏死，感染可向周边扩展，可深达骨骼，通常有潜行和窦道。主要表现为坏死组织发黑，脓性分泌物增多，有臭味。如细菌及毒素侵入血液循环还可并发败血症和脓毒血症，危及生命。

### （六）压疮的治疗与护理

压疮发生后，应在积极治疗原发病的同时，增加全身营养，加强局部治疗和护理。

**1. 淤血红润期** 此期护理的要点是去除危险因素，保持皮肤的完整性，避免压疮进一步发展。加强翻身次数与监测皮肤变化状况，避免红肿区域持续受压与受潮造成皮肤浸润，可使用减压式气垫床。如为骨骼隆凸处可以使用泡沫敷料，以减少皮肤破损的风险。局部组织不可加压按摩，可采用红外线灯或烤灯照射，促进局部血液循环。

**2. 炎性浸润期** 此期护理的要点是保护疮面，避免感染。在局部减压的基础上，应密切观察疮面情况对症处理。在无感染的情况下，常规使用0.9%氯化钠溶液清洁创面，对未破溃的小水疱覆盖滑石粉包扎，以减少摩擦，防止破裂感染，使其自行吸收；对大水疱在无菌操作下用注射器抽出疱内液体，不需要剪去表皮，可直接涂消毒液，用无菌敷料包扎。如表皮破损，应剪去死皮，遵医嘱局部用治疗压疮的药物，并用红外线灯每2小时照射一次，每次10～15分钟，使疮面保持干燥，防止感染。

**3. 溃疡期** 此期护理的要点是解除压迫，控制感染，去除坏死组织和促进肉芽组织生长。

(1)浅度溃疡期 可用红外线照射，照射后按外科无菌换药方法处理疮面。也可用0.02%呋喃西林溶液清洗疮面，再用治疗压疮药物外敷；分泌物增多时，增加换药次数。为控制感染和增加局部营养供给，再以红外线灯照射后覆盖无菌敷料包扎，可起到较好的效果。还可用鸡蛋内膜、纤维蛋白膜、骨胶原膜及压疮贴等贴于疮面治疗。因内膜含有一种溶菌酶，能杀死细菌，同时内膜含有蛋白质，能在疮面表层形成无色薄膜覆盖创面，防止污染和刺激，减轻疼痛，促进炎症局限化，具有明显的收敛作用。以新鲜鸡蛋内膜为例，将其剪成与疮面相适宜的大小，平整的紧贴于疮面，如内膜下有气泡，应以无菌棉球轻轻挤压使之排出，再以无菌敷料覆盖，1～2天更换一次，直到疮面愈合为止。

(2)坏死溃疡期 可用0.9%氯化钠溶液清洗疮面，也可用0.02%呋喃西林溶液或1∶5000高锰酸钾溶液清洗，清除坏死组织，保持引流通畅。也可用甲硝唑湿敷或用0.9%氯化钠溶液清洗疮面后涂磺胺嘧啶银、呋喃西林治疗。对于溃疡较深、引流不畅者，应用3%过氧化氢溶液冲洗，以抑制厌氧菌生长，同时根据感染情况，遵医嘱配合应用抗生素治疗。另外还可辅助紫外线灯及红外线灯照射、局部持续给氧等，以增加抵抗力，促进愈合。

感染的疮面应定期采集分泌物作细菌培养及药物敏感试验，每周一次，按检查结果选用药物。长期愈合不良者可用中药生肌散、生皮粉、生肌玉红膏等外敷，必要时行植皮和转移皮瓣术。此时应对患者做好局部伤口评估和整体身体状况评估。此外，积极的配合进行全身支持治疗，如增加营养、治疗原发病。

知识链接

**伤口湿润环境愈合理论的诞生**

20世纪50年代以后的有关研究发现:伤口环境对伤口愈合起着至关重要的作用。其中有两个重要的发现:

1. 1958年,Odland首先发现水疱完整的伤口比水疱破溃的伤口愈合速度明显加快。

2. 1962年,英国动物学家伦敦大学的Dr. George. Winter在"幼猪皮肤的浅表性的上皮形成速度和瘢痕形成"的研究中发现,用聚乙烯膜覆盖猪的伤口,其上皮化率增快了1倍,他首次证实了与暴露于空气中的干燥伤口相比,湿润且具有通透性的伤口敷料应用后所形成的湿润环境中,表皮细胞能更好地繁衍、移生和爬行,从而加速了伤口愈合过程。

3. 1963年,Hinman和Maibach报道了同样的发现。

4. 1972年,Robee教授通过实验再次证实了清洁无结痂的湿润伤口其上皮细胞移行、增生的速度比结痂的伤口要快得多,因为上皮细胞无法移行于干燥结痂的细胞层,而需要花费时间向痂皮下的湿润床移行,由此,湿性疗法的观点开始被临床广泛接受。

5. 20世纪90年代初,Turner报告持续的湿润治疗使患者伤口面积缩小明显加快,大量肉芽组织形成并可见上皮快速再生。Knighton也发现应用封闭敷料密闭伤口后,伤口基底床保持湿润状态且形成低氧环境,在此综合作用下刺激毛细血管生长和再生,成为肉芽生长的基础。1992年,Wheeland的研究也表明湿润环境下不结痂,而结痂会阻碍表皮细胞迁移,因为细胞的迁移主要从创缘开始,而结痂迫使表皮细胞的迁移绕经痂皮下,从而延长了时间。

来源:好医生-继续医学教育网

## 第四节 会阴部护理

会阴部护理的目的是清洁外阴,预防生殖系统、泌尿系统的逆行感染。由于会阴部有许多孔道,毛发浓密,温度高而潮湿,有利于病原菌生长或由此路径侵入体内。因此,当患者出现生殖系统及泌尿系统炎症、大小便失禁、局部皮肤刺激或破损、分泌物增多或尿液浓度过高、留置尿管、产后及各种会阴部手术后,应加强会阴部的清洁护理。

### 一、评　　估

#### (一)自理能力评估

评估患者的自理能力,根据患者的具体病情提供相应的护理措施。能够自理的患者由护士提供有关会阴部清洁护理的健康指导;能部分自理及完全不能自理的患者,由护士协助完成会阴部清洁护理。

#### (二)会阴部状况评估

1. 会阴部有无异味、瘙痒,有无分泌物过多。

2. 会阴部皮肤有无损伤、炎症、肿胀、触痛等。

3. 尿液有无异味、黏稠、颜色改变，排尿时有无灼热感、疼痛等症状。

4. 有无大小便失禁、留置尿管、泌尿生殖系统或直肠手术等。

**(三) 卫生知识评估**

通过与患者交谈，了解患者对会阴部卫生状况认识与态度，以提供相应的健康指导与护理。

1. 患者每日是否有清洁会阴部的卫生习惯。

2. 患者选择清洁会阴部的用品是否恰当，清洁会阴方法是否正确。

3. 患者对会阴部疾病的认识及对会阴部清洁重要性理解的程度。

## 二、会阴部的清洁护理

**(一) 床上使用便器法**

当患者由于病情限制，需在床上排尿、排便时，护士应将便器携至患者床旁，给予协助。患者之间不可混用便器，以防交叉感染。

【目的】

为卧床的患者提供便器，满足其排泄的需求。

【告知】

1. 床上使用便器是协助卧床患者排便的一种方法。

2. 使用便器时应维护患者自尊，保护患者隐私。

3. 告知使用便器采取的体位，请患者理解并配合。

4. 告知患者在排便过程中有不适及时告知护士。

【准备】

**1. 护士准备** 着装整齐，戴好帽子、口罩。

**2. 患者准备** 了解床上使用便器的目的，理解并配合操作。

**3. 用物准备** 便器及便器巾，纸巾，屏风或挂帘。

**4. 环境准备** 调节室温，注意保暖，屏风遮挡或拉上挂帘，保护患者隐私。

【操作规程】

见表 6-12。

**表 6-12 床上使用便器操作规程**

| 操作流程 | 操作步骤 | 要点说明 |
|---|---|---|
| 核对解释 | • 核对患者的床号、姓名，评估自理能力<br>• 告知患者操作的目的 | • 取得患者的合作 |
| 环境准备 | • 关闭门窗，屏风或挂帘遮挡患者，室内家属(特别是异性)暂时回避 | • 维护患者隐私权 |
| 便器准备 | • 便器使用前必须擦干，以免弄湿衣服及盖被，天冷时，先把便器加温，必要时在便器边缘垫软纸或垫布，以免损伤骶尾部皮肤 | • 勿使用破损便器，防止损伤皮肤 |
| 安置卧位 | • 携便器至患者床旁，再次核对患者<br>• 将橡胶中单及中单垫于患者臀下 | • 若病情允许，可抬高床头 |

续表

| 操作流程 | 操作步骤 | 要点说明 |
|---|---|---|
| 放置便器 | • 协助患者脱裤，取屈膝仰卧位 | |
| | • 一手托起患者的腰骶部，同时嘱其抬高臀部，另一手将便器放置在患者臀下，使便器宽边处朝向患者头部 | • 勿硬塞或硬拉便器 |
| | • 不能抬高臀部的患者，护士先协助其取侧卧位，放好便器后，一手扶住便器，另一手协助患者取仰卧位（图 6-17） | |
| | • 征求患者的意见，如病情许可，把纸巾放在患者容易拿取的地方，呼叫器放于床旁，暂离病室 | • 维护患者的隐私<br>• 病情重者，在旁守候 |
| 撤出便器 | • 排便完毕，根据患者的病情，协助擦拭会阴部 | • 避免拖、拉便器 |
| | • 取出便器，观察大小便情况，盖上便器巾移走 | • 如有异常，通知医生 |
| 整理记录 | • 协助患者取舒适卧位，询问并满足患者需要，整理床单位，开窗通风，整理用物，洗手，记录 | • 倒掉排泄物，清洗、消毒便器 |

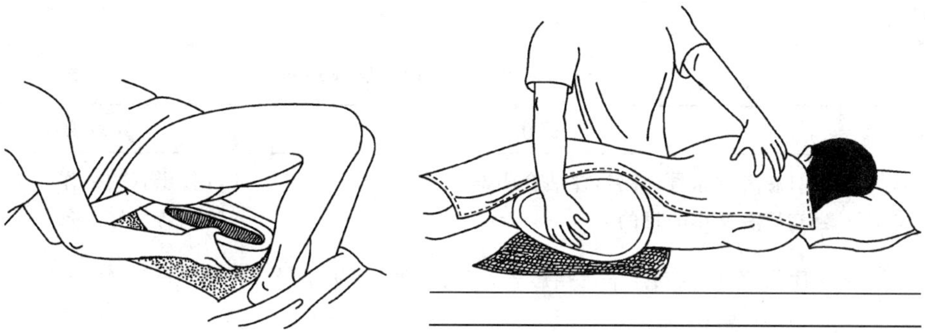

A　　　　B

**图 6-17　卧床患者协助放置便器法**

【注意事项】

1. 不可使用破损的便器，防止皮肤损伤。

2. 取送便器时，不可硬塞或硬拉便器，必要时在便器边缘垫软纸或垫布，以免损伤患者骶尾部皮肤。

3. 护理过程中及时与患者沟通，询问有无不适；便后观察排泄物性状及骶尾部位的皮肤，如有异常及时处理。

4. 床上排便时，注意遮挡患者防止受凉，同时保护患者隐私。

### （二）会阴部护理

会阴部护理包括清洁会阴及周围皮肤部分。会阴部护理首先应评估患者的自理能力及会阴部有无伤口、有无失禁和留置尿管等，确定会阴护理的方法。如患者生活能够自理，可在洗澡时进行，如生活不能自理者，则由护士协助。

【目的】

1. 预防或减轻会阴部感染。

2. 保持会阴部清洁干燥，去除异味，增进患者的舒适度。

3. 防止皮肤损伤，促进伤口愈合。

【告知】

1. 会阴部擦洗或冲洗可保持会阴部的清洁，并预防会阴部疾病的发生。

2. 维护患者的自尊，并适当地遮挡以保护患者的隐私，同时尊重患者的选择。

3. 告知擦洗应采取的体位，请患者配合；操作是安全的，不会刺激和损伤皮肤。

4. 告知患者在接受护理过程中如有不适可向护士说明。

【准备】

**1. 护士准备** 着装整齐，戴好帽子、口罩，戴手套。

**2. 患者准备** 了解会阴部护理的目的，愿意合作；协助患者排便。

**3. 用物准备**

治疗盘内：毛巾、浴巾(2块)、无菌棉球、无菌纱布、无菌溶液、大量杯、镊子、橡胶中单、中单、一次性手套、浴毯、卫生纸。

治疗盘外：水壶内盛温水(50～52℃)、便器及便器巾、挂帘或屏风。

**4. 环境准备** 关好门窗，调节室温至24～25℃以上，以屏风或挂帘遮挡。

【操作规程】

见表6-13。

**表6-13 会阴部清洁护理操作规程**

| 操作流程 | 操作步骤 | 要点说明 |
|---|---|---|
| 核对解释 | • 核对患者的床号、姓名，评估会阴部状况<br>• 告知患者操作的目的 | • 取得患者的合作<br>• 嘱患者做好准备 |
| 环境准备 | • 关闭门窗，屏风或挂帘遮挡患者，室内家属(特别是异性)暂时回避 | • 保护患者隐私权 |
| ▲ 男患者擦洗会阴 | | |
| 安置卧位 | • 备齐用物携至患者床旁，再次核对患者<br>• 将脸盆和纸巾放在床旁桌上，将水壶中的温水倒入脸盆<br>• 戴好一次性手套<br>• 协助男患者取仰卧位，脱去左裤腿，盖于右腿上，左腿部用盖被盖好，右腿用浴巾覆盖，上半身用盖被或浴毯盖好 | • 调试水温，防止烫伤<br>• 防止交叉感染<br>• 充分暴露会阴，遮挡患者，防止受凉 |
| 擦洗会阴 | • 将毛巾浸湿并拧成微干，缠绕在手上成手套式，依次擦洗一侧大腿内侧、腹股沟、阴阜部位；同法擦洗另一侧，用浴巾擦干各部位<br>• 将阴茎轻轻提起，浴巾铺于阴茎下方，由尿道口向外环形擦洗尿道口、龟头及冠状沟部位，更换毛巾，如此反复擦洗，直到擦净为止(图6-18)<br>• 将浴巾垫于阴囊下部，擦洗阴囊的上部，轻轻托起阴囊，擦洗阴囊下部，用浴巾擦干阴囊 | • 腹股沟区皮肤皱褶处应重点擦洗<br>• 保护患者隐私<br>• 擦洗尿道口动作轻柔，避免过度刺激<br>• 防止尿道感染<br>• 阴囊部位受压容易引起患者不适，动作应轻柔，阴囊皱褶部位重点擦洗 |

续表

| 操作流程 | 操作步骤 | 要点说明 |
|---|---|---|
| 肛门护理 | • 协助患者取侧卧位，浴毯盖好上半身，下肢用盖被盖好，暴露臀部<br>• 擦洗肛门，观察臀部及肛门周围皮肤情况，大、小便失禁者，做好肛周皮肤护理，协助穿好衣裤 | • 在肛门和会阴部涂抹凡士林或氧化锌软膏 |
| 整理记录 | • 协助患者取舒适卧位，询问并满足患者需要，整理床单位；整理用物，洗手，记录 | |
| ▲女患者擦洗会阴 | | |
| 安置卧位 | • 协助女患者脱去右侧裤腿，处理方法同上，取屈膝仰卧位，两腿分开，遮盖方法同上 | |
| 擦洗会阴 | • 左手轻轻按住阴唇使其闭合，右手擦洗一侧阴唇外侧皮肤，更换毛巾，擦洗另一侧<br>• 左手分开阴唇，暴露尿道口及阴道口。将毛巾浸湿拧成微干缠绕于右手上，从上而下擦洗阴唇周围的皮肤、阴蒂及尿道口黏膜部位，反复擦拭各部位，直至干净为止 | • 由内向外、由上至下，最后擦至肛门<br>• 擦洗每个部位，随时更换毛巾不同部位，以保持各部位的相对清洁 |
| 肛门护理 | 同男患者 | • 保护患者隐私 |
| 整理记录 | 同男患者 | |
| ▲ 会阴冲洗法 | | |
| 安置卧位 | • 协助患者取屈膝仰卧位，方法同上<br>• 在患者臀下铺上橡胶中单及中单，将便器放于臀下 | |
| 冲洗会阴 | • 用大棉球堵住阴道口<br>• 左手持大量杯，右手持镊子夹取棉球，将冲洗溶液慢慢倒下，询问患者水温是否合适，边冲洗，边擦拭，直至干净为止<br>• 依次冲洗阴阜、大腿上 1/3 内侧、大阴唇、小阴唇、前庭、肛门（图 6-19） | • 防止水流入阴道<br>• 每擦洗一个部位，更换一个棉球<br>• 外阴有伤口时，以伤口为中心向外冲洗，换药后覆盖无菌纱布，胶布固定 |
| 整理记录 | • 冲洗完毕，撤去便器、中单及橡胶中单<br>• 协助患者取舒适卧位，询问并满足患者需要，整理床单位<br>• 整理用物，洗手，记录 | |

【注意事项】

1. 操作过程中，不宜过多的暴露患者，防止受凉。注意维护患者的自尊，征得患者同意并遮挡患者。

2. 进行会阴擦洗时，每擦洗一个部位，毛巾应清洗一次或更换毛巾的位置，保持每个部位的相对清洁。

3. 如患者会阴部有伤口或手术，应按无菌操作进行，防止交叉感染。

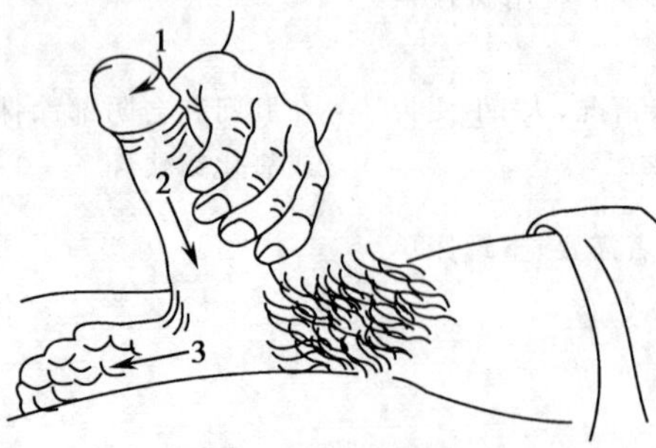


图 6-18 男性会阴部清洁法

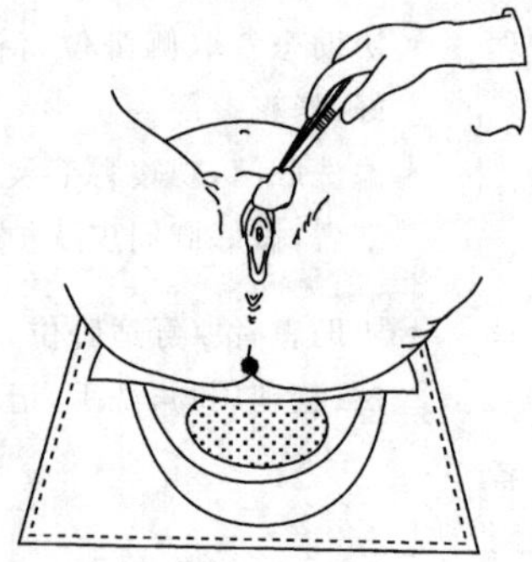

图 6-19 女性会阴部清洁法

## 第五节 晨晚间护理

晨晚间护理是指护士根据病情的需要，为昏迷、瘫痪、高热、危重、大手术后和年老体弱患者在晨晚间实施的生活护理，是基础护理的一项重要内容。护士每日根据患者的身心需要及环境状况于晨间及晚间给予指导或协助患者进行卫生护理及环境的整理，以满足其身心需要，促进舒适、休息与睡眠，有利于疾病康复。

### 一、晨间护理

晨间护理(morning care)是基础护理的一项重要内容。护士通过进行晨间护理可以观察和了解患者的病情和心态，及时发现患者现存的或潜在的健康问题，为进一步诊断、治疗和制订护理计划提供依据；晨间护理可以促进身体受压部位皮肤的血液循环，预防压疮、肺炎、下肢静脉栓塞等并发症的发生；保持病室整洁，使患者清洁、舒适，以愉悦的心情迎接崭新的一天；同时做好患者心理护理和卫生指导工作。晨间护理一般于清晨诊疗工作前完成，其内容包括：

**1. 协助漱洗** 根据病情鼓励或协助患者排便、漱口、刷牙，必要时进行特殊口腔护理、洗脸、洗手、梳发。

**2. 预防压疮** 帮助患者翻身，更换卧位。检查局部皮肤受压情况，酌情用湿热毛巾擦洗背部，或用50%乙醇按摩骨隆凸处的皮肤。

**3. 观察病情** 了解夜间睡眠情况和患者的感觉，观察病情变化，根据需要进行心理护理和健康教育。

**4. 整理床单位** 扫净床单并重新铺好，需要时更换盖被。整理床旁桌和病房内环境，征求患者的意见。酌情开窗通风，保持病室空气新鲜。

### 二、晚间护理

晚间护理(evening care)可以为患者创造良好的睡眠环境，保持病室安静，使患者舒适，易于入睡；预防压疮等并发症的发生；同时还有利于观察病情，促进护患沟通。其内容包括：

**1. 睡前指导** 指导患者临睡前进食不可过饱，饮水不宜过多，不饮浓茶与咖啡等，避免过度兴奋影响入睡，养成按时就寝的良好睡眠习惯。

**2. 协助洗漱** 根据病情鼓励或协助患者漱口、刷牙，必要时进行特殊口腔护理、洗脸、洗手、洗脚，女患者应协助清洗会阴，寝前协助患者排便。

**3. 预防压疮** 协助患者翻身，检查皮肤受压情况，根据患者情况实施按摩或温水擦背，按摩受压部位等预防压疮的护理措施。

**4. 整理床单位** 按需要更换衣服、盖被、大单及中单，根据室温增减盖被，保持床单平整，无渣屑等。

**5. 环境准备** 协助患者取舒适卧位，关大灯，开壁灯或地灯，使光线柔和，酌情关门窗，保持病室安静。

**6. 观察病情** 经常巡视病房，了解患者睡眠情况，观察病情变化，并酌情处理。

## 三、卧有患者床更换床单法

长期卧床患者由于疾病限制，只能在床上活动。患者体位的改变，易使床单出现皱褶；出汗或排泄则会使床单潮湿、污染，影响患者的舒适，并易损伤皮肤发生压疮。因此，护士在执行各项操作及晨晚间护理时，应随时观察皮肤状况，及时整理及更换床单，满足患者的身心需求，为患者的早日康复奠定良好的基础。

【目的】

1. 保持床面清洁、干燥、平整及病室的整洁，使患者躺卧舒适。
2. 观察患者的身体状况，预防皮肤压疮及坠积性肺炎等并发症的发生。

【告知】

1. 卧有患者床更换床上用品可保持床上用品清洁，使患者舒适。
2. 更换物品操作是安全的，适当的使用床档，不会使患者坠床；同时遮挡患者，保护其隐私。
3. 告知更换物品过程中，需更换几次卧位，请患者理解并配合。
4. 告知患者在接受护理过程中如有不适应及时向护士说明。

【准备】

**1. 护士准备** 衣帽整洁、洗手、戴口罩。

**2. 患者准备** 了解整理或更换床单的目的和意义，使患者能主动配合。

**3. 用物准备** 清洁的大单、中单、被套、枕套，需要时备清洁衣裤、床刷或床刷套、污物袋及便器。

**4. 环境准备** 酌情调节室温，关闭门窗，必要时以屏风遮挡。

【操作规程】

见表 6-14。

**表 6-14 卧有患者床整理及更换床单操作规程**

| 操作流程 | 操作步骤 | 要点说明 |
|---|---|---|
| 核对解释 | • 核对患者的床号、姓名，评估皮肤受压情况，解释操作的目的 | • 取得患者的配合<br>• 嘱患者做好准备 |

续表

| 操作流程 | 操作步骤 | 要点说明 |
| --- | --- | --- |
| 环境准备 | • 关闭门窗，屏风或挂帘遮挡患者，室内家属（特别是异性）暂时回避 | • 维护患者隐私权 |
| ▲ 方法一 | 适用于长期卧床，允许翻身的患者 | |
| 安置卧位 | • 备齐用物，携至患者床旁，再次核对患者<br>• 移开床旁桌，将椅子移至床尾，将需要更换的清洁物品按顺序放在床尾椅上<br>• 松开床尾盖被，协助患者取侧卧位（背向护士），身体靠近床边，使一侧床面暂空，枕头和患者一起移动，躺卧舒适 | <br>• 放平床头或床尾支架<br>• 必要时拉起床档，防止患者坠床 |
| 清扫床褥 | • 松开各层床单，依次将污中单卷入患者身下；扫净橡胶中单，搭在患者身上；将污大单卷好，塞入患者身下（橡胶中单下面）<br>• 扫净床褥上的渣屑 | • 橡胶中单不更换<br>• 操作轻，防尘土飞扬 |
| 更换大单 | • 将清洁大单的中线与床的中线对齐，展开；将一半大单平整的铺在暂空侧床面上，另一半塞入患者身下（污大单下面）<br>• 铺好暂空侧大单（图 6-20） | |
| 更换中单 | • 将橡胶中单铺在清洁的大单上面，取清洁的中单对齐床的中线，一半铺在橡胶中单上，另一半塞入污中单下面（患者身下）<br>• 将铺好的橡胶中单及中单拉平，一并塞在床垫下<br>• 协助患者侧卧于铺好的一侧，护士转至另一侧 | <br>• 将对侧床档拉起 |
| 撤出污单 | • 松开各层床单，将污中单撤下，卷至床尾；扫净橡胶中单，搭在患者身上 | • 污中单放在污大单上面 |
| 清扫床褥 | • 将污大单连同污中单一起污染面向内卷好，放入护理车或污物袋内<br>• 扫净床褥上的渣屑，将患者身下的大单展平，拉紧铺好，按照上述方法铺好橡胶中单、中单 | • 污大单及中单不能随意放置，减少污染 |
| 更换被套 | • 解开被套尾端系带，从开口处将盖被一侧纵向向上折叠 1/3，同法折叠另一侧盖被，手持盖被前端，呈“S”形折叠拉出，放于床尾椅上<br>• 将清洁的被套正面向上展开，同时撤出污染被套，放入污物袋内，将清洗被套尾端打开 1/3，盖被放入清洁被套内，拉平已放好的盖被及被套的上下层<br>• 整理盖被，将尾端系带系好，两侧盖被向内折叠齐床边；床尾盖被向内折叠齐床尾，为患者盖好 | • 根据患者的病情需要摇起床头、支起床上支架<br>• 撤污被套，注意遮盖患者，防止受凉<br>• 床尾盖被向内折叠时，嘱患者屈膝，防止折叠过紧，压迫足趾 |

续表

| 操作流程 | 操作步骤 | 要点说明 |
|---|---|---|
| 拍枕换套 | • 协助患者取仰卧位，更换枕套，拍松放于患者头下 | |
| ▲ 方法二 | • 适用于腿部有牵引，不能翻身的患者 | |
| 取枕卷单 | • 移开床旁桌，椅子移至床尾，一手托起患者的头部，另一手将枕头取出，放在床尾椅上 | • 如两个护士操作，可分别站在患者的左右两侧 |
| 撤单铺单 | • 松开床尾盖被及床垫下的大单、中单及橡胶中单，将污大单从床头向床尾方向卷至患者肩下<br>• 将清洁大单对齐中线铺于床头，其余部分卷好，铺好床头部分 | • 大单污染面向内 |
| 拍枕换套 | • 更换枕套，拍松枕头，放于患者头下<br>• 抬起患者的上半身，将污大单、中单及橡胶中单一起从患者肩下卷至患者臀部位置，同时将清洁的大单拉至臀部，展平（图 6-21） | • 骨科患者可利用牵引架，将上半身抬起<br>• 观察患者面色及呼吸，并询问患者有无不适 |
| 撤去污单 | • 放下患者的上半身，抬起臀部，撤污大单、中单及橡胶中单于床尾 | • 将各层单拉平，绷紧 |
| 铺好大单 | • 将清洁的大单拉至床尾，将橡胶中单放在椅子扶手上，污大单及中单放入护理车或放入污物袋内，展平铺好清洁的大单 | |
| 铺橡胶中单及中单 | • 先铺好一侧橡胶中单及中单，将余下半幅塞于患者身下，转至床对侧，将橡胶中单、中单拉平铺好 | |
| 更换被套 | • 同上法 | |
| 整理记录 | • 移回床旁桌及椅子，协助患者取舒适的卧位，询问患者并满足其需要；整理用物，洗手，记录 | |

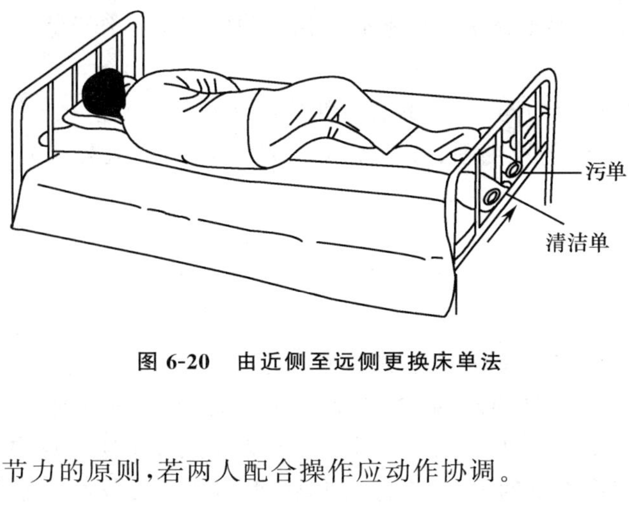


**图 6-20　由近侧至远侧更换床单法**

【注意事项】

1. 操作时掌握节力的原则，若两人配合操作应动作协调。

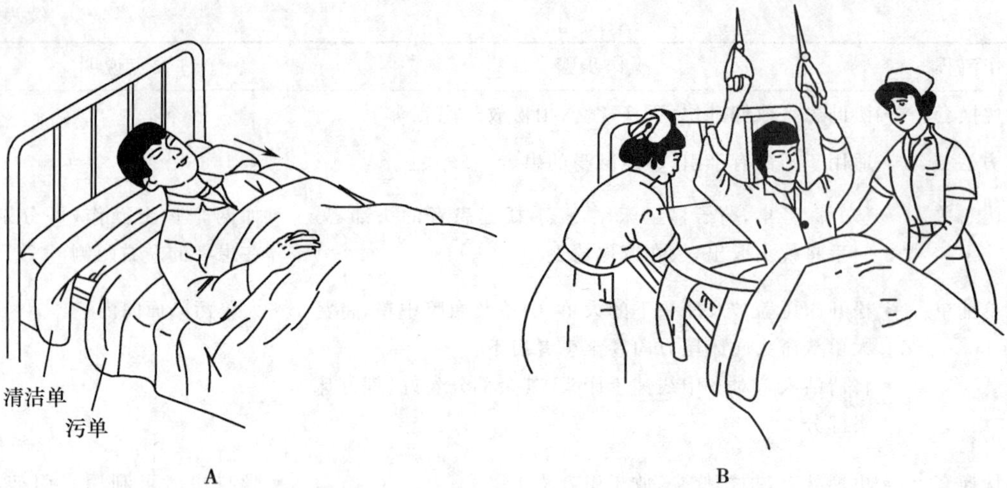


图 6-21 由床头至床尾更换床单法

2. 不宜过多翻动和暴露患者，防止翻身时坠床和受凉。

3. 操作过程中观察患者病情，如有异常立即停止操作，通知医生给予处理。

4. 操作时间应在治疗的间歇及患者情绪稳定时进行。

5. 患者的衣服、大单、被套应每周更换 1～2 次，若被血液、排泄物等污染时，应及时更换。

【要点提示】

1. 在本章的学习中重点掌握患者的清洁护理，主要包括口腔护理、头发护理、皮肤护理、晨晚间护理及会阴部护理等，通过学习熟悉口腔护理、头发护理、皮肤护理、会阴部护理的目的及注意事项；识记压疮的概念、好发部位、发生的原因及预防措施。

2. 口腔护理和皮肤护理是本章应重点掌握的知识点，结合临床实例使学生懂得为失去自理能力患者实施口腔护理和皮肤护理、会阴部护理的重要性。

3. 培养学生的服务意识，在患者住院期间，应加强身体各部分的清洁护理，使患者舒适，预防各种并发症及传染病的发生。

4. 本章护理技能操作的重点是口腔护理、床上洗发、床上擦浴、背部按摩、卧有患者床更换床单、会阴部冲洗。要求在练习中准确掌握动作技能的操作要点，并在指定时间内能规范地完成上述操作。

5. 学习本章操作内容的同时，应不断培养学生良好的道德情操、关心爱护患者，树立人文关怀理念，满足患者的各种生理、心理需求，帮助患者树立战胜疾病的信心，早日恢复健康，承担社会责任。

## 思考题

1. 为昏迷患者做口腔护理时，应注意哪些问题？

2. 患者，女性，75 岁，走路时不慎摔倒，致右侧肱骨骨折，入院体格检查时发现有头虱。护士应选择什么药物灭头虱，怎样配制这种药物？灭虱过程中应注意哪些问题？

3. 患者，女性，患有严重的关节炎，行动不便，近期周身关节疼痛加剧入院。查体：患者身体有异味，手指甲和脚趾甲过长，头发油腻。王女士承认已有半个月没有做个人卫生了。

(1)针对患者皮肤问题，护士应采取什么措施，操作中应注意哪些问题？

(2)针对患者头发问题，护士应采取哪些措施，操作中应注意什么？

4. 张女士，46 岁，因右侧乳腺癌住院，行右侧乳房切除术后 1 天，护士协助其更换衣裤时应注意哪些问题？

5. 患者长期卧床时，身体的哪些部位容易发生压疮？引起压疮的因素有哪些？当发生压疮时，应采取哪些有效措施？

6. 田某，男性，65 岁，右侧肢体偏瘫，大小便失禁，住院 4 周，晨间护理时发现骶尾部、右侧髋部皮肤呈紫红色，皮肤肿胀，发亮。在红肿的部位出现数个大小不等的水疱，请你判断此患者处于压疮的哪一期？针对此种情况应如何护理？

（谭淑娟）

# 第七章　休息与活动

## 学习目标

1. 领会休息的意义，并熟悉满足休息需要的条件。

2. 学会协助患者休息的护理技术。

3. 掌握睡眠的发生机制及不同年龄阶段的睡眠需要。

4. 正确陈述影响睡眠的因素，以及各种睡眠障碍的临床表现，并能提供恰当的护理措施促进患者睡眠。

5. 正确陈述活动受限的主要原因，并能认知活动受限对机体的影响。

6. 正确评估患者的活动状况，掌握满足患者活动需要的护理措施。

案例

患者张某，男，68岁，因家庭琐碎小事与妻子争执，随即出现胸闷、心悸、呼吸困难、伴有发绀等心衰症状急诊入院。经医生诊治后病情逐渐平稳。但第三天患者提出出院要求，原因是医院的环境使他无法入睡，不能很好休息。患者主诉房间人多，说话、打鼾，且室温低、感觉冷，晚间的护理操作干扰睡眠，每天只能睡3～4小时，且头晕乏力，心烦意乱。病室地灯光线太强，不习惯；医护人员说话声过大，噪声强等。患者主诉时伴有情绪激动、焦虑，同时还有担心疾病再次加重的矛盾心理。针对该患者的情况，请思考下列问题：

1. 评估现实环境是否具备患者休息的必要条件，目前存在的问题是什么？

2. 患者出现了什么样的睡眠障碍，主要表现是什么？

3. 如何采取有效措施促进患者的睡眠活动？

## 第一节　休　息

休息(rest)是指在一定时间内相对地减少活动，使人从生理上和心理上得到松弛，消除或减轻疲劳，恢复精力的过程。它代表了一种安静、安详、无焦虑、无拘无束的状态，即在没有任何情绪压力之下身心感到平静、宽慰的松弛状态。

休息的方式很多，获得休息的方法因人而异，如运动后的停止活动，精神上的放松，静坐或卧床、阅读、看电视和工作中的短暂片刻的间歇等。没有一个简单的定义能包括所有人的休息方式和固有含义，对于不同的人，休息有不同的含义，如对从事脑力劳动的人来说，散步、游泳、打太极拳等，是其有益的休息方式，而对于从事体力劳动的人，可通过阅读、听音乐、看电视等活动得到放松和休息。通过休息可消除疲劳，减轻精神上的压力，恢复到精力充沛、身心舒适的状态。

## 一、休　　息

休息是人类最基本的生理需要，适当的休息是维持人体健康，使其处于最佳的生理和心理状况的必要条件。

### （一）休息的意义

健康人需要适当的休息。缺乏休息可产生一系列疲倦和劳累的身心症状。如一个人经历了较长时间的体力或脑力劳动之后就会感到困乏，全身无力，精神上变得懒散，注意力不集中，反应迟缓，工作效率下降等，这些表明了机体未处于最佳的功能和健康状态之中，这种状态持续下去，很容易导致机体健康水平的下降，引发疾病。因此，适当地休息可以减轻或消除机体的疲倦和劳累，使身体各部分处于松弛状态，减轻精神的紧张，恢复体力和精力，保持健康的体质。同时，休息可以维持机体生理调节的规律性，促进机体正常的生长发育。

休息是疾病康复的必要条件。由于疾病本身构成一种压力，患病后患者常表现出精神上的脆弱，心理上的焦虑，加之医院陌生的环境，各种特殊的声响，一些产生紧张和疼痛的治疗和操作等，都会给患者增添较大的精神负担和压力，影响患者的康复。这就要求护士必须为患者建立一个有益于休息的生理和心理环境。良好的休息不仅能消除疲劳，同时还能缩短病程，使其早日康复。如当人处于卧位时，肝脏及肾脏的血流量较站位时多50%，可使这些器官获得充足的血液供应，提供了丰富的营养物质，促进了组织的修复和器官功能的恢复。另一方面由于休息时新陈代谢活动减慢，全身血液的需求量下降，心脏负荷减低，因而对心脏疾病的恢复也是十分有利的。因此，患者患病期间，若能采用恰当的方式休息，不仅可以消除疲劳，减少消耗，促进体力和精力的恢复，促进组织修复；还可提高治疗效果，促进机体快速康复。

### （二）休息的条件

满足休息的生理需要，必须具备三个先决条件。

**1. 生理上的舒适**　生理上的舒适对促进放松非常重要。因此在休息之前应尽可能将身体的不舒适减至最低程度。如解除或控制疼痛；协助患者调整姿势，提供相对舒适的体位；保证环境中适宜的温湿度，减少噪声和异味的不良刺激，调节睡眠时所需的光线；满足患者清洁的需要等，使其获得生理上的舒适感。

**2. 心理上的放松**　有效地减少和控制紧张、焦虑的情绪，心理上才能得到放松。当患病时，个人无法满足社会、职业或个人角色及义务上的需要，加之住院时对医院环境及医务人员感到陌生，对自身疾病的担忧等，患者常常会出现紧张和焦虑。因此，护士应耐心地与患者沟通，恰当地运用知识和技能，减轻患者的心理压力，帮助患者得到身心放松。同时在倾听患者的主诉时重视患者的个体差异，提供适宜的个性化护理服务，以达到放松的目的。

**3. 充足的睡眠**　获得休息的最基本的先决条件是充足的睡眠。虽然每个人所需要的睡眠有较大的区别，但都有最低限度的睡眠时数，满足了所需的睡眠量，才能得到真正的休息。一个人如不能满足其最低限度的睡眠时数，常会出现焦虑不安、精神紧张、烦躁易怒、全身疲乏、注意力难以集中等，在这种状态下很难达到休息的目的。

### (三) 协助患者休息的护理措施

**1. 减轻和消除焦虑** 从生理、心理上满足患者的需求，护士应礼貌热情地接待患者以及家属，主动介绍病区的布局，协助患者适应并熟悉环境，消除紧张和陌生感。同时，根据医疗原则，护士应恰当地向患者解释各种实验室及其他检查结果，讲解病情的治疗过程，使患者安心治疗，主动配合，放松休息。同时，争取家属的积极参与，共同消除患者的寂寞、孤独感，减轻患者的焦虑情绪，使身心处于最佳状态下，接受治疗，促进康复。

**2. 提供舒适的环境** 护士应尽可能提供给患者一个安静、安全、整洁、舒适的环境。保持病室内适宜的温度、湿度；经常通风换气；减少各种噪声，护士走路、说话、开关门、拿放物品时注意声音要轻；减少环境中不良因素对患者的刺激，使病室形成一个安静、舒适利于患者休息的环境。

**3. 有计划安排诊疗活动** 为保证患者充分的休息，护士要有计划地安排治疗、护理、检查的时间，在不影响治疗效果的前提下，将其相对集中在日间完成，如无特殊需要，尽可能减少对患者的打扰。

**4. 满足患者的基本需要** 对绝对卧床治疗的患者，要主动及时地协助患者进食、排便、维持适当的体位，适时翻身，预防并发症，从而使患者达到休息和康复的目的。

**5. 尊重患者休息的习惯与方式** 患者因年龄、性别、生活习惯、受教育程度及个人爱好的不同，对休息的方式与要求也各不相同。护士在制订护理计划时应了解并观察患者的个人习惯，充分考虑到这些因素，满足患者的合理需求。如患者有午睡的习惯，护士应为其拉好窗帘，以利于患者的休息。

**6. 减少影响睡眠的因素** 就寝前尽量不谈论令患者情绪波动的人或事，使患者心境放松地进入睡眠状态；入睡前适当地摄入促进睡眠的食物，如牛奶、乳酪等；避免饮用刺激性饮品，如浓茶、咖啡；采取恰当措施，有效控制疾病引发的疼痛、不适；调整舒适的体位，使肌肉放松，有利于患者通过睡眠达到最佳的休息状态。

**7. 协助患者自我放松** 帮助患者进行自我放松，可使患者获得高质量的休息。放松的原则是自然的姿势，配合深呼吸，集中注意力于一点，凝思冥想为辅助动作，以放松肌肉，得到休息。美国的霍夫曼(Hofman)1977 年提出，松弛肌肉法可减少耗氧量，降低血压，减慢呼吸速率和心率，降低肌肉紧张度。并建议做以下活动进行自我放松：

(1)选择安静、空气清新的环境，取轻松自然的姿势，使全身肌肉放松。

(2)闭目做一次深呼吸。

(3)头脑中展现一幅宁静的景色，每次呼气时重复说一个对自己有特殊意义的字或词，如“安静”。

(4)当进行上述活动时，自足部开始，直到头部，循序放松全身肌肉。

(5)反复进行 15～20 分钟。

(6)静坐数分钟，感受全身轻松。

另外也可采用腹式呼吸放松自己：

(1)取自然舒适的坐位，双手随意放置在膝部。

(2)放松腹肌,行腹式呼吸。

(3)同时尽量扩大胸廓。

(4)抬高锁骨,但不要耸肩。

按上述要求,可依次放松全身的肌肉,达到缓解紧张情绪,释放压力的目的,从而进入到良好的休息状态。

## 二、睡　　眠

睡眠(sleep)是一种周期性发生的知觉的特殊状态。睡眠时人们对周围环境的知觉及反应能力明显降低,但并未完全失去意识。人们在睡眠中,对特殊刺激会产生选择性的知觉,甚至被惊醒,而是否被惊醒则与刺激来源的音量、强度及刺激源对个人是否有特殊意义有关。如熟睡的母亲听不到电话铃声,却能被其宝宝的哭声惊醒。同时,睡眠是与觉醒交替循环的一种周期性生理活动。

睡眠是人类生存的必要条件,是休息的一种重要形式。人的一生中有三分之一的时间要用在睡眠上。通过睡眠可以使人的精力和体力得到恢复,从而以良好的觉醒状态投入到生活、学习和工作中。睡眠对于维持人类的健康,尤其是促进疾病的康复具有十分重要的意义。

### (一) 睡眠的生理

**1. 睡眠的发生机制**　睡眠是由睡眠中枢控制的。睡眠中枢位于脑干尾端。睡眠中枢向上传导冲动,作用于大脑皮质(或称上行抑制系统)使人入睡。而位于脑干上端的网状结构上行激动系统则控制觉醒。睡眠与觉醒的控制取决于大脑这两个机制的相互作用,从而调节着睡眠与觉醒的相互转化。

**2. 睡眠的生理特点**　睡眠是一种周期现象,是循环发生的,一般每天一个周期。睡眠时视、触、嗅、听等感觉减退,生理性骨骼肌反射和肌张力减弱,自主神经功能可出现一系列改变,如血压下降、心率减慢、呼吸变慢、瞳孔缩小、尿量减少、代谢率降低、胃液分泌增多、唾液分泌减少等。

**3. 睡眠时相**　睡眠由两种不同的时相组成,一种是慢波睡眠(SWS),另一种是快波睡眠(FWS)。慢波睡眠又称为正相睡眠(OS)或非快速动眼睡眠(NREM);快波睡眠又称为异相睡眠(PS)或快速动眼睡眠(REM)。慢波睡眠与快波睡眠是两个相互转化的时相,成人进入睡眠后,首先是慢波睡眠,持续约80～120分钟后转入快波睡眠,维持20～30分钟后又转入慢波睡眠。整个睡眠过程中约有4～5次的交替。越接近睡眠的后期,快波睡眠持续的时间越长。

(1)慢波睡眠:一般分为四个时期。

入睡期(Ⅰ):此期为清醒和睡眠的过渡时期,是一种很浅的睡眠。这一期为时很短,约0.5～7分钟,很容易唤醒,人们常常感到似乎还是醒着的状态。此期生理活动开始减慢,生命体征与新陈代谢逐渐减慢,但脑电图(EEG)显示的一些特点与清醒时相同。

浅睡期(Ⅱ):此期进入到中等深度的睡眠,但仍易被唤醒。此期大约持续10～20分钟,生理活动继续变慢,肌肉逐渐放松,人可有短暂的、片刻的思维活动。

中度睡眠期(Ⅲ):为熟睡期,即将进入深睡的初期,大约持续15～30分钟。此期肌肉完全放松,呼吸均匀,心率缓慢,体温、血压下降,身体很少移动,难以唤醒。

深度睡眠期(Ⅳ):为深睡期,大约持续15～30分钟。此期身体完全松弛,无任何活动,极难被唤醒。体内激素大量分泌，蛋白质的代谢减少，人体受损组织的愈合加快，遗尿和梦游都发生于此期。

(2)快波睡眠：此阶段睡眠的特点是眼球快速转动，脑电图活跃，与清醒时极为相似，而肌电图反映肌张力极低，伴有像瘫痪时大肌肉所具有的那种不活动的状态。在快波睡眠中，肌肉几乎完全松弛，但体温、血流及脑的耗氧量均有增加，心率、血压和心输出量也有增加，经常接近清醒水平。研究认为快波睡眠与幼儿神经系统的成熟有关，且有利于精力的恢复，同时对保持精神和情绪上的平衡十分重要。在REM期，常会出现充满感情色彩且生动的梦境，在此梦境中可提供减轻和缓解精神压力的机会，可使人们将忧虑的事情从记忆中消除，因此，最好不要在此期打断睡眠。

慢波睡眠和快波睡眠都是人的正常生理需要。在慢波睡眠中，机体的耗氧量下降，但脑的耗氧量不变；同时腺垂体分泌生长激素增多，可以促进机体的生长发育，有利于体力恢复。而快波睡眠中，脑的耗氧量增加，脑血流量增多，且脑内蛋白质合成加快，但生长激素分泌减少。有人认为，剥夺慢波睡眠不利于个体体力的恢复，而剥夺快波睡眠，则会破坏个体的智力和知觉，还可导致感觉混乱和猜疑，患者常表现出精神不振、焦虑、沮丧、不安等心理表现。某些疾病容易在夜间发作，如心绞痛、哮喘、阻塞性肺气肿缺氧发作等，可能与快波睡眠期出现间断的阵发性表现有关。

**4. 睡眠周期** 人的睡眠是周期发生的，是慢波睡眠与快波睡眠不断交替重复的一种主动的过程。每一睡眠周期都含有从60～120分钟不等的有顺序的睡眠时相，平均是90分钟。成人平均每晚出现4～6个睡眠时相周期(图7-1)。

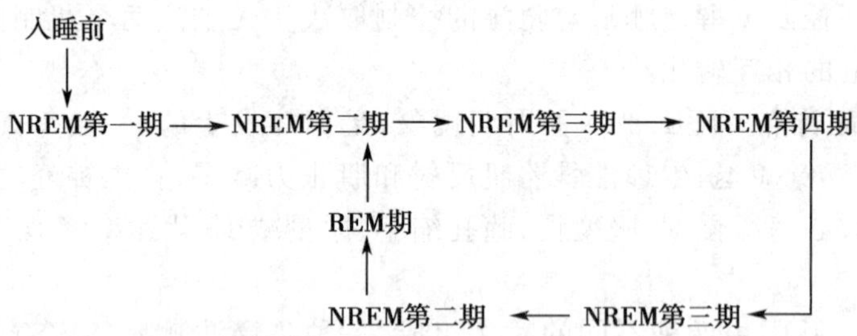


**图7-1 睡眠时相周期**

在睡眠周期的交替进行中，如果在任何一期将个体唤醒，再继续睡眠时，则个体不会回到将其唤醒的那个睡眠时相中，而是从睡眠最初状态开始。在夜间，若患者的睡眠经常被中断，患者将整夜无法获得深度睡眠和快波睡眠，患者正常的睡眠形态受到干扰，睡眠质量大大下降，患者就不得不通过增加睡眠总时数来弥补缺乏的深度睡眠和快波睡眠，以至于造成睡眠形态发生紊乱。因此，为了帮助患者获得最佳的睡眠，护士应在了解患者睡眠的规律和特点的基础上，全面评估患者睡眠的需要以及影响睡眠的因素，从而保证患者睡眠的质量和连续性。

**(二) 睡眠的需要**

睡眠的需求因人而异。一个健康人每晚睡眠的平均时数是7.5小时，但每个人睡眠的时数有很大的差异。有些人每晚只睡3小时就得到了休息；有的人睡到10小时，白天还会觉得疲倦。虽然睡眠量差异的确切原因尚无定论，但年龄可影响睡眠量，这一点已得到研究的证实。随着年龄的变化睡眠量依次为婴儿睡眠多于儿童，儿童多于青年，青年多于老年。总的睡眠时间，儿童期最高，青春期减少，以后保持稳定持续到老年(表7-1)。但70岁以上老年人睡眠时间有所回升，平均每日7.6小时。老年人睡眠的特点为早睡、早醒，且中途觉醒较多，这与年龄增长睡眠深度逐渐降低有关。

**表7-1 不同年龄阶段人群睡眠的需要量及特点**

| 年龄 | 睡眠量（小时/日） | 特点 |
|---|---|---|
| 婴儿 | 14～15 | 50%REM |
| 幼儿 | 12～14 | 35%REM |
| 学龄前 | 9～12 | |
| 学龄儿童 | 10～12 | 20%REM |
| 青少年期 | 8～9 | 25%REM |
| 成年期 | 7～8 | |
| 老年期 | 6～7 | 早睡、早醒，且中途觉醒 |

除年龄因素外，睡眠量的多少还会受个性、健康状况、生活习惯、职业性质、心理状态等诸多因素的影响。由于疾病、心理上感到压力或不愿活动的人，睡眠时间会大大延长，反之，如果人的身体健壮，心情舒畅，熟睡5～6小时即能消除疲劳，使精神和体力得到很好的恢复。体力劳动者比脑力劳动者需要的睡眠时间长；劳动强度大、工作时间长的人需要的睡眠时间也长；肥胖者比瘦弱的人需要的睡眠时间长。

### （三）影响睡眠的因素

**1. 年龄因素** 通常睡眠时间与年龄成反比，即随着年龄的增长，个体的睡眠时间逐渐减少。主要表现为：①总的睡眠时间减少，其中首先是慢波睡眠的第四期时相睡眠减少；②快波睡眠减少；③夜间觉醒次数增多；④慢波睡眠的第三、四期时相进行性减少，第一、二期时相增多。

**2. 生理因素** 体温的变化、代谢的变化、激素分泌的变化等都会影响睡眠。当人的睡眠不能与昼夜节律协同一致，长时间频繁地夜间工作或航空时差，会造成生物节律的失调产生疲劳和不适。适度的疲劳有助于睡眠，但过度的疲劳反而会使人入睡困难。女性在月经期普遍会感到疲劳、困倦，此时睡眠量会增加；绝经期妇女由于情绪变化、精神紧张常会引起睡眠紊乱；甲状腺功能低下者因甲状腺素分泌不足使人感到疲乏、困倦。

**3. 病理因素** 几乎所有的疾病都会影响原有的睡眠状态。疾病引起疼痛、不适、心悸、瘙痒、恶心、发热、尿频、焦虑或抑郁等均会导致睡眠障碍。疾病迫使患者采用的被迫体位也直接影响患者的睡眠效果。呼吸系统疾病如哮喘、支气管炎、过敏性鼻炎等均可改变呼吸的节律而妨碍睡眠；精神病和神经症的患者，失眠往往是最常见和最早出现的临床症状之一。此外，在膀胱功能减退的老人或心脏病、糖尿病、尿道炎或前列腺炎患者中，频繁的夜尿会干扰睡眠和睡眠周期。

**4. 药物因素** 治疗疾病的某些药物可能会给睡眠带来不良的影响。如服用中枢神经兴奋剂、类固醇等，会干扰睡眠；利尿药的应用会导致夜尿增多而影响睡眠；长期服用安眠药，停药后往往会导致对药物的依赖或出现戒断反应，使原有的睡眠障碍加重。

**5. 心理因素** 由于工作、学习上的压力而产生焦虑、紧张，或由于生活事件如亲人的去世、失业、离婚、退休等造成的悲伤、抑郁、恐惧、情绪激动、思虑过多均可影响正常睡眠，严重情况下甚至会导致失眠。住院患者由于对疾病的诊断、治疗感到担忧、惧怕，加之远离亲人、经济压力等，常常会产生心理压力，引起睡眠型态紊乱。

**6. 食物因素** 某些食物的摄入会改变睡眠状况。如食用肉类、乳制品和豆类等，由于其内含丰富的L-色氨酸，可缩短睡眠的潜伏期，被认为是一种天然的催眠剂，故能促进睡眠。对于睡眠不佳者，护士可鼓励其睡前饮一杯热牛奶帮助患者入睡。相反睡前饮用咖啡、浓茶及可乐等饮品，因其含有咖啡因，则会使人兴奋难以入睡，即使入睡也容易中途醒来，且总睡眠时间缩短。乙醇可加速进入睡眠状态，少量饮酒能促进放松和睡眠，但大量饮酒会抑制脑干维持睡眠的功能，干扰睡眠结构，使睡眠变浅。

**7. 环境因素** 睡眠环境的变化可以改变睡眠的状况。如患者入院后，对床单位及所用物品的不习惯、不喜欢；病室的光线、温度、湿度、气味、声响、频繁治疗的干扰等都会影响其睡眠情况。加之对新环境的陌生感，适应性下降而紧张度增加，产生焦虑和不安，更加重睡眠障碍。

**8. 生活方式** 个体的生活方式的改变或个人习惯的变化，都会影响睡眠的质量。如有些人睡前洗热水澡、听音乐、阅读书报等，当这些习惯被改变，则会影响睡眠。另外，不规律的工作时间、日夜班的交替、长途旅行生活，以及某些情况下的时差变换，都会使正常人的生物钟节律失调，造成睡眠紊乱。

**9. 体育锻炼** 临睡前2～3小时适度的运动可产生轻度的疲劳感，易于机体的放松，最终可促进并加深睡眠。但白天大运动量的锻炼则会造成过度疲劳，产生机体的不舒适感而干扰睡眠。

### （四）常见的睡眠障碍

睡眠障碍（sleep disorder）是指睡眠量及质的异常，或在睡眠时发生某些临床症状，也包括影响入睡或保持正常睡眠能力的障碍，如睡眠减少或睡眠过多，以及异常的睡眠相关行为。睡眠障碍分为三种类型：①内源性睡眠障碍，指发动和维持睡眠障碍，包括各种类型的失眠和过度睡眠，如发作性睡眠和阻塞性睡眠呼吸暂停；②外源性睡眠障碍，主要原因来自于机体外部，如果去除相应因素则可解决睡眠紊乱问题，如药物依赖性睡眠等；③昼夜节律性睡眠障碍，指睡眠的时间安排与个体需要或日常规律不一致，如轮班性睡眠障碍。

**1. 失眠**（insomnia） 失眠是一种个体长期存在入睡和维持睡眠困难或低质量睡眠的症状。失眠是临床上最常见的睡眠障碍，主要表现为入睡困难、多梦、易醒、早醒和通宵不眠，总的睡眠时间减少，而且醒后仍觉疲乏。失眠经常伴有多种不适症状，如头晕目眩、心悸气短、疲倦乏力、急躁易怒、注意力不集中、健忘、工作与学习效率下降等。

失眠在精神科有特殊的临床意义，如患者通宵不眠，往往提示病情恶化；缄默不语的患者若整夜辗转难眠，常可能存在隐匿的精神症状；早醒在诊断上有一定的参考价值，抑郁症患者常有早醒，此时情绪抑郁消极，特别容易发生自杀。恢复期患者若连续失眠，常提示疾病即将复发。

大多数患者的失眠并非一种原因所致，而是由生理、心理、社会等多方面因素共同作用形成的，并且随疾病的发展变化而不断变化。因此，对失眠患者进行动态观察，有针对性地做好睡眠护理，促使其恢复良好的睡眠有着重要的意义。

**2. 发作性睡眠**(narcolepsy) 是指不可抗拒的突然发生的睡眠,并伴有猝倒症、睡眠瘫痪和入睡幻觉,是一种特殊的睡眠障碍。特点是不能控制的短时间嗜睡,发作时局部肌张力突然丧失,患者就地倒下入睡。一般睡眠程度不深,易唤醒,但醒后又入睡。一天可发作数次至数十次不等,持续时间一般为十余分钟。在发作性睡眠中约有70%的人会出现猝倒的现象,由于肌张力部分或全部丧失,突然猝倒,常导致严重的跌伤。约有25%的人在发作性睡眠时有生动的、充满色彩的幻觉和幻听,发作后,患者会感到精力恢复。猝倒症是发作性睡眠最危险的并发症,一般持续1～2分钟。猝倒的发作常因情绪急剧变化,如过度兴奋或悲伤等而引起。目前认为发作性睡眠是快波睡眠失调。

**3. 睡眠过度**(hypersomnias) 是指睡眠时间过多或长期处于想睡的状态。表现为过多的睡眠,可持续几小时或几天,难以唤醒。患者常伴有食欲亢进、贪食、肥胖,白天无力、嗜睡并伴有头疼,但夜间睡眠不稳。一般的睡眠过度的患者,其睡眠周期仍然是正常的,唯一明显的异常是睡眠总时数过多。睡眠过度临床上可发生于多种脑部疾病,如脑血管疾病、脑外伤、脑炎、第三脑室底部和蝶鞍附近的肿瘤等,也可见于糖尿病、镇静剂过量等,还可见于严重的忧郁、焦虑等心理疾病,患者通过睡眠逃避日常生活的紧张和压力。

**4. 睡眠呼吸暂停**(sleep apneas) 是一种以睡眠期间发生的自我抑制、10秒以上没有呼吸的睡眠失调。临床上表现为时睡时醒,并伴有动脉血氧饱和度降低、低氧血症、高血压及肺动脉高压。睡眠呼吸暂停可分为中枢性和阻塞性呼吸暂停两种类型。中枢性呼吸暂停是由于中枢神经系统功能紊乱造成,见于颅脑损伤、药物中毒等。阻塞性呼吸暂停往往出现在严重的、频繁的、用力的打鼾或喘息之后。由于平时维持上呼吸道通畅的肌肉在睡眠时会变得松弛、张力降低,同时,呼吸道变得更加放松,因而维持负压的需要增加,以确保气流能持续地进出呼吸道。压力愈增加,呼吸道就变得愈加的长和狭窄,这样就会加重空气流动的阻力。这种情况若持续下去,增加负压的结果会使上呼吸道发生塌陷,而造成阻塞性呼吸暂停。睡眠呼吸暂停的危险因素包括肥胖、颈围增加、颅面部畸形、甲状腺功能减退等。研究表明,睡眠呼吸暂停是心血管疾病的主要危险因素之一,与高血压之间存在因果关系。

**5. 睡眠剥夺**(sleep deprivation) 睡眠剥夺是睡眠时间和睡眠时相的减少或损失。在实际生活中,睡眠剥夺是许多人尚未认识到的一种常见公共健康问题。如情绪应激、药物作用、环境干扰及轮班制工作而改变睡眠时间都可导致睡眠剥夺。睡眠剥夺患者可产生多种生理和心理症状。生理方面可表现为眼睑下垂、视力模糊、难以完成精细动作、反应能力下降、反应时间延长、推理和判断能力下降、心律不齐等;心理方面可表现为混乱和丧失方向感、疼痛敏感性增加、易怒、消沉、睡眠过度、焦虑不安、过度活跃等。其症状的严重程度常与睡眠剥夺所持续的时间有关。对睡眠剥夺最有效的治疗措施是去除或纠正干扰睡眠模式的因素。

**6. 其他**

(1)梦游症(sleepwalking):梦游症又称夜游症、梦行症或睡行症。多见于男孩,随着年龄的增长症状逐渐消失,提示该症系中枢神经延缓成熟所致。发生梦游时,患者于睡眠中呈蒙眬状态,可在床上爬动或下床走动,或到室外活动,面无表情,动作笨拙,步态不稳,喃喃自语等,有时甚至能完成一些复杂的动作,然后继续上床入睡,醒后对梦游过程不能回忆。

(2)遗尿(bedwetting):指 5 岁以上的儿童仍不能控制排尿,在日间或夜间反复出现不自主的排尿。引起遗尿的因素主要有:①遗传因素:遗尿患者常在同一家族中发病,其发生率为 20%~50%。②睡眠机制障碍:异常的熟睡抑制了间脑排尿中枢的功能。③泌尿系统解剖或功能障碍:泌尿通路狭窄梗阻、膀胱发育变异、尿道感染、膀胱容量及内压改变等均可引起遗尿。④控制排尿的中枢神经系统功能发育迟缓。

**知识链接**

**睡前进食 5 种食物,极易导致失眠**

夜里能否睡得好,晚上吃了什么非常重要。《黄帝内经》里曾有"胃不合则卧不安"的说法;临床营养学家也指出,导致睡眠障碍的原因之一,就是晚餐中吃了一些"不宜"的食物。那么哪些食物会让你夜不能寐呢?

1. 咖啡因　很多人都知道,含咖啡因食物会刺激神经系统,还具有一定的利尿作用,是导致失眠的常见原因。

2. 辛辣食物　晚餐吃辛辣食物也是影响睡眠的重要原因。辣椒、大蒜(大蒜食品)、洋葱等会造成胃中有灼烧感和消化不良,进而影响睡眠。

3. 油腻食物　油腻的食物进食后会加重肠、胃、肝、胆和胰腺的负担,刺激神经中枢,让它一直处于工作状态,也会导致失眠。

4. 有饱腹作用的食物　还有些食物在消化过程中会产生较多的气体,从而产生饱腹感,妨碍正常睡眠,如豆类、大白菜、洋葱、玉米、香蕉等。

5. 酒类　睡前饮酒曾经被很多人认为可以促进睡眠,但最近的研究证明,它虽然可以让人很快入睡,但是却让睡眠状况一直停留在浅睡期,很难进入深睡期。所以,饮酒的人即使睡的时间很长,醒来后仍会有疲乏的感觉。

来源:39 健康网(2010-09-29)

### (五)促进睡眠的护理措施

患者因疾病或其他因素的影响,常常出现睡眠障碍,护士采用良好的护理措施并辅以药物治疗,则有利于患者调整睡眠紊乱并获得足够的睡眠,恢复正常的睡眠形态,促进疾病康复。

**1. 创造良好的睡眠环境**　为患者创造一个有利于睡眠的环境,是使患者恢复正常睡眠形态的必要条件。护士应适当地调整病室的温度、湿度、光线、通风等,减少外界环境对患者感觉器官的不良刺激。室温一般冬季控制在 18~22℃,夏季以 25℃为宜,湿度控制在 50%~60%为宜。由于住院患者的觉醒阈值往往较低,极易被惊醒,所以夜间巡视或进行治疗处置时,护士应做到"四轻",降低噪声的强度,保持病室的安静。对严重打鼾影响其他患者休息者可采用分室的方法安置。及时清除患者排泄物,保持病室清洁,避免异味。病室应设置地灯,以利于夜间照明,每位患者的床头应安装床头灯,以备急用,同时避免对其他睡眠中患者的干扰。

床铺应躺卧安全、舒适,宽度足够翻身,枕头高度合适。为保证良好的睡眠姿势,床褥要有适当的硬度和弹性,棉被松软,冷暖适宜。多人同住病室应用拉帘或屏风等分隔,以保证患者的私密空间,同时向患者及家属说明维持睡眠环境的重要性,以取得积极的配合。

**2. 满足患者睡眠需要** 满足患者的睡眠习惯和身心需要是帮助患者尽快入睡的重要前提。护士应尊重患者的睡眠习惯，尽可能提供方便。如有的人喜欢临睡前读小说、听广播、做健身操、吃少量食物或饮热饮料；有的人则喜欢沐浴或洗漱、用热水泡脚等，对这些方面的需求予以满足有利于促进患者的睡眠。

为使患者舒适入睡，就寝前护士应做好晚间护理。帮助患者洗漱、排泄、更衣、整理床单位等；协助患者翻身，检查受压部位的皮肤变化，检查身体各部位引流管、牵引、伤口的敷料情况，必要时更换敷料；对于机体有疼痛或不适者，护士可根据医嘱酌情给予镇痛药物，减少患者的不适；采取舒适的体位，使患者肌肉放松进入睡眠状态。

**3. 建立健康的睡眠习惯** 不良的睡眠习惯可影响睡眠质量。护士应指导患者养成良好的睡眠习惯，如临睡前不宜饱餐，可进食少量易消化的食物或热饮料，防止饥饿影响睡眠，但应避免饮用咖啡、浓茶、可乐及含乙醇等刺激性饮料，饮水也不宜过多。不宜用脑过度，不要熬夜，不做剧烈的运动等。此外，要合理控制白天的睡眠量，遵循体内生物钟的变化规律，保证人体需要的睡眠时间。

**4. 合理安排护理操作** 执行护理操作时应尽量减少对患者睡眠的干扰。常规的护理操作应安排在白天，在夜间进行的操作应尽量间隔 90 分钟，以减少对患者睡眠的频繁干扰，因为 90 分钟是一个正常睡眠周期所需的时间。

**5. 合理使用药物** 护士应注意观察患者每日所服药物是否有引起睡眠障碍的副作用。如有影响睡眠的药物要与医生联系根据情况予以更换。对于一些失眠的患者，可适当使用安眠药物，但是护士必须对安眠药物的性能及其对睡眠的影响有一个全面的了解，以便更安全、有效的使用药物。临床上大剂量长期服用地西泮可产生依赖性和成瘾性。若久用突然停药，可发生戒断症状，出现失眠、焦虑、情绪不稳甚至癫痫发作等戒断症状群，也可发生戒断性精神病，故使用安眠药时应格外谨慎。护士应掌握使用安眠药的原则，即明确当所有促进睡眠的方法都无效时才可使用安眠药，并且用药时间越短越好。

**6. 加强心理护理** 患者住院时心情十分复杂，环境的陌生、离开亲人的孤独寂寞，同时由于疾病产生紧张、焦虑、恐惧等，都会严重影响睡眠。因此护士应与患者进行良好的沟通，关心、体贴患者，了解患者尚未满足的心理需要，提供积极的心理护理。耐心倾听患者的主诉，有针对性地解决患者的烦恼、痛苦，充分给予患者以理解，增强患者的自信心。对于失眠较重的患者，应通过各种护理措施鼓励其战胜失眠，摆脱失眠的困扰，提高休息和睡眠的质量。

**7. 实施健康教育** 与患者共同讨论有关休息与睡眠的知识和问题，使其了解身心放松是保证休息与睡眠的前提条件，并明确休息与睡眠对人体的重要作用。①养成习惯：鼓励患者建立有规律的日常生活习惯，养成良好的睡眠习惯。为了保证夜间睡眠的质量，建议患者白天不要过多睡眠，劝告和督促患者每日清晨按规定时间起床，强化每一天的生理节奏，恢复正常睡眠型态。②体育锻炼：指导患者白天应参加适量的体育锻炼，晚间睡前可略活动，放松四肢，但运动不可过于剧烈。③饮食选择：指导患者食用促进睡眠的食物，避免就寝前饱餐或饮用咖啡、茶等含咖啡因的干扰睡眠的饮品，避免过量饮酒。

**知识链接**

**促进睡眠的食物**

科学家们发现，食物与睡眠有一定的关系。美国的一位医学博士认为，若在睡前稍吃一点催眠食物，更容易入睡。现推荐几种仅供参考：

1. 牛奶　牛奶中含有色氨酸，这是一种人体必需的氨基酸。睡前喝一杯牛奶，其中的色氨酸量足以起到安眠作用。饮用牛奶的温饱感也增加了催眠效果。

2. 核桃　核桃是一种滋养强壮品，可治神经衰弱、健忘、失眠、多梦和食欲不振。每日早晚各吃些核桃仁，有利睡眠。

3. 桂圆　性味甘温，无毒。桂圆肉补益心脾、养血安神，可医失眠健忘、神经衰弱等。中医治疗心脾两虚、失眠多梦的方剂"归脾丸"就有桂圆肉。

4. 莲子　莲子有养心安神的作用，心烦多梦而失眠者，则可用莲子心加盐少许，水煎，每晚睡前服。

5. 食醋　劳累难眠时，可取食醋 1 汤匙，放入温开水内慢服。饮用时静心闭目，片刻即可安然入睡。

来源：巴中网（2011 年 1 月 23 日）

## 第二节　活　动

活动（mobility）是人的基本需要之一，对维持健康尤为重要。适当的活动可以使个体保持良好的肌肉张力，增强运动系统的强度和耐力，保持关节的弹性和灵活性，增强全身活动的协调性，控制体重，避免肥胖；适当的活动还可以加速血液循环，提高机体氧合能力，增强心肺功能，同时可以促进消化、预防便秘；活动还有助于缓解紧张的心理压力，促进身心放松，有助于睡眠，并能减慢老化过程和慢性疾病的发生。此外，积极的思维活动可以维持个人意识功能和智力发展，防止大脑功能的退化。由此可见，活动是个体维持身心健康的最基本条件。

当一个人因疾病导致活动能力下降或丧失时，不仅直接影响机体各系统的生理功能，还会影响患者的心理状态，从而引发一系列身心健康问题。躯体方面如压疮、关节僵硬或挛缩、肌张力下降、肌肉萎缩、便秘等；心理方面如焦虑、自卑、抑郁等问题。从日常生活能力、社交能力、自我概念等方面来说，还会缺乏人格的完整性。因此，护士应从满足患者身心发展需要和疾病康复的角度来协助患者选择并进行适当的活动，促进早日康复。

### 一、活动受限的原因及对机体的影响

#### （一）活动受限的原因

**1. 疼痛**　许多疾病引起的疼痛都会限制患者的活动，最常见的是手术后，如胸部手术后的患者因伤口疼痛不愿咳嗽、深呼吸；腹部手术后由于切口疼痛而主动或被动地限制活动以减轻疼痛；还有类风湿关节炎患者，常因疼痛造成关节活动范围缩小。

**2. 损伤**　肌肉、骨骼、关节的器质性损伤，如扭伤、挫伤、骨折等，都会伴有身体活动能力的下降。

**3. 神经系统功能受损**　可造成暂时的或永久的运动功能障碍，如脑血管意外、脊髓损

伤造成的中枢性神经功能损伤，导致受损神经支配部分的身体出现运动障碍。另外，重症肌无力、肌肉萎缩的患者也会出现明显的活动受限，甚至不能活动。

**4. 运动系统结构改变** 肢体的先天畸形或残障等，直接或间接地限制了正常活动。另外，由于疾病造成的关节肿胀、增生、变形等也影响了机体的活动。

**5. 营养状态改变** 由于疾病造成的严重营养不良、缺氧、虚弱无力等患者，因不能提供身体活动所需的能量而限制了活动。反之，过度肥胖的患者由于体重过重也会出现身体活动受限。

**6. 医护措施的限制** 当患者为治疗某些疾病而采取必要的医护措施时也会限制其活动。如为防止昏迷的患者因躁动出现意外伤害，须对其使用保护用具加以约束；某些骨科患者在牵引和使用石膏绷带过程中，会限制其活动范围，甚至需要制动。另外，一些疾病的急性期，如心肌梗死的患者要求绝对卧床休息，以减轻心脏负荷。

**7. 心理因素** 当个人承受压力过大或极度抑郁时，可引起情绪波动而影响其活动。如悲伤、沮丧、烦闷时则不愿与人接触，活动减少。此外，癔症性瘫痪的患者，躯体本身并无器质性病变，神经功能也正常，只是因为心理障碍或臆想某部分躯体不能活动而造成该处肢体失去活动能力。

### （二）活动受限对机体的影响

**1. 对皮肤的影响** 长期卧床可使患者身体局部组织受压过久，血液循环障碍导致皮肤的抵抗力下降，形成压疮（详细内容见第六章第三节）。

**2. 对运动系统的影响** 机体长期处于活动受限的状态，骨骼、关节和肌肉组织会出现退行性病变，会导致下列情况的出现：①腰背痛。②肌张力减弱、肌肉萎缩。③骨质疏松、骨骼变形，严重时会发生病理性骨折。④关节僵硬、挛缩、变形，出现垂足、垂腕、髋关节外旋及关节活动范围缩小。

**3. 对心血管系统的影响** 活动受限对心血管系统的影响主要包括体位性低血压、深静脉血栓形成。

（1）体位性低血压：是由于体位的改变，如从平卧位突然转为直立，或长时间站立发生的低血压。通常认为，站立后收缩压较平卧位时下降 20mmHg 或舒张压下降 10mmHg，即为体位性低血压。体位性低血压分为突发性和继发性两种。突发性多因自主神经功能紊乱，引起直立性小动脉收缩功能失调所致。主要表现是直立时血压偏低，还可伴有站立不稳，视力模糊，头晕目眩，软弱无力，大小便失禁等，严重时会发生晕厥。继发性多见于脊髓疾病，急性传染病或严重感染（如大叶性肺炎），内分泌紊乱，慢性营养不良或使用降压药、镇静药之后。

（2）深静脉血栓形成：是静脉的一种急性非化脓性炎症，并伴有继发性血管腔内血栓形成的疾病。病变主要累及四肢浅静脉或下肢深静脉。患者卧床时间越长，发生深静脉血栓的危险性越高，特别是肥胖、脱水、贫血及休克的患者发生的概率则更高。主要原因是由于患者长期卧床，活动受限，导致静脉血流滞缓、血液高凝状态和静脉壁的损伤，当三个因素同时存在时形成血栓的危险性增加。血栓的整体或部分脱落，形成栓子，随血流运行，引起栓塞。最主要的危险是血栓脱落栓塞于肺部血管，导致肺动脉栓塞，引发严重的肺部损伤甚至死亡。

因此，对大手术后、产后或慢性疾病需长期卧床者，应鼓励患者尽早离床活动，或在床上进行下肢的主动活动，可促使小腿肌肉活动，增加下肢静脉回流，降低深静脉血栓形成的危险。

**4. 对呼吸系统的影响** 长期卧床导致呼吸系统的主要并发症是坠积性肺炎和二氧化碳潴留。其原因是患者长期卧床，呼吸运动功能下降，分泌物排出受阻，造成肺通气不足，进而影响肺泡与毛细血管间气体的弥散。加之心血管功能的变化更加影响氧气和二氧化碳的交换，持续下去则导致缺氧和二氧化碳潴留。此外，卧床使患者呼吸肌运动能力减弱，胸廓与横膈运动受限，无力进行有效的深呼吸，加之患者无力咳嗽，致使呼吸道内分泌物排出困难，痰液大量堆积，最终导致坠积性肺炎的发生。因此，对长期卧床且活动受限的患者，应定时翻身、拍背，保持呼吸道通畅和肺的正常通气功能，避免呼吸系统并发症的发生。

**5. 对消化系统的影响** 由于活动量的减少和疾病的消耗，患者常出现食欲减退、厌食，摄入的营养素和水分减少，不能满足机体需要量，导致负氮平衡，甚至会出现严重的营养不良。此外，长期卧床还会使胃肠道的蠕动减慢，水分的再吸收增加，粪便变硬，患者经常出现便秘，严重时出现粪便嵌塞，使排便更加困难。

**6. 对泌尿系统的影响** 长期卧床可导致排尿困难、尿潴留、尿路结石、尿路感染等。正常情况下，人体处于站姿或坐姿时，重力引流作用有助于膀胱排空。长期卧床的患者，由于其平卧，重力引流作用消失，使尿液排出不畅。加之排尿姿势发生改变，膀胱逼尿肌张力下降，会阴部肌肉无法放松，使膀胱排空受阻，出现排尿困难。如长期存在排尿困难，膀胱便会过度膨胀，造成逼尿肌过度伸展，机体对膀胱胀满的感受性减弱，从而抑制了尿意，形成尿液潴留。由于机体活动量减少，尿液中的钙和磷酸盐浓度增加，尿液呈碱性，钙盐沉淀形成结晶，进而形成尿结石。另外，由于尿液潴留，正常排尿对尿道的冲洗作用减少，大量细菌繁殖（碱性的尿液环境利于细菌繁殖），致病菌可由尿道口进入，上行到膀胱、输尿管和肾，引起泌尿系统逆行性感染。

**7. 对心理社会方面的影响** 活动受限往往会给患者带来一些心理社会方面的问题。患者会产生情感、行为、感觉和应对等方面的变化，表现出焦虑、恐惧、失眠、自尊的改变、愤怒、挫折感等。当人活动受限需依赖他人给予帮助时，自我价值感就会受到威胁。由于疾病而使自我角色功能丧失、身体形象发生改变，常可使患者的自我概念发生紊乱。此外，日常生活的应激也会加重患者的情绪反应，患者会出现情绪的波动。还有一些患者会变得胆怯畏缩，或出现定向力障碍，不能辨别时间和地点。由于疾病的影响，部分患者会造成身体残疾无法回归社会，面临着经济拮据和生活困难，这些都会对其心理产生严重影响。

## 二、患者活动的评估

### （一）患者的一般资料

一般资料包括患者的年龄、性别、文化程度、职业等。对于患者活动状况的评估，首先应考虑患者的年龄，年龄是决定机体对活动的需要及耐受程度的重要因素之一：如婴儿期活动主要以学习爬、坐、走及双手握力为主；幼儿期以跑、跳跃等活动为主，并表现出协调性；青少年期精力旺盛，大多选择户外活动及剧烈的身体运动；成年期生理及心理发育成熟，社会活动增加，运动方式常选择户外运动、散步、慢跑等；老年期因身体逐渐老化，身体活动和社会活动均会减少。另外，性别不同运动方式及运动强度也会产生区别，通常女性所做运动不如男性激烈。文化程度和职业的不同，其活动的需要及耐受程度也会不同。

### （二）心肺功能状态

活动会增加机体对氧的需要量，给呼吸和循环系统带来压力，当患者患有循环系统或呼吸系统疾病时，不恰当的活动会加重原有疾病，增加心脏负担，甚至会导致心搏骤停。因此，活动前应评估血压、脉搏、呼吸等指标，并根据心肺功能确定活动负荷量的安全范围，根据患者的反应及时调整活动的方式和活动量。

### （三）骨骼肌肉状态

机体若要完成日常的各种活动，除应具有健康的骨骼组织外，还应具有良好的肌力。肌力是指肌肉的收缩力量，可以通过机体收缩特定肌肉群的能力来判断肌力。肌力一般分为6级：

0级 肌肉完全瘫痪、肌力完全丧失

1级 可见肌肉轻微收缩但无肢体活动

2级 肢体可移动位置但不能抬起

3级 肢体能抬离但不能对抗阻力

4级 能作对抗阻力的运动，但肌力减弱

5级 肌力正常，能抗重力、充分抗阻力运动

### （四）关节功能状态

评估关节的功能状况，主要是通过患者自己移动关节，作关节的屈、伸、收、展等主动运动和护士协助患者移动关节的被动运动，来观察关节的活动范围有无受限，是否有关节僵硬、变形，活动时关节有无声响或疼痛不适等。

### （五）机体活动能力

通过对患者日常活动情况的评估来判断其活动能力。具体可通过观察患者的行走、穿衣、修饰、如厕等活动的完成情况进行综合评价。一般机体的活动功能可分为5级：

0级 完全能独立，可自由活动

1级 需要使用设备或器械

2级 需要他人的帮助、监护和教育

3级 既需要帮助，也需要设备和器械

4级 完全不能独立，不能参加活动

### （六）患者目前的患病情况

疾病的性质和严重程度决定机体活动受限的程度。如截瘫、昏迷、大手术后等患者只能卧床，其活动几乎完全受限。因此，评估疾病的程度有助于合理安排患者的活动量及活动方式，同时也有助于治疗需要。如骨折患者的患肢制动，护士应考虑到疾病治疗方案对运动的特殊要求，正确处理肢体活动与制动的关系，制订一个由被动运动逐步过渡到主动运动的康复护理计划，并及早预防因长期卧床对机体造成的并发症。如为慢性病或疾病的恢复期，病情对活动的影响较小，护士可根据患者活动类型、活动量及活动后机体的反应，判断活动的程度与整个机体的状况，分析个性化的活动需求，制订切实可行的护理计划，促进疾病的康复。

### （七）社会心理状况

社会心理状况对活动的完成具有重要影响。如果患者情绪低落、焦虑，抑郁、对活动缺乏兴趣，甚至产生厌倦或恐惧心理时，则会严重影响活动的进行及预期效果。反之，若患者心情愉快、开朗热情，对活动积极主动，对疾病的康复充满信心，则会很好配合完成各种活动目标。因此，评估患者的社会心理状态，帮助患者保持愉快的心情，以乐观的态度面对人生，是完成高质量活动的必要条件。

## 三、协助患者活动的护理措施

### （一）选择合适的卧位

患者的任何体位，不论正确与否，如果持续时间太长，均会对人体产生伤害。经常为患者更换体位可预防身体的不适，增加肌肉的张力，防止压疮形成，避免对表层神经血管造成

损害，并可维持肌肉张力，刺激体位反射。定期更换体位还有利于肺膨胀，维持肺的弹性，有利于痰液的排出。因此，护士应根据患者的健康状况和活动能力，为患者提供积极的协助活动的护理措施，减少活动受限引发的并发症，促进其早日康复。

**（二）保持脊柱生理弯曲**

脊柱对人行走、跑、跳时产生的震动具有缓冲作用，并对脊髓和脑组织起着重要的保护作用。长期卧床患者由于缺乏活动，或长时间采取不适当的被动体位或强迫体位，会引起脊柱及其周围肌肉组织的变形，失去正常的生理弯曲及功能，出现局部疼痛、肌肉僵硬等症状。因此，卧床患者应注意保护颈部及腰部，并在该部位以软枕支托，防止因长期受压而损伤变形，失去弹性和正常的缓冲功能。如病情允许，应经常变换体位，并给予背部护理，按摩受压肌肉，促进局部血液循环，帮助放松，减轻疼痛，同时要指导患者增强腰背肌的锻炼，如试作燕飞和小燕飞动作（图 7-2），或采用五点支撑法、三点支撑法等（图 7-3），保持脊柱的正常生理功能和活动范围。

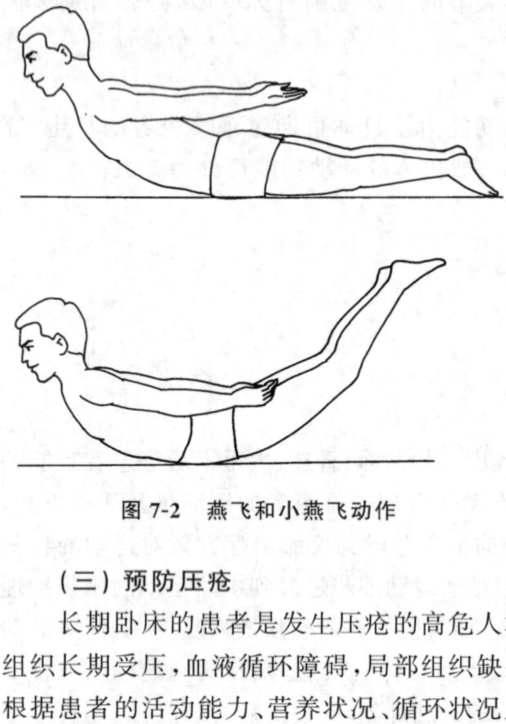

图 7-2 燕飞和小燕飞动作

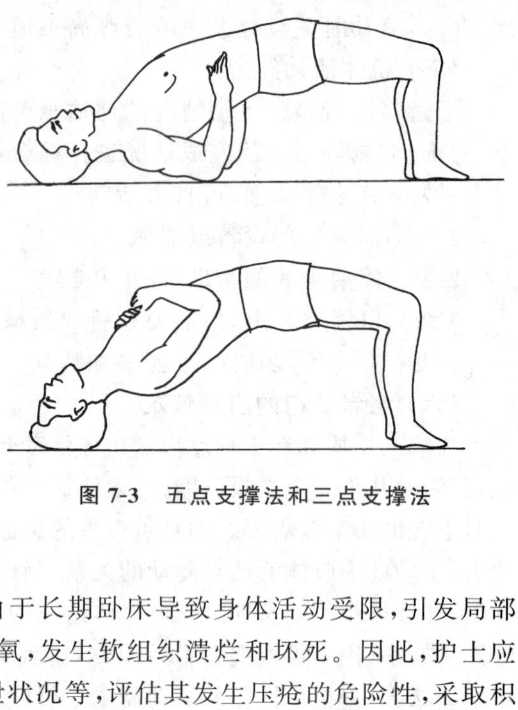

图 7-3 五点支撑法和三点支撑法

**（三）预防压疮**

长期卧床的患者是发生压疮的高危人群。由于长期卧床导致身体活动受限，引发局部组织长期受压，血液循环障碍，局部组织缺血、缺氧，发生软组织溃烂和坏死。因此，护士应根据患者的活动能力、营养状况、循环状况及排泄状况等，评估其发生压疮的危险性，采取积极有效措施，定时更换卧位，实施被动及主动的活动，并按摩受压部位，避免压疮的发生（详见第六章第三节）。

**（四）维持关节的活动性**

关节活动范围（ROM）是指关节运动时所通过的运动弧，常以度数表示，亦称关节活动度。关节活动度练习，简称为 ROM 练习，是指根据每一特定关节可活动的范围，通过应用主动或被动的练习方法，维持关节正常的活动度，恢复和改善关节功能的锻炼方法。ROM 可分为主动性 ROM 和被动性 ROM，主动性 ROM 指个体可以独立开始并完成全范围的关节运动；被动性 ROM 指个体必须依靠医护人员才能开始并完成全范围的关节运动。

一般患者卧床两周就足以产生重要的肌肉群和关节囊、关节韧带的挛缩畸形。因此，强调早期关节活动度的训练极其重要。对于活动受限的患者开始可由医务人员完全协助或部分协助完成，逐渐过渡到患者能独立完成。护士可利用为患者进行清洁护理、翻身和更换卧位的操作时进行被动性 ROM 练习，既节省时间，又可观察患者的病情变化。下面主要介绍被动性 ROM 练习的具体方法。

【目的】

1. 维持关节活动度。

2. 预防关节僵硬、粘连和挛缩。

3. 促进血液循环，有利于关节营养的供给。

4. 恢复关节功能。

5. 维持肌张力。

【告知】

1. 应告知患者被动性关节活动范围练习的目的是使关节保持正常的功能状态，能够预防关节僵硬、粘连和挛缩等并发症的发生。

2. 被动性关节活动范围练习是一项安全的运动练习，不会引发危险发生，请患者心情放松。

3. 被动性关节活动范围练习的过程中会有疼痛感、疲劳感或痉挛，这些体验属正常现象，随着运动练习开始逐渐症状会减轻至消失。

【准备】

**1. 护士准备**　护士操作前应全面评估患者的情况，包括患者目前的病情、体力、关节活动能力及听从指导的能力。

**2. 患者准备**　向患者解释做关节活动范围练习的目的，以取得患者的理解与配合。介绍运动计划的内容，说明运动的频度和方法。

**3. 用物准备**　浴巾 1 块、宽松衣服 1 套、枕头 3 个(维持姿势用)。

**4. 环境准备**　应注意调节环境的温度，涉及暴露患者的隐私应做好必要的遮蔽。

【操作规程】

见表 7-2。

**表 7-2　被动性关节活动范围练习操作规程**

| 操作流程 | 操作步骤 | 要点说明 |
|---|---|---|
| 核对解释 | • 携用物至患者床旁，核对，解释操作方法 | • 消除恐惧，建立信任感，以取得合作 |
| 自然姿势 | • 协助患者采取自然姿势，说明其必要性 | • 不良姿势可能会限制关节活动 |
| 协助更衣 | • 协助患者换上宽松的衣服，以便活动 | • 宽松衣服可使活动阻力减小 |
| 固定床脚 | • 将床调节至合适高度，固定床脚，盖被折向床尾<br>• 保持患者被操作的部分尽量靠近操作者 | • 操作者合理运用力学原理，并保证患者安全<br>• 避免操作者不必要牵伸 |
| 依次活动 | • 依次对颈部、肩、肘、腕、髋、膝及指(趾)关节作外展、内收、伸展、屈曲、内旋、外旋等运动(表 7-3；图 7-4) | • 操作时关节应予以支托<br>活动关节时手应作环状或支架以支撑远端肢体(图 7-5) |
| 对比判断 | • 对比两侧活动情况；情况允许时，活动脊柱 | • 对比两侧情况有助于了解关节原来的活动情况，避免伤及关节 |
| ROM 练习 | • 每个关节每次做 5～10 次完整 ROM 练习 | • 若肢体出现疼痛、痉挛、颤抖时应暂停，查明原因，若不能去除原因，应停止操作 |

续表

| 操作流程 | 操作步骤 | 要点说明 |
| --- | --- | --- |
| 指导活动 | • 指导患者利用健侧肢体帮助患侧肢体运动，如以健侧手抓住患侧手；以健侧腿或脚支托患侧；还可使用滑轮 | • 增加患者肌力及独立性 |
| 测量体征 | • 运动后测量生命体征，协助患者取舒适卧位 | • 评估患者避免发生意外 |
| 整理记录 | • 整理床单位，做好记录 | • 应记录每日操作次数及病情的效果 |

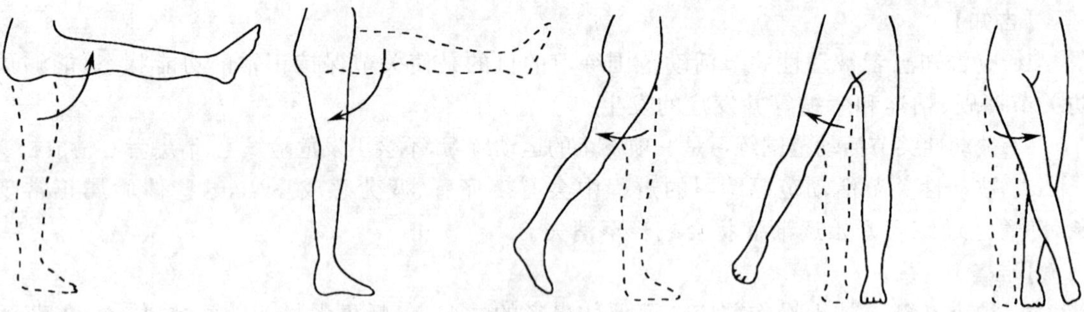

屈曲 伸展 过度伸展 外展 内收

髋

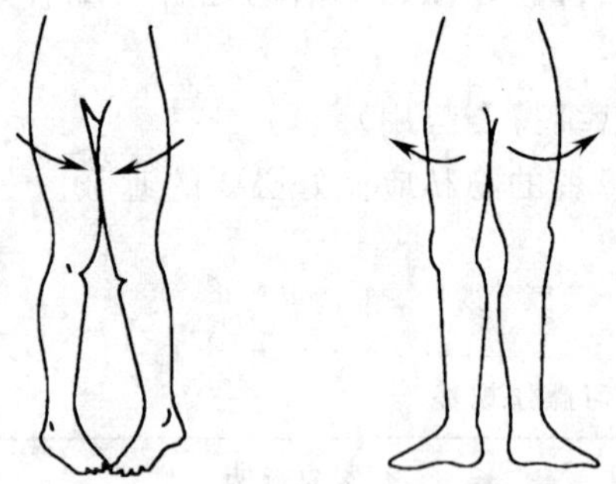

内旋 外旋

髋

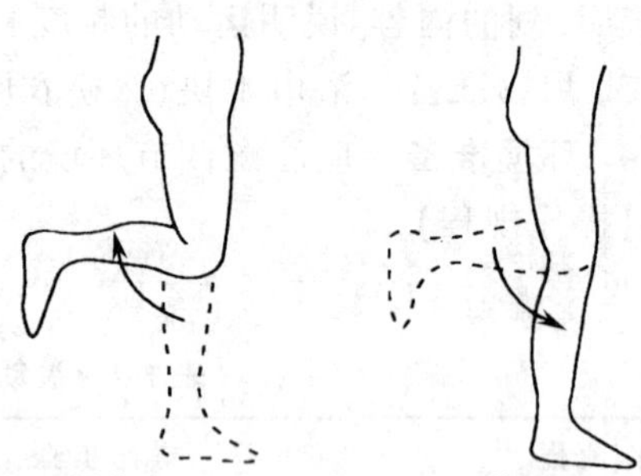

屈曲 伸展

膝

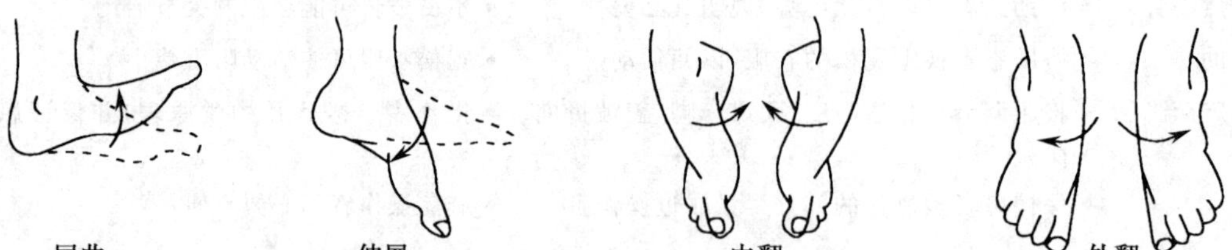

屈曲 伸展 内翻 外翻

踝

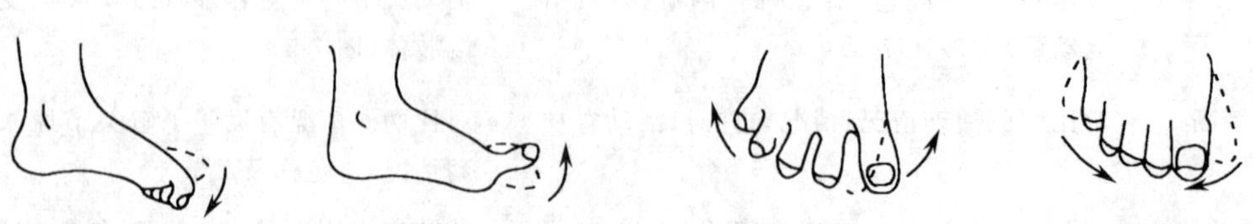

屈曲 伸展 外展 内收

趾

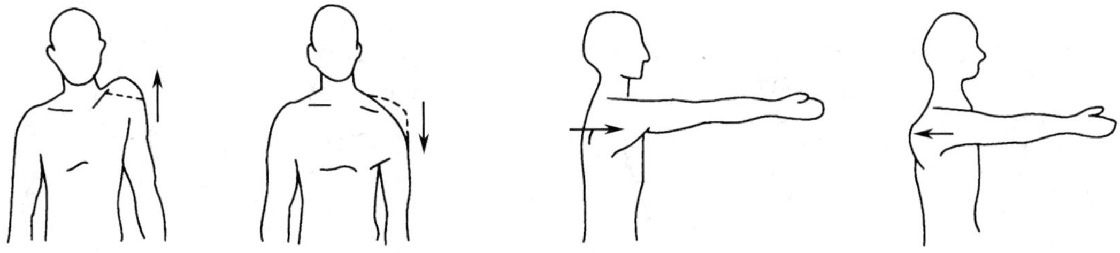

肩胛带

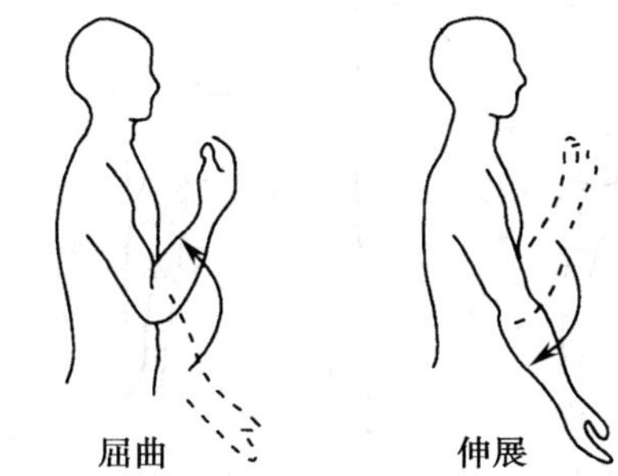

手肘

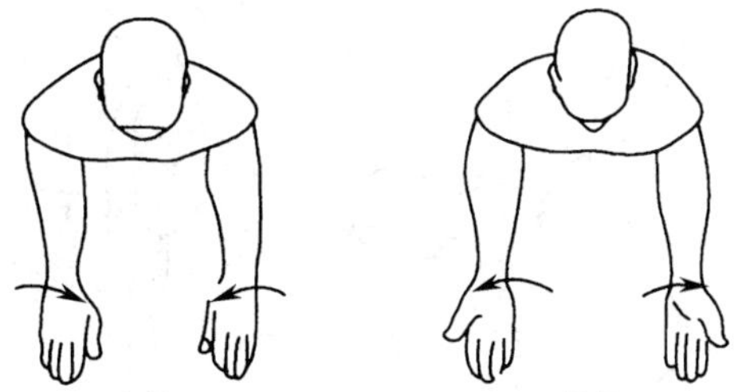

两臂

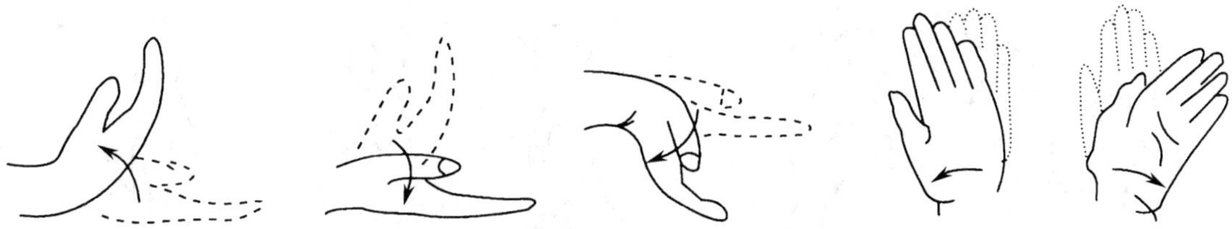

腕

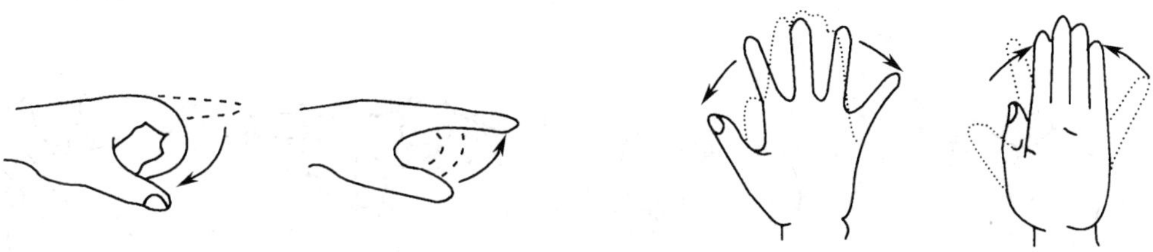

手指

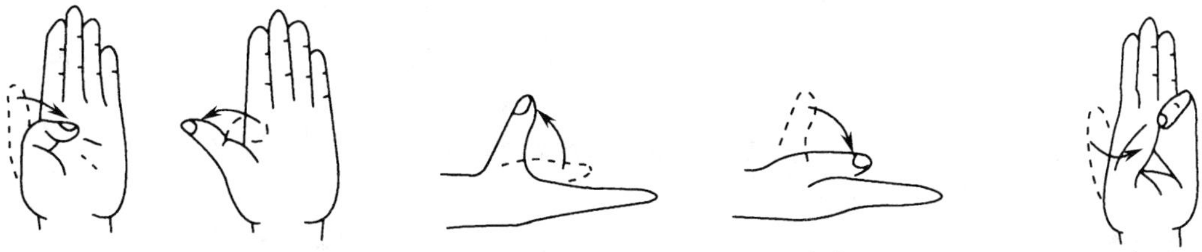

拇指

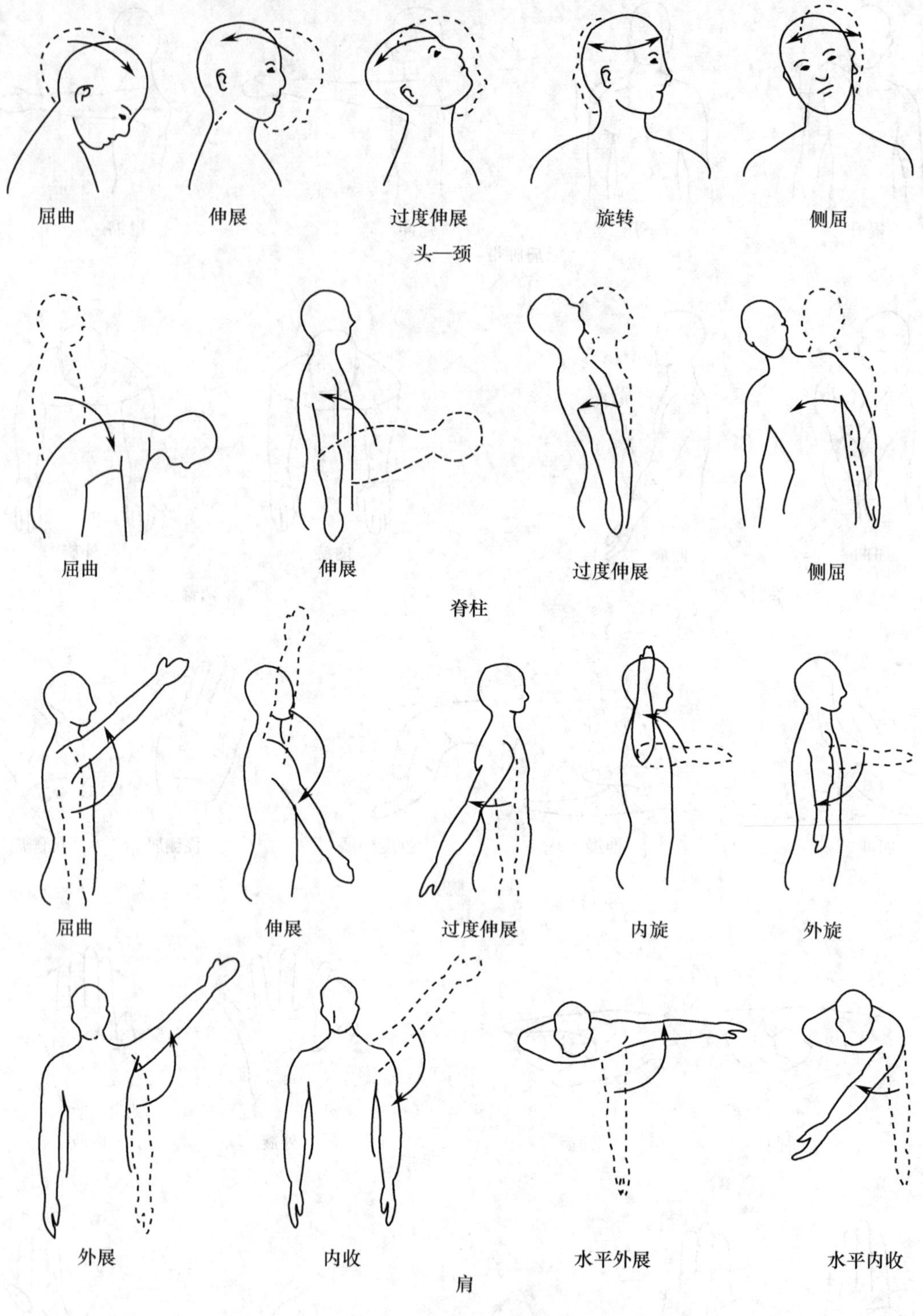


图 7-4 关节活动范围练习

【注意事项】

1. 运动前要全面评估患者的疾病情况、机体活动能力、心肺功能状态、关节的现存功能，根据康复目标和患者的具体情况制订运动计划。

2. 运动前保持病室安静、空气清新、温湿度适宜，帮助患者更换宽松、舒适的衣服，以便于活动，注意保护患者的隐私。

3. 运动过程中，要注意观察患者对活动的反应及耐受性，注意观察有无关节僵硬、疼痛、痉挛及其他不良反应，出现异常情况及时报告医生给予处理。

4. 对急性关节炎、骨折、肌腱断裂、关节脱位的患者进行 ROM 练习时，应在临床医生和康复医生的指导下完成，避免出现再次损伤。

5. 对有心脏病的患者，在 ROM 练习时应特别注意观察患者胸痛、心律、心率、血压等方面的变化，避免因剧烈活动诱发心脏病的发作。

6. 护士应结合患者病情，向患者及家属介绍关节活动的重要性，鼓励患者积极配合锻炼，并最终达到由被动转变为主动的运动方式。

7. 运动后，应及时、准确地记录运动的时间、内容、次数、关节的活动变化及患者的反应，为制订下一步护理计划提供依据。

表 7-3　ROM 练习各动作的定义

| 动作 | 定义 | 动作 | 定义 |
|---|---|---|---|
| 外展 | 移离身体中心 | 内旋 | 转向中心 |
| 内收 | 移向身体中心 | 外旋 | 自中心向外转 |
| 伸展 | 关节伸直，或头向后弯 | 伸展过度 | 超过一般的范围 |
| 屈曲 | 关节屈曲，或头向前弯 | | |

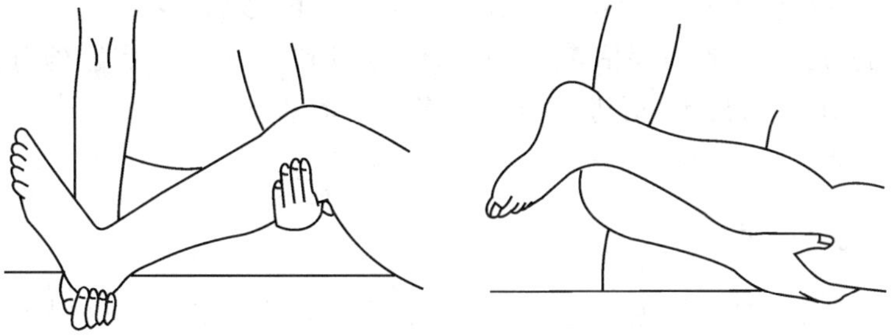

图 7-5　以手作成环状或支架以支撑远端肢体

### （五）肌肉的等长练习和等张练习

肌肉收缩有等长收缩和等张收缩两种形式。因此，可将肌肉运动分为等长练习和等张练习两大类。

**1. 等长练习**　肌肉收缩而肌纤维不缩短的运动，可增加肌肉张力而不改变肌肉的长度。因不伴有明显的关节运动，等长练习又称静力练习。例如膝关节完全伸直定位后，做股四头肌的收缩松弛运动就属于等长练习。等长练习的主要优点是不引起明显的关节运动，故可在肢体被固定的早期应用，以预防肌肉萎缩；也可在关节内损伤、积液、炎症时应用；并可利用较大负荷增强练习效果等。主要缺点是以增加静态肌力为主，并有关节角度的特异性，即因在某一关节角度下练习时，只对增强关节处于该角度时的肌力有效。

**2. 等张练习**　肌肉收缩时肌纤维缩短，即肌肉长度改变因而肢体活动。因伴有大幅度关节运动，等张练习又称动力练习。此练习的优点是可增加肌肉的力量，并促进关节功能。肌肉运动符合大多数日常活动的肌肉运动方式，同时有利于改善肌肉的神经控制。常用于增强肌肉强度和肌肉耐力的练习，适用于各种原因造成的肌肉萎缩或肌力减退，但关节制动者禁用。

进行肌肉锻炼时应注意以下几点：

(1)根据肌力练习的基本原则，掌握运动的量与频度，以达到肌肉适度疲劳而不出现明显疼痛，每次练习后有适当的间歇让肌肉充分放松和复原，一般每日一次或隔日练习一次。

(2)肌肉练习前后应作充分的准备及放松运动，避免出现肌肉损伤。

(3)对患者在练习过程中取得的进步和成绩，应及时给予赞扬和鼓励，以增强其康复的信心。

(4)如练习中出现严重疼痛、不适，或伴有血压、脉搏、心律、呼吸、意识、情绪等方面的变化，应及时停止练习，并报告医生给予必要的处理。

(5)由于肌肉等长收缩可产生某些患者的升压反应及增加心血管负荷的作用，故高血压、冠心病及其他心血管疾病的患者应慎用肌力练习，严重者禁做肌力练习。

【要点提示】

1. 学习本章内容应能了解休息在维持健康中的重要意义与作用，熟知获得休息的必要条件，并能掌握协助患者休息的护理措施。

2. 睡眠的相关知识是本章的主要内容之一，学习该部分内容应首先识记睡眠的概念，了解有关睡眠的发生机制、睡眠的特点及不同年龄对睡眠的需要量。

3. 睡眠时相、睡眠的周期是本章中的难点，学习时应能区别出快波睡眠与慢波睡眠阶段的不同生理性变化，分析影响睡眠的诸多因素。

4. 本章重点掌握的知识是常见睡眠障碍的临床表现，促进睡眠的护理措施。

5. 学习有关活动内容后应能亲临医院见习，结合临床实践分析导致患者活动受限的原因，并能举例说明活动受限对患者身心和社会方面产生的影响。

6. 能够正确实施对患者的评估，掌握肌力的分级和机体活动功能的分级，熟练掌握被动性关节活动范围练习的技术，促进并协助患者的功能活动。

## 思考题

1. 分析休息对人健康有何重要意义？良好休息需要哪些必要的条件？

2. 睡眠分几期？睡眠分期对护理工作有何指导意义？

3. 举例说明临床中如何促进患者的休息与睡眠？

4. 分析活动受限对机体的影响，如何促进患者的活动？

5. 病例分析

患者，男，30 岁，因高处坠落伤及右下肢，于伤后 1 小时就诊，X 线检查示右胫骨平台(内侧髁)骨折，查体：右膝关节肿胀疼痛，屈伸活动障碍，膝关节内翻畸形，内侧副韧带侧方应力试验阳性，膝关节抽屉试验阴性，旋转研磨试验阴性，腘动脉搏动可触及，右小腿皮肤感觉良好，诊断：右胫骨平台(内侧髁)骨折。手术切开复位内固定。

(1)根据上述病情考虑患者存在哪些主要健康问题？

(2)依据收集到的患者资料，判断患者活动受限可能会对机体产生怎样影响？

(3)对该患者来说康复锻炼的关键是什么？如何进行功能锻炼？

(4)如何进行早期膝关节功能恢复锻炼？请说明具体操作的方法。

(李晓松)

# 第八章 饮食与营养

**学习目标**

1. 准确说出医院饮食的类别及各类饮食的主要种类。
2. 正确陈述基本饮食、治疗饮食的适用范围、原则及用法。
3. 准确说出试验饮食的临床意义和使用方法。
4. 归纳说明一般患者饮食护理内容的要点。
5. 正确陈述鼻饲法的目的、适应证、禁忌证及操作中的注意事项。
6. 熟练掌握鼻饲法操作技术，并在操作中体现对患者的人文关怀。

案例

患者王某，男，88岁，退休，小学文化。患者因咳嗽、咳痰20余日，近2日出现恶心就诊，入院诊断为肺炎。患者既往高血压50余年、糖尿病史20余年、前列腺增生10余年；入院时：T38.5℃；实验室检查，血常规白细胞：$11.39\times10^9$，血小板：$324\times10^9$增高；胸部CT检查右肺上叶肺门区肿块伴右肺上叶肺不张及阻塞性炎症；多普勒检查右室舒张功能减低，少量心包积液。

问题：

1. 患者在营养状况方面存在什么问题？
2. 针对患者的具体情况提供怎样的营养支持？

## 第一节 营养与健康

人类为了生存和发展，必须摄取食物。食物是营养的主要来源，营养是健康的根本，而饮食与营养的重要意义不仅仅在于维持机体的正常生长发育和各种生理功能，还可以提高机体的抵抗力和免疫力，从而使人们能够预防疾病、保持健康、增进健康。

### 一、营养对人体健康的重要性

均衡的饮食与营养可促进人体保持健康，有充沛的精力与体力从事各种活动、工作和学习。经过精心调配的饮食还可预防疾病，提高人的生存质量、治疗某些营养缺乏性疾病。

### (一)人体对营养的需求

人体每天必须通过饮食摄取足够的营养物质,其中的营养素具有为机体提供能量、构成及修补组织、调节生理功能等作用。

**1. 热能** 人体进行各种生命活动所消耗的能量称热能(energy)。热能是各种营养素在人体内通过生物氧化释放的化学潜能,在营养学上常用兆焦(MJ)表示。人体对热能的需要量受年龄、性别、生理特点及劳动强度等因素影响。根据中国营养学会的推荐标准:我国成年男子的热能供给量为 11.29MJ/d,成年女子为 9.62MJ/d。

**2. 营养素** 食物中被人体消化、吸收和利用的成分称为营养素(nutrients)。人体需要的营养素有碳水化合物、蛋白质、脂肪、水、维生素、矿物质和膳食纤维等七大类(见附表),其中水是构成人体的最重要的成分。

### (二)饮食、营养与健康的关系

**1. 科学饮食与健康** 科学合理的饮食与均衡的营养素摄入是维持健康的基本条件之一,对于维持及促进机体健康有非常重要的作用。合理、均衡的营养素能促进机体的生长发育、为机体提供能量、调节机体神经系统和内分泌系统的功能;适量的蛋白质和矿物质还对维持机体内环境的稳定有重要调节作用。合理饮食不仅可以预防疾病,还可以稳定情绪,减轻焦虑与不安,维持良好的心理状态。

**2. 不科学饮食与健康** 营养素搭配的不均衡会损害健康,甚至导致某些疾病的发生与发展。营养摄入不足会导致缺铁性贫血、佝偻病等;营养摄入过多会造成肥胖、糖尿病、心脑血管疾病等;饮食不当还可引起胃肠道疾病或食物中毒。

**3. 科学日常膳食** 各类食物中所含营养素是不同的,通过科学合理的搭配摄入均衡的营养可以预防疾病、促进健康。为了帮助人们合理膳食,我国在 2007 年的《中国居民膳食指南》中提出了"平衡膳食宝塔"(图 8-1),直观地告诉居民每日应摄入的食物种类、合理数量及适宜的身体活动量。科学的膳食应三餐分配合理,食物粗细搭配,品种多样,并能促进食欲,有助于消化吸收。

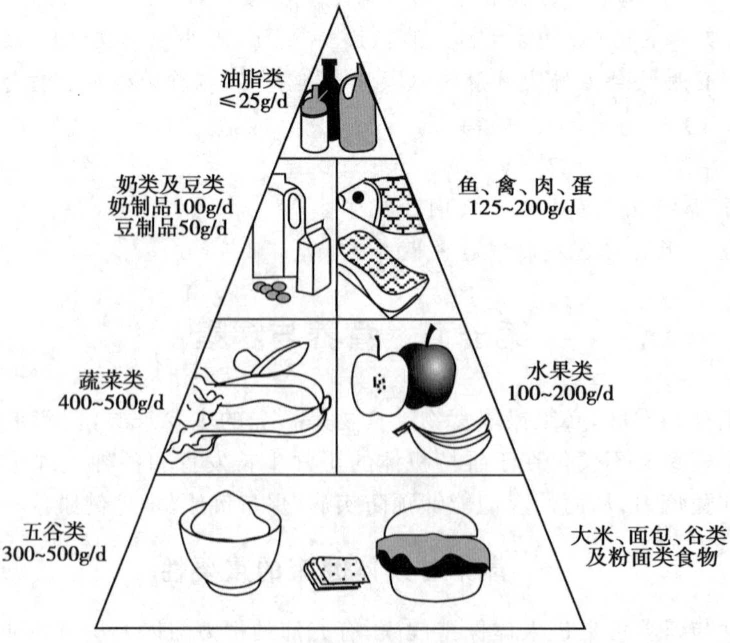


图 8-1 中国居民平衡膳食宝塔示意图

**4. 饮食、营养与疾病痊愈的关系**　人体在患病时需要摄入特定的营养素补充机体的消耗，提高机体抵抗力、促进机体的修复和疾病的痊愈。对于某些疾病，饮食还可以作为诊断和治疗的辅助手段，例如隐血试验饮食可以辅助诊断消化道出血、低胆固醇饮食可以控制高脂血症的发展。

**知识链接**

**一般居民膳食指南（十条）**

1. 食物多样，谷类为主，粗细搭配
2. 多吃蔬菜水果和薯类
3. 每天吃奶类、大豆或其制品
4. 常吃适量的鱼、禽、蛋和瘦肉
5. 减少烹调油用量，吃清淡少盐膳食
6. 食不过量，天天运动，保持健康体重
7. 三餐分配要合理，零食要适当
8. 每天足量饮水，合理选择饮料
9. 如饮酒应限量
10. 吃新鲜卫生的食物

来源：《中国居民膳食指南(2007)》

## 二、饮食与营养指导

随着我国居民的膳食状况明显改善，儿童、青少年平均身高、体重增加，营养不良患病率下降；另一方面，部分人群膳食结构不合理及身体活动减少，引起某些慢性疾病，如肥胖、高血压、糖尿病、高脂血症等患病率增加，已成为威胁国民健康的突出问题。护理人员应正确指导护理对象获取适当的营养以满足机体的需求，达到恢复健康、维持健康、促进健康的目的。

**1. 营养与疾病的关系**　包括营养对疾病发生、发展及转归的影响等。

**2. 食物的种类及功能**　包括各类食物的营养特点、食物的加工和烹调方法、中国居民膳食指南等。

**3. 患者营养状况的评价**　观察与营养相关疾病的症状，掌握评价患者营养状况的基本技能，了解化验单中与营养相关的指标等。

**4. 患者的饮食禁忌**　根据患者的病情提供疾病膳食原则和参考食谱。

**5. 营养支持在临床治疗中的重要作用**　对于不能正常进食的患者，营养支持可以提高患者免疫力、纠正异常代谢状态，缩短病程，促进康复。

**6. 其他**　满足人生各阶段对不同营养素的特殊需求；培养进食的良好习惯；保持口腔卫生，促进营养素的摄入。

# 第二节　医院饮食

患者由于疾病和营养状况不同，所需的营养素也有所差异，因此，为适应不同病情的需要，适当对某些营养素进行必要调整，以达到诊断、治疗、促进健康的目的，故将医院饮食划分为基本饮食、治疗饮食和试验饮食。

## 一、基本饮食

医院基本饮食适合于一般患者的需要(表 8-1),包括普通饮食、软质饮食、半流质饮食和流质饮食 4 种。

**表 8-1 基本饮食**

| 饮食种类 | 适用范围 | 饮食原则 | 用法 |
|---|---|---|---|
| 普通饮食 | 无消化道疾患、病情较轻或疾病恢复期 | 一般易消化、无刺激性食物 | 每日进餐 3 次,蛋白质约 70～90g/d,总热量约 9.5～11MJ/d |
| 软质饮食 | 老、幼患者,口腔疾患、术后和肠道疾病的恢复期 | 以软烂无刺激性为主,如面条、软饭。菜和肉应切碎、煮烂 | 每日进餐 3～4 次,蛋白质约 70g/d,总热量约 8.5～ 9.5MJ/d |
| 半流质饮食 | 消化道疾患、吞咽咀嚼困难、发热及术后患者 | 少食多餐,无刺激易于咀嚼及吞咽;膳食纤维含量少;食物呈半流质状,如粥、面条、馄饨、蒸鸡蛋、肉末、豆腐等 | 每日进餐 5～6 次,每次 300ml;蛋白质约 50～70g/d,总热量约 6.5～8.5MJ/d |
| 流质饮食 | 急性消化道疾患、高热、各种大手术后及其他重症或全身衰竭等患者 | 食物呈流体状,如奶类、豆类、米汤、稀藕粉、肉汁、菜汁、果汁等;此饮食热能及营养素不足,只能短期使用 | 每日进餐 6～7 次,每次 200～300ml,蛋白质约 40～ 50g/d,总热量约 3.5～5.0MJ/d |

## 二、治疗饮食

治疗饮食是在基本饮食的基础上,根据病情的需要,适当调整总热量和某些营养素,以达到辅助治疗或治疗的目的(表 8-2)。

**表 8-2 治疗饮食**

| 饮食种类 | 适用范围 | 饮食原则和用法 |
|---|---|---|
| 高热量饮食 | 用于热能消耗较高的患者,如甲状腺功能亢进、大面积烧伤、结核病及产妇等 | 在基本饮食基础上加餐 2 次,可进食牛奶、豆浆、鸡蛋、蛋糕、巧克力及甜食等。总热能约为 12.5MJ/d |
| 高蛋白饮食 | 长期消耗性疾病,如结核、恶性肿瘤、甲状腺功能亢进、营养不良、贫血、大面积烧伤、低蛋白血症等 | 在基本饮食基础上增加富含蛋白质的食物,如肉类、鱼类、蛋类、乳类、豆类等。蛋白质供给量为 1.5～2.0g/(kg · d),每日总量不超过 120g,总热量为 10.5～12.5MJ/d |
| 低蛋白饮食 | 用于急性肾炎、尿毒症、肝性脑病等限制蛋白质摄入的患者 | 成人饮食中的蛋白质不超过 40g/d,视病情可酌情减少至 20～30g/d;肾功能不全的患者应多摄入动物性蛋白,忌用豆制品;而肝性脑病的患者应以植物蛋白为主 |
| 低脂肪饮食 | 用于肝、胆、胰疾病,高脂血症、动脉硬化、冠心病、肥胖症及腹泻等患者 | 食物清淡、少油,尤其要限制动物脂肪的摄入。高脂血症及动脉硬化患者不必限制植物油(椰子油除外)。成人脂肪量＜50g/d,肝胆胰疾患的患者＜40g/d |

续表

| 饮食种类 | 适用范围 | 饮食原则和用法 |
| --- | --- | --- |
| 低胆固醇饮食 | 用于高胆固醇血症、高脂血症、动脉硬化、冠心病、高血压等患者 | 胆固醇的摄入量＜300mg/d，禁用或少用含胆固醇高的食物。如动物内脏和脑、鱼子、蛋黄、肥肉和动物油等 |
| 低盐饮食 | 用于心脏病、急慢性肾炎、肝硬化腹水、高血压及各种原因所致水钠潴留的患者 | 成人每日进食盐＜2g（含钠 0.8g）或酱油 10ml/d，但不包括食物内自然存在的氯化钠。禁食腌制品，如咸菜、皮蛋、火腿、香肠、咸肉、虾米等 |
| 无盐低钠饮食 | 适用范围同低盐饮食，但病情较重者 | 无盐饮食，除食物内自然含钠量外，烹调时不放食盐；低钠饮食，除无盐外，还需控制摄入食物中自然存在的含钠量（＜0.5g/d），二者均禁用腌制食物。对需无盐或低钠者，还应禁用含钠多的食物和药物，如含碱食品（油条、挂面、汽水等）和碳酸氢钠等药物，烹调时可采用增加糖、醋、无盐酱油、少钠酱油等调味 |
| 高纤维素饮食 | 用于便秘、肥胖、高脂血症、糖尿病等患者 | 选择含纤维素多的食物，如韭菜、芹菜、粗粮、竹笋、香蕉、菠菜等，成人食物纤维素量＞30g/d |
| 少渣饮食 | 用于伤寒、痢疾、腹泻、肠炎、食管胃底静脉曲张、咽喉部及消化道手术后患者 | 少用含纤维素多的食物，如粗粮、竹笋、芹菜等，不用强刺激性调味品和坚硬的食物，肠道疾患应少用油 |

## 三、试验饮食

试验饮食是在特定的时间内，通过对饮食内容的调整，达到协助诊断疾病和保证检查结果正确性的一种饮食（表 8-3）。

**表 8-3 试验饮食**

| 饮食种类 | 适用范围 | 方法及注意事项 |
| --- | --- | --- |
| 隐血试验饮食 | 用于诊断有无消化道出血或原因不明的贫血 | 试验前 3 天禁食肉类、肝脏、血类食物、含铁剂药物及大量绿色蔬菜等，以免产生假阳性反应。可食牛奶、豆制品、白菜、冬瓜、土豆、白萝卜、菜花、山药等，第 4 天开始留取粪便作隐血试验检查 |
| 胆囊造影试验饮食 | 用于需要进行造影检查胆囊、胆管、肝胆管有无结石、慢性炎症及其他疾病患者 | 检查前 1 日中午进食高脂肪饮食（如油煎荷包蛋 2 只或奶油巧克力 40～50g，脂肪量约为 25～50g），以刺激胆囊收缩和排空，有助于显影剂进入胆囊。晚餐为无脂肪、低蛋白、高碳水化合物饮食，餐后服造影剂，禁食水、禁烟。检查当日早晨禁食，第 1 次摄 X 线片后，如胆囊显影良好，可进食高脂肪餐，进食后 30～60 分钟，进行第 2 次摄片 |
| 甲状腺$^{131}$I 试验饮食 | 用于协助检查甲状腺功能 | 试验期为 2 周，试验期间禁食含碘食物及其他一切影响甲状腺功能的药物及食物，如紫菜、海带、海参等海产品、加碘食盐等。禁用碘做局部消毒。2 周后做甲状腺$^{131}$I 功能测定 |

续表

| 饮食种类 | 适用范围 | 方法及注意事项 |
| --- | --- | --- |
| 尿浓缩功能试验饮食 | 用于检查肾小管的浓缩功能 | 试验期为1天，试验期间控制全天饮食中的水分，总量在500～600ml。可食用含水分少的食物，如米饭、馒头、面包、炒鸡蛋、豆腐干、土豆等，烹调时尽量不加水或少加水；蛋白质摄入量为1g/(kg·d)；避免食用过甜、过咸或含水量高的食物 |
| 肌酐试验饮食 | 用于协助检查、测定肾小球的滤过功能 | 试验期为3天，试验期间禁食肉类、禽类、鱼类、茶与咖啡，限制蛋白质的摄入；全天主食<300g、蛋白质<40g，以排除外源性肌酐的影响。热量不足可增加藕粉和含糖的点心等。第3天留取尿液做肌酐试验 |

# 第三节 饮食护理

对患者进行合理的饮食护理，是满足患者基本生理需要的重要措施。根据对患者饮食习惯与营养状况的评估，考虑疾病特点，确认患者在营养方面存在的问题，采取适宜的饮食护理，帮助患者维持、恢复良好的营养状态，以利于尽早恢复健康。

## 一、营养状况的评估

### (一) 影响饮食和营养的因素

影响饮食与营养的因素有生理因素、病理因素、心理因素和社会因素。

**1. 生理因素**

(1)年龄：不同的年龄不仅对饮食的喜好不同，而且对食物量和营养素的需求也不同。

(2)身高和体重：一般情况下，体格健壮、高大的人对食物量和营养素的需求较高。

(3)活动量：活动是能量代谢的主要因素，活动量大的人对热能及营养素的需求高于活动量小的人。

**2. 病理因素**

(1)疾病：疾病本身会对机体的饮食和营养需求产生影响，包括对食物的摄取、消化、吸收、排泄等。进食形态的异常，焦虑、悲哀等不良情绪以及疼痛等因素也会对食欲产生影响。

(2)药物：药物对饮食的影响是多方面的：有的药物可以促进食欲和胃纳，如盐酸赛庚啶；有的药物可降低食欲，如非肠溶性红霉素；有的药物会影响营养素的吸收，如苯妥英钠会干扰维生素D的吸收和代谢等。

(3)食物过敏和不耐受：某些人会对某种特定食物发生过敏反应或不耐受。如虾、蟹等海产品可引起腹泻和哮喘。人体对食物不耐受的原因主要是由于人体内特定酶的遗传缺陷而引起对食物中的色素、添加剂或天然含有物质的不耐受，如由于乳糖酶缺乏而引起对乳制品的不耐受，食用后可发生腹泻及酸性便等。

(4)饮酒：长期大量饮酒可以导致食欲减退，对营养素的摄入造成影响，另外，也会对全身的各个系统和器官造成危害，如酒精性肝病、胰腺炎、心肌病等，严重时会危及生命。

**3. 心理因素** 不良的情绪，如忧郁、焦虑、恐惧、痛苦与悲哀等会使患者食欲减退，甚至导致厌食；愉悦的情绪，如快乐、激情等会促进食欲。此外，清新整洁的进餐环境，良好的食物感官性质，都能使人心情愉快，促进食欲。

**4. 社会因素** 人的饮食受经济状况、文化背景、宗教信仰、地域环境等因素影响。经济状况直接影响到人们对食物的购买力和饮食习惯；文化背景和宗教信仰影响了人们对食物种类的选择、制作及进食的时间和方式等；不同的地域和气候环境会影响人们对食物的选择，并形成特定的饮食习惯。如东北地区居民喜食腌渍的酸菜，南方很多地区喜食辣味等。

### (二) 营养的评估方法

营养评估的目的是确定患者在营养方面存在的问题或潜在的问题。营养评估包括：一般资料、体格检查、体重测算、人体测量、实验室检查。

**1. 一般资料** 主要包括以下几个方面：

(1)年龄、性别及活动水平。

(2)饮食状况：患者平常的饮食形式及习惯、食物选择、过敏的食物及其他相关的因素。

(3)影响食物选择的文化与宗教信仰。

(4)生活安排与经济状况。

(5)体重及食欲变化。

(6)进食困难的因素。

(7)身体疾患影响进食、采购和准备食物。

(8)综合的健康状况与医疗条件。

**2. 体格检查** 通过体格检查可以发现营养不足或过剩。检查的重点是增生快速的组织，如皮肤、头发、指甲、眼睛和黏膜，并与正常值进行比较，有关营养不良的征象见表 8-4。

**表 8-4 营养不良的临床征象**

| 体检部位 | 营养不良征象 |
|---|---|
| 外貌与活力 | 缺乏兴趣、倦态、易疲劳 |
| 体重 | 体重超重或过低 |
| 皮肤 | 干燥、有鳞屑易脱落、苍白或色素沉着、皮下脂肪缺乏 |
| 指甲 | 变脆、甲床苍白、纵脊或舟状甲 |
| 头发 | 干燥、无光泽、稀疏、焦脆 |
| 眼睛 | 结膜苍白或充血、干燥、角膜软化、角膜混浊 |
| 嘴唇 | 肿胀、口角裂隙 |
| 舌头 | 肿胀、猩红或紫红色、光滑、肥大或缩小 |
| 齿龈 | 松肿、发炎、易出血 |
| 肌肉 | 不发达、消瘦、软弱 |
| 胃肠道系统 | 食欲减退、消化不良、腹泻、便秘 |

**3. 体重测算** 评估患者的当前体重(CBW)和标准体重(IBW)可以准确了解其体重变化。

(1)标准体重的计算公式:

$$男性标准体重(kg)=[身高(cm)-100]\times 0.9$$

$$女性标准体重(kg)=[身高(cm)-100]\times 0.85$$

(2)计算体重增加与减少的百分比:

$$体重增加的百分比=\frac{标准体重-当前体重}{标准体重}\times 100\%$$

$$体重减少的百分比=\frac{当前体重-标准体重}{标准体重}\times 100\%$$

正常体重的范围是:标准体重±10%(标准体重)。增加10%~20%为过重,超过20%为肥胖;减少10%~20%为消瘦,低于20%为明显消瘦。

**4. 人体测量** 人体测量是利用非侵入性技术量化身体成分的变化,可以通过测量肱三头肌、肩胛下部、腹部等处皮下脂肪的厚度评估体内脂肪的存积量。其标准值为:男12.5mm,女16.5mm。营养状况的改变通常需要较长时间才能被测量到,因此,人体测量反映的是营养状态的慢性变化。

**5. 实验室检查** 实验室检查可以为营养评估提供客观的数据,常用的项目包括血清蛋白、尿素氮、肌酐及淋巴计数。血清蛋白质可以反映身体内脏器官蛋白质存储量;尿素氮和肌酐反映体内蛋白质代谢与氮平衡状况。

## 二、患者一般饮食的护理

护理人员应根据对患者的评估,与医生、营养师共同协商确定患者的营养计划,同时注意疾病的特点与需要。

### (一)帮助患者建立良好的饮食习惯

良好的饮食习惯对维护患者的健康有重要作用,护士应教育、协助患者养成良好的饮食习惯。

**1. 健康教育** 向患者解释调整饮食的原因及重要性,让患者了解改变既往饮食习惯对获得和维持健康的必要性。

**2. 改变不适宜的饮食习惯** 尽量以患者的饮食习惯为基本框架,根据患者的年龄、疾病种类、个人爱好及经济状况等指导患者合理饮食。

**3. 制订合理的饮食指导模式** 饮食指导模式的内容包括:①摄入食物多样化;②活动与饮食平衡,保持健康的体重;③选择低脂肪、低饱和脂肪酸及低胆固醇饮食;④摄入足够的蔬菜、水果和谷类食物;⑤适量摄入含糖食物;⑥摄入适量的盐和含碘食物;⑦适量摄入含乙醇的饮料、戒烟。

### (二)患者进食前的护理

**1. 环境准备** 患者进食的环境应清洁、整齐、空气清新、气氛轻松愉快。

(1)患者进食前暂停非紧急的治疗与护理工作。

(2)整理床单位,饭前30分钟开窗通风、移去便器,以去除一切不良气味及视觉印象。

(3)用屏风遮挡同室危重患者,鼓励病情轻的患者到餐厅进餐,以促进食欲。

**2. 患者准备** 保证患者舒适,促进食欲。

(1)去除各种引起不舒适的生理和心理因素，如疼痛、高热、疲劳、焦虑等。

(2)进食前询问患者是否需要大小便，协助其去卫生间或提供便器；协助患者洗手和口腔清洁。

(3)根据病情协助患者取舒适体位。不便下床者，可安排坐位或半坐卧位，安置跨床桌；卧床患者可取侧卧位或仰卧位(头偏向一侧)，并给予适当支托。将治疗巾或餐巾围于患者颌下胸前，以保持被服清洁。

**(三)患者进食时的护理**

1. 护理人员洗净双手，衣帽整洁。根据饮食单的要求，检查并协助配餐员及时、准确分发饮食。对来访者带来的食物进行检查，符合治疗护理原则后方可食用。

2. 巡视病房，观察患者进餐情况，鼓励或协助患者自行进餐。检查治疗饮食和试验饮食的落实情况，纠正不良的饮食习惯及违反医疗原则的饮食行为。

3. 不能自行进食的患者，护士应给予喂食(图 8-2)。根据患者的进食习惯喂食，要求耐心，量、速度适中，温度适宜，饭和菜、固体和液体食物应轮流喂食。进流质饮食者，可用吸管进食。

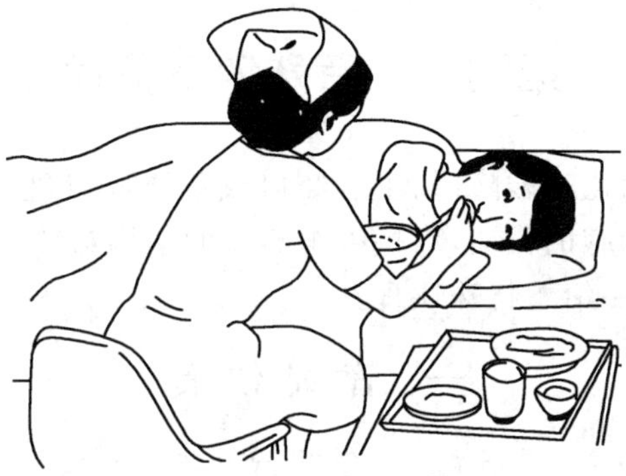

图 8-2　喂食方法

4. 双目失明或双眼被遮盖的患者，除遵循上述喂食要求外，还应告知食物的内容以增加进食的兴趣，促进消化液分泌。如患者要求自行进食，可按时钟平面放置食物，并告知方向、食物名称(图 8-3)，利于患者取用食物，如 6 点处放主食，12 点处放汤，9 点和 3 点处放菜(图 8-4)。

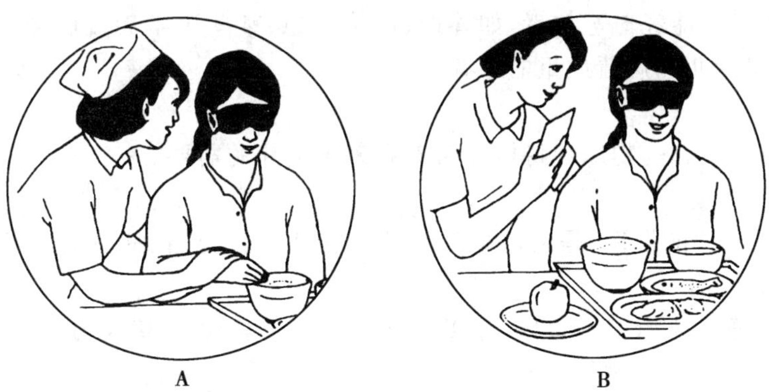

图 8-3　告知食物名称及位置

**(四)患者进食后的护理**

1. 及时撤去餐具，督促和协助患者洗手和清洁口腔，整理床单位，保持餐后的清洁和

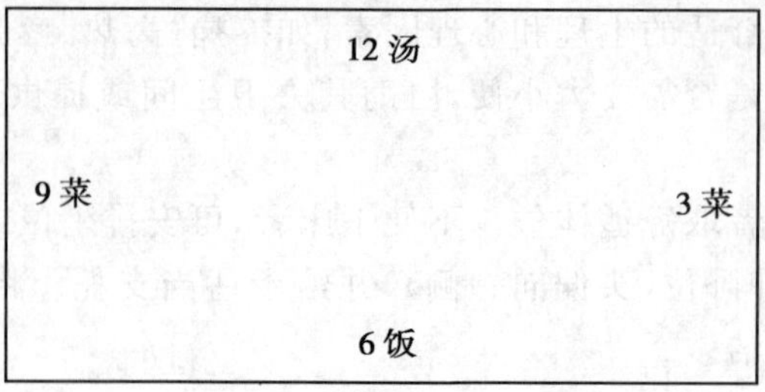


图 8-4 食物放置平面图

舒适。

2. 做好护理记录，包括进食的种类、量和患者进食的反应等，评估患者的进食是否达到营养需求，根据需要做好出入液量的记录。

3. 对未进食的患者，应了解原因并采取相应的护理措施；对暂禁食或延迟进食的患者做好交接班。

## 第四节 特殊饮食护理

对于病情危重、存在消化功能障碍、不能经口或不愿经口进食的患者，为保证其营养素的摄取、消化、吸收，维持细胞的代谢，保持组织器官的结构与功能，调控免疫、内分泌等功能并修复组织，促进康复，需要给予特殊饮食。

### 一、管饲饮食

管饲饮食(tube feeding) 是指通过导管将营养丰富的流质饮食或营养液、水和药物注入胃内，提供和补充营养的方法。根据导管插入的途径，可分为：①口胃管：导管由口腔插入胃内；②鼻胃管：导管经鼻腔插入胃内；③鼻肠管：将导管在手术中由鼻腔置入小肠；④胃造瘘管：导管经胃造瘘口插入胃内；⑤空肠造瘘管：导管经空肠造瘘口插至空肠内。本节主要以鼻胃管为例讲解鼻饲法的操作方法。

鼻饲法(nasogastric gavage) 是将胃管经鼻腔插入胃内，从管内灌注流质饮食、水和药物的方法。适用于不能经口进食者，如昏迷、口腔疾患、某些手术后或肿瘤、食管气管瘘、拒绝进食的患者、早产儿和病情危重的患者。

【目的】

供给食物营养液和药物以维持机体营养和患者治疗的需要。

【告知】

1. 鼻饲法是安全的操作，是通过鼻腔将鼻饲管插入胃里，在插管时可能会有一些不舒适，需要患者很好配合。

2. 通过鼻饲管注入营养液，可以直接吸收各种营养素，利于疾病的痊愈和身体康复。

【准备】

**1. 护士准备** 衣帽整洁，洗手，戴口罩。

**2. 患者准备** 理解鼻饲法的目的和意义，主动配合。

**3. 用物准备**

(1)消毒鼻饲包：治疗碗、压舌板、镊子、止血钳、普通胃管或硅胶胃管、50ml 注食器、纱布和治疗巾。

(2)治疗盘(操作时用):液状石蜡、棉签、胶布、夹子或橡胶圈、别针、纸巾、弯盘、听诊器、适量温开水、鼻饲液 200ml(38～40℃)、水温计、手套(一次性)。

(3)治疗盘(拔管时用):治疗碗、纱布、弯盘、松节油、棉签等,根据患者情况准备漱口液或口腔护理用物。

**4. 环境准备**　病室光线充足,安静、整洁,无异味。

【操作规程】

见表 8-5。

**表 8-5　鼻饲法操作规程**

| 操作流程 | 操作步骤 | 要点说明 |
| --- | --- | --- |
| 备物解释 | • 备齐用物,携至床旁,核对患者并解释 | • 减轻患者焦虑,取得理解 |
| 协助卧位 | • 根据病情,帮助患者取坐位、半坐卧位或仰卧位;昏迷患者取去枕仰卧位,头向后仰 | • 坐位或半坐卧位可减少胃管通过咽部时的呕吐反射,易于插管,呕吐时可防止窒息 |
| | • 铺治疗巾于患者颌下,弯盘置于患者口角旁,准备胶布 | • 防止污染患者的衣服 |
| | • 观察鼻腔,选择通畅一侧,用湿棉签清洁鼻腔 | • 观察鼻腔有无疾患,如鼻中隔偏曲、鼻甲肥大、鼻息肉等,选择健侧 |
| ▲ 插管法 | | |
| 测长标记 | • 打开鼻饲包,取出胃管,注入少量空气 | • 检查是否通畅 |
| | • 测量插管长度,并做标记或参照胃管上的刻度,一般成人由鼻到胃的距离为 45～55cm | • 自鼻尖至耳垂再至剑突,或前额发际至剑突的距离(图 8-5) |
| 润管插入 | • 用液状石蜡油润滑胃管前端 10～20cm | • 减少插管时的摩擦力 |
| | • 一手持纱布托住胃管,一手持镊子夹住胃管前端沿一侧鼻孔先稍向上平行,再向后下缓缓插入 | • 鼻腔内有丰富的海绵状静脉组织,插管时动作要轻、慢 |
| | • 插入至 10～15cm(咽喉部)时,嘱患者做吞咽动作,顺势将胃管插入胃内 | • 吞咽动作可帮助胃管顺利进入食管并且减轻患者对操作的恐惧 |
| | • 昏迷患者为提高插管的成功率,操作时应取去枕仰卧位,头向后仰,当胃管插入 15cm 时,托起患者头部,使下颌靠近胸骨柄徐徐插入至所需长度(图 8-6) | |
| 验证固定 | • 胃管插入至预定长度,验证胃管在胃内 | |
| | • 确认胃管到达胃内的方法有:①接注射器抽取胃液;②将听诊器放于胃部,用注射器快速注入 10ml 空气,听到气过水声(图 8-7);③将胃管末端放入水中无气泡溢出 | |
| | • 用胶布固定胃管于鼻翼及面颊部(图 8-8) | 防止胃管移动或滑出 |

续表

| 操作流程 | 操作步骤 | 要点说明 |
|---|---|---|
| 灌注食物 | • 先注入少量温开水，然后灌注流质饮食或药物，再注入少量温开水 | • 温开水可湿润管腔，防止食物黏附于管壁<br>• 一次鼻饲量不超过 200ml，时间间隔不少于 2 小时<br>• 药物应研碎充分溶解后注入 |
| 反折固定 | • 反折胃管末端并用纱布包好，用别针固定于患者衣领、大单或枕旁 | • 防止灌入食物反流<br>• 防止胃管脱出 |
| 整理记录 | • 协助患者清洁口、鼻腔，整理床单位，嘱患者维持原卧位 20～30 分钟 | • 保持口腔干净及湿润，增加舒适感<br>• 维持原卧位以防呕吐<br>• 长期鼻饲者应给予口腔护理和雾化吸入 2 次/天 |
| | • 清洗注射器，放入治疗盘内，用纱布盖好备用 | • 所有用物每日消毒 1 次 |
| | • 洗手，记录 | • 记录插管时间、患者反应、鼻饲种类及量 |
| ▲ 拔管法 | | |
| 拔管擦拭 | • 核对后将弯盘置于患者颌下，夹紧胃管末端置于弯盘内，揭去胶布 | • 防止拔管时管内液体反流 |
| | • 用纱布包裹近鼻孔处胃管，嘱患者深呼吸，在患者呼气时，一手反折胃管拔出，边拔管边用纱布擦胃管，到咽喉处迅速拔出 | • 至咽喉部时迅速拔出胃管，以免液体滴入气管 |
| | • 包住拔出的胃管置于弯盘内 | • 以免污染被单和给患者的感官不良刺激 |
| | • 清洁患者口鼻及面部，擦去胶布痕迹，协助患者漱口或做口腔护理 | • 维持个人卫生 |
| 整理记录 | • 清理用物，整理床单位，协助患者取舒适卧位 | |
| | • 洗手，记录 | • 记录拔管时间和患者反应 |

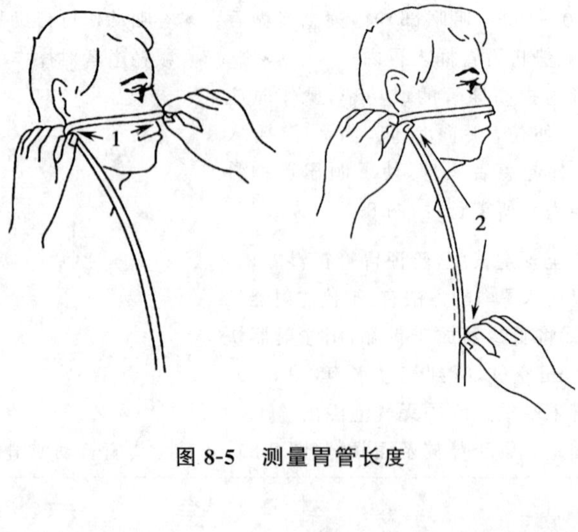


图 8-5　测量胃管长度

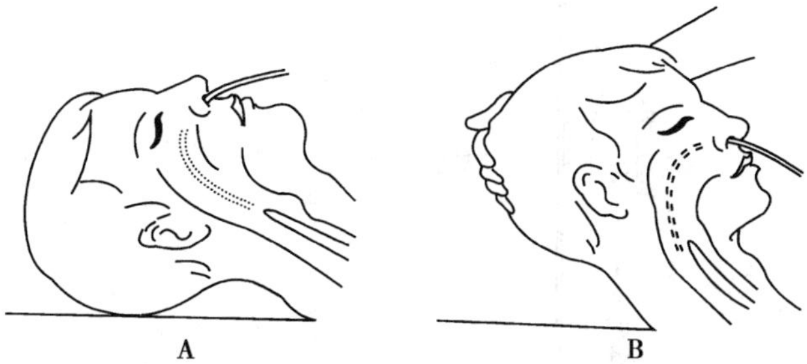


图 8-6　为昏迷患者插胃管

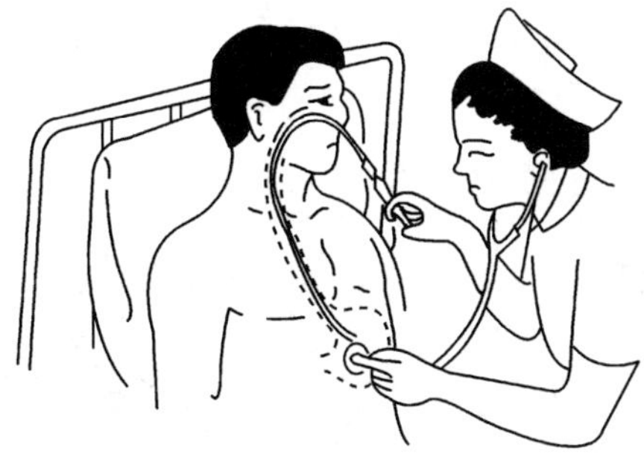

图 8-7　确定胃管插入胃内的方法之一

【注意事项】

1. 鼻饲前向患者解释、告知鼻饲的目的及配合方法，消除患者的疑虑。

2. 插管动作轻柔，避免损伤食管黏膜，尤其是通过食管3个狭窄部位（环状软骨水平处、平气管分叉处、食管通过膈肌处）。

3. 插管过程中密切观察患者反应，正确处理以下问题：

（1）恶心、呕吐：可暂停片刻，嘱患者做深呼吸，待缓解后再插入。

（2）呛咳、呼吸困难、发绀：立即拔管，休息片刻后重新插入。

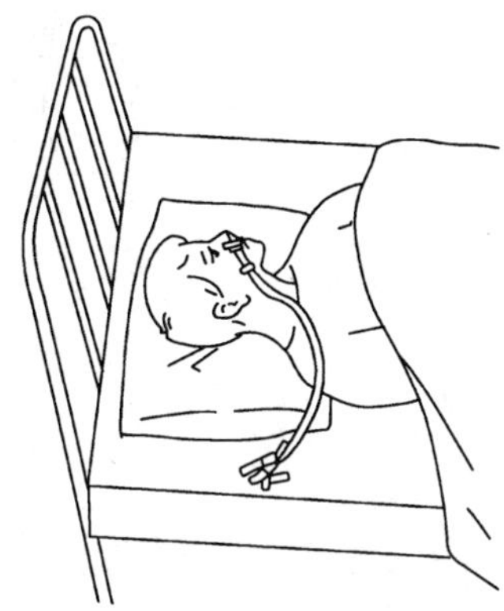

图 8-8　胃管固定法

（3）插入不畅：将胃管抽出少许，再小心向前推进或检查患者咽部，了解胃管是否盘曲在口咽部，不得强行插入，以免损伤黏膜。

4. 确定胃管在胃内后方可注食，每次鼻饲量不超过200ml，间隔时间不少于2小时。药物需研碎并充分溶解后注入；新鲜果汁和奶液应分别注入，防止产生凝块。

5. 鼻饲中应做到“三避免”，即：避免灌入空气；避免灌注速度过快；避免鼻饲液过热或过冷。

6. 长期鼻饲者应每天进行口腔护理，每周更换胃管一次，晚间末次喂食后拔出，翌晨从另一侧鼻孔插入。

7. 食管、胃底静脉曲张，食管癌和食管梗阻的患者禁忌鼻饲。

## 二、要素饮食

要素饮食（elemental diet）又称元素饮食，是一种化学精制食物，含有人体所需、易于吸收的全部营养成分，包括游离氨基酸、单糖、脂肪酸、维生素、无机盐类和微量元素。主要特点是无须经过消化过程，可直接被肠道吸收，为人体提供热能及营养，可通过口服、鼻饲、滴注等方法供给患者。适用于严重烧伤、低蛋白血症、大手术后胃肠功能紊乱、胃肠道瘘、急性胰腺炎、消化吸收不良、晚期癌症、短肠综合征及营养不良等患者。要素饮食的操作步骤以滴注法为例，适用于经空肠喂食的危重患者（图8-9）。

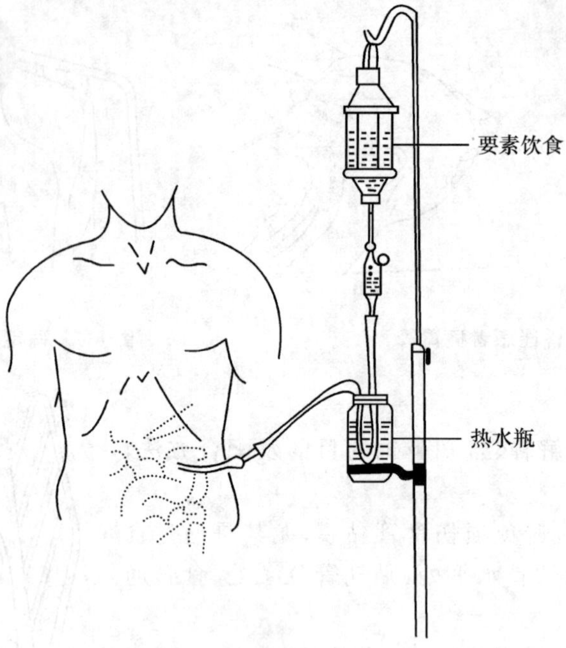


图 8-9 空肠造瘘滴入饮食

【目的】

供给化学精制食物，以促进危重患者伤口愈合，改善营养状况，达到辅助治疗的目的。

【告知】

1. 要素饮食是根据人体营养需要和疾病治疗需要用各种营养素配制而成，是非常安全的，可以放心食用。

2. 要素饮食和普通的流质饮食一样，可以通过鼻饲管注入胃内，也可以通过输液的方式进入体内。

3. 要素饮食中的营养素不需要消化可以直接被吸收，能促进机体的康复。

【准备】

**1. 护士准备** 衣帽整洁，洗手，戴口罩。

**2. 患者准备** 了解要素饮食的目的和意义，主动配合。

**3. 用物准备**

(1)治疗盘：碘附、无菌持物钳、无菌棉签、液状石蜡、棉签、弯盘、适量温开水、等渗盐水或蒸馏水、治疗碗(内盛纱布)、橡胶圈、别针、70%乙醇等。

(2)滴入器具：无菌有盖吊瓶、输液器、瘘管等；输液泵、输液架、热水瓶、夹子等。

(3)要素饮食：液态要素饮食、果汁、菜汤；粉状要素饮食按比例添加水，配制成5%、10%、15%、20%或25%的液体。

**4. 环境准备** 病室光线充足，安静、整洁，无异味。

【操作规程】

见表 8-6。

表 8-6 要素饮食滴注法操作规程

| 操作流程 | 操作步骤 | 要点说明 |
| --- | --- | --- |
| 核对解释 | • 备齐用物，携至床旁，核对患者并解释 | • 减轻患者焦虑，取得理解 |
| 准备液体 | • 检查无菌有盖吊瓶、输液泵，并衔接好，将有盖吊瓶挂在输液架上 | • 检查有盖吊瓶和输液泵是否完好；输液器的生产日期和灭菌日期 |
| | • 测量要素饮食的温度，倒入无菌有盖吊瓶内 | • 使用消毒水温计测量要素饮食的温度，温度应在 41～42℃，避免过热或过冷对患者造成损伤 |
| 排气冲管 | • 排尽输液器内的气体，将输液器挂在输液架上 | • 避免气体进入肠腔引起腹胀 |
| 消毒冲管 | • 消毒造瘘口的皮肤及造瘘管，用少量温开水冲注造瘘管 | • 温开水可湿润管腔 |
| 接管调速 | • 弃去输液器的头皮针，润滑输液器前端，再次排气后与造瘘管连接 | • 保持输液器前端无菌<br>• 排尽气体，避免引起腹胀 |
| | • 间断滴注：每日 4～6 次，每次 400～600ml，每次输注时间为 30～50 分钟 | • 此法反应少，多数患者能耐受 |
| | • 连续滴注：12～24 小时内持续滴入，浓度宜从 5%开始逐渐增至 20%～25%；速度由 40～60ml/h 开始逐渐增至 120ml/h，最高可达 150ml/h 或用输液泵保持恒定滴速。温度应保持在 41～42℃ | • 此法多用于经空肠造瘘喂养的危重患者<br>• 要素饮食的浓度和速度应逐渐递增，以利于患者耐受<br>• 保持适宜的温度，避免温度过低引起腹泻 |
| 拔管固定 | • 滴注完毕，分离输液器和造瘘管，用少量温开水冲注造瘘管，并将造瘘管反折固定(同胃管) | • 温开水可湿润管腔，防止食物黏附于管壁<br>• 防止灌入食物反流<br>• 防止造瘘管脱出 |
| 整理记录 | • 整理床单位，记录 | • 记录滴注次数、剂量及患者反应 |

【注意事项】

1. 严格无菌操作，所有配制用物、导管均需严格灭菌后使用。

2. 要素饮食需新鲜配制，根据患者的具体病情每天配制一次，置冰箱保存，应于 24 小时内使用完毕。

3. 要素饮食应由低、少、慢开始，逐渐增加，待患者耐受后，再稳定配餐标准、用量和速度。停用时也需逐渐减量避免出现并发症。

4. 要素饮食的口服温度为 38℃左右，鼻饲及经造瘘口注入时的温度宜为 41～42℃。

5. 滴注前后应用温开水冲净管腔，避免食物积滞管腔而腐败变质。

6. 滴注过程中应经常巡视患者，如发现恶心、呕吐、腹胀、腹泻等症状时应及时查明原因，按需要调整温度、速度及量，反应严重者可暂停滴入。

7. 使用期间定期检查血糖、尿糖、电解质、肝功能等，并记录体重，做好营养评估。长期使用者应补充维生素和矿物质。

8. 消化道大出血患者、三个月内婴儿应禁用；糖尿病患者、胃切除术后患者应慎用。

## 三、胃肠外营养

胃肠外营养(parenteral nutrition)是指由胃肠道外途径供给机体营养素,使患者在不进食的情况下仍可以维持良好的营养状态、增加体重、修复创伤等的一种治疗方法。若全部营养素都由胃肠外途径补充称全胃肠外营养(total parenteral nutrition,TPN)。

胃肠外营养可按照患者的需要提供足够的能量、氨基酸、脂肪、碳水化合物、电解质、维生素和微量元素。其特点是不受患者食欲和消化功能的影响,在患者不能进食、没有消化酶参与的情况下,仍能使患者得到所需全部营养,并可减少体内蛋白质消耗、消化液的分泌、胃肠蠕动,使消化道处于休息状态,从而维持机体正常功能,达到正氮平衡,促进伤口愈合和机体恢复。适用于肠梗阻(贲门癌、幽门梗阻)患者术前的营养支持;肠道广泛炎症性疾病的患者;大面积烧伤、肿瘤患者接受放疗、化疗胃肠道反应严重的患者;晚期的肝、肾衰竭,需保证营养需要的患者。

【目的】

为危重患者提供营养支持,是疾病治疗和恢复健康的重要措施。

【告知】

胃肠外营养是通过消化道以外的途径而提供足够的营养的一种方法,这种方法是安全的,在操作过程中可能会出现不适感,操作中护士会尽量轻柔,同时需要患者能很好地配合。

【操作规程】

见表 8-7。

**表 8-7 胃肠外营养操作规程**

| 操作流程 | 操作步骤 | 要点说明 |
|---|---|---|
| 营养液配制 | • 营养液包括 10%~50%葡萄糖、氨基酸、维生素、矿物质及微量元素等 | • 在洁净的环境和严格无菌的技术操作条件下配制,有层流罩装置则更为理想<br>• 最好现配现用,如不立即使用须储存于 4℃冰箱内,24 小时内用完 |
| 核对解释 | • 备齐用物,携至床旁,核对患者并解释 | • 减轻患者焦虑,取得理解 |
| 准备液体 | • 检查营养液包装、输液器,并衔接好,将营养液挂在输液架上 | • 检查营养液质量、输液器的有效期等 |
| 排气冲管 | • 排尽输液器内的气体,将输液器挂在输液架上 | • 避免气体进入静脉引起空气栓塞 |
| 接管调速 | • 检查静脉插管是否通畅、输液器头皮针与静脉插管连接紧密,根据患者情况调节滴速 | • 可由周围静脉或中心静脉输入<br>• 需要输入高渗营养液,宜选用中心静脉,以免高渗液刺激静脉内膜导致静脉炎和血栓形成 |
| 拔管固定 | • 滴注完毕,分离输液器静脉插管,根据情况固定静脉插管 | • 防止静脉插管脱出 |
| 整理记录 | • 整理床单位,记录 | • 记录滴注剂量及患者反应 |

【注意事项】

1. 配制营养液和穿刺置管均应严格无菌操作,所有用具均应灭菌后方可使用。

2. 做好静脉导管的护理。妥善固定导管,保持穿刺部位干燥,每日或隔日更换敷料 1

次，每周做1次细菌培养。

3. 保持输液速度恒定，不可突然大幅度改变输液速度或突然换用无糖溶液，防止发生低血糖。

4. 经常巡视 观察液体滴注情况，防止导管扭曲、堵塞等，输液瓶（袋）内液体不可滴空，防止空气输入造成空气栓塞；观察患者，如发现恶心、心慌、出汗、胸闷及寒战、高热等症状，应及时查明原因，调整滴速或给予其他相应处理。

5. 定期监测、检查血糖、尿糖、血生化、肝肾功能等项目，以便根据体内代谢变化及时调整营养液配方，防止发生并发症。

6. 了解患者的饮食及胃肠道的功能状况。如病情允许，可少量多次给患者进食，刺激胃肠道早日恢复功能。

**知识链接**

**肠内营养输注泵的使用**

肠内营养输注泵（enteral feeding pump）是一种由电脑控制的输液装置，可以精确控制肠内营养液的输注。以往管饲或经造瘘进行肠内喂养通常以重力为动力或采用注射器推注。然而，一些因素如很细的输液管、高浓度（黏稠）液体等会影响液体的速度；患者体位的改变、输注管的扭曲受压等会随时改变滴速；而滴速及营养液等黏稠度又直接影响液滴的大小，从而影响输注的速度及总输注量。目前，使用肠内营养输注泵能提供适当压力以克服阻力，保证输注速度。

目前使用的人工智能输注泵不仅能控制输注速度，还附加多种故障自动识别报警功能，如空气、堵管、液体输完及机器故障报警等。通过设置计划输注量、显示输注速度和已输入量等，减少了肠内营养的胃肠道不良反应，提高患者对肠内营养的耐受性，亦有利于血糖的控制。

来源：《中国临床营养杂志》，2007

【要点提示】

1. 在本章的学习中，重点掌握治疗饮食的适用范围和使用原则，能根据患者的具体情况合理安排饮食。

2. 在本章中，试验饮食是应该掌握的知识点，能协助患者调整饮食完成各项检查。

3. 本章护理技能操作的重点是鼻饲法操作，应掌握鼻饲法的禁忌证和适应证，正确为患者插胃管、正确处理插管过程中可能出现的问题并提供营养支持。

4. 为昏迷患者插管是鼻饲法操作的难点，应掌握为昏迷患者插胃管的正确方法。

5. 学习本章操作内容的同时，应不断培养学生的职业素养，在护理中体现人性化护理，以良好的人格情操满足患者的需要。

## 思考题

1. 说明健康人每日应摄取的食物的种类及数量。

2. 医院饮食分哪几种？其适用范围及饮食原则是什么？

3. 评估一位患者的营养及饮食状况，并与患者讨论食物对人体的重要性及合理调配饮食的重要意义。

4. 一个理想的进食环境对患者来说有何重要意义？应怎样做？

5. 一位危重患者因不能自理，需护士喂食。角色扮演：

A 同学扮演患者：

(1)需护士帮助喂食，你心里有何感受？

(2)当喂食速度、温度或顺序不合适时，你是否会坦率地告诉护士？

B 同学扮演护士，当给患者喂食时，你要考虑哪些因素？如何使患者身心舒适？

6. 患者由某，男，77 岁，因咳嗽、咳痰憋喘三日就诊，就诊时伴神志模糊，入院诊断为肺炎、呼吸衰竭。入院时血气分析示Ⅱ型呼吸衰竭，立即给予气管插管，使用呼吸机辅助呼吸。

(1)患者存在什么营养问题？能否给予鼻饲法进行营养支持？鼻饲时，胃管插入长度大约是多少？

(2)怎样才能为该患者顺利插入胃管并证明胃管在胃内？

(3)每次注食的灌注量应为多少？为何灌注前后均需注入少量温开水？

（高　颖）

**附表：**

**各种营养素的生理功能、主要来源及供给量**

| 营养素 | | 功能 | 来源 | 每日供给量(成人) |
|---|---|---|---|---|
| 蛋白质 | | 维持人体组织的生长、更新和修复；构成人体内的酶、激素、血红蛋白等以调节生理功能；提供热能；维持血浆胶体渗透压 | 肉类、蛋类、乳类、水产类及豆类等 | 男性:80g<br>女性:70g |
| 脂肪 | | 提供热能；参与构成组织细胞；供给必需脂肪酸；促进脂溶性维生素的吸收和利用；维持人体体温、保护脏器 | 食用油、动物性食品、蛋黄及坚果类等 | 0.8～1.0g/(kg·d) |
| 碳水化合物 | | 供给热能；维持心脏和神经系统的正常活动；保肝解毒作用；抗生酮作用 | 谷物、薯类、根茎类、食糖、豆类等 | 5～8g/(kg·d) |
| 矿物质 | 钙 | 构成骨骼和牙齿，维持肌肉、神经的正常兴奋性，激活凝血酶和其他酶 | 乳及乳制品、芝麻酱、小虾米、蛋壳粉、骨粉等 | 800mg |
| | 铁 | 组成血红蛋白、肌红蛋白、细胞色素 A，参与氧的运输和生物氧化还原反应 | 动物内脏、全血、肉类及鱼类 | 男性:15mg<br>女性:20mg |
| | 锌 | 作为酶的组成成分或激活剂，促进生长发育和组织再生；促进维生素 A 代谢，参与免疫功能；促进食欲 | 动物肉类、海产品、蛋奶及坚果类 | 男性:15mg<br>女性:11.5mg |
| | 磷 | 构成骨骼、牙齿、软组织的重要成分；促进物质活化；参与多种酶、辅酶的合成；调节酸碱平衡及能量释放 | 广泛存在于动植物组织中 | 700mg |

续表

| 营养素 | | 功能 | 来源 | 每日供给量(成人) |
|---|---|---|---|---|
| 矿物质 | 碘 | 参与甲状腺素的合成 | 海产品 | 150μg |
| 维生素 | 脂溶性维生素 | | | |
| | 维生素 A | 参与视觉活动;增强机体免疫力;促进生长发育 | 动物肝脏、鱼肝油、奶制品、禽蛋类、有色蔬菜及水果等 | 男性:800μgRE<br>女性:700μgRE<br>(视黄醇当量) |
| | 维生素 D | 调节钙磷代谢,促进钙磷吸收 | 海鱼、动物肝脏、蛋黄、奶油、日光照射等 | 5μg |
| | 维生素 E | 抗氧化作用,保持红细胞完整性;参与 DNA、辅酶 Q 的合成 | 植物油、谷类、坚果类、绿叶蔬菜等 | 14mg α-TE |
| | 维生素 K | 参与合成凝血因子,促进血液凝固 | 绿色蔬菜、蛋黄、肝脏、肠内细菌合成 | 20～100μg |
| | 水溶性维生素 | | | |
| | 维生素 $B_1$ | 构成辅酶;参与糖代谢;调节神经系统功能 | 动物内脏、肉类、豆类、花生、未加工的谷类等 | 男性:1.4mg<br>女性:1.3mg |
| | 维生素 $B_2$ | 构成体内多种辅酶,参与人体体内多种生物氧化过程 | 动物内脏、禽蛋类、乳类、豆类、蔬菜等 | 男性:1.4mg<br>女性:1.2mg |
| | 维生素 $B_6$ | 参与多种酶系代谢 | 禽类肉及内脏、鱼类 | 1.2mg |
| | 维生素 $B_{12}$<br>叶酸 | 参与细胞核酸和核蛋白的合成代谢过程;促进红细胞的发育与成熟 | 动物内脏、发酵豆制品、新鲜蔬菜等 | 维生素 $B_{12}$:2.4μg<br>叶酸:400μgDEF<br>(膳食叶酸当量) |
| | 维生素 C | 促进胶原、抗体合成;参与胆固醇代谢;保护细胞膜,防治坏血病;促进铁的吸收和利用 | 新鲜蔬菜和水果 | 100mg |
| 水 | | 构成人体组织;运送代谢产物和营养物质;调节体温;溶解营养素和代谢物;维持消化吸收功能;正常成人每日水的摄入与排出量应保持平衡 | 体内代谢水、饮用水、食物中含有的水 | 2～3L/d |
| 膳食纤维 | | 可促进肠蠕动,稀释和减少肠内致癌物与肠道接触的时间,调节脂肪代谢,延缓碳水化合物的吸收,减少摄入量。有防癌、防胆石形成,控制肥胖及降血脂的作用 | 全谷类食物;植物的根茎、叶、花、果、种子等 | 25～30g |

注:本表主要营养素供给量采用 2001 年中国营养学会正式发布的“中国居民膳食营养素参考摄入量 DRIs”中成年人中度劳动的标准

# 第九章 排泄护理

学习目标

1. 能正确评估排尿、排便活动情况及尿液、粪便的性状。
2. 能为排尿、排便异常患者制订相应的护理措施。
3. 识记导尿术和留置导尿术的目的及注意事项。
4. 能熟练完成男、女患者导尿术操作。
5. 阐述留置导尿患者的护理措施，能够为留置导尿患者实施护理。
6. 识记各种灌肠法的目的，能够比较各种灌肠法的异同点。
7. 能完成各种灌肠术操作。
8. 实施导尿、灌肠的操作中，能够保护患者隐私，体贴爱护患者。

案例

李某，男，68岁，居家活动时突然出现头痛，继而摔倒在地，神志不清。送往医院途中大小便失禁，无抽搐发作，左侧肢体不能活动。既往高血压病史16年，最高血压180/120mmHg，平时服用复方降压片，血压控制在140/90mmHg。查体：T 36.5℃，P 60次/分钟，R 16次/分钟，BP 200/100mmHg；意识不清，压眶反射阳性；面色红，皮肤黏膜无出血点、瘀斑；双眼向右凝视，左侧鼻唇沟变浅，口角下垂；双肺呼吸音清，心界不大，心律齐；腹部平软，肝脾肋下未及；左上下肢弛缓性瘫痪，肌力0级，左巴宾斯基征(＋)，左布鲁津斯基征(＋)。

问题：

1. 什么原因导致患者大小便失禁？
2. 作为责任护士，针对患者的大小便失禁，你可以采取哪些措施减轻患者痛苦？

## 第一节 排尿护理

泌尿系统通过尿液的生成和排尿排出机体的代谢产物，对机体内环境的稳定起重要的调节作用。正常情况下，排尿受意识支配，无痛、无障碍，可自主随意进行。当机体排尿功能受到损害时，会引起排尿活动异常，从而影响个体的身心健康。因此，护士在工作中要加强对患者排尿活动的观察，了解患者病情的动态变化，提供适宜的护理措施，解决患者存在的或潜在的排尿问题，促进其身心健康。

## 一、排尿活动的评估

### (一) 排尿活动及尿液性状的评估

**1. 尿量与次数**　尿量是反映肾脏功能的重要指标。尿量和排尿次数受多方面因素的影响而有所变动。正常成人日间排尿3～5次，夜间0～1次，每次尿量约200～400ml，每24小时排出尿量约1000～2000ml。若24小时尿量超过2500ml称多尿(polyuria)，见于正常情况下大量饮水或妊娠、糖尿病、尿崩症等患者；24小时尿量少于400ml或1小时尿量少于17ml称少尿(oliguria)，见于心脏、肾脏、肝脏功能衰竭和休克患者；24小时尿量少于100ml或12小时没有排尿，称无尿(anuria)或尿闭(urodialysis)，见于严重休克和肾炎晚期、急性肾衰竭患者的无尿期；如每次尿量减少，且伴有尿频、尿急、尿痛及排尿不尽等症状称为膀胱刺激征，常见于泌尿系统感染患者。

**2. 颜色**　由于尿中含有尿胆原和尿色素，正常新鲜尿液呈淡黄色。尿液颜色可受某些食物或药物的影响而发生改变，如进食大量胡萝卜或服用核黄素时，尿液的颜色呈深黄色。某些疾病会引起尿液颜色的异常：①血尿：血尿颜色的深浅与尿液中所含红细胞量多少有关，尿液中含红细胞量多时呈洗肉水色，常见于急性肾小球肾炎、泌尿系统肿瘤、结石、结核及感染等；②血红蛋白尿：大量红细胞在血管内被破坏，形成血红蛋白尿，呈酱油色或浓茶色，见于溶血反应、恶性疟疾和阵发性睡眠性血红蛋白尿；③胆红素尿：呈黄褐色或深黄色，见于阻塞性黄疸和肝细胞性黄疸；④乳糜尿：因尿液中含淋巴液，尿液呈乳白色，见于丝虫病。

**3. 透明度**　正常新鲜尿液澄清、透明，放置后可出现絮状沉淀物，但加热、加酸或加碱后浑浊消失。泌尿系统感染的患者，由于尿液含大量脓细胞、细菌或炎性渗出物，尿液呈白色絮状浑浊。肾脏疾病患者，容易出现蛋白尿，尿液澄清，振荡时可产生较多的泡沫且不易消失。

**4. 比重**　尿比重的高低主要取决于肾脏的浓缩功能，一般尿比重与尿量成反比。正常尿液的比重为1.015～1.025，当肾功能出现严重障碍时，尿比重经常为1.010左右。

**5. 酸碱度**　正常人尿液呈弱酸性，一般尿液pH为5～7。尿液的酸碱性改变可受疾病或药物影响，严重呕吐患者的尿液可呈强碱性，酸中毒患者的尿液可呈强酸性。

**6. 气味**　正常新鲜尿液无明显氨臭味，放置久后尿液中尿素分解释放出氨，故有氨臭味。如新鲜尿液有氨臭味，应考虑泌尿道感染；糖尿病伴酮症酸中毒时，尿液呈烂苹果味；有机磷农药中毒者，尿液有大蒜臭味。

### (二) 影响正常排尿的因素

**1. 心理因素**　心理因素对排尿的影响很大，如过度的焦虑和紧张可能出现尿急、尿频。任何听觉、视觉或其他身体感觉的刺激均可诱发排尿，如听到流水声产生排尿的感觉。

**2. 饮食因素与气候**　液体的摄入量和性质直接影响尿量和排尿的频率，如摄入含盐分较高的食物会造成水钠潴留，导致尿量减少；而多食西瓜、咖啡等食物则排尿量增多。夏季炎热，机体因出汗多导致尿液浓缩和尿量减少；冬季寒冷，血管收缩，皮肤水分散失减少而尿量增加。

**3. 排尿习惯**　多数成人有个人的排尿习惯，如起床后或睡觉前排尿；排尿的姿势和周围环境也会影响排尿。

**4. 治疗因素** 外科手术、外伤均可导致失血、失液,若补液不足,机体处于缺水状态,尿量减少;术中应用麻醉剂可干扰排尿反射的产生,有些患者会出现尿潴留;某些诊断性检查前要求患者禁食禁水,因体液摄入减少而影响尿量;有些泌尿系统的检查可造成尿道的损伤,导致尿失禁或尿潴留;某些药物直接影响排尿,如利尿剂增加尿量,止痛剂、镇静剂影响神经传导而干扰排尿。

**5. 疾病因素** 神经系统的损伤和病变,使排尿反射的神经传导和排尿的意识控制发生障碍,出现尿失禁。肾脏的病变使尿液生成障碍,出现少尿或无尿;泌尿系统的肿瘤、结石或狭窄等都可导致排尿障碍,出现尿潴留。

**6. 年龄与性别** 婴儿大脑发育不完善,大脑皮层对初级排尿中枢的控制能力较弱,因此排尿次数较多,且易发生夜间遗尿。老年人由于膀胱肌肉张力减弱,容易出现尿频。妇女在妊娠时,可因胎儿压迫膀胱致使排尿次数增多。体内的激素水平也会影响排尿,如在月经周期中排尿形态改变。行经前,大多数妇女有液体潴留、尿量减少的现象;月经来潮,尿量增加。男性前列腺肥大压迫尿道可出现排尿困难。

## 二、排尿异常的护理

### (一) 尿失禁患者的护理

尿失禁(incontinence of urine)是指排尿失去意识控制,尿液不自主流出。

**1. 分类及原因**

(1)真性尿失禁:又称完全性尿失禁,是指膀胱内稍有一些存尿便会不由自主地流出,排尿后膀胱处于空虚状态。其原因见于:①骶髓初级排尿中枢与大脑皮层之间联系受损,如昏迷、截瘫,因排尿反射活动失去大脑皮层的控制,膀胱逼尿肌出现无抑制性收缩;②各种原因造成的膀胱括约肌损伤或支配括约肌的神经损伤,如分娩、手术或病变。

(2)压力性尿失禁:又称不完全性尿失禁。当咳嗽、喷嚏、大笑、提举重物时,腹肌收缩使腹内压力增加时出现不自主漏尿。其原因是由于膀胱括约肌张力减低、骨盆底部肌肉及韧带松弛或肥大,多见于老年女性。

(3)假性尿失禁:又称充盈性尿失禁,是指膀胱内贮存大量尿液,当膀胱内压力达到一定程度时,尿液就会不自主的溢出。随着膀胱内压力降低,排尿立即停止,但膀胱内仍存有较多尿液未排空。常见骶髓初级排尿中枢排尿活动受抑制,膀胱充满尿液,内压增高,迫使少量尿液流出。

**2. 护理措施**

(1)心理护理:无论是何种原因引起的尿失禁,都会给患者造成很大的心理压力,所以要主动关心、充分理解和尊重尿失禁患者,提供必要的帮助,及时给予安慰和鼓励,消除患者郁闷、羞涩、焦虑、自卑等情绪,使其树立战胜疾病的信心,积极配合治疗和护理。

(2)皮肤护理:保持患者外阴部皮肤及床铺清洁干燥。做到勤观察、勤清洗、勤更换,定期按摩受压部位皮肤,防止皮疹和压疮的发生。

(3)摄入适量的液体:鼓励患者多饮水,促进排尿反射的产生,并预防泌尿道感染。如病情允许,嘱患者每日摄入液体量 2000～3000ml。但在睡前应限制饮水,以减少夜间尿量。

(4)室内环境:定时开门窗通风换气,保持室内空气清新。

(5)尿液管理:女患者可用女式尿壶紧贴外阴接取尿液,或用尿布垫、纸尿裤;男患者可用尿壶接尿,也可用阴茎套连接集尿袋,接取尿液,但此法不宜长期使用;长期尿失禁患者,必要时可留置导尿管。

(6)膀胱功能训练:向患者和家属说明膀胱功能训练的目的,训练的方法和需要的时间,以取得患者和家属的配合。合理安排排尿时间,定时使用便器,建立规律的排尿习惯,促进排尿功能的恢复。开始可以让患者每1～2小时定时主动排尿一次,以后逐渐延长憋尿的时间,以训练膀胱功能。也可以根据患者尿失禁发生的规律,嘱其在尿液流出之前排尿。

(7)盆底肌收缩练习:指导患者进行盆底肌的锻炼,以增强控制排尿的能力。具体方法:患者取立位、坐位或卧位,试做排尿动作,先慢慢收缩肛门,再收缩阴道、尿道,产生盆底肌上提的感觉,在肛门、阴道、尿道收缩时,大腿和腹部肌肉保持放松,每次缩紧不少于3s,然后缓缓放松,每次10秒,连续10次,每天练习数次,以不觉疲乏为宜。同时训练间断排尿,即在每次排尿时停顿或减缓尿流速度,以及在任何"尿失禁诱发动作",如咳嗽、弯腰等之前收缩盆底肌,从而达到抑制不稳定的膀胱收缩,减轻排尿紧迫感、频率和溢尿量。病情许可时鼓励患者做抬腿运动或下床走动,以增强腹部肌肉张力。

### (二)尿潴留患者的护理

尿潴留(retention of urine)是指尿液大量存留在膀胱内不能自主排出。尿潴留时膀胱容积可增至3000～4000ml,膀胱高度膨胀甚至达脐部,患者感觉下腹胀痛,并伴有排尿困难。视诊可见耻骨上高度膨隆,触诊可及囊样包块,有压痛,叩诊呈实音。

**1. 分类及原因**

(1)机械性梗阻:膀胱颈部或尿道有梗阻性病变,如前列腺肥大或肿瘤压迫尿道,造成排尿受阻。

(2)动力性梗阻:由于排尿功能障碍引起,如外伤、疾病或使用麻醉剂所致骶髓初级排尿中枢活动发生障碍或受到抑制,不能形成排尿反射,而膀胱尿道并无器质性梗阻病变。

其他各种原因引起的不能用力排尿或不习惯卧床排尿,包括某些心理因素,如焦虑、窘迫使得排尿不能及时进行等。由于尿液存留过多,膀胱过度充盈,致使膀胱收缩无力,造成尿潴留。

**2. 护理措施**

(1)心理护理:尿潴留患者因膀胱充满尿液不能排出,下腹胀痛而十分痛苦,表现为急躁、紧张、焦虑甚至恐惧。护士应安慰患者,稳定其情绪,说明积极配合治疗、护理的重要性。

(2)环境隐蔽:护士应用屏风、挂帘或窗帘为患者创设隐蔽的排尿环境,以消除患者紧张、羞怯心理。

(3)适当姿势:护士应尽可能地协助患者以习惯姿势排尿,如扶其坐起或抬高上身,同时鼓励患者身体前屈,用手轻轻加压并按摩腹部以增加膀胱的压力。

(4)诱导排尿:如听流水声,温水冲洗外阴部或腹部热敷;针刺中极、三阴交、曲骨穴和关元穴等以促进排尿。

(5)药物治疗:根据医嘱口服或肌内注射卡巴胆碱等药物,松弛尿道括约肌,促进排尿。

(6)实施导尿:经上述措施无效时遵医嘱给予间歇性导尿或留置导尿。

## 三、协助排尿的护理技术

### (一)导尿术

导尿术(catheterization)是在无菌操作下,将无菌导尿管经尿道插入膀胱引出尿液的方法。

【目的】

1. 为尿潴留患者引流出尿液以解除痛苦。

2. 协助临床诊断，如收集无菌尿标本，进行细菌培养等；检查膀胱功能，如测定膀胱容量、压力及残余尿量等；进行膀胱或尿道造影时注入造影剂。

3. 协助临床治疗，如为膀胱肿瘤患者注入化疗药物等。

【告知】

1. 导尿术是将无菌导尿管经尿道插入膀胱引出尿液的方法。通过导尿能及时、有效缓解尿失禁、尿潴留的痛苦。

2. 导尿术是一项安全的操作，但导尿过程中会有一些不适，只要很好配合护士张口深呼吸，配合采取恰当体位，不适感便会消失。

【准备】

**1. 护士准备** 洗手、戴口罩，衣帽整洁、态度和蔼。

**2. 患者准备** 经护士指导，了解导尿的目的、过程及配合操作的方法。

**3. 环境准备** 两人以上病房应用屏风或挂帘遮挡；酌情关闭门窗，调节室温；采光充足。

**4. 用物准备**

导尿包：内置弯盘 2 个，导尿管（硅胶管）8 号和 10 号各 1 根，止血钳 2 把，小药杯 1 个，内置若干棉球，液状石蜡棉球置于瓶内，标本瓶 1 个，洞巾 1 块，纱布 2 块（男患者导尿时使用），或使用一次性导尿包。

其他用物：弯盘 1 个，治疗碗 1 个（内置消毒液棉球若干），止血钳 1 把，清洁手套 1 副，消毒液（0.05％碘附等）、无菌手套 1 副、备用无菌导尿管 1 根、橡胶中单和治疗巾各 1 块（或一次性尿垫）、大毛巾、无菌持物钳及容器、便器和便器巾、屏风。男患者另加无菌纱布 2～3 块。

【操作规程】

见表 9-1。

**表 9-1 导尿术操作规程**

| 操作流程 | 操作步骤 | 要点说明 |
|---|---|---|
| 核对解释 | • 携用物至床旁，核对并解释操作的目的和配合要点 | • 通过解释，解除患者紧张和窘迫的心理，以取得配合 |
| 准备环境 | • 创设隐蔽环境，调节室温，光线充足 | • 保护患者隐私 |
| ▲ 女患者导尿 | | |
| 准备患者 | • 护士站在患者一侧，放便器于同侧床尾床旁椅上，打开便器巾 | • 便于操作，节省时间 |
| | • 松开床尾盖被，助患者脱去对侧裤腿，盖在近侧腿部，并盖上浴巾，对侧腿用盖被遮盖 | • 防止受凉 |
| | | • 尽量减少暴露患者，以减少患者的窘迫感 |
| 初步消毒 | • 患者取仰卧屈膝位，双腿略向外展，暴露外阴，臀下垫橡胶中单和治疗巾 | |
| | • 弯盘置于会阴处，治疗碗置弯盘后 | |

续表

| 操作流程 | 操作步骤 | 要点说明 |
| --- | --- | --- |
| 初步消毒 | • 戴清洁手套，右手持止血钳夹消毒棉球消毒阴阜、大阴唇<br>• 左手分开大阴唇，消毒小阴唇和尿道口<br>• 污棉球置弯盘内<br>• 消毒完毕，脱下手套置弯盘内，将治疗碗及弯盘移至床尾处 | • 每个棉球限用一次<br>• 消毒顺序由外向内、自上而下，消毒时避免损伤组织 |
| 开包倒液 | • 在患者两腿之间，打开无菌导尿包，先打开导尿包外层，再用无菌持物钳打开导尿包内层<br>• 用无菌持物钳取出小药杯置床尾内层包布边缘，倒消毒液，浸湿棉球 | • 嘱患者勿动肢体，保持安置的体位，避免污染无菌区域 |
| 铺巾润管 | • 戴无菌手套，铺洞巾，使其和包布内层形成一无菌区<br>• 按操作顺序整理好用物，选择一根粗细适宜的导尿管，用石蜡油棉球润滑导尿管前端 | • 扩大无菌区域，避免污染<br>• 成人选择 10～12 号导尿管，小儿选择 8～10 号导尿管 |
| 再次消毒 | • 小药杯置于外阴处<br>• 左手拇指、示指分开并固定小阴唇，右手持无菌止血钳夹消毒棉球，分别消毒尿道口、小阴唇、尿道口<br>• 污染棉球、小药杯及镊子置于弯盘内妥善移至床尾 | • 再次消毒由内向外，自上而下<br>• 消毒尿道口时稍停片刻，使消毒液发挥消毒效果 |
| 插管导尿 | • 左手继续固定小阴唇，右手将无菌弯盘置于洞巾旁<br>• 嘱患者深呼吸<br>• 用另一止血钳夹持导尿管对准尿道口轻轻插入 4～6cm，见尿液流出再插入 1cm 左右，松开左手，并固定导尿管，将尿液引入弯盘内（图 9-1） | • 避免导尿管污染，充分暴露尿道口，便于插管<br>• 使肌肉和尿道括约肌松弛，有助于插管<br>• 动作轻柔，避免损伤尿道黏膜 |
| ▲ 男患者导尿 | | |
| 准备患者 | • 护士站在患者一侧，放便器于同侧床尾床旁椅上，打开便器巾<br>• 患者取仰卧位，脱裤子至膝部，暴露外阴，两腿平放略分开<br>• 将橡胶中单和治疗巾垫于患者臀下，弯盘置患者两腿间 | |

续表

| 操作流程 | 操作步骤 | 要点说明 |
| --- | --- | --- |
| 初步消毒 | • 戴手套，右手持止血钳夹消毒液棉球进行初步消毒。消毒顺序依次为阴阜、阴茎、阴囊 | • 自阴茎根部向尿道口消毒 |
| | • 左手用无菌纱布裹住阴茎将包皮向后推暴露尿道口，自尿道口向外向后旋转擦拭尿道口、龟头及冠状沟 | • 包皮和冠状沟易藏污垢，应注意仔细擦拭，预防感染 |
| | • 污棉球、纱布置弯盘内 | |
| | • 消毒完毕，将弯盘移至床尾 | |
| 开包倒液 | • 在患者两腿之间，打开无菌导尿包，先打开导尿包外层，再用无菌持物钳打开导尿包内层 | |
| | • 用无菌持物钳取出小药杯置床尾内层包布边缘，倒消毒液，浸湿棉球 | |
| 铺巾润管 | • 戴无菌手套，铺洞巾，使其和包布内层形成一无菌区 | • 嘱患者勿动肢体，保持安置的体位，避免污染无菌区域 |
| | • 按操作顺序整理好用物，选择粗细适宜的导尿管，用石蜡油棉球润滑导尿管前端 | |
| 再次消毒 | • 左手用纱布包住阴茎将包皮向后推，暴露尿道口 | |
| | • 右手持止血钳夹消毒液棉球再次消毒尿道口、龟头及冠状沟 | • 由内向外，每个棉球限用一次，避免已消毒的部位污染 |
| | • 污棉球、小药杯及镊子置于弯盘内妥善移至床尾弯盘内 | |
| 插管导尿 | • 左手用无菌纱布固定阴茎并提起，使之与腹壁成60°角（图9-2） | • 耻骨前弯消失，利于插管 |
| | • 嘱患者深呼吸 | |
| | • 用另一止血钳夹持导尿管对准尿道口轻轻插入尿道20～22cm，见尿液流出再插入1～2cm，将尿液引入弯盘内 | • 插管时动作应轻柔，切忌用力过快过猛而损伤尿道黏膜 |
| 留取标本 | • 需留取尿培养标本者，用无菌标本瓶接取中段尿5ml，盖好瓶盖，放置合适处 | • 避免碰洒或污染 |
| 拔导尿管 | • 导尿毕，夹导尿管尾端，拔管置弯盘内 | |
| 安置患者 | • 撤下洞巾，擦净外阴，脱手套、撤去导尿包、橡胶中单和治疗巾，置治疗车下层 | |
| | • 协助患者穿好裤子，整理床单位 | • 保护患者隐私 |
| 整理用物 | • 清理用物，尿标本贴标签后送检 | • 标本及时送检，避免污染 |
| 洗手记录 | • 洗手，记录导尿时间、引流量、尿液性状和患者反应 | |

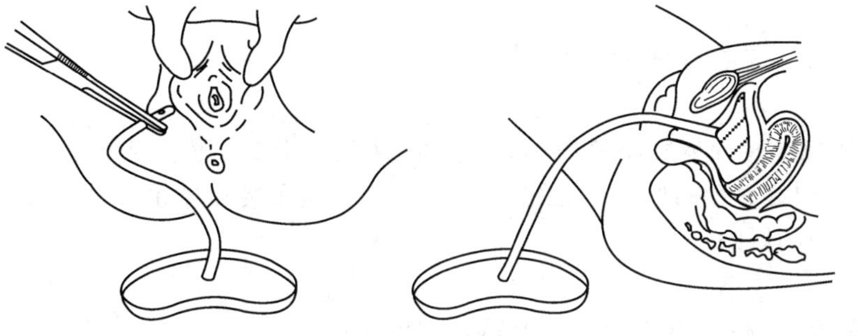

图 9-1 女患者导尿术

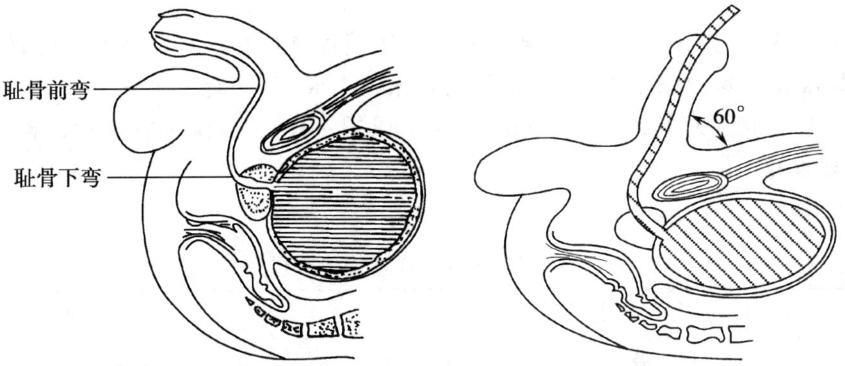


图 9-2 男患者导尿术

【注意事项】

1. 严格执行无菌操作原则，预防泌尿系统感染。

2. 导尿过程中注意保护患者隐私。

3. 为女患者导尿时，如导尿管误入阴道，应立即拔出，更换无菌导尿管，并重新消毒尿道口再插入。

4. 对膀胱高度膨胀且又极度虚弱的患者，第一次导尿量不可超过 1000ml，以防大量放尿导致腹腔内压突然降低，大量血液滞留于腹腔血管内，造成血压下降，产生虚脱；亦可因膀胱突然减压，导致膀胱黏膜急剧充血，引起血尿。

**（二）留置导尿术**

留置导尿（retention catheterization）是在导尿后将导尿管保留在膀胱内以引流尿液的方法。

【目的】

1. 为尿失禁或会阴部有伤口的患者引流尿液，保持外阴部干燥、清洁，以及进行膀胱功能训练。

2. 盆腔手术前留置导尿管，使术中膀胱保持空虚，以防手术中误伤膀胱。

3. 某些泌尿系统疾病手术后留置导尿管，可减轻手术切口的张力，便于引流和冲洗；保护外阴部创面清洁不受污染，有利于愈合。

4. 某些大手术后或大面积烧伤患者，以及抢救休克或危重患者时，采取留置导尿以便于通过观察尿液量及性状的变化监测肾脏功能。

【告知】

1. 留置导尿术是在导尿后将导尿管保留在膀胱内，在一定时间内持续引流出尿液的方法。

2. 插管后应注意导尿管不要脱出、扭曲；下床活动时，集尿袋提起不可高于膀胱位置，以免尿液逆流，引起感染；此外，应注意不要随意分开集尿袋和导尿管，尿液贮到一定量应及时排放集尿袋中的尿液。

【准备】

**1. 护士准备** 洗手、戴口罩，衣帽整洁、态度和蔼。

**2. 患者准备** 经护士指导，了解留置导尿的目的、过程及配合方法，学会活动时防止尿管脱落的方法。

**3. 环境准备** 两人以上病房用屏风或挂帘遮挡；酌情关闭门窗，调节室温；采光充足。

**4. 用物准备** 除导尿用物外，另备无菌导尿管 1 根（双气囊导尿管 16～18 号），10ml 无菌注射器一支，无菌生理盐水 10～20ml，无菌集尿袋 1 只，橡胶圈和安全别针各 1 个。

【操作规程】

见表 9-2。

**表 9-2 留置导尿术操作规程**

| 操作流程 | 操作步骤 | 要点说明 |
|---|---|---|
| 核对解释 | • 携用物至患者床旁，核对并解释操作目的和配合方法 | • 严格检查导尿包的有效期 |
| 消毒插管 | • 同导尿术消毒会阴部及尿道口，插入导尿管 | |
| 固定尿管 | • 见尿液流出后再插入 5～7cm | • 将导尿管向内伸入少许再向外轻拉至有阻力感，证明导尿管已固定于膀胱内 |
| | • 根据导尿管上注明的气囊容积向气囊内注入等量的生理盐水，夹住气囊末端（图 9-3） | • 膨胀的气囊不宜卡在尿道内口，应向内推约 2cm，以免气囊压迫造成损伤和不适 |
| 接集尿袋 | • 将导尿管尾端与集尿袋的引流管接头连接，用橡皮圈、安全别针将无菌集尿袋的引流管固定在床单上 | • 引流管须留出足够长度，以防患者翻身时牵拉使导尿管滑出 |
| | • 集尿袋妥善固定在低于膀胱的高度，开放导尿管（图 9-4） | • 防止尿液逆流造成泌尿系统感染 |
| 安置患者 | • 协助患者穿上裤子，取舒适卧位 | |
| 整理用物 | • 整理床单位，清理用物 | |
| 洗手记录 | • 洗手，记录引流量、尿液性状和患者反应 | |

【注意事项】

1. 向患者及家属解释留置导尿的目的及护理方法，鼓励其主动积极配合参与护理。

2. 保持尿液引流通畅，引流管应妥当安置，避免导管受压、扭曲、堵塞而致引流不畅。

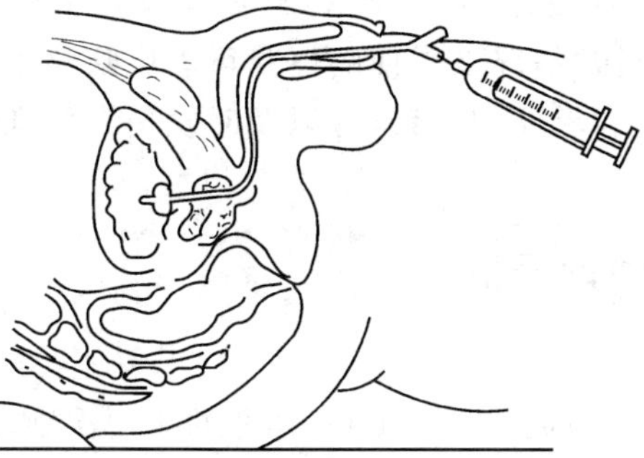

图 9-3 气囊导尿管固定法

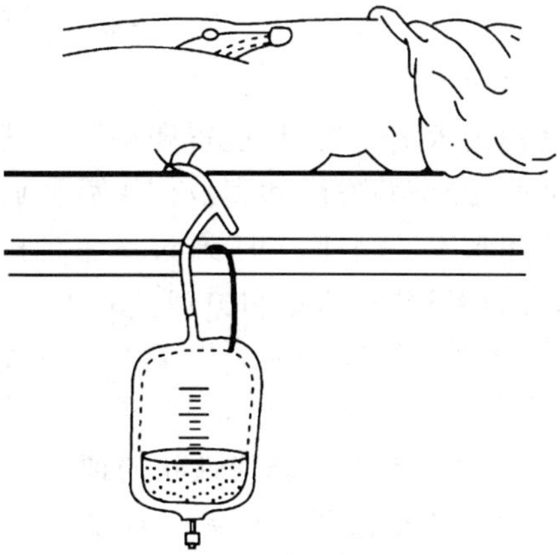

图 9-4 集尿袋的固定

**3. 防止逆行感染**

(1)女患者用消毒液棉球擦洗外阴及尿道口,男患者用消毒液棉球擦洗尿道口、龟头及包皮,每日 2 次,保持尿道口清洁。

(2)每日定时更换集尿袋,更换时引流管及集尿袋不可高于膀胱位置,及时排空集尿袋并记录尿量。

(3)每周更换导尿管 1 次,硅胶导尿管可酌情延长更换时间。

(4)在病情允许的情况下,鼓励患者多饮水,达到自然冲洗尿道的目的;协助患者定时变换卧位,适当进行床上活动,促进排尿。

4. 密切观察尿液情况,若发现尿液混浊、沉淀或出现结晶,应及时送检尿标本并做相应处理,如进行膀胱冲洗;一般情况下,每周查尿常规 1 次。

5. 训练膀胱功能,在拔管前采用间歇性夹管方法阻断引流,每 3～4 小时开放 1 次,使膀胱定时充盈和排空,促进膀胱功能的恢复。

**知识链接**

**留置导尿与院内感染**

留置导尿管所引起的感染是最常见的尿路感染,约占院内感染的 40%,居院内感染的第 2 位。尿路感染可从导尿管腔内和腔外细菌逆行而获得。因此,保持导尿管和集尿袋的无菌是预防医院内尿路感染的关键措施。美国疾病预防控制中心(CDC)推荐的实践原则是:应尽量减少更换导尿管的次数,以避免尿路感染,导尿管发生堵塞时才更换,一般硅胶导尿管每 4 周更换一次,橡胶导尿管每两周更换一次。另外加强排放集尿袋内尿液时的无菌操作,也是预防尿路感染的一个重要措施。研究显示,排放尿液时先用消毒液浸泡洗手或清洁洗手后戴一次性手套进行操作,并用碘酊消毒集尿袋开关再放尿,可大大减少污染的机会。

来源:章华真,文国华. 留置导尿的感染来源与集尿系统的更换期限的研究[J]. 现代实用医学,2009,21(1):39.

## 第二节 排便护理

食物进入消化道，经过胃和小肠的消化吸收后，残渣贮存于大肠内，其中一部分水分被大肠吸收，经细菌发酵和腐败作用后形成粪便，通常情况下粪便的性状可以反映整个消化系统的功能状况。因此，护士通过对患者排便活动和粪便的观察，可以及时发现和鉴别消化道疾患，有助于诊断、治疗和护理。

### 一、排便活动的评估

#### (一) 排便活动及粪便性状的评估

**1. 排便次数及量** 成人每日排便约1～3次，量约100～300g；婴儿的排便次数较多，每日可3～5次，每次排便量较少。每日超过3次或每周少于3次，应视为排便异常。当消化不良或急性肠炎因肠蠕动快，吸收水分少，排便次数可增多；食物未完全消化吸收，致使排便总量也增加。肠梗阻时排便次数减少甚至停止排便。

**2. 形状** 正常的粪便柔软、成形，与直肠的形状相似。栗子样便常见于便秘患者；扁条形或带状粪便常见于直肠、肛门狭窄或部分肠梗阻患者；稀便不成形或水样便常见于急性肠炎或消化不良患者。

**3. 颜色** 正常成人的粪便呈黄褐色，婴儿粪便呈黄色或金黄色，由于摄入食物或药物种类的不同，粪便颜色会发生变化。在病理情况下，如上消化道出血时粪便呈柏油样；下消化道出血粪便呈暗红色；胆道完全阻塞因胆汁不能进入胆道，缺乏粪胆原，粪便呈陶土色；阿米巴痢疾或肠套叠时，可出现果酱样便；排便后有鲜血滴出者，多见于直肠息肉或痔疮出血者；白色"米泔水"样便见于霍乱、副霍乱。

**4. 气味** 正常粪便因含蛋白质分解产物而有臭味，摄入食物的种类和肠道疾病可影响粪便的气味。严重腹泻者大便呈碱性恶臭味；消化不良者大便呈酸臭味；上消化道出血的柏油样便呈腥臭味；直肠溃疡或肠癌者大便呈腐臭味。

**5. 内容物** 正常的粪便由食物残渣、细菌、部分白细胞、上皮细胞、水分及肠道分泌物构成。粪便中混入大量肉眼可见的黏液常见于肠道炎症；伴有血液者常见于痢疾、肠套叠患者，脓血便则常见于痢疾、肛门周围脓肿及直肠癌患者；肠道寄生虫感染粪便可见寄生虫体或虫体节片等。

#### (二) 影响正常排便的因素

**1. 年龄** 婴幼儿因神经肌肉系统发育不健全，不能控制排便；老年人随着年龄的增加，腹壁肌肉张力降低，胃肠蠕动减慢，盆底肌和肛门括约肌松弛，导致肠道排泄控制能力减弱而出现排便功能异常。

**2. 活动** 适当的运动可保持肌肉的张力，刺激肠道蠕动，有助于正常排便；各种原因导致的长期卧床或缺少运动，可致排便困难或便秘。

**3. 饮食** 每日均衡的饮食和足量的水分是维持正常排便的重要因素。富含纤维素的食物可保证必要的粪便容积，刺激肠蠕动，加速食糜通过肠道，减少水分在大肠的再吸收，使粪便柔软易排出。如果摄食量过少，食物中缺乏纤维素或摄入液体量不足等，均会引起排便困难或便秘。

**4. 排便习惯** 许多人有自己习惯的排便姿势、固定的排便时间、使用某种固定的便器、排便时从事某种活动如阅读等，当这些习惯发生改变时，正常排便就会受到影响。

**5. 心理因素** 心理因素是影响排便的重要因素。精神抑郁可导致身体活动减少，自主神经系统冲动减慢，肠蠕动减慢而导致便秘；焦虑、恐惧和愤怒，可导致迷走神经兴奋，肠蠕动增加，消化吸收不良而致腹泻。

**6. 治疗与检查** 某些治疗和检查可影响个体的排便活动。例如腹部、肛门手术，会因肠道平滑肌的暂时麻痹或伤口疼痛而造成排便困难；胃肠道的诊断性检查时进行灌肠或服用钡剂，也可影响正常排便。

**7. 疾病因素** 肠道病变可影响粪便的性状，从而影响排便的难易度和次数；骶尾部、外阴部有伤口，可因疼痛而影响排便的正常进行。

**8. 药物因素** 有些药物可直接影响肠活动，如缓泻剂可软化粪便，刺激肠蠕动，促进排便；但过量使用泻药可使肠道水分吸收减少，肠蠕动加剧，导致肠道激惹，引起严重的腹泻；长期使用缓泻剂可降低肠道感受器的敏感性，导致慢性便秘；长时间服用抗生素，可干扰肠道正常菌群而导致腹泻；镇静剂可减慢肠蠕动，减弱肠活动而导致便秘。

**9. 社会因素** 社会文化教育可影响个人的排便习惯。当个体因排便需暴露隐私时，个体就会压抑排便的需要而造成排便功能异常。

## 二、排便异常的护理

### （一）便秘患者的护理

便秘(constipation)是指正常的排便形态改变，次数减少，排出过于干硬的粪便，且排便不畅、困难。

**1. 原因**

(1)生活习惯改变或不良的生活习惯：如长期摄入低纤维素、高脂肪饮食；排便习惯不良，常抑制便意；饮水量不足；长期卧床或缺少活动等。

(2)某些药物不合理的使用：如滥用缓泻剂导致正常排泄反射消失。

(3)各类直肠、肛门手术。

(4)某些疾病：如肠道器质性病变、甲状腺功能减退、低血钙和低血钾、神经系统功能障碍导致神经冲动传导受阻等。

(5)情绪消沉或强烈的情绪反应。

**2. 护理措施**

(1)指导患者重建正常的排便习惯，消除心理紧张因素。指导患者选择适宜的排便时间，理想的排便时间是饭后，每天固定在此时排便，不随意使用缓泻剂及灌肠等方法。

(2)合理安排饮食，多食富含纤维素类的食物，如蔬菜、水果、谷类和谷类制品。指导患者餐前喝热饮料或果汁。若病情许可，应增加每日的液体摄入，每日摄入量应不少于2000ml，以促进肠蠕动，刺激排便。

(3)提供适宜的排便环境。患者排便时，应避免干扰。若患者必须在病室内使用便器，则应拉上屏风予以遮挡，并请探视者暂时避开，以消除紧张。虚弱的患者排便时，护士应守护在患者身边。

(4)协助患者采取适当的排便姿势。适当的姿势有助于腹肌收缩，增加腹内压，促进排便。若患者在床上使用便器排便时，如病情许可，可取坐位或抬高床头，借助重力的作用增加腹内压，促进排便，对绝对卧床或某些术前患者，应有计划地训练其在床上使用便器。

(5)患者排便时,可在腹部按顺时针方向环行按摩,力量由轻到重、再由重到轻,可以刺激肠蠕动,还可配合用指腹轻压肛门后端,促进排便。

(6)遵医嘱口服缓泻剂。儿童应选择作用温和的泻剂,慢性便秘的患者可选用番泻叶、蓖麻油、液状石蜡、大黄、植物油等缓泻剂,促进排便。但应注意长期使用缓泻剂或灌肠,肠道失去正常排便功能,易造成慢性便秘。

(7)正确使用简易通便剂。常用开塞露、甘油栓等,通过软化粪便、润滑肠壁、刺激肠蠕动而促进排便。

(8)上述方法无效时,遵医嘱给予灌肠术。

(9)向患者及家属宣教维持正常排便习惯的意义、方法,帮助患者选择合适的排便时间,合理饮食,按个人习惯制订活动计划。鼓励患者适当活动,卧床患者可进行床上活动,教会患者盆底肌锻炼方法;指导患者及家属正确使用简易通便剂,但不可长期使用。

### (二)腹泻患者的护理

腹泻(diarrhea)是指正常的排便形态改变,肠蠕动增快,导致排便次数增多、频繁排出松散稀薄不成形或水样的粪便。

**1. 原因**

(1)肠道感染或疾患,如急性肠炎、消化不良等。

(2)饮食不当或食物过敏,如食用不洁食物,或对乳糖不耐受,饮用牛奶后出血腹泻。

(3)缓泻剂使用过量。

(4)消化系统发育不成熟,常见于婴幼儿。

(5)某些内分泌疾病,如甲亢的患者等。

(6)情绪紧张、焦虑。

**2. 护理措施**

(1)心理护理:给予心理支持,耐心协助不能自理的患者及时使用便器,鼓励和劝慰患者,消除焦虑不安的情绪,使之达到身心放松的目的。

(2)遵医嘱用药:如肠道感染时给予抗生素、止泻剂,口服或静脉补液,防止水和电解质紊乱。

(3)饮食调理:鼓励饮水,给予清淡的流质或无渣半流质饮食;避免油腻、辛辣、高纤维食物;腹泻严重者应暂禁食。

(4)保护肛门及其周围皮肤:便后用软纸擦拭以减少机械刺激,用温水清洗,涂油膏于肛门周围,以保护局部皮肤。

(5)卧床休息:减少肠蠕动,注意腹部保暖。

(6)密切观察病情:观察并记录排便的性状、次数等,必要时留取标本送检。病情危重者还应注意生命体征的变化。

(7)健康教育:向患者及家属讲解有关腹泻的知识,指导患者科学饮食,注意饮食卫生,养成良好的卫生习惯。

### (三)排便失禁患者的护理

排便失禁(fecal incontinence)是指肛门括约肌不受意识控制而不自主地排便。

**1. 原因**

(1)生理因素多见于神经、肌肉的病变或损伤,如截瘫、消化道疾患。

(2)心理因素多见于情绪失调、精神障碍等。

**2. 护理措施**

(1)给予安慰和鼓励:同情理解患者,给予精神安慰。定时开窗通风换气,保持室内空气清新,及时换洗污染的衣物及被服,稳定患者情绪。

(2)保持肛周皮肤清洁干燥:使用尿布垫或一次性尿布,一经污染立即更换,有条件时可让患者卧于有孔的病床上,以减少床褥污染。保持肛周皮肤清洁,发现有粪便时即用温水清洗,并涂油膏于肛周皮肤,防止压疮发生。

(3)重建排便能力:了解患者排便规律,适时给予便器,也可定时(如每隔数小时)放置便器促使患者自行排便;遵医嘱使用导泻剂或灌肠,帮助建立排便反射;教会患者进行肛门括约肌及盆底肌功能锻炼,每次20～30分钟,每日数次。

(4)健康教育:指导患者及家属学会排便失禁护理的方法及饮食卫生知识。

### (四)肠胀气患者的护理

肠胀气(flatulence)是指胃肠道内有过多气体集聚而不能排出,肠壁牵张膨胀。正常情况下,胃肠道内的气体约有150ml左右,胃内的气体可通过口腔嗝出,肠道内的气体部分被小肠吸收,其余通过肛门排出。

**1. 原因**

(1)食入产气性食物过多。

(2)吞入大量空气。

(3)肠蠕动减慢。

(4)肠道手术后等。

**2. 护理措施**

(1)心理护理:向患者解释肠胀气的原因以及将采取的措施,减轻其紧张情绪。

(2)去除肠胀气的原因:避免进食易产气的食物和饮料,如豆类、糖类食物、碳酸饮料;养成细嚼慢咽的习惯;积极治疗肠道疾病。

(3)采取促进排气的措施:如病情允许,可鼓励卧床患者变换体位、床上活动或下床活动;腹部按摩、热敷;针刺穴位(天枢、足三里、气海等);肛管排气;必要时,遵医嘱肌内注射氯化卡巴胆碱。

## 三、协助排便的护理技术

### (一)灌肠术

灌肠术(enema)是将一定量的溶液通过肛管,由肛门经直肠灌入结肠,清除粪便和积气,清洁肠道;或由肠道输入药物,达到确定诊断和进行治疗的目的。根据灌肠的目的分为不保留灌肠和保留灌肠;不保留灌肠根据灌注量的不同分为大量不保留灌肠、小量不保留灌肠和清洁灌肠。

**1. 大量不保留灌肠**

【目的】

(1)清除粪便和积气,为便秘、肠胀气的患者解除痛苦。

(2)稀释或清除肠道内的有害物质,减轻中毒。

(3)灌入低温液体,为高热患者降温。

(4)清洁肠道,为肠道手术、检查、分娩做准备。

【告知】

(1)大量不保留灌肠是将500～1000ml的溶液通过肛管，由肛门经直肠灌入结肠的方法。通过大量不保留灌肠可以软化粪便、刺激肠蠕动，从而清除粪便和积气。

(2)灌肠前应先排尿，以免灌肠过程中膀胱充盈，产生尿意，或使腹压增加影响灌肠液的灌入。灌肠过程中如有便意，请深呼吸，放松腹肌。

(3)灌肠后尽可能保留5～10分钟以上再排便。如感觉腹痛，请及时呼叫护士。需排便请通知护士协助，并观察粪便的颜色、形状和量。

【准备】

**(1)护士准备**：洗手、戴口罩，衣帽整洁、态度和蔼。

**(2)患者准备**：经护士指导，了解大量不保留灌肠的目的、方法、注意事项及配合要点，灌肠前协助患者排尿。

**(3)环境准备**：两人以上的病房用屏风或挂帘遮挡；酌情关闭门窗，调节室温；采光充足。

**(4)用物准备**

灌肠盘：灌肠筒一套(橡胶管和玻璃接管全长120cm)或采用一次性灌肠袋或新型灌肠器，肛管(18～22号)、弯盘、止血钳、液状石蜡、棉签、纸巾、水温计、橡胶中单和治疗巾(或一次性尿布)、搅棒、一次性手套。

灌肠溶液：常用灌肠溶液有0.9%氯化钠溶液和0.1%～0.2%肥皂水。

溶液量及温度：成人每次用量为500～1000ml，老年人用量为500～800ml，小儿用量为200～500ml；一般患者灌肠溶液的温度为39～41℃，降温时温度为28～32℃，中暑患者可用4℃的0.9%氯化钠溶液。

其他物品：输液架、毛毯、屏风、便器及便器巾。

【操作规程】

见表9-3。

**表9-3 大量不保留灌肠操作规程**

| 操作流程 | 操作步骤 | 要点说明 |
|---|---|---|
| 核对解释 | • 携用物至患者床旁，核对患者，并向患者解释操作目的和配合方法 | • 严格执行查对制度，避免差错事故的发生 |
| 安置卧位 | • 协助患者取左侧卧位，双膝屈曲，退裤至膝部，臀部移至床沿 | • 乙状结肠、降结肠处于低位，利用重力作用使灌肠液顺利流入 |
| | • 垫橡胶中单和治疗巾于臀下，置弯盘于臀边 | |
| 挂灌肠筒 | • 灌肠筒挂于输液架上，液面距肛门约40～60cm | • 保持一定灌肠压力，流速过大，不易保留，且易造成肠道损伤 |
| 润管排气 | • 戴手套，连接肛管 | |
| | • 润滑肛管前段，排尽肛管内空气，夹管 | • 防止空气进入直肠 |
| 插管灌液 | • 一手垫纸巾分开肛门，暴露肛门，嘱患者深呼吸，一手将肛管轻轻插入直肠7～10cm，小儿插入深度约4～7cm | • 患者放松，便于插入肛管，顺应肠道解剖，勿用力，以防损伤肠黏膜 |
| | • 固定肛管，开放止血钳，使液体缓缓流入(图9-5) | |

续表

| 操作流程 | 操作步骤 | 要点说明 |
|---|---|---|
| 观察处理 | • 观察筒内液面下降情况，并根据患者反应，控制灌肠液流速 | |
| | • 如溶液流入受阻，可稍移动肛管，轻轻挤压肛管前端 | • 使堵塞管腔的粪便脱落 |
| | • 如患者有便意，可将灌肠筒适当放低，减慢流速，并嘱患者深呼吸 | • 降低压力，转移患者注意力，减轻腹压 |
| | • 如患者主诉腹部剧烈疼痛，面色苍白，立即停止操作，与医生联系，给予及时处理 | • 腹部剧烈疼痛说明患者可能发生肠道剧烈痉挛或出血，须立即停止灌肠 |
| 拔出肛管 | • 待溶液流尽时，夹住肛管，用纸巾包住肛管轻轻拔出，分离肛管放入弯盘，擦净肛门 | • 避免空气进入肠道及拔管时灌肠液和粪便随肛管流出 |
| 安置患者 | • 脱下手套，协助患者取舒适体位，嘱其尽可能平卧，保留5～10分钟后再排便 | • 降温灌肠时，保留30分钟，排便后30分钟，测量体温并记录 |
| 排便观察 | • 卧床患者，保留垫巾，将纸巾、呼叫器放在患者易取处，约10分钟后给予便器，协助排便，能下床的患者可协助其自行排便<br>• 观察粪便的性状，必要时留取标本送检 | |
| 整理用物 | • 排便后及时取出便器，整理床单位，开窗通风，清理用物 | |
| 洗手记录 | • 洗手，在体温单相应栏内记录灌肠结果 | |

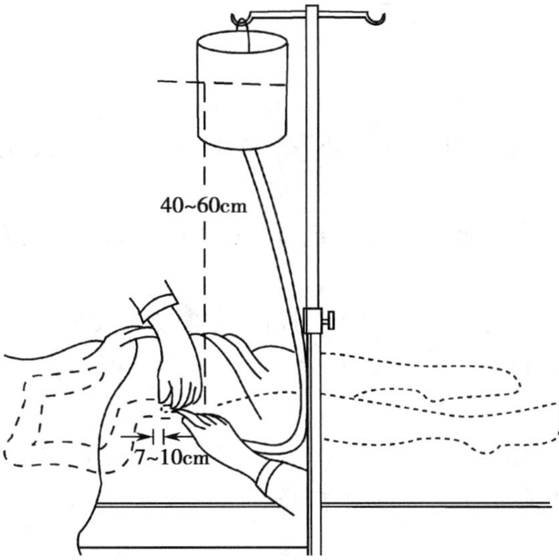


图 9-5　大量不保留灌肠

【注意事项】

(1)操作过程中注意保护患者隐私,尽量减少患者暴露,防止着凉。

(2)根据医嘱正确选用灌肠液:肝性脑病患者禁用肥皂水灌肠,减少氨的产生和吸收,以免加重中毒;充血性心力衰竭和水钠潴留的患者禁用0.9%氯化钠溶液灌肠,以免加重体液潴留,增加心脏负担。

(3)选用合适的体位:一般患者选用左侧卧位;年老体弱、大便失禁的患者,可采取仰卧位,臀下垫便器。

(4)及时观察灌肠液的温度、浓度、流速、压力和量:①为颅脑疾患、心脏疾患及老年人、小儿灌肠应慎重,压力要低,流速要慢;②为伤寒患者灌肠时,溶液量不得超过500ml,压力要低(液面距肛门高度应不超过30cm)。

(5)密切观察患者的反应:若出现面色苍白、出冷汗、脉速、剧烈腹痛、心慌气急等症状,应立即停止灌肠,并通知医师进行处理。

(6)禁忌证:妊娠、急腹症、消化道出血和严重心血管疾病的患者禁忌灌肠。

**2. 小量不保留灌肠**

【目的】

(1)解除便秘:主要用于孕妇、危重、年老体弱、小儿等患者解除便秘。

(2)排出肠道气体,减轻腹胀:为腹部及盆腔等手术后肠胀气患者排除肠道积存气体。

【告知】

(1)小量不保留灌肠是将不超过200ml的溶液通过肛管,由肛门经直肠灌入结肠,解除便秘的方法。

(2)灌肠前应先排尿,以免灌肠过程中膀胱充盈,产生尿意,或因腹压增加影响灌肠液的灌入。灌肠过程中如有便意,可做深呼吸,放松腹肌。

(3)灌肠后尽可能保留10~20分钟后再排便。观察粪便的颜色、形状和量,如感觉腹痛,及时呼叫护士。

【准备】

**(1)护士准备**:洗手、戴口罩,衣帽整洁、态度和蔼。

**(2)患者准备**:经护士指导,了解小量不保留灌肠的目的、方法、注意事项及配合要点,灌肠前协助患者排尿。

**(3)环境准备**:两人以上的病房用屏风或挂帘遮挡;酌情关闭门窗,调节室温;采光充足。

**(4)用物准备**

灌肠盘:注洗器、量杯或小容量灌肠筒、橡胶肛管或硅胶肛管(14~16号),温开水5~10ml,弯盘、止血钳、液状石蜡、棉签、纸巾、水温计、橡胶中单和治疗巾(或一次性垫巾)、搅棒、一次性手套。

灌肠溶液:常用灌肠溶液包括:①"1、2、3"溶液(50%硫酸镁30ml、甘油60ml、温开水90ml);②油剂(甘油50ml与温开水按1:1);③植物油150ml左右。温度39~41℃。

其他物品:按需备毛毯、屏风、便器及便器巾等。

【操作规程】

见表9-4。

表 9-4 小量不保留灌肠操作规程

| 操作流程 | 操作步骤 | 要点说明 |
|---|---|---|
| 核对解释 | • 同大量不保留灌肠 | |
| 安置卧位 | • 同大量不保留灌肠 | |
| 润管排气 | • 戴手套,润滑肛管前段,用注洗器抽吸灌肠液,连接肛管,排尽管内空气,夹管 | • 减少插管时的阻力和对肠黏膜的刺激 |
| 插管灌液 | • 一手垫纸巾分开肛门,暴露肛门,嘱患者深呼吸,一手将肛管轻轻插入直肠 7～10cm | • 使患者放松,便于插入肛管 |
| | • 固定肛管,去夹松管,缓慢注入灌洗液 | • 注入速度不可过快,以免刺激肠道黏膜引起排便反射 |
| | • 注毕夹管,取下注洗器再吸取灌肠液,松夹后再行灌洗,如此反复直至灌肠液注完<br>• 再注入温开水 5～10ml,抬高肛管末端,使溶液全部灌入(图 9-6) | |
| 拔出肛管 | • 夹住肛管,用纸巾包住肛管轻轻拔出放入弯盘,擦净肛门 | |
| 保留溶液 | • 脱下手套,协助患者取舒适体位,嘱其尽可能保留 10～20 分钟后排便 | • 充分软化粪便,利于排便 |
| 排便观察 | • 卧床患者,应保留垫巾,将纸巾、呼叫器放在患者易取处,10 分钟后给予便器,协助排便;能下床的患者可协助自行排便<br>• 注意观察粪便的性状,必要时留取标本送检 | |
| 整理用物 | • 排便后及时取出便器,整理床单位,开窗通风,清理用物 | |
| 洗手记录 | • 洗手,在体温单相应栏内记录灌肠结果 | |

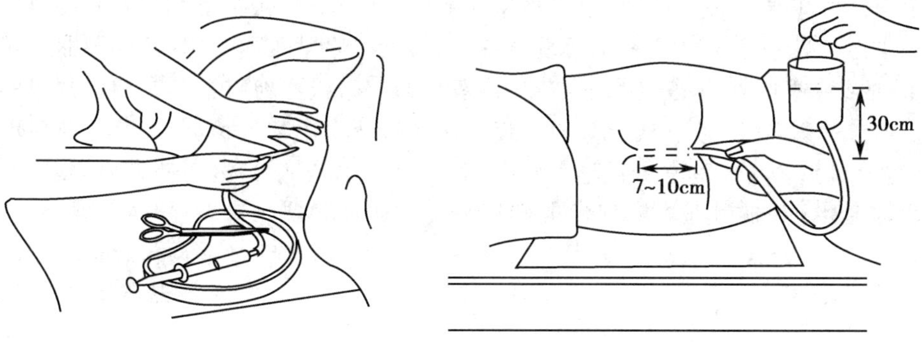


A　　B

图 9-6 小量不保留灌肠

【注意事项】

(1)及时灌肠液的温度、浓度、流速、压力和量,注入的速度不可过快,压力宜低,如用小容量灌肠筒，液面距肛门不能超过 30cm。

(2)每次抽吸灌肠液时应反折肛管尾端，防止空气进入肠道，引起腹胀。

**3. 清洁灌肠**

【目的】

(1)彻底清除结肠中的粪便。

(2)为直肠、结肠检查和手术前的肠道做准备。

【告知】

(1)清洁灌肠是反复多次将大量灌肠溶液通过肛管，由肛门经直肠灌入结肠，彻底清除肠道内粪便和积气，为肠道检查和手术做准备。

(2)灌肠前应先排尿，以免灌肠过程中膀胱充盈，产生尿意，或腹压增加影响灌肠液的灌入。灌肠过程中如有便意，可深呼吸，放松腹肌。

(3)灌肠后尽可能保留 10～20 分钟以后再排便。如感觉腹痛，及时呼叫护士。需排便通知护士协助，并观察排出液的性状。

【准备】

同大量不保留灌肠。

【操作规程】

反复多次进行大量不保留灌肠，先用 0.1%～0.2%肥皂液行大量不保留灌肠，再用 0.9%氯化钠溶液灌肠数次，直至排出液清澈无粪质。

【注意事项】

(1)每次灌肠的溶液量约 500ml，液面距肛门高度不超过 40cm。

(2)禁忌用温水灌肠。

**知识链接**

**肠道准备的研究进展**

肠道准备是肠镜检查、结肠癌、直肠癌、某些妇科、泌尿外科等手术前准备的必要环节，是肠镜检查和手术成功的关键。不保留灌肠法虽然有效，需要的时间短，但由于操作繁琐、费时、工作量大，给患者带来不便和痛苦，所以临床上常用口服药物肠道准备代替。但当急需某些手术或检查做肠道准备时，灌肠法仍占优势。口服药物常用的有甘露醇、硫酸镁、磷酸钠、一般电解质溶液、番泻叶、蓖麻油、中药煎剂等药物。口服药物避免了因肛管插入不深、灌肠液灌入不足而导致肠道清洁不彻底的弊端，且简便、效果好，患者痛苦少，并可减轻护士工作量。在临床工作中，应根据患者不同情况，采用合适的肠道准备方法，从而取得满意的清肠效果。

来源：尹忠元，李凤辉. 肠道准备的研究进展[J]. 护理学杂志，2007，16(22)：80-81.

**4. 保留灌肠** 保留灌肠(retention enema)是将药液通过肛管经直肠灌入到结肠内，通过肠黏膜吸收达到治疗疾病的目的。

【目的】

(1)镇静、催眠。

(2)治疗肠道感染。

【告知】

(1)保留灌肠是将一定量的药液通过肛管，由肛门经直肠灌入结肠，起到镇静、催眠和治疗肠道感染的作用。

(2)灌肠前先排尽大小便，以利于药物的吸收。灌肠过程中如有便意，可深呼吸，放松腹肌。

(3)灌肠后尽可能保留1小时以上再排便。如感觉腹痛，请及时呼叫护士。需排便请通知护士协助，并观察排出物的性状。

【准备】

**(1)护士准备**：洗手、戴口罩，衣帽整洁、态度和蔼。

**(2)患者准备**：经护士指导，了解保留灌肠的目的、方法、注意事项及配合要点，灌肠前患者排尽大小便。

**(3)环境准备**：两人以上的病房用屏风或挂帘遮挡；酌情关闭门窗，调节室温；采光充足。

**(4)用物准备**

灌肠盘：注洗器、量杯或小容量灌肠筒、橡胶肛管或硅胶肛管(12～14号)，温开水5～10ml，弯盘、止血钳、液状石蜡、棉签、纸巾、水温计、橡胶中单和治疗巾(或一次性垫巾)、搅棒、一次性手套。

灌肠溶液：镇静、催眠常用10%水合氯醛，剂量遵医嘱加等量温开水或等渗盐水；治疗肠道感染常用2%小檗碱、0.5%～1%新霉素及其他抗生素等，剂量遵医嘱。药量不超过200ml，温度39～41℃。

其他物品：按需备毛毯、屏风、便器及便器巾等。

【操作规程】

见表9-5。

**表9-5 保留灌肠操作规程**

| 操作流程 | 操作步骤 | 要点说明 |
|---|---|---|
| 核对解释 | • 备齐用物携至患者床旁，核对患者并解释操作目的和配合方法 | • 以晚上入睡前灌肠为宜，因此时活动减少，易于药液保留吸收 |
| 安置卧位 | • 根据病情选择不同的体位，垫小枕，抬高臀部约10cm<br>• 铺橡胶中单和治疗巾于臀下 | • 慢性细菌性痢疾病变多在乙状结肠和直肠，取左侧卧位；阿米巴痢疾病变部位多见于回盲部，取右侧卧位<br>• 抬高臀部防止药液溢出 |
| 润管排气 | • 戴手套，润滑肛管前段，用注洗器抽吸灌肠液，连接肛管，排尽管内空气 | |
| 插管灌液 | • 一手垫纸巾分开肛门，暴露肛门<br>• 嘱患者深呼吸，一手将肛管轻轻插入直肠15～20cm，缓慢注入药液，药液注入完毕，再注入温开水5～10ml，抬高肛管末端，使溶液全部灌入 | • 使药液充分被吸收，达到治疗目的 |
| 拔出肛管 | • 拔出肛管，用纸巾轻轻按揉肛门处 | |

续表

| 操作流程 | 操作步骤 | 要点说明 |
|---|---|---|
| 保留药液 | • 协助患者平卧，嘱患者尽量保留药液1小时以上再排便，以达到较好效果 | • 使药液充分被吸收 |
| 排便观察 | • 卧床患者保留垫巾，将纸巾、呼叫器放在患者易取处<br>• 能下床的患者应协助其自行排便 | |
| 整理用物 | • 排便后及时取出便器，整理床单位，开窗通风，清理用物 | |
| 洗手记录 | • 洗手，观察患者反应并记录 | |

【注意事项】

(1)灌肠前了解目的和病变部位，以便确定患者的卧位和插管的深度。

(2)为提高疗效，灌肠前嘱患者先排尿、排便，必要时，可先行温盐水灌肠，以清洁肠道，便于药物吸收；掌握“细、深、少、慢、温、静”的操作原则，即：肛管细，插入深，液量少，流速慢，温度适宜，灌后静卧。

(3)禁忌证：排便失禁、肛门、直肠、结肠手术后等患者均不宜作保留灌肠。

### (二) 肛管排气

肛管排气(flatulence decreasing through the rectal tube)是将肛管从肛门插入直肠，以排出肠腔内积气的方法。

【目的】

帮助患者排出肠腔积气，减轻腹胀。

【告知】

1. 肛管排气是将肛管从肛门插入直肠，用以帮助排出肠腔积气，减轻腹胀。

2. 肛管排气前取左侧卧位或仰卧位。插管时如有便意，做深呼吸，放松腹肌，保留肛管的时间最多不超过20分钟。

【准备】

**1. 护士准备** 洗手、戴口罩，衣帽整洁、态度和蔼。

**2. 患者准备** 经护士指导，了解肛管排气的目的、方法、注意事项及配合要点。

**3. 环境准备** 两人以上的病房用屏风或挂帘遮挡；酌情关闭门窗，调节室温；采光充足。

**4. 用物准备** 治疗盘内备肛管(26号左右)，玻璃接管，橡胶管，玻璃瓶(内盛3/4水)，瓶口系带(图9-7)，润滑油，棉签，弯盘，一次性手套、纸巾，胶布条(1cm×15cm)，另备屏风。

【操作规程】

见表9-6。

**表9-6 肛管排气操作规程**

| 操作流程 | 操作步骤 | 要点说明 |
|---|---|---|
| 核对解释 | • 携用物至患者床旁，核对患者，并解释操作的目的和过程 | • 保护患者隐私和保暖 |
| 安置卧位 | • 协助患者取左侧卧位或仰卧位，注意遮盖，只暴露肛门 | |

续表

| 操作流程 | 操作步骤 | 要点说明 |
|---|---|---|
| 系瓶连管 | • 将瓶系于床边，橡胶管一端插入玻璃瓶液面下，另一端与肛管相接 | |
| 插管固定 | • 戴手套，润滑肛管前段，嘱患者深呼吸 | |
| | • 左手分开臀部，右手将肛管轻轻插入直肠 15～18cm | |
| | • 用胶布将肛管固定于臀部，再将橡胶管固定于床单上（图9-7） | • 橡胶管留出足够长度以利于翻身，防止肛管脱落 |
| 观察处理 | • 观察和记录排气情况，如有气体排出时，瓶中可见水泡；如排气不畅，应帮助患者更换体位及按摩腹部，促进排气 | |
| 拔出肛管 | • 保留肛管时间一般不超过 20 分钟，夹住肛管，用纸巾包住肛管轻轻拔出放入弯盘内 | |
| | • 擦净肛门，用纸巾在肛门处轻轻按摩 | • 促进肛门括约肌收缩 |
| 安置患者 | • 协助患者取舒适卧位，整理床单位，开窗通风，清理用物 | |
| 洗手记录 | • 洗手，观察患者反应并记录 | |

【注意事项】

1. 注意遮挡，保护患者隐私。

2. 保留肛管一般不超过 20 分钟，长时间留置肛管，会减少肛门括约肌反应，甚至导致括约肌永久性松弛。如有必要可间隔 2～3 小时后再重复插管排气。

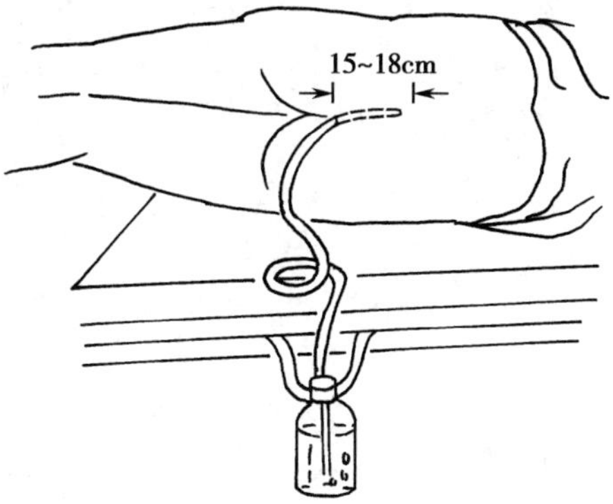

图 9-7　肛管排气法

【要点提示】

1. 在本章的学习中重点掌握排泄的相关护理工作，主要包括排泄活动的评估、粪便和尿液性状的观察、异常排尿和排便的护理等。

2. 异常尿液和粪便的观察，是本章重要的知识点，应结合临床理解各种异常情况的性状、特点和常见原因。

3. 便秘、腹泻、大便失禁、尿失禁、尿潴留和留置导尿管的护理措施是本章应重点掌握的知识点。

4. 能够区别男、女患者导尿的不同点，以及各种灌肠法的溶液选择、温度、插管深度、保留时间。

5. 本章护理技能操作的重点是女患者导尿术和各种灌肠法，包括大量不保留灌肠、小量不保留灌肠、保留灌肠。要求在练习中准确掌握操作流程，能规范地完成导尿和灌肠的操作。

6. 学习本章操作内容的同时，要进一步加深对无菌技术操作原则的理解和运用，并培养认真观察病情的习惯和严谨的工作态度。

7. 在进行导尿术和灌肠法时，应注重保护患者隐私，尊重患者的自尊，体现人文关怀的工作理念。

## 思考题

1. 比较女患者导尿和男患者导尿的操作方法，区别其异同点。

2. 制订膀胱功能训练、排便功能训练的计划各1份。

3. 哪些因素会影响排尿、排便活动？对评估患者排泄情况有何帮助？

4. 列表比较各种灌肠法的特点。

5. 赵某，男，30岁，7天前搬重物滑倒后，臀部着地，腰背部疼痛，腰部及双下肢活动受限。入院后诊断为胸12椎体压缩性骨折并脊髓不全损伤。对症治疗后，双下肢麻木、活动受限得到明显改善，但入院后一直未排便，尿潴留4天。查体：胸12椎体棘突压痛阳性，双下肢活动好，肌张力正常，腹壁反射存在，提睾反射消失、跟腱反射正常，双侧巴宾斯基征阴性。

问题：

(1)该患者出现便秘和尿潴留的原因是什么？

(2)如何帮助患者解除便秘和尿潴留的痛苦？

(3)可以采取哪些措施帮助患者恢复正常的排便和排尿功能？

**(夏立平)**

# 第十章 冷热疗法

学习目标

1. 叙述影响冷热疗法效果的因素。
2. 阐述冷热疗法的生理效应及继发效应。
3. 识别冷热疗法的作用及禁忌证。
4. 阐述冰袋、乙醇拭浴、热水袋、热坐浴的应用目的、实施方法及注意事项。
5. 能够根据不同患者的需求正确实施冷热疗技术。

案例

王某，女，69岁，高血压病史10年。近日，因受凉出现发热，咳嗽，咳痰，气促3天，入院就诊。查体：T：39.5℃，R：32次/分钟，P：130次/分钟，BP：150/90mmHg。患者主诉头痛，全身无力。门诊医生接收患者于留观室观察。医嘱：乙醇拭浴1次。

问题：

1. 护士行乙醇拭浴时，应选择乙醇的用量、浓度、温度是多少？
2. 护士行乙醇拭浴操作过程中应注意什么？

## 第一节 概 述

冷热疗法是通过冷或热作用于人体的局部或全身，使之达到止血、止痛、消炎、退热、增进舒适以及减轻症状的目的的一种物理治疗方法。作为冷热疗法的实施者，护士应了解冷热疗法的效应，正确掌握使用方法，观察患者的反应，并对其治疗效果及时评价，确保患者安全。

### 一、冷热疗法的概念

冷热疗法(cold and heat therapy)是利用低于或高于人体温度的物质刺激皮肤的周围神经感受器，通过神经传导到大脑皮质，在大脑皮质的调节下引起皮肤及内脏器官血管的收缩或舒张，从而改变局部或全身的体液循环及细胞的新陈代谢，达到止血、止痛、消炎、退热和增进舒适的目的。

人体皮肤内分布着大量的皮肤感觉神经的感受器，包括冷感受器、热感受器、痛觉感受器等，当皮肤感受器感受温度或疼痛刺激后，神经末梢发出冲动，通过传入神经纤维传到大脑皮层的感觉中枢，感觉中枢对冲动进行识别，再通过传出神经纤维发出指令，机体产生行动，所需时间仅百分之一秒。若刺激强烈时，神经冲动可不经过大脑，只通过脊髓反射作用，使整个反射过程更迅速，使机体免受损伤。

## 二、冷热疗法的效应

### （一）生理效应

皮肤血管是由小动脉及小静脉交织的血管网组成。一般情况下，受交感神经的支配而处于轻微的收缩状态，当局部或全身受到冷刺激时，可增加交感神经对血管收缩的冲动，使受冷部位或全身小动脉收缩；当局部受到热刺激时，则可抑制交感神经对血管收缩的冲动，使受热部位及周围皮肤小动脉扩张。由于血管收缩或扩张状态的改变，可引起机体产生一系列生理效应（表 10-1）。

表 10-1　冷热疗法的生理效应

| 生理指标 | 生理效应 | |
|---|---|---|
| | 用热 | 用冷 |
| 血管（舒张/收缩） | 舒张 | 收缩 |
| 细胞代谢率 | 增加 | 减少 |
| 需氧量 | 增加 | 减少 |
| 毛细血管通透性 | 增加 | 减少 |
| 血液黏稠度 | 降低 | 增加 |
| 血液流动速度 | 增快 | 减慢 |
| 淋巴液流动速度 | 增快 | 减慢 |
| 结缔组织伸展性 | 增强 | 减弱 |
| 神经传导速度 | 增快 | 减慢 |
| 体温 | 上升 | 下降 |

### （二）继发效应

用冷或用热超过一定时间，将产生与生理效应相反的作用，这种现象称为继发效应（secondary effect）。如热疗可使血管扩张，但持续用热 1 小时后，则血管收缩；同样持续用冷 1 小时后，则血管扩张，这是机体避免长时间用冷或用热后对组织的损伤而引起的防御反应。因此，冷热治疗应有适当时间，以 20～30 分钟为宜，如反复使用，中间必须给予 1 小时的复原时间，防止产生继发效应而抵消应有的生理效应或造成组织损伤。

## 三、影响冷热疗法效果的因素

### （一）方式

冷热疗法分为干、湿两种方式，方式不同，效果也不同。由于水比空气传导性能强，渗透力大，所以同样温度下，湿冷、湿热疗法效果都优于干冷、干热疗法。在临床应用中，护士应根据病变部位和治疗要求选择合适的冷热疗方法，防止冻伤或烫伤。

#### （二）部位

冷热疗的部位不同，所产生的反应也不相同。人体皮肤的厚薄分布不均，不同厚度的皮肤对冷热反应的效果不同。皮肤较薄的部位如前臂内侧、颈部或经常不暴露的部位对冷热的敏感性强，冷热疗效果比较明显；皮肤较厚的部位如手心、脚底，对冷热的耐受性大，冷热疗效果相对比较差。同时，血液循环也能影响冷热疗的效果，血液循环良好的部位可增强冷疗热疗应用的效果。所以，临床上为高热患者物理降温时，将冰袋、冰囊放置在患者的颈部、腋下、腹股沟等体表大血管流经处，以增加散热效果。此外，不同深度的皮肤对冷、热反应也不同，皮肤浅层，冷感受器比热感受器浅表且数量多，故浅层皮肤对冷较敏感。

#### （三）面积

冷热疗的效果与接触的体表面积大小有关。应用面积较大，则机体反应较强，冷热疗的效果好；反之，则较弱。但应注意使用面积越大，越易引起全身反应，患者越难以耐受。如大面积用热疗会导致广泛性血管扩张，血压下降；大面积用冷疗则导致血管收缩，血压升高。

#### （四）时间

冷热疗效应在一定的治疗时间内随着使用时间的延长而增强，以达到最大的治疗效果。但时间过长，则会产生继发效应而抵消治疗效应，甚至还可引起不良反应，如皮肤苍白、冻伤、烫伤、疼痛等。

#### （五）温度

冷热疗法的温度与体表的温度相差越大，机体的反应越强；反之，则越小。此外，冷热疗效应也受环境温度的影响，如在低温环境中用冷，散热增加，冷效应会增强；在高温环境中用热，则传导散热被抑制，热效应会增强。

#### （六）个体差异

冷热疗效应受个体的耐受性、年龄、性别、身体状况、肤色等个体差异的影响。婴幼儿体温调节中枢发育尚未完善，对冷热的适应能力较低；老年人体温调节功能减退，对冷热刺激的敏感性降低，反应比较迟钝；女性对冷热刺激较男性敏感。昏迷、血液循环障碍、血管硬化、感觉迟钝等患者，因其对冷热的敏感性降低，所以应用冷热疗时要慎重。此外，肤色浅者比肤色深者对冷热的反应更强。

## 第二节　冷热疗法的应用

### 一、冷　疗　法

#### （一）冷疗法的作用

**1. 控制炎症扩散**　用冷后可使局部毛细血管收缩，血流量减少，血流速度减慢，降低细菌的活力和细胞的新陈代谢，从而抑制炎症的扩散。适用于炎症早期。

**2. 减轻疼痛**　冷疗可抑制细胞的活动，使神经冲动的传导减慢，神经末梢的敏感性降低而减轻疼痛；同时，冷疗使血管收缩，毛细血管壁的通透性降低，渗出减少，从而可减轻由于局部组织充血、肿胀、压迫神经末梢所引起的疼痛。如牙痛、踝关节扭伤早期48小时内等。

**3. 减轻局部组织充血或出血**　冷疗可使血管收缩，血流减少，毛细血管的通透性降低，减轻局部组织充血，冷疗还可使血流速度减慢，血液的黏稠度增加，有利于促进血液凝固而控制出血。适用于鼻出血和局部软组织损伤的早期、扁桃体摘除术后等。

**4. 降低体温**　冷疗直接与皮肤接触，通过传导、蒸发等方式，使体温降低。适用于高热、中暑患者。

**5. 保护脑细胞**　头部用冷可降低脑细胞的代谢，减少其耗氧量，提高脑组织对缺氧的耐受性，从而减少对脑细胞的损害。常用于脑损伤、脑细胞缺氧等患者。

**(二) 冷疗法的禁忌证**

**1. 组织损伤**　冷疗可使局部毛细血管收缩，血液循环不良，组织营养不足，从而加重组织损伤，且影响伤口愈合。尤其是大面积组织损伤，应禁止用冷。

**2. 血液循环障碍**　用冷可进一步加重血液循环障碍，导致局部组织缺血缺氧而变性坏死。因此，大面积组织受损、休克、微循环障碍、水肿、周围血管病变等患者应禁忌用冷。

**3. 慢性炎症或深部化脓性病灶**　冷疗可使局部血流量减少，妨碍炎症吸收。

**4. 对冷过敏者**　对冷过敏者用冷后可出现荨麻疹、红斑、关节疼痛、肌肉挛缩等过敏症状。

**5. 禁用冷疗部位**

(1)枕后、耳廓、阴囊等处：用冷易引起冻伤。

(2)心前区：用冷易引起反射性心率减慢或发生心律失常。

(3)腹部：用冷易引起腹泻。

(4)足底：用冷可使末梢血管收缩而影响散热，或反射性的引起一过性的冠状动脉收缩。

**(三) 冷疗的方法**

**1. 冰袋、冰囊的使用**

【目的】

降温、消肿、止血、缓解局部疼痛。

【告知】

(1)告知患者冰袋放于前额、头顶部、早期软组织损伤部位和体表大血管分布处可起到降温、消肿、止血作用，不能随意移动部位，以防冻伤。

(2)冰袋的使用是安全的，在放置过程中局部会有些不舒适，需要患者的配合。

【准备】

**(1)护士准备**：衣帽整洁，洗手、戴口罩。

**(2)患者准备**：了解冷疗的方法及注意事项。

**(3)用物准备**

治疗盘内备：冰袋、冰囊及布套、毛巾(图10-1)。

治疗盘外备：冰块、帆布袋、脸盆、木槌、冷水、勺。

**(4)环境准备**：病室安静、整洁、温湿度适宜。酌情关闭门窗，避免空气对流。

【操作规程】

见表10-2。

表 10-2　冰袋使用操作规程

| 操作流程 | 操作步骤 | 要点说明 |
| --- | --- | --- |
| 准备用物 | • 备齐所需用物，检查冰袋有无破损、漏气 | • 确保冰袋可正常使用 |
| 装好冰袋 | • 将冰块装入帆布袋，木槌敲碎成小块，放入盆内用水冲去棱角<br>• 将小冰块装入冰袋内约 1/2～2/3 满，排尽空气，夹紧袋口 | • 避免棱角引起患者不适或损坏冰袋 |
| | • 擦干冰袋，倒提，检查是否漏水<br>• 无漏水后套上布套 | • 有无漏水或破损<br>• 避免冰袋与皮肤直接接触 |
| 核对解释 | • 携用物至患者床旁，核对姓名、床号，解释操作目的、注意事项，取得患者合作 | • 确认患者 |
| 放置冰袋 | • 将冰袋放置所需部位。高热降温时冰袋置于前额、头顶部或体表大血管处如颈部、腋下、腹股沟等处。扁桃体摘除术后可将冰袋置于颈前颌下(图 10-2) | • 冰囊一般用于身体皮肤薄或大血管分布处 |
| 观察疗效 | • 观察冷疗的效果与局部皮肤情况 | • 休息 1 小时后可再次使用以利于局部组织复原 |
| 整理用物 | • 使用完毕，取下冰袋，协助患者躺卧舒适，将袋内冰水倒净，倒挂晾干后，吹气夹紧袋口存放于阴凉处，布套放入污衣袋内送洗 | • 局部皮肤出现发紫、麻木感，应停止使用 |
| 洗手记录 | • 洗手，记录冷疗的部位、时间、效果、患者的反应 | • 降温后应将体温记录在体温单上 |

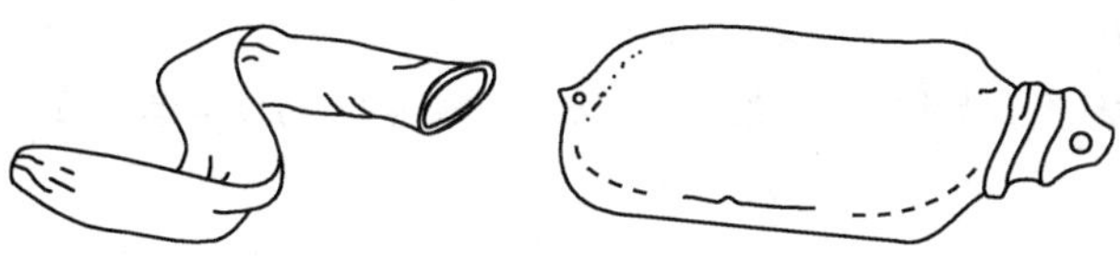

**图 10-1　冰囊　冰袋**

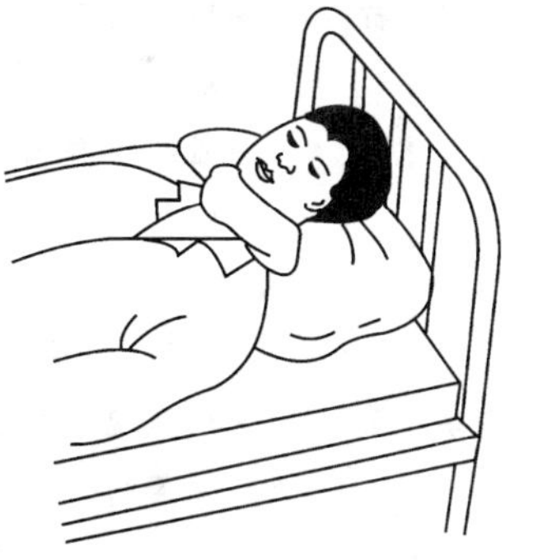

**图 10-2　颈部冷敷**

【注意事项】

(1)随时观察冰袋有无漏水、冰块是否融化等现象，便于及时更换。

(2)注意观察用冷部位血液循环状况，如皮肤出现苍白、青紫等，应立即停止用冷。

(3)如为高热患者降温，用冷 30 分钟后测量体温，并在体温单上做好记录。

**2. 冰帽、冰槽的使用**

【目的】

降低头部温度，防治脑水肿，降低脑细胞代谢，减轻脑细胞的需氧量，提高脑细胞对缺氧的耐受性。

【告知】

(1)冰帽、冰槽的使用是安全的,请患者将头部放于冰帽中,在放置过程中局部可能会有些不舒适,需要患者的配合。

(2)通过使用冰帽,可降低头部温度,防治脑水肿,降低脑细胞代谢,减轻脑细胞的需氧量,提高脑细胞对缺氧的耐受性,有利于患者的身体健康。

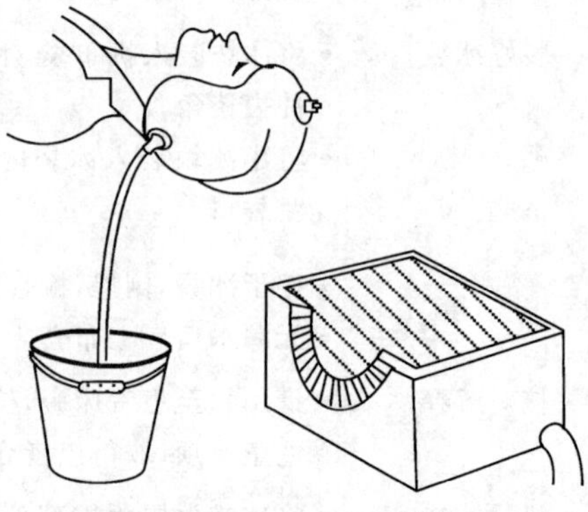

图 10-3 冰帽 冰槽

【准备】

**(1)护士准备**:衣帽整洁,洗手、戴口罩。

**(2)患者准备**:理解冷疗意义,知晓正确的冷疗方法及配合要点。

**(3)用物准备**:冰帽(或冰槽)、帆布袋、冰、木槌、盆、水桶、勺、冷水、肛表、海绵垫、未脱脂棉球、凡士林纱布2条、治疗碗(图10-3)。

**(4)环境准备**:病室安静、整洁、温湿度适宜。关闭门窗,避免空气对流,必要时为患者用屏风遮挡。

【操作规程】

见表10-3。

**表10-3 冰帽使用操作规程**

| 操作流程 | 操作步骤 | 要点说明 |
|---|---|---|
| 准备用物 | • 备齐所需用物,检查冰帽有无破损、漏气 | • 确保冰帽可正常使用 |
| 装好冰帽 | • 方法同冰袋法 | |
| 核对患者 | • 携用物至患者床旁,核对姓名、床号,解释操作目的、注意事项,取得患者合作 | • 确认患者 |
| 放置冰帽 | • 戴冰帽的患者后颈部、双耳外面垫海绵垫保护,(用冰槽者,双耳塞未脱脂棉球,双眼覆盖凡士林纱布遮盖) | • 防止冻伤<br>• 防止水流入耳内<br>• 保护角膜 |
| | • 将患者头部置于冰帽中,冰帽引流管放于水桶内 | |
| 观察疗效 | • 注意观察患者的生命体征、局部皮肤颜色,全身反应及病情变化 | • 每隔30分钟测量生命体征一次 |
| 撤除冰帽 | • 用冷30分钟,取下冰帽 | |
| 整理记录 | • 协助患者取舒适卧位,记录用冷部位、时间、效果及患者的反应等并签字。若使用冰槽者,将槽内冰水倒空,清洁备用 | • 降温后体温记录在体温单上 |

【注意事项】

(1)注意观察头部皮肤变化,尤其注意患者耳廓部位有无青紫、麻木及冻伤等现象发生。

(2)密切观察患者体温、心率变化,每30分钟测量生命体征一次,肛温应维持在33℃,不宜低于30℃,以防出现心房、心室纤颤及房室传导阻滞等并发症。

(3)降温过程中,应注意保护患者的枕后、耳廓等部位防止冻伤。

### 3. 冷湿敷法

【目的】

降温，早期扭伤、挫伤消肿、止痛，消炎。

【告知】

(1)冷湿敷法是临床常用的一项物理疗法，将敷布敷在患处，注意观察局部皮肤颜色，防止局部冻伤。在敷布放置过程中局部可能会有些不舒适，需要患者的配合。

(2)通过使用冷湿敷法可起到降温的作用，早期扭伤、挫伤用冷湿敷法可以消除局部肿胀，减轻疼痛，促进炎症的消散，有利于疾病的康复。

【准备】

**(1)护士准备**：衣帽整洁，洗手、戴口罩。

**(2)患者准备**：知晓正确的冷疗方法，体位舒适，愿意合作。

**(3)用物准备**

治疗盘内备：止血钳 2 把、敷布 2 块、凡士林、橡胶单、纱布、治疗巾、毛巾、棉签，必要时备换药用物。

治疗盘外备：盛放冰水的容器。

**(4)环境准备**：病室安静、整洁、光线充足、温湿度适宜。关闭门窗，酌情备屏风或挂帘。

【操作规程】

见表 10-4。

**表 10-4 冷湿敷法操作规程**

| 操作流程 | 操作步骤 | 要点说明 |
|---|---|---|
| 准备用物 | • 根据患者局部情况备齐所需用物 | • 开放性伤口处冷敷应备无菌换药用物 |
| 核对解释 | • 携用物至患者床旁，核对患者床号、姓名，解释操作目的、注意事项，协助患者取合适体位并取得合作 | • 确认患者，取得合作 |
| 暴露患处 | • 暴露患处，在受敷部位下垫橡胶单、治疗巾，受敷部位涂凡士林后盖一层纱布 | • 必要时用挂帘或屏风遮挡患者，保护隐私 |
| 冷敷患处 | • 将敷布浸泡在冰水盆中，双手各持一把止血钳将浸在冰水中的敷布拧至半干，抖开敷于患处(图 10-4) | • 敷布须浸透，拧至不滴水为宜 |
| | • 每 3～5 分钟更换一次敷布，及时更换盆内冰水，一般冷湿敷时间为 15～20 分钟 | • 保证冷敷效果，防止产生继发效应 |
| 观察疗效 | • 注意观察局部血液循环、皮肤情况和患者的全身反应、体温变化情况 | • 敷布有无移动、脱落并及时调整 |
| 撤除敷布 | • 用冷结束后，撤去用物，用纱布擦去凡士林 | |
| 整理记录 | • 协助患者躺卧舒适，了解患者的感受，整理床单位，分类处理用物 | |
| | • 记录用冷部位皮肤情况、时间、效果、患者的反应等并签字 | |

【注意事项】

(1)用冷过程中,检查湿敷情况,及时更换敷布。

(2)注意观察局部皮肤情况及患者的反应。

(3)若为高热患者降温时,冷敷后半小时测量体温并记录在体温单上。

(4)在伤口部位冷敷需执行无菌技术操作。

**知识链接**

**亚低温疗法在临床中的应用**

亚低温疗法是一种以物理方法将患者的体温降低到预期水平而达到治疗疾病目的的方法。目前,国际上将低温分4类:即轻度低温(33～35℃);中度低温(28～32℃);深度低温(17～27℃);超深度低温(16℃以下)。中、轻度低温(28～35℃)被统称为亚低温。亚低温治疗在重型颅脑创伤、心外科和神经外科手术中已得到广泛应用,并取得良好的脑保护作用。研究发现亚低温对脑血流有调节作用、降低脑氧代谢率和改善细胞能量代谢、减少兴奋性氨基酸的释放、减少氧自由基的生成、减少细胞内钙超载,增加神经元泛素的合成、减少神经元坏死和凋亡、促进细胞间信号传导的恢复、减少脑梗死的面积、减轻脑水肿和降低颅内压等。研究还发现低温对血压、血氧分压、二氧化碳分压、血pH和血糖无影响,对实验动物心、肺、肾、小肠也未见病理性损害,说明低温并不增加其他组织器官的损害。近几年,国外率先开始使用亚低温(30～35℃)治疗脑缺血、脑缺氧和脑出血患者,取得了令人瞩目的研究成果。

来源:中国医院数字图书馆 www.chkd.net

**4. 乙醇拭浴法**

【目的】

高热患者降温。

【告知】

(1)乙醇拭浴是高热患者常采用的降温方法,操作前请患者排空大、小便,拭浴过程中可能会有些不舒适,需要患者的配合。

(2)使用乙醇进行全身拭浴,主要是通过其蒸发和传导作用来增加机体的散热,降低患者的体温,有利于疾病的康复。

【准备】

**(1)护士准备**:衣帽整洁,修剪指甲、洗手、戴口罩。

**(2)患者准备**:知晓正确的冷疗方法,排空大小便,体位舒适,主动配合。

**(3)用物准备**

治疗盘内备:脸盆内盛25%～35%乙醇200～300ml,温度27～37℃;脸盆内温水盛2/3满,水温32～34℃。

治疗盘外备:大毛巾、小毛巾2块、热水袋及布套、冰袋及布套、清洁衣裤、酌情备大单、被套、便盆及便盆巾等。

**(4)环境准备**:病室整洁,调节室温(22～24℃),无对流风直吹患者或关闭门窗,酌情备屏风或挂帘遮挡患者。

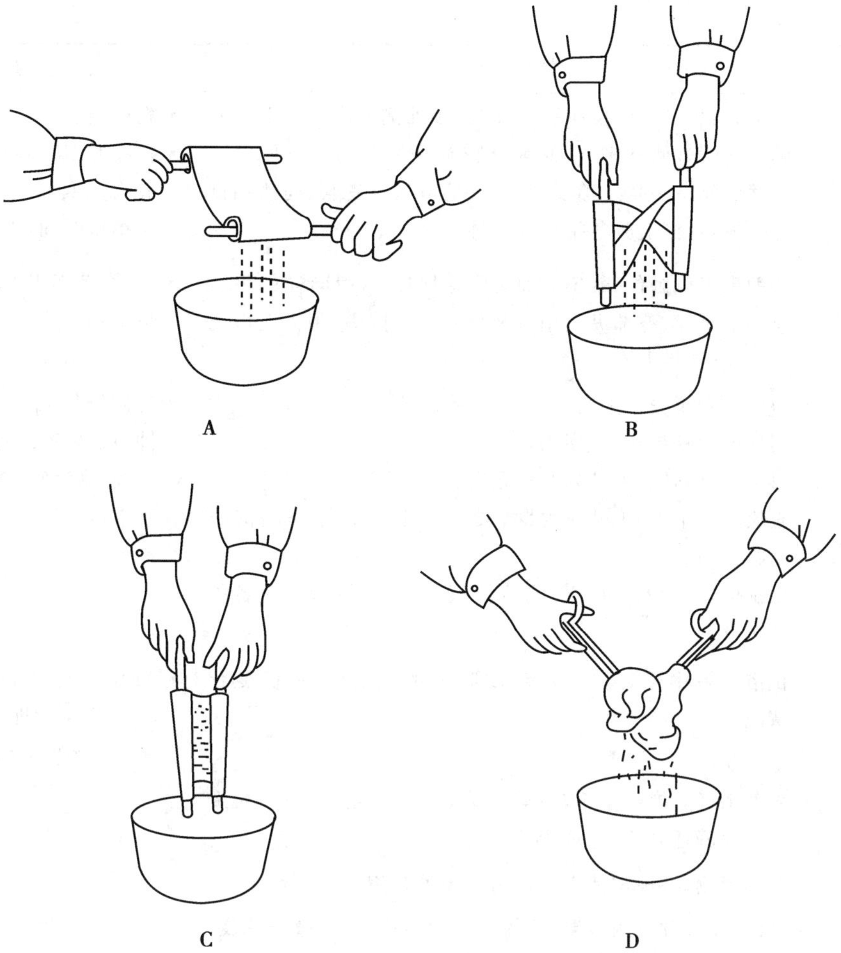

图 10-4 冷湿敷拧敷布法

【操作规程】

见表 10-5。

表 10-5 乙醇拭浴操作规程

| 操作流程 | 操作步骤 | 要点说明 |
|---|---|---|
| 准备用物 | • 备齐所需用物，按热水袋、冰袋使用法备好热水袋及冰袋 | |
| 核对解释 | • 携用物至患者床旁，核对患者姓名、床号，解释操作目的、注意事项，取得患者的合作 | • 确认患者 |
| 安置体位 | • 协助患者取舒适卧位，松开床尾盖被，协助患者脱去上衣，松解裤带，按需使用便器 | |
| 正确置袋 | • 冰袋放于头部，热水袋放于足底部 | |
| 垫巾拭浴 | • 暴露擦拭部位，下垫大毛巾，将小毛巾浸入乙醇溶液中，拧至半干，缠于手上成手套状，以离心方向拍拭 | • 每拍拭一个部位更换 1 次小毛巾，以维持拭浴温度 |

续表

| 操作流程 | 操作步骤 | 要点说明 |
| --- | --- | --- |
| 拍拭上肢 | • 双上肢:患者仰卧位拍拭顺序为:颈外侧→肩部→上臂外侧→前臂外侧→手背;侧胸→腋窝→上臂内侧→肘窝→前臂内侧→手掌。拍拭毕,用大毛巾拭干皮肤,同法拍拭另一侧,每侧上肢各拍拭3分钟 | • 先近侧后远侧<br>• 拍至腋窝、肘窝、手心、腹股沟、腘窝处稍用力并延长拍拭时间,以促进散热 |
| 拍拭背部 | • 协助患者侧卧位,暴露背部,下垫大毛巾,用同样的手法自颈下至背、臀部纵向拍拭3分钟。拍拭毕,用大毛巾拭干皮肤,更换上衣,平卧 | • 观察背部及骶尾部皮肤情况 |
| 拍拭下肢 | • 协助患者脱去近侧裤子,露出一侧下肢,下垫大毛巾,用同样的手法拍拭,顺序为:<br>双下肢:髂骨→下肢外侧→足背;<br>腹股沟→下肢内侧→内踝;股下→下肢后侧→腘窝→足跟<br>• 拍拭毕,用大毛巾拭干,同法拍拭另一侧,每侧下肢各拍拭3分钟 | • 每侧肢体或背部拍拭3分钟,拭浴全过程以不超过20分钟为宜,防止发生继发效应 |
| 观察反应 | • 拭浴过程中注意观察局部皮肤及患者反应、体温变化情况 | • 如出现面色苍白、寒战、呼吸异常时,应立即停止拭浴,及时通知医生,对症处理 |
| 撤热水袋 | • 协助患者更换裤子,取下热水袋,为患者盖好盖被,协助患者取舒适卧位,整理床单位 | |
| 整理用物 | • 整理用物,按规定消毒处理后放原处备用 | |
| 撤下冰袋 | • 拭浴30分钟后测体温,若体温降至39℃以下撤去冰袋,将体温绘制在体温单上 | |
| 洗手记录 | • 记录拭浴的时间、效果、患者的反应 | |

【注意事项】

(1)因全身用冷面积较大,在实施过程中,护士应密切观察患者反应。

(2)禁忌擦拭胸前区、腹部、后颈部、足心等部位,以免引起不良反应。新生儿及血液病患者禁用乙醇拭浴。

(3)擦浴过程中注意观察患者反应,如出现面色苍白、寒战、呼吸异常时,应立即停止擦拭并通知医生。

(4)拭浴时,以拍拭方式进行,避免摩擦方式,因摩擦生热。

(5)拭浴时在大血管处,如腋窝、肘窝、腹股沟、腘窝处可稍用力拍拭并适当延长拍拭时间,以促进散热。

(6)拭浴时,可将冰袋放于头部,以助降温并可防止头部充血而致的头痛;热水袋放于足底,以促进足底血管扩张利于散热,减轻头部充血并使患者感到舒适。

(7)由于乙醇的刺激性较强,因此不宜用于新生儿、血液病患者及乙醇过敏者。

**5. 温水拭浴法** 小儿、老年人以及体质虚弱的患者降温时常用。水温32～34℃,其操作目的、操作步骤和注意事项同乙醇拭浴法。

## 二、热　疗　法

### （一）热疗法的作用

**1. 促进浅表炎症的消散或局限**　热疗使局部血管扩张，血流速度加快，有利于组织中毒素、废物的排出；同时，热疗使血流量增加，白细胞数量增加，其吞噬能力增强及新陈代谢增快。因此在炎症早期用热，可促进炎性渗出物吸收和消散；炎症后期用热，白细胞释放蛋白溶解酶，溶解坏死组织，有助于坏死组织的清除与组织修复，从而促进炎症局限。如踝关节扭伤48小时后，用热疗可促进踝关节软组织淤血的吸收和消散。

**2. 减轻深部组织充血**　热疗可使皮肤血管扩张，平时呈闭合状态的动静脉吻合支大量开放，皮肤血流量增多。由于全身循环血量重新分布，导致用热处的深部组织血管收缩，血流量减少，从而减轻深部组织的充血。

**3. 减轻疼痛**　热疗能降低痛觉神经的兴奋性，改善血液循环，加快致痛物质的排出及炎性渗出物的吸收，减轻炎性水肿，解除局部神经末梢的压力，减轻疼痛；同时热疗使肌肉、关节韧带等组织松弛，增加关节的活动范围从而缓解疼痛。

**4. 保暖**　热疗可促进血液循环，使体温升高，患者感到温暖舒适。适用于危重、早产儿、老年人及末梢循环不良的患者。

### （二）热疗法的禁忌证

**1. 急腹症尚未明确诊断前**　热疗可缓解疼痛，但容易掩盖病情真相，从而贻误诊断和治疗。

**2. 面部危险三角区的感染**　因该处血管丰富，面部静脉无静脉瓣，且与颅内海绵窦相通。热疗可使血管扩张，血流量增多，导致细菌及毒素进入血液循环，促进炎症扩散，易引起颅内感染或败血症。

**3. 各种脏器内出血**　用热可使局部血管扩张，促进血液循环，增加脏器的血流量和血管的通透性，从而加重出血。

**4. 软组织损伤或扭伤早期**　软组织损伤或扭伤24～48小时内，用热可使血管扩张，通透性增高，加重皮下出血和肿胀，从而加重疼痛。

**5. 其他**

（1）急性炎症：热疗可使局部体温升高，循环血量增加，有利于细菌繁殖和分泌物增加而加重病情。如牙龈炎、中耳炎、结膜炎。

（2）心、肝、肾功能不全者：大面积热疗可使血管扩张，从而减少对内脏器官的血液供应而加重病情。

（3）金属移植物部位：金属是热的良性导体，用热易造成烫伤。

（4）恶性病变部位：热疗可使肿瘤细胞新陈代谢加快而加重病情，同时热疗促进血液循环，可使肿瘤扩散或转移。

### （三）热疗的方法

**1. 热水袋的使用**

【目的】

保暖、解痉、镇痛。

【告知】

（1）热水袋的使用是将热水袋放至所需部位，如果使用不当会导致烫伤，患者和家属需在护士指导下使用，使用过程中可能会有些不舒适，需要患者的配合。

(2)通过热水袋的使用,可起到保暖、缓解局部痉挛和疼痛的作用,有利于疾病的康复。

【准备】

**(1)护士准备**:衣帽整洁,修剪指甲、洗手、戴口罩。

**(2)患者准备**:知晓正确使用热水袋的方法,体位舒适,能主动合作。

**(3)用物准备**

治疗盘内备:热水袋及布套、水温计、毛巾。

治疗盘外备:水盆内盛热水(水温根据患者具体病情调节)。

**(4)环境准备**:病室整洁、温度适宜,无空气对流或关闭门窗。

【操作规程】

见表 10-6。

**表 10-6 热水袋使用操作规程**

| 操作流程 | 操作步骤 | 要点说明 |
|---|---|---|
| 准备用物 | • 备齐所需要用物,检查热水袋有无破损、漏气 | • 确认热水袋能正常使用 |
| 测量水温 | • 调节水温至 60～70℃ | |
| 灌热水袋 | • 放平热水袋,打开塞子,一手拎袋口边缘,一手将热水灌入热水袋容积的 1/2～2/3 满(图 10-5) | • 灌水过多,热水袋呈弧形,有效接触面积减小,影响治疗效果 |
| | • 将热水袋缓缓放平以排尽袋内空气,拧紧塞子 | • 防止热水袋漏水烫伤患者 |
| | • 用毛巾擦干热水袋,倒提并轻轻挤压检查是否漏水,无漏水装入布套内,系好带子 | • 避免热水袋与患者皮肤直接接触,防止烫伤 |
| 核对解释 | • 携用物至患者床旁,核对患者姓名、床号,解释操作目的、注意事项,取得患者的合作 | • 确认患者 |
| 置热水袋 | • 将套好布套的热水袋置于患者所需部位(或将热水袋置于两层盖被之间),袋口朝身体外侧 | 避免烫伤 |
| 观察疗效 | • 观察局部皮肤颜色及患者的感受 | • 局部皮肤,如有潮红,应立即停止使用,并在局部涂凡士林以保护皮肤 |
| 撤热水袋 | • 30 分钟后撤去热水袋,协助患者躺卧舒适 | • 防止发生继发效应。若用于保暖可持续使用,但应及时更换热水袋并做好交接班 |
| 整理用物 | • 将热水袋中水倒空,倒挂晾干后,吹气旋紧塞子,存放于阴凉处,布套放污衣袋内送洗,备用 | • 防止热水袋内面相互粘连 |
| 洗手记录 | • 记录用热的部位、时间、效果、患者的反应 | |

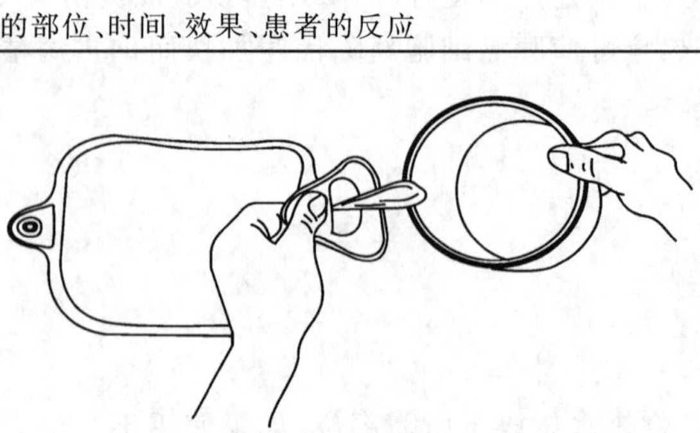

**图 10-5 灌注热水袋法**

【注意事项】

(1)使用热水袋过程中要经常巡视,观察局部皮肤情况,若局部皮肤出现潮红、疼痛,应立即停止使用,并在发红部位涂凡士林保护皮肤。必要时做好床边交班。

(2)经常检查热水袋有无破损,塞子与热水袋是否匹配,以防漏水。

(3)婴幼儿、老年人、末梢循环不良、感觉迟钝、麻醉未清醒、昏迷等患者水温调节在50℃以内,并加毛巾包裹以防烫伤。

**2. 烤灯的使用**

【目的】

消炎、解痉、镇痛,促进创面干燥、结痂,有利于肉芽组织生长,促进伤口愈合。

【告知】

(1)红外线烤灯是一种常用的理疗方法,使用时应将灯头移至治疗部位的斜上方或侧方,灯距一般为 30～50cm,使用中不可随意调节灯距,防止烫伤。使用过程中可能会有些不舒适,需要患者的配合。

(2)通过红外线烤灯的使用,可消除局部炎症、缓解疼痛,促进伤口创面干燥、结痂,有利于伤口愈合。

【准备】

**(1)护士准备**:衣帽整洁,修剪指甲、洗手、戴口罩。

**(2)患者准备**:知晓正确使用烤灯的目的、方法、注意事项和配合要点。体位舒适,愿意合作。

**(3)用物准备**:红外线灯或鹅颈灯,必要时备有色眼镜。根据需要选择灯泡,手足等小部位以 250W 为宜;胸、腹、腰背等部位可备 500～1000W。

**(4)环境准备**:病室整洁、温度适宜,无对流风直吹患者或关闭门窗。必要时备屏风遮挡。

【操作规程】

见表 10-7。

**表 10-7　烤灯使用操作规程**

| 操作流程 | 操作步骤 | 要点说明 |
|---|---|---|
| 准备用物 | • 检查红外线灯或鹅颈灯性能 | • 确认烤灯能正常使用 |
| 核对解释 | • 携用物至患者床旁,核对患者床号、姓名,解释操作目的、注意事项,取得患者的合作 | • 确认患者 |
| 安置体位 | • 暴露治疗部位,协助患者取舒适卧位 | • 必要时屏风遮挡患者,保护患者隐私<br>• 面颈与前胸部位照射时可用湿纱布遮盖眼部或戴有色眼镜,保护患者眼睛 |
| 放置烤灯 | • 将灯头移至治疗部位的斜上方或侧方,如有保护罩的灯头可垂直照射,灯距一般为 30～50cm(图 10-6),以患者感觉温热为宜,照射时间为 20～30 分钟 | • 若患者出现过热、灼痛、心慌、头晕等感觉,应立即停止照射。以皮肤出现桃红色的均匀红斑为宜 |
| 观察反应 | • 照射部位皮肤及全身反应情况 | • 时间过久后,治疗部位皮肤可出现网状红斑,色素沉着 |

续表

| 操作流程 | 操作步骤 | 要点说明 |
| --- | --- | --- |
| 撤除烤灯 | • 照射完毕，关闭电源，撤除烤灯<br>• 整理用物，洗手 | |
| 整理记录 | • 记录使用部位、时间、效果、患者反应 | |

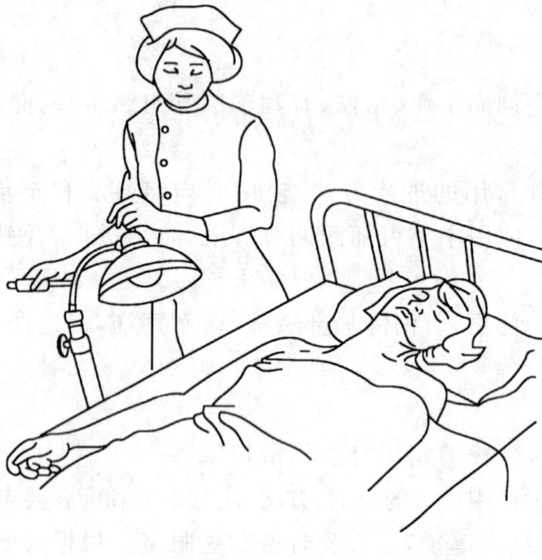

图 10-6 烤灯的使用

【注意事项】

(1)根据治疗部位不同选择合适功率灯泡：胸、腹、腰、背部选用 500～1000W；手、足部选用 250W。

(2)由于眼内含有的液体对红外线吸收较强，一定强度的红外线直接照射易引起白内障。所以面颈与前胸部位照射时注意保护患者眼睛。

(3)照射过程中随时观察局部皮肤反应，以皮肤出现桃红色均匀红斑为合适剂量，如皮肤出现紫红色，应立即停止照射，局部涂凡士林保护皮肤。

(4)昏迷、感觉障碍、血液循环障碍、局部有瘢痕的患者治疗时灯距应加大，以免烫伤。

(5)治疗完毕，嘱患者在室内休息 15 分钟后方可外出，防止感冒。

**3. 热湿敷法**

【目的】

消炎、消肿、解痉、镇痛。

【告知】

(1)热湿敷法是常用的一项理疗方法，敷布敷在患处后注意观察局部皮肤颜色，防止局部烫伤。在敷布放置过程中局部可能会有些不舒适，需要患者的配合。

(2)通过使用热湿敷法可消除局部炎症、肿胀，缓解疼痛，有利于疾病的康复。

【准备】

**(1)护士准备**：衣帽整洁，修剪指甲、洗手、戴口罩。

**(2)患者准备**：知晓正确使用热湿敷的目的、方法、注意事项和配合要点。体位舒适，愿意合作。

**(3)用物准备**

治疗盘内备:止血钳2把、敷布2块、凡士林、纱布、棉签、橡胶单、治疗巾、棉垫、水温计

治疗盘外备:热水瓶、脸盆内盛热水(50～60℃)。必要时备大毛巾、热水袋、换药用物。

**(4)环境准备**:病室整洁、温度适宜,无空气对流或关闭门窗。必要时备屏风遮挡。

【操作规程】

见表10-8。

**表10-8　热湿敷操作规程**

| 操作流程 | 操作步骤 | 要点说明 |
|---|---|---|
| 准备用物 | • 根据患者局部情况备齐所需用物 | • 伤口处湿敷应备换药用物 |
| 核对解释 | • 携用物至患者床旁,核对床号、姓名,解释操作目的、注意事项,取得患者合作 | • 确认患者 |
| 暴露患处 | • 暴露患处,在热敷部位下垫小橡胶单和治疗巾。热敷部位涂凡士林后盖上一层纱布 | • 保护皮肤和床单位<br>• 凡士林可减缓热传导,既可防止烫伤又可保持热效。盖纱布防止凡士林粘在敷布上 |
| 湿敷患处 | • 敷布放于热水中,双手各持一把止血钳,将浸在热水中的敷布拧至不滴水为度,抖开敷布,护士用手腕掌侧皮肤试温,无烫感,折叠后敷患处 | • 水温一般50～60℃,以不烫手为宜 |
| 观察疗效 | • 依次盖上塑料纸、棉垫。如病情需要,且患处不忌压迫时,可将热水袋放置于棉垫上,再加盖大毛巾以维持温度<br>• 敷布每3～5分钟更换一次,热敷时间一般为15～20分钟<br>• 用热期间询问患者的感觉 | • 保持温度,加强热疗效果<br>• 及时更换热水,也可酌情在敷布上放热水袋以保温<br>• 观察皮肤颜色,全身状况,如患者感觉温度过热,可揭开敷布一角散热 |
| 整理记录 | • 热敷完毕揭开纱布,擦净热敷部位,整理床单位,清理用物<br>• 洗手,记录热敷部位、时间、效果、患者反应 | |

【注意事项】

(1)若患者患处为开放性伤口,应按无菌操作进行,热敷后按外科换药法处理。

(2)患者面部热湿敷后15分钟后方可外出,以免感冒。

(3)操作过程中随时观察患者反应,了解患者感受及皮肤情况并给予及时处理。如感觉过热,可揭起敷布一角,局部散热,以免烫伤。

**4. 热水坐浴法**

【目的】

(1)减轻或消除会阴、肛门部位的充血、炎症、水肿及疼痛。

(2)减轻直肠、盆腔内器官淤血。

【告知】

(1)热水坐浴时,应遵医嘱进行配药,不可随意调整药液的浓度。

(2)坐浴前排空大、小便;坐浴盆应严格消毒,防止交叉感染;水温应在 40～45℃,以免温度过高烫伤局部皮肤。

(3)热水坐浴可减轻或消除局部充血、炎症、水肿及疼痛;减轻直肠、盆腔内器官的淤血,有利于疾病的康复。

【准备】

**(1)护士准备**:衣帽整洁,修剪指甲、洗手、戴口罩。

**(2)患者准备**:知晓使用热水坐浴的目的、方法、注意事项和配合要点。排尿、排便,并清洗局部皮肤。

**(3)用物准备**:坐浴椅、消毒坐浴盆、热水瓶、水温计、溶液遵医嘱(常用 1∶5000 高锰酸钾溶液)、浴巾、无菌纱布、屏风或拉帘,必要时备换药用物。

**(4)环境准备**:病室整洁、温度适宜,无空气对流或关闭门窗。必要时用屏风遮挡。

【操作规程】

见表 10-9。

**表 10-9 热水坐浴操作规程**

| 操作流程 | 操作步骤 | 要点说明 |
|---|---|---|
| 准备用物 | • 根据患者局部皮肤情况备齐所需用物 | • 坐浴部位有伤口者备换药用物 |
| 核对患者 | • 携用物至患者床旁,核对病床号、姓名,解释操作的目的、注意事项,取得患者合作 | • 确认患者 |
| 患者准备 | • 协助排便、排尿,洗净双手 | |
| 配坐浴液 | • 坐浴盆内盛水 1/2 满,水温调节在 40～45℃,以患者可耐受的温度为宜,加入所需药物配制成坐浴液 | • 防止烫伤患者<br>• 常用 1∶5000 高锰酸钾溶液 |
| 协助坐浴 | • 协助患者脱裤至膝部,先用纱布蘸坐浴液擦拭臀部皮肤试温,待臀部皮肤适应水温后再坐入盆中,腿部用大毛巾遮盖 | • 注意保暖,随时调节水温,及时添加热水及药物,坐浴时间以 15～20 分钟为宜 |
| 观察疗效 | • 观察局部皮肤和患者的反应 | • 若患者出现不适,应立即停止坐浴 |
| 安置患者 | • 坐浴结束后用纱布擦干臀部,协助患者穿好裤子,卧床休息 | |
| 整理记录 | • 整理用物,按规定消毒处理后备用,洗手<br>• 记录坐浴时间、药液、效果及患者反应 | |

【注意事项】

(1)女患者月经期、妊娠后期、产后 2 周内、阴道出血和盆腔急性炎症期均不宜坐浴,以免引起感染。

(2)因热水会刺激肛门、会阴处易引起排便、排尿反射,所以坐浴前嘱患者先排便、排尿。

(3)若患者出现头晕、乏力、心悸等症状应立即停止坐浴,扶其上床休息。

(4)在坐浴过程中添加热水时嘱患者偏离浴盆,防止烫伤。

### 5. 温水浸泡法

【目的】

消炎、消肿、镇痛，清洁、消毒伤口。

【告知】

(1)温水浸泡是用镊子夹取纱布反复擦洗创面，使之清洁，治疗时间为 30 分钟，在浸泡过程中可能会有些不舒适，需要患者的配合。

(2)通过温水浸泡可起到消除局部炎症、肿胀，减轻疼痛，清洁、消毒伤口的作用，有利于疾病的康复。

【准备】

**(1)护士准备**：衣帽整洁，修剪指甲、洗手、戴口罩。

**(2)患者准备**：知晓温水浸泡的目的、方法、注意事项和配合要点。体位舒适、愿意配合。

**(3)用物准备**

治疗盘内备：镊子 1 把、纱布 2 块、水温计、毛巾。

治疗盘外备：热水袋、药液、浸泡盆、换药用物。

**(4)环境准备**：调节室温，关闭门窗。

【操作规程】

见表 10-10。

**表 10-10 温水浸泡法操作规程**

| 操作流程 | 操作步骤 | 要点说明 |
|---|---|---|
| 准备用物 | • 根据患者局部情况备齐所需用物 | • 浸泡部位有伤口者备换药用物 |
| 核对解释 | • 携用物至患者床旁，核对床号、姓名，解释操作目的、注意事项，取得患者合作 | • 确认患者 |
| 配浸泡液 | • 根据医嘱配制浸泡药液，先将热水放于浸泡盆内 1/2 满，调节水温，一般为 43～46℃，以患者可耐受的温度为准，加入所需药物配制成浸泡液 | • 防止烫伤患者 |
| 协助浸泡 | • 暴露治疗部位，协助患者取坐姿 | |
| | • 嘱患者将肢体慢慢浸入盆中，必要时用镊子夹取纱布反复擦洗创面，使之清洁 | • 避免镊子尖端接触创面 |
| | • 及时添加热水及药物，添加热水时应将患者肢体移出浸泡盆，治疗时间为 30 分钟 | • 防止烫伤患者 |
| | • 浸泡完毕擦干肢体，清理用物，协助患者取舒适体位 | • 以免发生继发效应，保证治疗效果 |
| 观察疗效 | • 观察局部皮肤有无红肿、疼痛等 | |
| 整理记录 | • 洗手，记录浸泡部位、时间、药液、效果及患者反应 | |

【注意事项】

(1)浸泡过程中如需添加热水，应先将肢体移出盆外，以免烫伤。

(2)浸泡的肢体有伤口时，需备无菌浸泡盆和浸泡液并按无菌换药法处理伤口。

【要点提示】

1. 在本章的学习中重点掌握冷热疗法的作用及禁忌证；通过学习能明确冷疗和热疗的作用机制，识记影响冷热疗的因素。

2. 冷热疗法是临床常用的物理治疗方法，要求重点掌握冰袋、乙醇拭浴、热水袋的使用方法、热湿敷法的操作步骤及注意事项；通过教师讲授演示、观看录像、小组讨论、模拟训练等方式完成理论及技术操作部分的学习。

3. 学习本章技术操作内容的同时，要注意培养严谨认真的态度，严格核对制度，做到关心、体贴患者，确保患者安全。

## 思考题

1. 比较冷疗法与热疗法作用的异同点。

2. 简述冷疗法与热疗法的禁忌证。

3. 简述使用冰袋、热水袋的注意事项。

4. 全身用冷时，为何要头部置冰袋、足底置热水袋？阐述其原理

5. 患者王某，男，48岁，农民，捕鱼时不慎被锈钉扎进脚底，当时未作处理，1个月后患者出现高热不退，任何轻微刺激都会发生抽搐，当地医院治疗无效转入上级医院，医生诊断："破伤风"。患者处于昏迷状态，为了防止患者受凉，需为其使用热水袋进行保暖。

问题：

1. 热水袋内的水温应控制多少度为宜？灌入热水袋的热水应为多少？

2. 使用热水袋的注意事项有哪些？

3. 热水袋使用后，应该如何处理？

（孙慧静）

# 第三篇

# 基本诊疗护理技术

# 第十一章　生命体征的观察及护理

学习目标

1. 准确说出下列概念：体温过高、体温过低、稽留热、弛张热、间歇热、间歇脉、脉搏短绌、潮式呼吸、间断呼吸、呼吸困难等。
2. 能举例说明体温、脉搏、呼吸、血压的生理变化。
3. 能正确叙述常见的异常体温、脉搏、呼吸、血压的特征、临床意义及护理措施。
4. 能准确测量体温、脉搏、呼吸、血压。
5. 能正确实施有效咳嗽、胸部叩击与胸壁震荡、体位引流、呼吸功能锻炼操作。

案例

刘先生，40岁。发热、咳嗽2日伴右侧胸痛10小时。咳嗽时胸痛加重，痰少无血。查体：T 39.6℃，P 118次/分钟，R 22次/分钟，BP 60/40mmHg，轻度发绀，四肢微凉，右肩胛下叩诊音稍浊、呼吸音减弱且闻及少量细小湿啰音。心率118次/分钟，律齐，心尖部二级柔和的吹风样收缩期杂音，其他无异常。血白细胞 $13.5\times10^9$/L，$PaO_2$ 80mmHg，$PaCO_2$ 40mmHg，$CO_2Cp$ 17mmol/L，pH 7.33。尿少，X线胸片示右下肺内带有片状均匀模糊阴影。初步诊断：肺炎球菌肺炎（重型）。请思考以下问题：

1. 请问该患者生命体征是否正常？
2. 请以口腔温度为例判断其发热的程度。
3. 该患者可能会出现哪种热型？
4. 对该患者应采取哪些护理措施？

## 第一节　体温的观察及护理

体温（body temperature）是指身体内部胸腔、腹腔、中枢神经的温度，又称为体核温度，其特点是相对稳定且较皮肤温度高。皮肤温度也称体表温度，可受环境温度和衣着情况的影响，且低于体核温度。

### 一、正常体温及生理变化

#### （一）体温的产生及生理调节

**1. 体温的产生**　体温是由三大营养物质糖、脂肪、蛋白质氧化分解而产生。三大营养物质在体内氧化时所释放的能量，其总量的50%以上迅速转化为热能，以维持体温，并不断地散发到体外；其余不足50%的能量贮存于三磷酸腺苷(ATP)内，供机体利用，最终仍转化为热能散发到体外。

**2. 产热与散热**

(1)产热过程：人体以化学方式产热，产热的主要部位是肝脏和骨骼肌。产热的主要方式有食物氧化、骨骼肌运动、交感神经兴奋、甲状腺素分泌增多等。

(2)散热过程：人体以物理方式散热，散热的主要部位是皮肤，呼吸、排泄也能散发部分热量。散热的方式有辐射、传导、对流、蒸发四种。

辐射(radiation)：辐射是人体安静状态下处于较低环境温度中的主要散热方式。是指热由一个物体表面通过电磁波的形式传至另一个与它不接触物体表面的一种散热方式，辐射散热量同皮肤与外界环境的温度差、机体有效辐射面积等有关。

传导(conduction)：是指机体的热量直接传给同它接触的温度较低物体的一种散热方式，传导散热量与物体接触面积、温度大小及导热性有关。采用冰袋、冰帽为高热患者物理降温，就是利用传导散热的原理。

对流(convection)：是指通过气体或液体的流动来交换热量的一种散热方式，是传导散热的一种特殊形式。对流散热量与气体或液体流动速度成正比关系。

蒸发(evaporation)：是指由液态转变为气态，同时带走大量热量的一种散热方式。当环境温度等于或高于人体皮肤温度时，蒸发是主要的散热形式。蒸发散热有不显性出汗和发汗两种形式。对高热患者采用乙醇拭浴就是通过乙醇的蒸发起到降温作用。

**3. 体温的调节**　体温的调节包括自主性(生理性)和行为性体温调节两种方式。自主性体温调节是指在下丘脑体温调节中枢控制下，机体受内外环境温度刺激，通过一系列生理反应，调节机体的产热和散热，使体温保持相对恒定的体温调节方式。行为性调节是指人类有意识的行为活动，通过机体在不同环境中的姿势和行为改变而达到调节体温目的，如增减衣服等。因此，行为性调节是以自主性体温调节为基础的，是对自主性体温调节的补充。

通常意义上的体温调节是指自主性体温调节，其调节方式为：

(1)温度感受器：包括外周温度感受器及中枢温度感受器。外周温度感受器为游离的神经末梢，分布于皮肤、黏膜和内脏中，包括热感受器和冷感受器，它们分别将热或冷的信息传向中枢。中枢温度感受器是存在于中枢神经系统内对温度变化敏感的神经元。分布于下丘脑、脑干网状结构、脊髓等部位，包括热敏神经元和冷敏神经元，可将热或冷的刺激传入中枢。

(2)体温调节中枢：体温调节中枢位于下丘脑。下丘脑前部和后部的功能各不相同。①下丘脑前部为散热中枢。散热中枢兴奋，加速体热的散发。其生理作用有扩张血管，增加皮肤表面的血流量，使热量经辐射方式散失；增加出汗和加速呼吸，通过水分的蒸发达到散热目的；降低细胞代谢，减少产热；减少肌肉活动，防止产热过多。②下丘脑后部为产热中枢。产热中枢兴奋，机体产热增加。其生理作用有收缩血管，减少辐射散热；通过交感神经直接抑制汗腺活动，减少出汗；通过交感神经系统刺激肾上腺髓质，使肾上腺素分泌增加，提高组织代谢率；通过躯体神经调节骨骼肌的活动，如寒战等来增加产热。

### (二)正常体温及生理变化

**1. 正常体温**　正常体温并不是指某一具体的数值，而是指一定的温度范围(表11-1)。临床上测量体温常以口腔、直肠、腋下温度代表体温，其中直肠温度最接近人体深部温度，但口腔、腋下温度的测量更为常见，且方便。温度可用摄氏温度(℃)和华氏温度(℉)来表示。

摄氏温度和华氏温度的换算公式为：℃＝(℉－32)×5/9；℉＝℃×9/5＋32。

**表 11-1 成人体温平均值及正常范围**

| 部位 | 平均温度 | 正常范围 |
|---|---|---|
| 口温 | 37.0℃(98.6℉) | 36.3～37.2℃(97.3～99.0℉) |
| 肛温 | 37.5℃(99.5℉) | 36.5～37.7℃(97.7～99.9℉) |
| 腋温 | 36.5℃(97.7℉) | 36.0～37.0℃(96.8～98.6℉) |

**2. 生理变化** 体温可随昼夜、年龄、性别、情绪等因素而在一定范围内出现生理性波动，但其波动范围很小，一般不超过0.5～1.0℃。

(1)昼夜因素：正常人体温在24小时内呈周期性变化，与机体的昼夜活动量有关，清晨2～6时活动量少，体温最低，午后2～6时活动量大，体温较高。

(2)年龄因素：不同年龄由于基础代谢水平不同体温也不同。婴幼儿由于新陈代谢旺盛体温略高于成年人；新生儿尤其早产儿，因体温调节中枢尚未发育完善，体温易受环境温度的影响而随之波动；老年人由于代谢率降低，体温略低于成年人。

(3)性别因素：成年女性的体温平均比男性高0.3℃，可能与女性皮下脂肪层较厚，散热减少有关。女性基础体温随月经周期出现规律性变化，排卵后体温升高，这与体内孕激素水平周期性变化有关，因孕激素具有升高体温的作用。

(4)活动因素：肌肉剧烈活动可使骨骼肌紧张并强烈收缩，代谢增强，产热增加使体温上升。为此应在患者安静状态下测量体温，小儿测量时应防止哭闹。

(5)药物因素：麻醉药物可抑制体温调节中枢，或影响传入路径的活动并能扩张血管增加散热，降低机体对寒冷环境的适应能力。因此，对于手术患者在术中、术后应注意保暖。

(6)其他因素：环境、饮食、情绪等都会对体温有影响，在测量体温时应加以考虑。

**知识链接**

**体温调节的调定点学说**

体温为何能在一定温度(如37℃)水平保持相对稳定？这可用调定点学说解释。该学说认为，下丘脑的视前区-下丘脑前部(preoptic-anterior hypothalamus，PO/AH)的温度敏感神经元起着调定点的作用。其中，热敏神经元随体温增高而活动增强，可发动散热反应；冷敏神经元随体温降低而增强，可引起产热反应。当机体体温处于某一数值如37℃时，热敏神经元活动引起的散热速率和冷敏神经元活动引起的产热速率正好相等，这种能够使热敏神经元和冷敏神经元活动后恰好使散热和产热保持平衡的温度值，即为体温控制系统的调定点。正常情况下，机体的调定点在37℃左右。这时散热较少，产热也最少，散热和产热保持平衡，且十分稳定。当体温升高超过调定点时，热敏神经元活动明显增强，散热活动便明显大于产热活动，这使得升高的体温开始降低，直到回到调定点为止；当体温低于调定点水平时，冷敏神经元活动明显增强，产热活动明显大于散热活动，这使降低的体温开始回升，直到回到调定点为止。

来源：刘玲爱.生理学.第5版.北京：人民卫生出版社，2004

## 二、异常体温的观察及护理

### （一）体温过高

体温过高（hyperthermia）又称发热，是指由于致热原作用于体温调节中枢或体温调节中枢功能障碍等原因使产热增加而散热减少，导致体温超过正常范围。发热是临床常见的症状，导致发热的原因大致可分为两类，即感染性发热和非感染性发热。感染性发热较为常见，主要由各种病原体感染引起；非感染性发热由病原体以外的各种物质引起，如变态反应性发热、无菌性坏死物质的吸收热、体温调节中枢功能失调引起的中枢性发热等。

**1. 发热程度的判断**（以口腔温度为标准） 发热程度可划分为：

低热：37.3～38.0℃

中等热：38.1～39.0℃

高热：39.1～41.0℃

超高热：41℃及以上

人体最高的耐受温度为40.6～41.4℃，直肠温度持续升高超过41℃，可引起永久性的脑损伤；高热持续在42℃以上2～4小时可导致休克及严重并发症；体温高达43℃则很少存活。

**2. 发热过程及表现**

（1）体温上升期：①特点是产热大于散热。②主要表现有皮肤苍白、干燥无汗、畏寒、疲乏不适，有时伴有寒战。③体温上升方式包括骤升和渐升两种方式。骤升是体温突然升高，在数小时内升至高峰，见于肺炎球菌肺炎、疟疾等；渐升是体温逐渐升高，在数日内达高峰，一般不伴有寒战，见于伤寒等。

（2）高热持续期：①特点是产热和散热在较高水平上趋于平衡。②主要表现有皮肤潮红、灼热、口唇、皮肤干燥，呼吸深而快，心率加快，头痛、头晕、食欲缺乏、全身不适、软弱无力、尿少，严重者可出现谵妄、昏迷。

（3）退热期：①特点是散热增加而产热趋于正常，体温恢复至正常。②主要表现有大量出汗、皮肤潮湿。③体温下降方式主要有骤退和渐退两种方式。骤退是指体温在数小时内降至正常，见于大叶性肺炎、疟疾等，体温骤退时由于大量出汗，体液大量丧失，易出现血压下降、脉搏细速、四肢厥冷等虚脱或休克表现；渐退是指体温在数天内降至正常，见于伤寒、风湿热等。

**3. 临床常见热型** 将不同时间测得的体温数值分别记录于体温单上并连接成体温曲线，该曲线的形态称热型。

（1）稽留热（continuous fever）：体温持续在39～40℃左右，达数天或数周，24小时波动范围不超过1℃（图11-1）。常见于肺炎球菌性肺炎、伤寒等。

（2）弛张热（remittent fever）：体温在39℃以上，但波动幅度大，24小时内温差达1.0℃以上，最低体温仍高于正常水平（图11-2）。常见于败血症、风湿热等。

（3）间歇热（intermittent fever）：体温骤然升高至39℃以上，持续数小时或更长，然后下降至正常或正常以下，经过一个间歇，又反复发作，即高热与正常体温交替出现（图11-3）。常见于疟疾。

（4）不规则热（irregular fever）：体温在24小时中变化不规则，持续时间不定（图11-4）。常见于流行性感冒、癌性发热等。

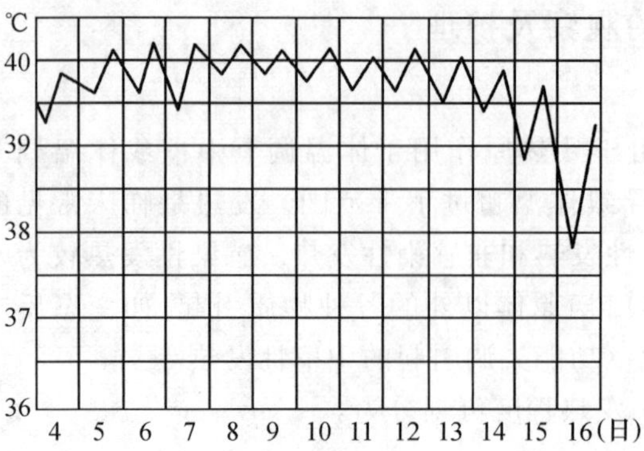


图 11-1 稽留热

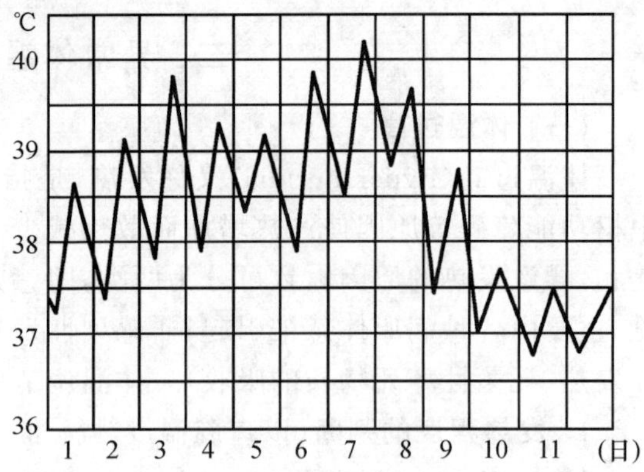


图 11-2 弛张热

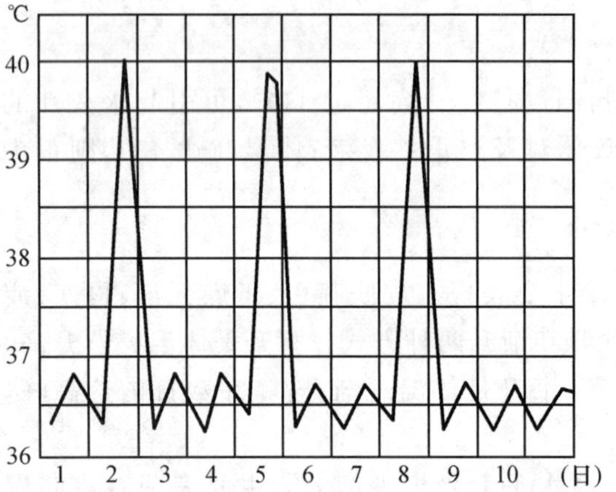


图 11-3 间歇热

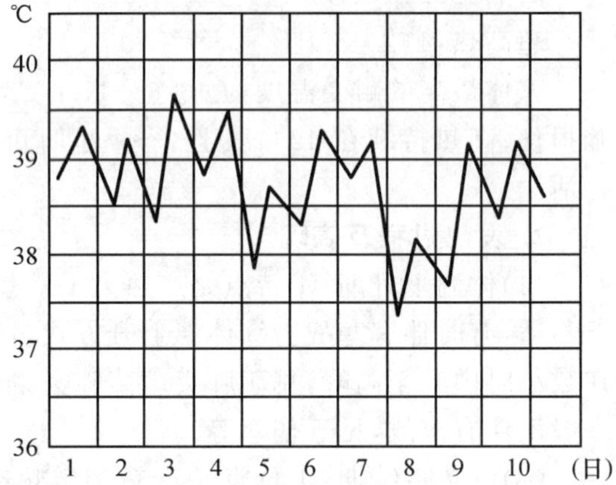


图 11-4 不规则热

(5)波状热(undulant fever):体温逐渐升高至 39℃以上,持续数日又逐渐降至正常,数日后又逐渐上升,如此反复称波状热(图 11-5)。常见于布氏杆菌病。

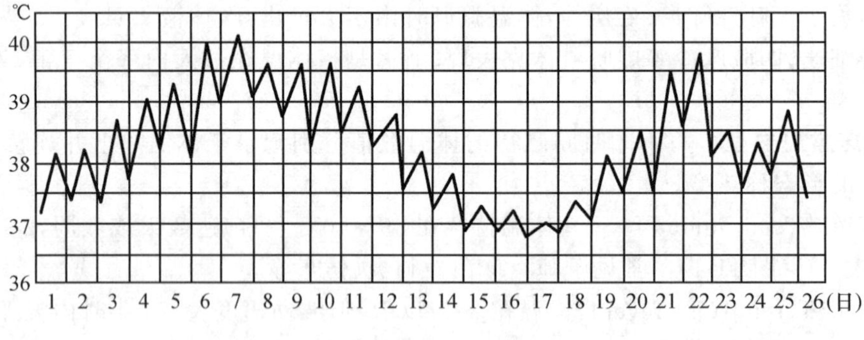


图 11-5 波状热

(6)回归热(relapsing fever):体温急骤上升达 39℃以上,持续数日后降至正常水平,数日后又出现高热,如此有规律的交替出现,称为回归热(图 11-6)。见于回归热、霍奇金病等。

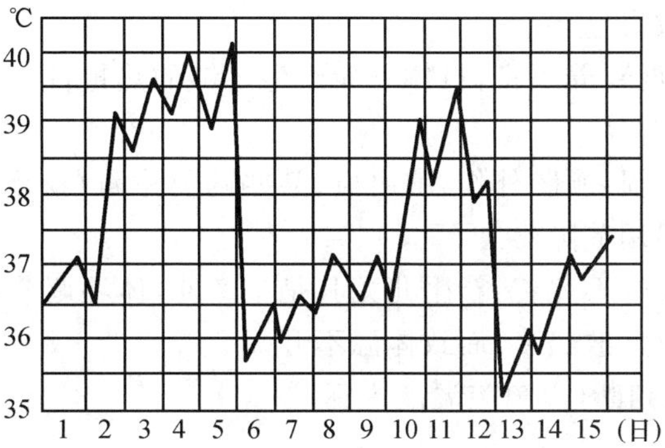


**图 11-6 回归热**

**4. 高热患者的护理措施**

(1)降低体温:可采用物理降温或药物降温的方法。高热持续期应给予物理降温,如头部及大动脉处置冰袋冷敷或乙醇拭浴等。必要时可采用药物降温,但须防止退热时大量出汗发生虚脱。行降温措施 30 分钟后应测量体温并记录,做好交接班。

(2)病情观察

1)高热患者每 4 小时测量体温一次,体温下降至 38.5℃(口腔温度)以下时每日测量 4 次,体温降至正常 3 天后每日测量一次。

2)观察体温同时注意患者脉搏、呼吸、面色等变化,如有异常及时通知医生。

3)观察有无伴随症状,如寒战(有化脓性细菌感染时,患者发热常伴有寒战)、淋巴结肿大(局部淋巴结肿大提示有急性炎症,全身淋巴结肿大应考虑排除淋巴瘤、急性淋巴细胞性白血病等),出血倾向(常见于流行性出血热、白血病、败血症、急性再生障碍性贫血等)。

(3)促进休息:高热者应绝对卧床休息,低热者可酌情减少活动。因适当休息可减少能量的消耗,有利于机体康复。同时提供患者合适的环境,如室温适宜、环境安静、空气流通等。

(4)补充营养:给予高热量、高蛋白、高维生素、易消化的流质或半流质食物,以补充体能的消耗,提高机体的抵抗力。鼓励患者多饮水,每日 2500～3000ml,以补充高热消耗的大量水分,并促进毒素和代谢产物的排出。

(5)增进舒适

1)口腔护理:发热时由于唾液分泌减少,口腔黏膜干燥,且抵抗力下降,有利于病原体生长、繁殖,易出现口腔感染,因此应在晨起、餐后、睡前协助患者漱口,保持口腔清洁。

2)皮肤护理:退热期往往大量出汗,应随时擦干汗液,更换衣服和床单,防止受凉,保持皮肤的清洁干燥,对于长期持续高热卧床者,要注意防止压疮的发生。

(6)心理护理:护士应尽量解除高热带来的身心不适,满足患者的合理需要,以缓解紧张、焦虑情绪。

**(二) 体温过低**

体温过低(hypothermia)是指机体深部温度低于正常(体温在 35℃以下)。体温过低是一种危险的信号,常提示疾病严重且预后不良。

**1. 原因**

(1)散热过多:长时间暴露在低温环境,使机体散热过多、过快;在寒冷环境中大量饮酒,使血管过度扩张，热量散失过多。

(2)产热减少：如重度营养不良，机体不能产生足够的热量；甲状腺功能减退使机体代谢率降低，导致产热减少。

(3)体温调节中枢受损：颅脑外伤、脑出血、某些药物中毒(麻醉剂、镇静剂过量)使体温调节中枢受损，导致体温调节障碍。

(4)体温调节中枢发育不完善：新生儿尤其是早产儿，体温调节中枢发育不完善，产热不足，加之体表面积相对较大散热多，而致体温不升。

**2. 体温过低程度的判断**(以口腔温度为标准)

轻度：32～35℃。

中度：30～32℃。

重度：＜30℃ 瞳孔散大，对光反射消失。

**3. 临床表现** 患者体温不升，呼吸减慢、脉搏细弱、血压降低，皮肤苍白冰冷，感觉与反应迟钝，甚至昏迷。

**4. 护理措施**

(1)保暖措施：首先应提高室温，保持室温在 24～26℃；其次采取保暖措施，如给予毛毯、棉被、热水袋，添加衣服，防止体热散失，给予热饮料，提高机体温度。新生儿置保温箱内。

(2)去除病因：去除引起体温过低的原因，使体温恢复正常。

(3)病情观察：监测生命体征的变化(每小时一次)，直至体温恢复正常且稳定。

## 三、体温测量技术

### (一) 体温计的种类及构造

**1. 水银体温计** 为国内最常用的体温计，由装有汞的真空毛细玻璃管制成。玻璃管一端为贮汞槽，贮汞槽受热后汞膨胀沿毛细管上升，上升的高度与受热程度成正比，在毛细管和贮汞槽之间有凹陷，可防止汞柱遇冷时下降。体温计的刻度是 35～42℃，每小格为 0.1℃，在 0.5℃与 1℃的刻度处有较长的线标记，便于辨认体温的度数。此种体温计分为口表、肛表、腋表三种(图 11-7)，口表与肛表的玻璃管呈三棱柱状，腋表玻璃管呈扁平状；口表与腋下表的贮汞槽细长，肛表贮汞槽粗短。

**2. 电子体温计** 采用电子感温器来测量体温，测得的温度直接由数字显示，测温准确且灵敏度高。为适应不同需要有笔式(图 11-8)、奶嘴式(图 11-9)。使用时将探头插入一次性塑料护套中置于测温部位，当电子蜂鸣器发出蜂鸣音，持续 3 秒钟后，即可读取所显示的体温值。

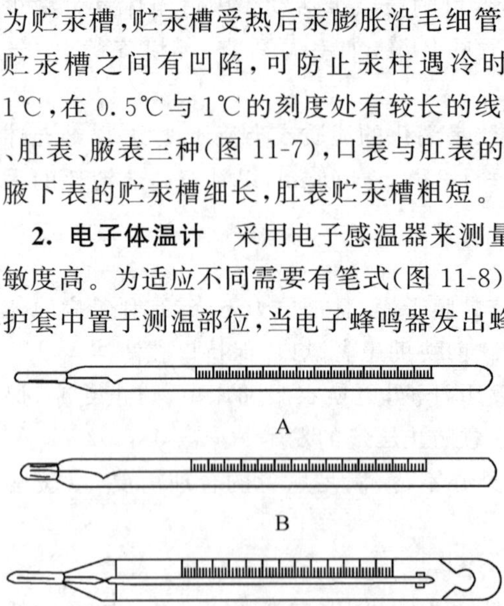


**图 11-7 水银体温计**

A. 口表 B. 肛表 C. 腋表

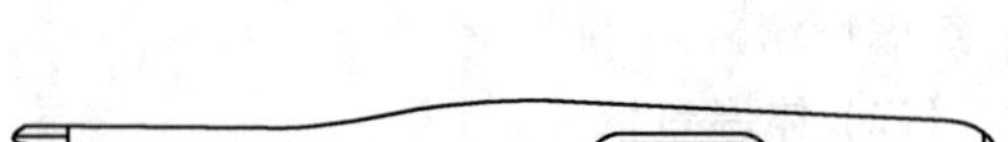


**图 11-8 笔式电子体温计**

**3. 化学点式体温计**　是特殊的纸板条，其上有一定范围的体温标记点，每个标记点上均有对应的化学感温试剂（图 11-10）。体温计受热后化学点的颜色由白色变成绿色（或蓝色），最后的点色为测得的体温值。此种体温计为一次性用物，适于测量口腔温度，放在口腔内测量 1 分钟即可测得体温。

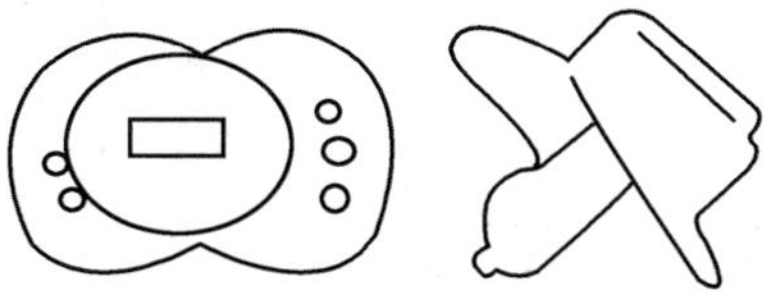

图 11-9　奶嘴式电子体温计

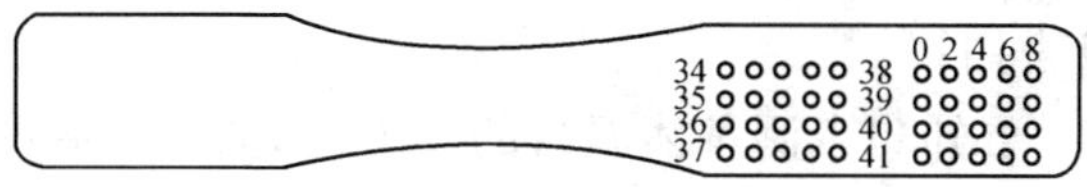

图 11-10　化学点式体温计

**4. 红外体温计**

（1）利用红外透镜组成的光学系统原理，将被测目标辐射的红外线汇集在高灵敏的红外探测器上，再对探测器输出的电信号放大、处理、校准成被测目标的温度值。

（2）具有非接触性，快速测温，减少传染的优点；缺点是体表下血液循环和周围环境导热状况的影响极大。

（3）因耳道深部温度接近人体深部温度且受影响因素少，一般采用耳道红外测温仪（图 11-11）。也可选用体表测温仪（图 11-12），但不及耳道测温仪准确率高。

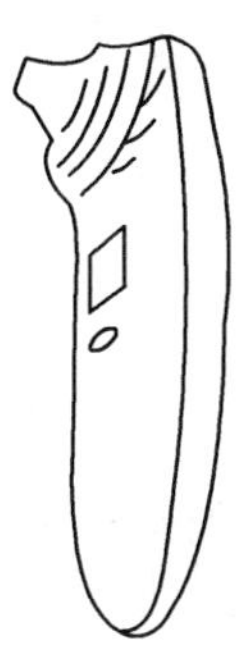

图 11-11　耳式红外测温计

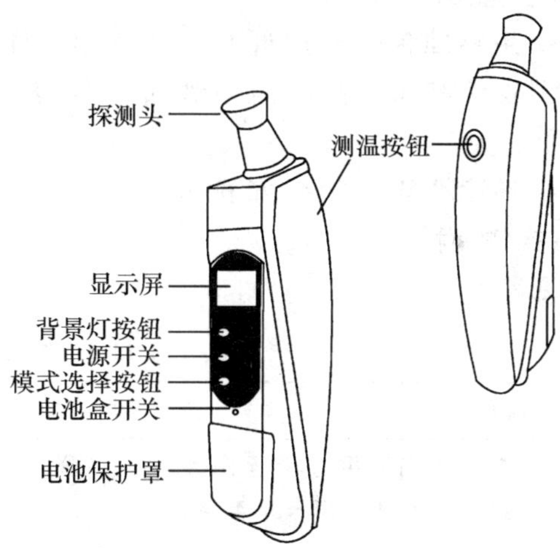


图 11-12　额式红外测温仪

### （二）体温计的检测与消毒

**1. 体温计的检测**　为确保测量的准确性，使用中的体温计（也包括新使用的体温计）应定期进行检测。方法是将体温计的水银柱甩至 35℃以下，于同一时间放入已测好的 40℃的水中，3 分钟后取出检视，凡误差在 0.2℃以上、水银柱自动下降、玻璃管有裂缝则不能再使用，合格体温计擦干后放入清洁容器内备用。

**2. 体温计的消毒**　可选用的消毒液有爱尔施（500mg/L）、70％乙醇、1％过氧乙酸或其他消毒溶液。

（1）口表、腋表消毒法：使用后浸泡于消毒液中，30 分钟后取出，放另一消毒液中，浸泡 30 分钟后取出，用清水冲洗拭干后放入清洁容器内备用。

(2)肛表消毒法:使用后先用消毒液纱布将肛表擦净,再按上述方法进行消毒。

### (三) 测量体温的方法

【目的】

1. 判断体温有无异常。
2. 动态监测体温变化,分析热型,协助诊断。
3. 为预防、治疗、康复、护理提供依据。

【告知】

1. 告知患者测量体温目的及方法,取得患者的合作。
2. 向患者说明测量体温中可能出现的问题,如测量口温时有咬破体温计的可能,若不慎将体温计咬破应按护士指导进行处理,立即清除玻璃碎屑,口服蛋清或牛奶以延缓汞的吸收。
3. 告知患者体温因测量部位的不同,其测量的时间也不同,测量时间的保证是获得体温准确数值的主要因素。
4. 告知患者进食或面部热敷后,应间隔 30 分钟后测温;坐浴或灌肠者须待 30 分钟后测量肛温。

【准备】

**1. 护士准备** 衣帽整洁,修剪指甲、洗手,戴口罩。

**2. 患者准备** 体位舒适,情绪稳定;测温前 30 分钟内无运动、进食、冷热饮、冷热敷、洗澡、坐浴、灌肠等活动。

**3. 用物准备** 治疗盘内备已消毒的体温计(检查是否完好、水银柱是否在 35℃以下)、消毒液纱布、弯盘(内垫纱布)、秒表、记录本、笔。如测肛温需另备润滑油、棉签、卫生纸。

**4. 环境准备** 整洁、安静、安全。

【操作规程】

见表 11-2。

**表 11-2 体温测量法操作规程**

| 操作流程 | 操作步骤 | 要点说明 |
|---|---|---|
| 备物检查 | • 备齐用物,携至床旁,核对解释 | • 确定患者,取得合作 |
| | • 检查体温计是否完好 | • 将体温计水银柱甩至 35℃以下 |
| 测量体温 | | |
| ▲ 口温 | • 将口表水银端斜放于舌下热窝处(图 11-13) | • 最方便但易发生交叉感染 |
| | • 嘱患者紧闭口唇,用鼻呼吸,勿咬体温计 | • 舌下热窝靠近舌动脉,是口腔中温度最高的部位 |
| | • 测量时间:3 分钟 | • 获得正确的测量结果 |
| ▲ 肛温 | • 卧位:侧卧、俯卧、屈膝仰卧位,暴露测温部位 | • 准确但不方便 |
| | | • 便于测量 |
| | • 润滑肛表水银端,插入肛门 3～4cm | • 便于插入及避免擦伤或损伤肛门和直肠黏膜 |
| | • 测量时间:3 分钟 | |

续表

| 操作流程 | 操作步骤 | 要点说明 |
|---|---|---|
| ▲ 腋温 | • 擦干腋窝汗液,体温计水银端放于腋窝处 | • 安全易接受,但准确性不高<br>• 腋下有汗液可影响所测体温的准确性 |
| | • 体温计紧贴皮肤,曲臂过胸(图 11-14) | • 形成人工体腔,保证测量准确性<br>• 不能合作者应协助完成 |
| | • 测量时间:10 分钟 | |
| 检视读数 | • 取出体温计检视读数 | • 肛表取出后用卫生纸为患者擦拭肛门处 |
| | • 用消毒纱布擦拭 | • 使患者舒适整洁 |
| | • 协助患者穿好衣裤,取舒适体位 | |
| 洗手记录 | • 护士洗手,将检视读数记录在记录本上 | |
| | • 消毒体温计 | • 防止交叉感染 |

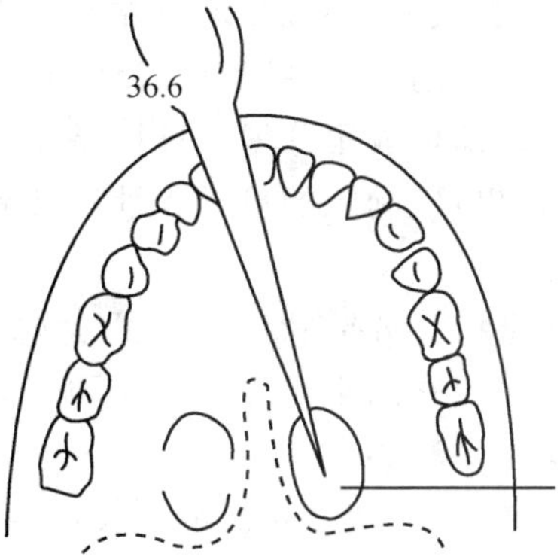


图 11-13　舌下热窝

【注意事项】

1. 依据病情恰当选择测量体温的方法,精神异常、口腔疾患、婴幼儿、昏迷、口鼻手术、张口呼吸的患者不宜测口温;直肠、肛门疾患及手术、腹泻、心肌梗死患者不宜测肛温;腋下有创伤、手术或炎症、腋下出汗较多、肩关节受伤或消瘦夹不紧体温计者不宜测腋温。

2. 进食、饮水或面颊部热敷、吸烟、坐浴或灌肠、腋窝局部冷热敷等情况时,应间隔 30 分钟后再测量相应部位的体温。

3. 测口温时嘱患者勿用牙咬体温计,如不慎咬破应立即清除玻璃碎屑,以免损伤唇、舌、口腔、食管、胃肠道黏膜;再口服蛋清液或牛奶以延缓汞的吸收。若病情允许可食粗纤维食物,以加速汞的排出。

4. 为婴幼儿、重患者及躁动患者测温时,应有专人守护,以防发生意外。

5. 发现体温与病情不相符时应在床旁重新监测,必要时做肛温和口温对照复查。

6. 严格体温计的清洁消毒工作,防止交叉感染。

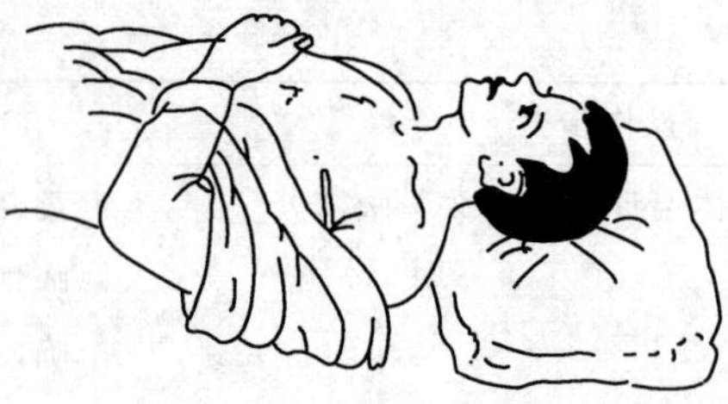

图 11-14　腋温测量法

## 第二节　脉搏的观察及护理

在每个心动周期中，由于心脏的收缩与舒张，动脉内的压力也发生周期性变化，导致的动脉管壁有节律的搏动，称为动脉脉搏，简称脉搏(pulse)。

### 一、正常脉搏及生理变化

**(一) 脉搏的产生**

心脏窦房结发出冲动引起心脏收缩，心脏收缩时左心室将血射入主动脉，主动脉内压力骤然升高，动脉管壁随之扩张；心脏舒张时动脉管壁弹性回缩。大动脉管壁随着心脏的节律性舒缩，而出现周期性的起伏搏动即形成了脉搏。脉搏是左心室及主动脉搏动的延续，通过测量脉搏可了解心率、心律、心输出量、动脉的可扩张性和外周阻力状态。

**(二) 正常脉搏及生理变化**

**1. 脉率**(pulse rate)　脉率是指每分钟脉搏搏动的次数。正常成人在安静状态下脉率为 60～100 次/分钟。脉率受许多因素的影响在一定范围内波动。正常情况下脉率与心率是一致的，当脉率微弱难以测定时应测心率。

(1)年龄：新生儿、幼儿的脉率较快，随着年龄的增长而逐渐减慢，到老年时轻度增加(表 11-3)。

表 11-3　各年龄组的平均脉率

| 年龄组 | 平均脉率(次/分钟) | 年龄组 | 平均脉率(次/分钟) |
|---|---|---|---|
| 1～11 个月 | 120 | 14 岁 | 80 |
| 1～2 岁 | 116 | 20～40 岁 | 70 |
| 4～6 岁 | 100 | 80 岁以上 | 75 |
| 8～10 岁 | 90 | | |

(2)性别：同龄女性脉率比男性稍快，平均脉率相差 5 次/分钟。

(3)体型：身材瘦高者常比矮胖者的脉率慢。

(4)活动与情绪：运动、兴奋、焦虑、恐惧、愤怒可使脉率增快；休息、睡眠则使脉率减慢。

(5)其他：进食、饮浓茶及咖啡、应用兴奋剂等可使脉率增快；禁食、应用镇静剂及洋地黄类药物等可使脉率减慢。

**2. 脉律**(pulse rhythm)　脉律是指脉搏的节律性。正常脉律均匀规则，间隔时间相等。但正常小儿、青少年和部分成年人可出现脉率随呼吸改变，即吸气时增快，呼气时减慢，称为窦性心律不齐，一般无临床意义。

**3. 脉搏强弱**　是指血流冲击血管壁的力量强度的大小。正常情况下每搏强弱相同。脉搏的强弱取决于心搏量、脉压及外周血管阻力的大小，也与动脉管壁的弹性有关。

**4. 脉搏紧张度**(pulse tensity)　脉搏紧张度与血压高低(尤其是收缩压)有关。检查时将示指、中指与无名指的指腹放于桡动脉搏动明显处，近心端手指用力按压阻断血流使远心端手指触不到脉搏，通过施压的大小来判断脉搏的紧张度。

**5. 动脉壁情况**　正常动脉管壁光滑、柔软、并有一定弹性。动脉硬化时管壁变硬，失去弹性呈条索状。

## 二、异常脉搏的观察及护理

### (一)异常脉搏的观察

**1. 脉率异常**

(1)心动过速(tachycardia)：是指成人在安静状态下脉率超过100次/分钟。常见于高热、甲状腺功能亢进、心力衰竭、贫血、休克、疼痛、心肌炎等患者。一般体温每升高1℃，成人脉率约增加10次/分钟，儿童则增加15次/分钟。

(2)心动过缓(bradycardia)：是指成人在安静状态下脉率低于60次/分钟。常见于颅内压增高、Ⅱ度以上房室传导阻滞、甲状腺功能减退或服用药物(如洋地黄、普尼拉明、利血平、普萘洛尔等)。正常人可有生理性心动过缓(如运动员等)。

**2. 节律异常**

(1)间歇脉(intermittent pulse)：在一系列正常规则的脉搏中出现一次提前而较弱的脉搏(期前收缩)，其后有一较正常延长的间歇(代偿间歇)，称为间歇脉。如每隔一个或两个正常搏动后出现一次期前收缩，则前者称为二联律，后者称为三联律。常见于各种器质性心脏病或洋地黄中毒等患者，发生机制是心脏异位起搏点过早发出冲动而引起心脏搏动提早出现。

(2)脉搏短绌(pulse deficit)：单位时间内脉率少于心率，称为脉搏短绌。其特点是心律完全不规则，心率快慢不一，心音强弱不等。其发生机制是由于心肌收缩力强弱不等，有些心输出量少的搏动可产生心音，但不能引起周围血管搏动，而致脉率低于心率。常见于心房纤颤的患者。

**3. 强弱异常**

(1)洪脉(full pulse)：当心输出量增加，外周动脉阻力较小，动脉充盈度和脉压较大时，则脉搏波动强大，称为洪脉。常见于高热、甲状腺功能亢进、主动脉瓣关闭不全等。

(2)细脉(small pulse)或丝脉(thready pulse)：当心输出量减少时周围动脉阻力较大，动脉充盈度降低，脉搏细弱无力，扪之如细丝。常见于心功能不全、大出血、休克、主动脉瓣狭窄等。

(3)交替脉(alternating pulse)：是指节律正常而强弱交替出现的脉搏。主要由于心室强弱交替出现而引起，为心肌损害的一种表现。常见于高血压心脏病、急性心肌梗死、主动脉瓣关闭不全等患者。

(4)水冲脉(water hammer pulse)：脉搏骤起骤落急促而有力。检查时将患者手臂抬高过头，检查者用手紧握其手腕掌面，可感到急促有力的冲动，主要由于周围血管扩张或存在分流、反流所致。常见于主动脉瓣关闭不全、甲状腺功能亢进、严重贫血、先天性动脉导管未闭、动静脉瘘等。

(5)奇脉(paradoxical pulse)：平静吸气时脉搏明显减弱或消失的现象，称为奇脉。常见于心包积液、缩窄性心包炎、心脏压塞的患者。奇脉是心包填塞的重要体征之一，其发生机制是与在吸气时由于病理原因使心脏受束缚，引起左心室搏出量减少所致。

**4. 动脉壁异常** 用手指压迫动脉，正常时远端动脉管不能触及，若能触及提示动脉硬化。动脉硬化早期触及动脉壁弹性消失呈条索状，严重时动脉壁硬且有迂曲及结节状，有如按琴弦之感。

### (二) 异常脉搏的护理

**1. 病情观察** 观察患者脉搏的脉率、节律、强弱及动脉壁情况，并注意有无伴随症状。

**2. 治疗护理** 按医嘱用药，并注意观察药物不良反应。

**3. 健康指导** 让患者保持情绪稳定、戒烟限酒；教会患者及家属监测脉搏的方法，以及简单的急救方法。

## 三、脉搏测量技术

### (一) 脉搏的测量部位

凡身体浅表且靠近骨骼的大动脉均可作为测量脉搏的部位。临床上最常选择的诊脉部位是桡动脉，其次是颞动脉、颈动脉、肱动脉、腘动脉、足背动脉、胫后动脉及股动脉等(图11-15)。

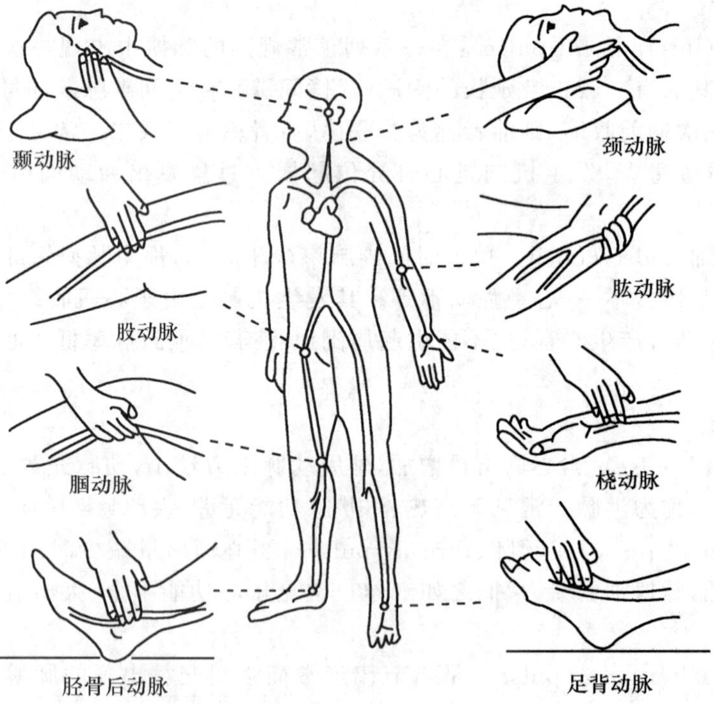


图 11-15 常用诊脉部位

### （二）测量脉搏的方法

【目的】

1. 判断脉搏有无异常。

2. 动态监测脉搏变化，间接了解心脏状况。

3. 为疾病诊断、治疗及护理提供依据。

【告知】

1. 向患者说明测量脉搏的目的和意义，使其合作。

2. 告知患者如果有剧烈活动、紧张、恐惧、哭闹等，应休息 15～30 分钟后再测量脉搏。

3. 脉搏异常的患者（如细脉、间歇脉、交替脉等），应告知注意观察脉搏的变化情况及注意事项，以免引起病情变化。

【准备】

**1. 护士准备**　衣帽整洁，修剪指甲、洗手、戴口罩。

**2. 患者准备**　体位舒适，情绪稳定，测量脉搏前 30 分钟内不能剧烈运动，无紧张、恐惧情绪及哭闹现象。

**3. 用物准备**　秒表、记录本、笔，必要时备听诊器。

**4. 环境准备**　整洁、安静、安全。

【操作规程】

见表 11-4。

**表 11-4　脉搏测量法操作规程**

| 操作流程 | 操作步骤 | 要点说明 |
|---|---|---|
| 备物检查 | • 备齐用物，携至床旁，核对解释 | • 确定患者，取得合作 |
| 安置体位 | • 卧位或坐位，手腕伸展，手臂放于舒适位置 | • 患者舒适，护士便于操作 |
| 测量脉搏 | • 以示指、中指、无名指的指端按压桡动脉处 | • 压力过大阻断脉搏搏动，压力过小感觉不到脉搏搏动 |
| | • 按压力量适中，以能清楚测得脉搏搏动为宜 | • 得到正确的心率和脉率 |
| | • 计数：①正常脉搏测 30 秒，乘 2。②异常脉搏测量 1 分钟。③脉搏短绌时由 2 名护士同时测量，一人听心率、另一人测脉率，听心音者发出“起”或“停”口令，计时 1 分钟（图 11-16） | • 心脏听诊部位在左锁骨中线内第 5 肋间隙 |
| 洗手记录 | • 护士洗手<br>• 将检测数值记录在记录本上，再绘制在体温单上 | • 脉搏短绌者以分数形式记录，记录方式为心率/脉率/分钟 |

【注意事项】

1. 不可用拇指诊脉，因拇指动脉搏动较强，易与患者的脉搏相混淆；测脉率时，应同时注意脉搏节律、强弱等情况。

2. 如患者有剧烈运动、紧张、恐惧、哭闹等活动，应让其安静休息 15～30 分钟再测量脉搏。

3. 为偏瘫患者测脉搏时应选择健侧肢体测量。

4. 如脉搏细弱触摸不清时，可用听诊器听心率 1 分钟。

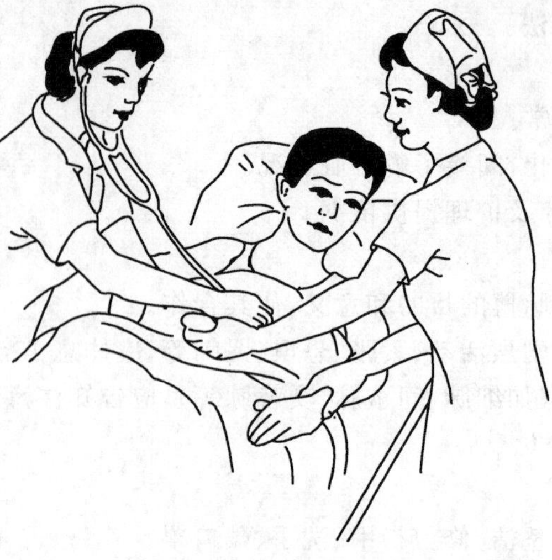

图 11-16 绌脉测量法

# 第三节 呼吸的观察及护理

机体在新陈代谢过程中,需要不断地从外界环境中摄取氧气并把机体产生的二氧化碳排出体外,这种机体与环境之间进行气体交换的过程称为呼吸(respiration)。

## 一、正常呼吸及生理变化

### (一)呼吸过程

呼吸的全过程由外呼吸、气体运输和内呼吸三个相互关联的环节组成(图 11-17)。

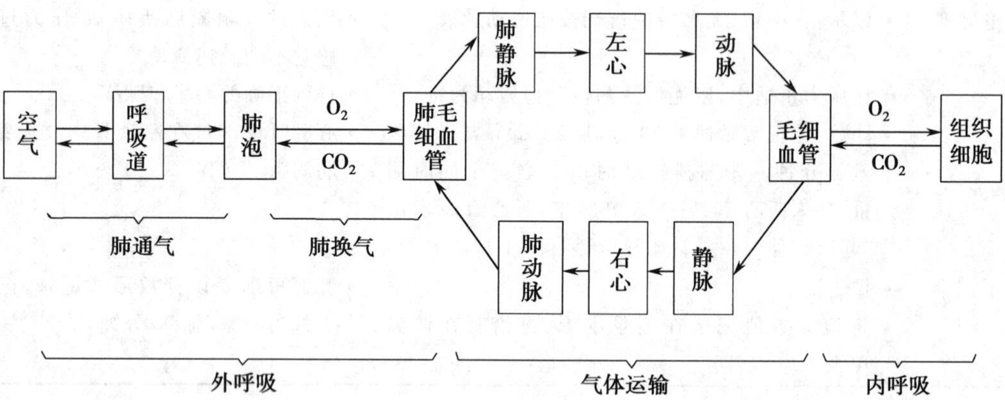


图 11-17 呼吸过程三环节

**1. 外呼吸**(肺呼吸) 是指外界环境与血液之间在肺部进行的气体交换,包括肺通气与肺换气两个过程。肺通气是指通过呼吸运动使肺与外界环境之间的气体交换。肺换气是指肺泡与血液之间的气体交换。其交换的方式是通过分压差扩散,交换的结果是使静脉血变成动脉血,肺循环毛细血管的血液不断从肺泡中获得氧,排出二氧化碳。

**2. 气体运输** 是通过血液循环将氧由肺运送到组织细胞,同时将二氧化碳从组织细胞运送到肺。

**3. 内呼吸**(组织呼吸)　即组织换气,是指血液与组织细胞之间的气体交换。交换的方式同肺换气,交换的结果是使动脉血变成静脉血,体循环毛细血管的血液不断从组织中获得二氧化碳放出氧气。

### (二) 正常呼吸及生理变化

**1. 正常呼吸**　正常成人在安静状态下呼吸频率约为16～20次/分钟,节律规则,呼吸运动均匀无声且不费力(图11-18)。呼吸与脉率的比约为1∶5～1∶4,男性及儿童以腹式呼吸为主,女性以胸式呼吸为主。

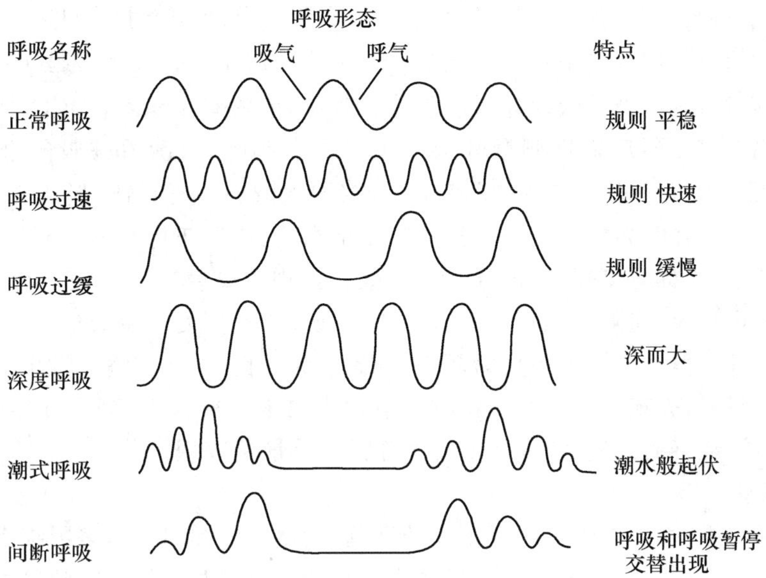


图11-18　正常和异常呼吸

**2. 生理变化**

(1)年龄:年龄越小,呼吸频率越快。如新生儿的呼吸约为44次/分钟。

(2)性别:同年龄的女性呼吸频率比男性稍快。

(3)运动:运动时机体代谢增高、呼吸加深加快,休息和睡眠呼吸减慢。

(4)情绪:强烈的情绪变化,如紧张、愤怒、恐惧、悲伤、害怕等刺激呼吸中枢,引起呼吸加快或屏气。

(5)其他:如环境温度升高、海拔增高均会使呼吸加深加快。

## 二、异常呼吸的观察及护理

### (一) 异常呼吸的观察

**1. 频率异常**

(1)呼吸过速(tachypnea):成人呼吸频率超过24次/分钟为呼吸过速(图11-18)。常见于疼痛、发热、甲状腺功能亢进、贫血及心功能不全等患者。一般体温每升高1℃,呼吸频率大约增加3～4次/分钟。

(2)呼吸过缓(bradypnea):成人呼吸频率低于10次/分钟为呼吸过缓(图11-18)。见于颅内压增高、镇静或麻醉药物过量、脑肿瘤等呼吸中枢受抑制的患者。

**2. 深度异常**

(1)深度呼吸:又称库斯莫呼吸,表现为深而规则的大呼吸(图 11-18)。见于尿毒症引起的代谢性酸中毒、糖尿病酮症酸中毒等患者。

(2)浅快呼吸:表现为浅表而不规则的呼吸,有时呈叹息样。见于呼吸肌麻痹、某些肺与胸膜疾病,也可见于濒死患者。

**3. 节律异常**

(1)潮式呼吸:又称陈-施呼吸,即呼吸由浅慢逐渐变为深快,然后再由深快转为浅慢,经一段时间的呼吸暂停(5～30 秒),又开始重复以上的周期性变化,如此周而复始,其形态如潮水起伏(图 11-18)。潮式呼吸的周期可长达 30 秒至 2 分钟。产生机制是由于呼吸中枢的兴奋性减弱或严重缺氧时,血中正常浓度的 $CO_2$ 不能通过化学感受器引起呼吸中枢兴奋,故呼吸逐渐减弱以致暂停;当呼吸暂停时 $CO_2$ 停止呼出,体内 $CO_2$ 积聚,$PaCO_2$ 增高,达到一定浓度后,通过化学感受器反射性刺激呼吸中枢再次引起呼吸;随着呼吸的进行,当积聚的 $CO_2$ 呼出后呼吸中枢又失去了有效的刺激,呼吸又再次减弱,进而暂停形成周期性变化。多见于中枢神经系统疾病,如脑炎、脑膜炎、颅内压增高、巴比妥药物中毒及濒死的患者。

(2)间断呼吸:又称毕奥呼吸,即呼吸和呼吸暂停现象交替出现。表现为有规律地呼吸几次后,突然停止呼吸,间隔一段时间后又开始呼吸,如此反复交替(图 11-18)。其产生机制与潮式呼吸相同,但比潮式呼吸更为严重,预后更为不良,常在临终前发生。

(3)叹气样呼吸:表现为在一段浅快呼吸节律中出现一次深大呼吸,并伴有叹息声。常见于精神紧张、神经衰弱的患者,如果反复发作是临终前的表现。

**4. 音响异常**

(1)蝉鸣样呼吸:表现为吸气时产生一种高调的音响(似蝉鸣样),多因细支气管、小支气管堵塞,空气进入发生困难所致。常见于喉头水肿、喉头异物、支气管哮喘等患者。

(2)鼾声呼吸:由于气管或支气管内有较多的分泌物积聚,呼吸时会发出一种粗大的鼾声。多见于昏迷患者。

**5. 形式异常**

(1)胸式呼吸减弱,腹式呼吸增强:由于肺、胸膜或胸壁疾病,如肺炎、胸膜炎、胸壁外伤、肋骨骨折、肋神经痛等,使胸式呼吸减弱,腹式呼吸增强。

(2)腹式呼吸减弱,胸式呼吸增强:当腹腔内压力增高,膈肌下降受限时(如腹膜炎、大量腹水、肝脾极度肿大、腹腔内巨大肿瘤等),造成腹式呼吸减弱,胸式呼吸增强。

**6. 呼吸困难**(dyspnea) 是指呼吸频率、节律和深浅度的异常,主要原因是气体交换不足,机体缺氧所致。患者表现为自我感觉空气不足,呼吸费力,出现发绀、鼻翼扇动、端坐呼吸,辅助呼吸肌参与呼吸活动。

(1)吸气性呼吸困难:由于上呼吸道部分梗阻,气流不能顺利进入肺,吸气时呼吸肌收缩,肺内负压极度增高所致。其特点是吸气困难,吸气时间显著延长,有明显的三凹征(胸骨上窝、锁骨上窝、肋间隙凹陷)。常见于喉头水肿、气管异物等。

(2)呼气性呼吸困难:由于下呼吸道部分梗阻,气流呼出不畅所致。其特点是呼气费力,呼气时间延长。常见于支气管哮喘、阻塞性肺气肿等。

(3)混合性呼吸困难:特点是吸气、呼气均费力,呼吸频率增加。常见于重症肺炎、广泛性肺纤维化、大量胸腔积液等。

**（二）异常呼吸的护理**

**1. 病情观察**　监测呼吸频率、节律与深浅度变化；密切观察患者有无咳嗽、咳痰、咯血、发绀症状与体征；密切观察患者呼吸困难的程度及病情变化，随时监测血气分析的结果，以便早期发现，及时处理。

**2. 生活护理**　①保持环境安静、舒适，空气新鲜，温、湿度适宜，避免刺激性气体的吸入。②依据病情安置合适体位，如半卧位或端坐位，必要时设置跨床小桌让患者伏桌休息，减轻呼吸困难。③保证每日足够的热量（如无心、肝、肾功能障碍，还应给予充足的水分），宜进富含维生素、易消化食物，进餐不宜过饱，避免产气食物，以免膈肌上抬，影响呼吸。④保证睡眠和休息，患者有睡眠障碍，让其尽量减少白天睡眠时间和次数，必要时要按医嘱应用镇静剂，呼吸衰竭的患者慎用，禁忌使用吗啡。

**3. 保持呼吸道通畅**　气道分泌物较多时，应协助患者翻身拍背，充分排出痰液，以增加肺泡通气量，必要时可吸痰或按医嘱给予支气管舒张剂，以缓解呼吸困难。

**4. 治疗配合**　按医嘱合理用药，给予氧气吸入，必要时应用呼吸机改善呼吸困难。

**5. 心理护理**　消除患者紧张、恐惧心理，主动配合治疗和护理。

**（三）改善呼吸功能的护理技术**

**1. 有效咳嗽**　咳嗽是一种防御性反射，可排出呼吸道内分泌物和异物，具有清洁、保护和维持呼吸道通畅的作用。①爆发性咳嗽，咳嗽时患者先深吸气后屏气几秒钟，然后张嘴在呼气时用力咳嗽将痰排出。②分段咳嗽（术后咳嗽），适用于胸腹部手术后的患者。操作时护士应将双手掌放于患者切口两侧，嘱患者连续小声咳嗽，患者咳嗽的同时护士双手向切口中心部位适当用力按压，以减轻患者术后因咳嗽带来的痛苦。

**2. 胸部叩击与胸壁震荡**

（1）胸部叩击：是用手叩击胸背部，让呼吸道分泌物松脱，使之易于排出体外的方法。操作要点：①患者取仰卧或俯卧位，也可采用坐位和侧卧位，操作者将手固定成背隆掌空状（图11-19）。②放松腕、肘、肩，有节律地叩击引流的肺段，顺序为自下而上、由外向内迅速而有节律地叩击胸部与背部。叩击的力量应适中，以患者不感到疼痛为宜。③边叩击边鼓励患者咳嗽，以促进痰液排出。④不可在有纽扣、拉链部位叩击；不可在裸露皮肤上叩击，患者可穿单层内衣；不可在脊柱、乳房、肋骨以下部位叩击，以免损伤组织。⑤每日可叩击数次，每次30～60秒。

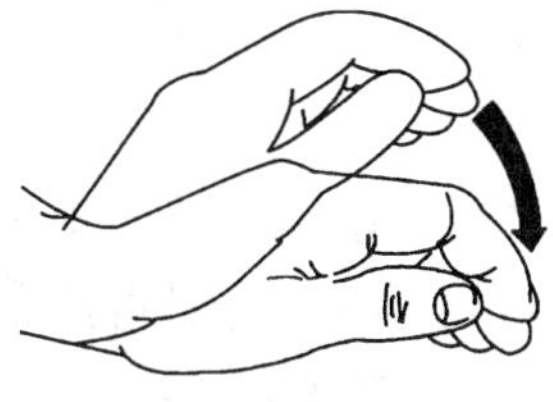

**图 11-19　胸部叩击法**

（2）胸壁震荡：是借助振动使分泌物松脱而排出体外的方法。操作要点：①操作者双手掌重叠置于患者引流部位，手掌向下，肘部伸直。②嘱患者深吸气时手掌随胸廓扩张慢慢抬起，不施加任何压力。③从吸气最高点开始，在整个呼气期手掌紧贴胸壁，施加一定压力并作轻柔的上下抖动，即快速收缩、松动手臂和肩膀，震荡患者胸壁。④震荡患者胸壁约5～7次，每一个部位重复3～4个呼吸周期。⑤每次震荡结束嘱患者咳嗽，以利痰液排出。

**3. 体位引流**　体位引流是根据患者肺部病变部位，将其安置适当的体位，利用重力作用排出肺、支气管内分泌物的操作方法，又称重力引流。主要适用于肺脓肿、支气管扩张症患者的痰液或脓液的引流和支气管碘油造影术前后。

（1）引流体位：原则是抬高患部位置，引流支气管开口向下，有利于潴留的分泌物借助于重力作用流入支气管和气管排出；在进行体位引流时还应考虑患者的耐受程度，如患者不能耐受,应及时调整姿势。(图 11-20)。

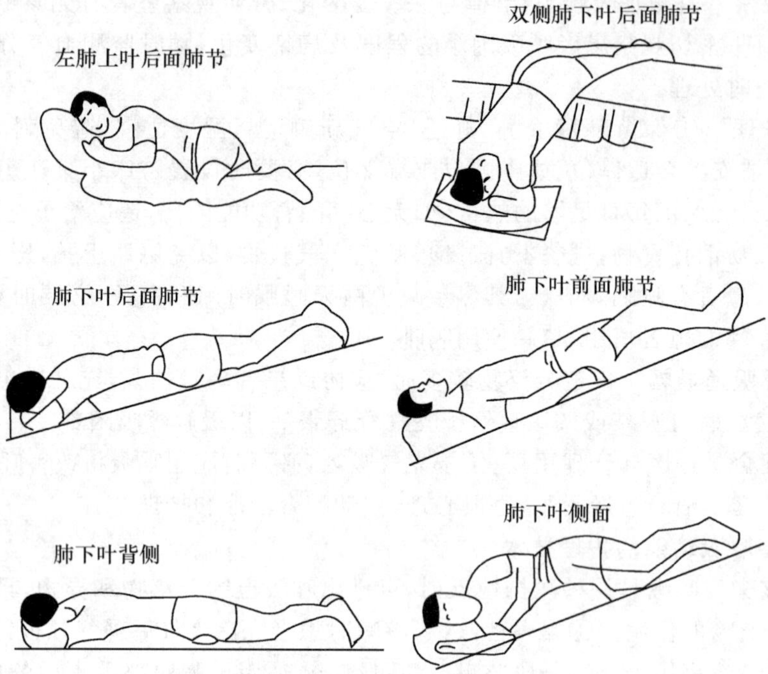


图 11-20 体位引流

(2)引流排痰:①拍背,告知患者在引流期间需拍背,这样可使黏附在支气管壁上的痰液松动,利于引流。其方法为:掌指关节呈 120°,从背部下方开始顺体位由外向内叩击。②咳嗽,指导患者有效咳嗽,其方法为:深吸一口气→屏气→用力咳出支气管深部的痰液。老年患者、体弱者可协助吸痰。③时间,引流时间可逐渐延长,从每次 5～10 分钟至每次15～20 分钟,每日 1～3 次,一般于餐前 1 小时或餐后、鼻饲后 1～3 小时进行。④观察,进行引流时,护士应注意观察患者有无出汗、脉搏细弱、头晕、疲劳、面色苍白等症状,了解患者对体位引流的耐受程度。如果患者出现心率超过 120 次/分钟、心律失常、血压降低或升高、眩晕、发绀,应立即停止体位引流并通知医生配合处置。

(3)整理记录:引流结束后,帮助患者漱口,擦净面部;协助患者取舒适卧位休息;清理用物、洗手,记录患者有无不适症状、引流物的性质和量。

**4. 呼吸功能锻炼** 用以改善和控制通气,减少呼吸功能障碍。主要用于胸廓扩张受限的患者,如慢性阻塞性肺疾病(COPD)或胸部手术的患者。

(1)缩唇呼吸:缩唇呼吸是通过缩唇形成的微弱阻力延长呼气时间,增加气道阻力,延缓气道塌陷,促进排出更多的残气量。操作方法如下:①用鼻吸气,指导患者闭嘴用鼻吸气。②缩唇呼气,吸气后将口唇缩小(吹口哨样)缓慢呼气,同时收缩腹部。缩唇大小程度与呼气流量,以能使距离口唇 15～20cm 处,与口唇等高点水平蜡烛的火焰随气流倾斜又不被熄灭为宜。③吸气与呼气的时间比为 1∶2 或 1∶3。

(2)膈式或腹式呼吸:①安置卧位,患者可取立位、仰卧位或半坐卧位,双手分别放在前胸部和上腹部。②缓慢深吸气,用鼻缓慢吸气时,使膈肌最大程度下降,腹肌松弛,腹部凸出,手感到腹部向上抬起。③缩唇呼气,呼气时用口呼出,腹肌收缩,膈肌松弛,膈肌随腹内压增加上抬，从而推动肺部气体排出，手感到腹部下降。

**5. 吸痰术**　吸痰术是指利用机械吸引的方法，经口腔、鼻腔、人工气道将呼吸道分泌物吸出，以保持呼吸道通畅，预防吸入性肺炎、肺不张、窒息等并发症发生的方法。主要用于年老体弱、危重、昏迷、麻醉未清醒前等各种原因引起的不能有效咳嗽的患者（详见第十七章病情观察及危重患者的抢救）。

**6. 氧气吸入术**　氧是人的生命活动所必需的物质，人体在缺氧状态下可以出现组织的代谢、功能和形态结构的异常改变，所以临床通常采用氧气疗法来提高患者的动脉血氧分压（$PaO_2$）和动脉血氧饱和度（$SaO_2$），从而增加动脉血氧含量（$CaO_2$），促进组织的新陈代谢，维持机体的生命活动。护士必须熟练掌握氧疗技术和安全用氧知识，正确执行医嘱，及时纠正患者由于各种原因造成的缺氧（详见第十七章病情观察及危重患者的抢救）。

**7. 机械通气**　机械通气是在患者自然通气和（或）氧合功能出现障碍时，利用机械装置代替、控制或改变自主呼吸运动的通气方式，即借助于呼吸机建立气道口与肺泡间的压力差，给予呼吸功能不全的患者以呼吸支持。具有增加通气量，改善换气功能，减轻呼吸肌做功的治疗作用（详见第十七章病情观察及危重患者的抢救）。

## 三、呼吸测量技术

【目的】

1. 判断呼吸有无异常。
2. 动态监测呼吸变化，了解患者呼吸功能情况。
3. 协助诊断，为预防、治疗、康复、护理提供依据。

【告知】

1. 向患者和家属说明呼吸监测的重要性，使其合作。
2. 如果患者有剧烈活动、情绪激动等，应休息 30 分钟后再测量。
3. 指导患者精神放松，让其具有识别异常呼吸的判断能力。
4. 告知患者异常呼吸的自我护理方法。

【准备】

**1. 护士准备**　衣帽整洁，修剪指甲、洗手，戴口罩。

**2. 用物准备**　秒表，记录本，笔，必要时准备少许棉花。

**3. 患者准备**　患者体位舒适，情绪稳定；保持自然呼吸状态。

**4. 环境准备**　安静舒适，光线明亮，温湿度合适。

【操作规程】

见表 11-5。

**表 11-5　呼吸测量法操作规程**

| 操作流程 | 操作步骤 | 要点说明 |
| --- | --- | --- |
| 备物检查 | • 备齐用物，携至床旁，核对解释 | • 确定患者，取得合作 |
| 安置体位 | • 协助患者取舒适体位 | • 避免引起患者紧张 |
| 测量呼吸 | • 护士保持诊脉手势，观察患者胸部或腹部的起伏，一起一伏为 1 次呼吸（图 11-21） | • 女性以胸式呼吸为主，男性和儿童以腹式呼吸为主 |

续表

| 操作流程 | 操作步骤 | 要点说明 |
|---|---|---|
| 测量呼吸 | • 计数：①正常情况下测 30 秒。②异常呼吸或婴幼儿测 1 分钟。③呼吸微弱或危重者，可用少许棉花置于鼻孔前，观察棉花被吹动的次数，计数 1 分钟(图 11-22) | • 正常测 30 秒乘 2，同时观察呼吸深度、节律、声音、形态及有无呼吸困难 |
| 洗手记录 | • 护士洗手<br>• 将检测数值记录在记录本上，再绘制在体温单上 | |

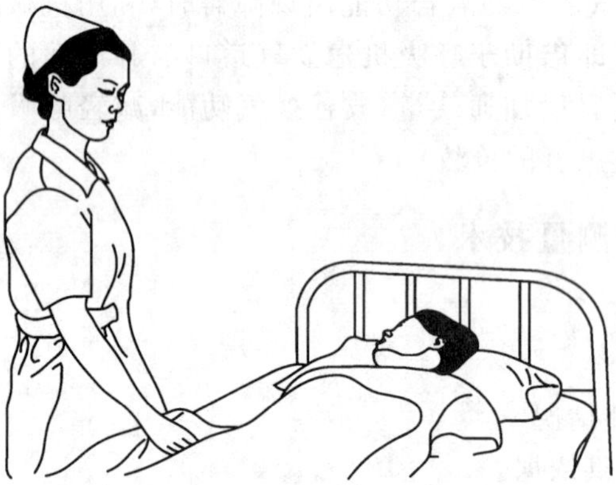

图 11-21 呼吸测量

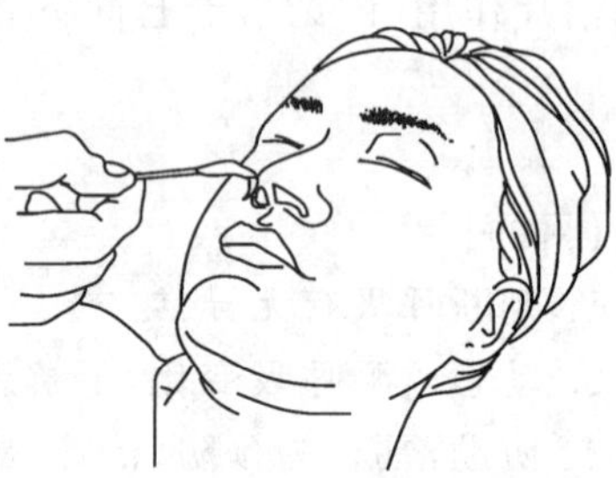

图 11-22 危重患者呼吸测量法

【注意事项】

1. 测呼吸前如有剧烈运动、情绪激动等，应休息 30 分钟后再测量。

2. 由于呼吸受意识控制，测量呼吸前不必解释，测量时不应让患者察觉，以免紧张而影响测量的准确性。

3. 危重患者呼吸微弱，可用少许棉花放于患者鼻孔前，观察棉花被吹动的次数，计时 1 分钟。

## 第四节 血压的观察及护理

血压(blood pressure，BP)是指血液在血管内流动时对血管壁的侧压力，一般是指动脉血压。当心室收缩时，主动脉内压力急剧升高，当心脏收缩至中期时，主动脉内压力达到最高值，此时动脉壁所承受的压力称为收缩压(systolic pressure)。当心室舒张时，主动脉压下降，至心舒末期动脉血压下降达到的最低值称为舒张压(diastolic pressure)。收缩压与舒张压之差称为脉压(pulse pressure)。在一个心动周期中，动脉血压的平均值称为平均动脉压(mean arterial pressure)，平均动脉压简略估算方法为：平均动脉压＝舒张压＋1/3 脉压。血压以 mmHg(毫米汞柱)或 kPa(千帕斯卡)为计量单位，两者的换算公式为：1kPa＝7.5mmHg；1mmHg＝0.133kPa。

## 一、正常血压及生理变化

### （一）血压的形成

在循环系统中足够的血液充盈是形成血压的首要因素，而充盈程度取决于血量与循环系统容量之间的关系。其次心脏射血及外周阻力也是血压形成的基本因素。此外，大动脉弹性对血压的形成也起着重要作用。在心动周期中，心室收缩释放的能量，一部分以动能形式推动血液向前流动，另一部分以势能形式贮存在弹性血管的管壁中形成对血管壁的侧压力，使动脉管壁扩张。因有外周阻力的存在，左心室射出的血量仅 1/3 流向外周，其余 2/3 暂时贮存于主动脉和大动脉内，形成较高的收缩压。心室舒张，主动脉和大动脉管壁弹性回缩，将贮存的势能转化为动能，推动血液继续流动，在心室舒张末期动脉血压降到最低值即为舒张压。

### （二）影响血压的因素

**1. 每搏输出量**　在心率和外周阻力不变时，如果每搏输出量增大，心缩期射入主动脉的血量增多，管壁所承受的压力也随之增加，收缩压明显升高。由于主动脉和大动脉被扩张的程度大，心舒期弹性回缩力也增大，血液向外周流速加快，至心舒末期大动脉存留的血量增加并不多，舒张压虽有所升高，但程度不大，因而脉压增大。反之，每搏输出量减少，收缩压降低，脉压减小。因此收缩压的高低主要反映每搏心输出量的多少。

**2. 心率**　每搏输出量和外周阻力不变时，心率增快，则心舒期缩短，在心舒期内流向外周血量减少。心舒末期主动脉内存留的血量增多，舒张压明显升高。在心缩期动脉系统内血量增加，收缩压也会升高，但动脉压升高使血流速度加快，因此心缩期内仍有较多的血液从主动脉流至外周，从而出现收缩压升高不如舒张压显著，脉压也随之减小。因此心率主要影响舒张压。

**3. 外周阻力**　当心输出量不变而外周阻力增大时，心舒期内血液向外周流动的速度减慢，心舒末期存留于主动脉中的血量增多，舒张压明显升高。当心缩期，由于动脉血压升高使血流速度加快，致收缩压升高不如舒张压明显，脉压减小。反之，当外周阻力减小时舒张压的降低比收缩压的降低较为明显，脉压增大。因此，舒张压的高低主要反映外周阻力的大小。外周阻力受阻力血管（小动脉与微动脉）口径和血液黏稠度的影响，当阻力血管口径变小，血液黏稠度增加时，外周阻力则增大。

**4. 主动脉和大动脉的弹性**　大动脉管壁的弹性对血压起缓冲作用。但随着年龄的增长，血管的胶原纤维增生，血管壁弹性降低，使血管的可扩张性减小，收缩压增高，舒张压降低，脉压增大。

**5. 循环血量和血管容量比例**　正常情况下，循环血量与血管系统容量相适应，以保持血管系统足够的充盈，产生一定的体循环平均充盈压。如果循环血量减少或血管容量扩大，均会造成血压下降。

### （三）正常血压及生理性变化

**1. 正常血压的范围**　正常成人安静状态下血压范围为，收缩压 90～139mmHg（12.0～18.5kPa），舒张压 60～89mmHg（8.0～11.8kPa），脉压 30～40mmHg（4.0～5.3kPa）。

**2. 生理变化**

（1）年龄：血压随着年龄的增长而增高，收缩压的增高比舒张压增高较为显著（表 11-6）。

表 11-6 各年龄组的平均血压

| 年龄组 | 平均血压 mmHg(kPa) | 年龄组 | 平均血压 mmHg(kPa) |
|---|---|---|---|
| 1 个月 | 84/54(10.6/6.1) | 14～17 岁 | 120/70(16/9.3) |
| 3 岁 | 90/60(12/8) | 成年人 | 120/80(16/10.6) |
| 6 岁 | 105/65(14/8.7) | 老年人 | 140～160/80～90(18.6～21.3/10.6～12) |
| 10～13 岁 | 110/65(14.6/8.6) | | |

(2)性别：青春期前男性与女性之间血压差别不明显，女性在更年期前血压稍低于男性，更年期后血压升高，差别较小。

(3)昼夜和睡眠：一般清晨血压最低，日间逐渐升高，至傍晚血压最高。睡眠不佳或劳累过度血压可稍升高。

(4)温度：寒冷环境下末梢血管收缩，血压略升高；高温环境下皮肤血管扩张，血压可略下降。

(5)体位：立位血压高于坐位血压，坐位血压高于卧位血压，这与重力引起的代偿机制有关。长期卧床或使用某些降压药物的患者，若由卧位改为立位时可能会出现直立性低血压(收缩压明显下降 20mmHg 以上)，患者可有头晕、昏厥的表现。

(6)身体部位：正常情况下，一般右上肢高于左上肢 10～20mmHg(1.33～2.67kPa)，这与左右肱动脉的解剖位置有关。下肢血压高于上肢 20～40mmHg(2.67～5.33kPa)，这与股动脉的管径较肱动脉粗、血流量大有关。

(7)其他：情绪激动、剧烈运动、兴奋、紧张、恐惧、吸烟等可使血压升高。饮酒、摄盐过多、药物等因素对血压也有一定影响。

## 二、异常血压的观察及护理

### (一) 异常血压的观察

**1. 高血压**(hypertension) 1999 年 2 月世界卫生组织与国际高血压联盟(WHO/ISH)制订的高血压治疗指南中将高血压定义为：在未服用抗高血压药物情况下，成人收缩压≥140mmHg和(或)舒张压≥90mmHg。依据此指南，1999 年 10 月我国高血压联盟也公布了《中国高血压防治指南》，2004 年中国高血压防治指南修订委员会对其进行修订(表 11-7)。

表 11-7 成人血压水平的定义及分类

| 分级 | 收缩压(mmHg) | 舒张压(mmHg) |
|---|---|---|
| 正常血压 | <120 | <80 |
| 正常高值 | 120～139 | 80～89 |
| 高血压 | ≥140 | ≥90 |
| 1 级高血压(轻度) | 140～159 | 90～99 |
| 2 级高血压(中度) | 160～179 | 100～109 |
| 3 级高血压(重度) | ≥180 | ≥110 |
| 单纯收缩期高血压 | ≥140 | <90 |

注：若患者收缩压与舒张压属于不同级别时，则以较高的分级为准。

**知识链接**

**高血压患者血压控制目标值**

高血压患者原则上应将血压降到患者能最大耐受的水平，目前一般主张血压控制目标值至少＜140/90mmHg。糖尿病或慢性肾病合并高血压的患者，血压控制目标值＜130/80mmHg。根据临床试验已获得的证据，老年收缩期性高血压的降压目标水平，收缩压(SBP)140～150mmHg，舒张压(DBP)＜90mmHg但不低于65～70mmHg，舒张压降得过低可能抵消收缩压得到的益处。

来源：陆再英，钟南山．内科学．第7版．北京：人民卫生出版社，2008

**2. 低血压**(hypotension)　成人收缩压低于90mmHg(12.0kPa)，舒张压低于60mmHg(8.0kPa)称为低血压。当血压低于正常范围时患者有明显的血容量不足的表现，如脉搏细速、头晕、心悸等。常见于大量失血、休克、心肌梗死、急性心脏压塞等患者。

**3. 脉压变化**

(1)脉压增大：脉压大于40mmHg(5.3kPa)为脉压增大。常见于主动脉硬化、主动脉瓣关闭不全、动脉导管未闭、甲状腺功能亢进等。

(2)脉压减小：脉压小于30mmHg(3.9kPa)为脉压减小。常见于心包积液、缩窄性心包炎、主动脉瓣狭窄、心力衰竭等。

### (二) 异常血压的护理

**1. 监测血压**　判断血压有无异常，如有异常应加强监测，及时了解血压变化情况，同时注意有无其他伴随症状。

**2. 注意休息**　根据患者血压情况指导休息，保持环境安静、舒适，温湿度适宜。患者血压较高时，应告知卧床休息，按医嘱给予降压药物；如血压过低，应迅速安置平卧位，针对病因给予紧急处理。

**3. 心理护理**　有针对性地进行心理指导，消除患者的紧张、恐惧心理，积极配合治疗与护理。

**4. 健康指导**　让患者建立良好的生活方式，如戒烟限酒、生活规律、情绪稳定；学会监测血压及发生紧急情况的处理方法。

**知识链接**

**高血压患者的健康生活方式**

改善生活行为适用于所有的高血压患者，其中也包括使用降压药物治疗的患者。

1. 减轻体重　尽量使体重指数(BMI)控制在＜25。体重降低对改善胰岛素抵抗、糖尿病、高脂血症和左心室肥厚有益。

2. 减少钠盐摄入　膳食中约80%钠盐来自烹调用盐和各种腌制品，所以应减少烹调用盐，每人每日食盐量以不超过6g为宜。

3. 补充钙和钾盐　每人每日吃新鲜蔬菜400～600g，喝牛奶500ml，可以补充钾1000mg和钙400mg。

4. 减少脂肪摄入　膳食中脂肪量应控制在总热量的25%以下。

5. 戒烟、限制饮酒　饮酒量每日不可超过相当于50g乙醇的量。

6. 增加运动 运动有利于减轻体重和胰岛素抵抗,提高心血管适应调节能力,稳定血压水平。较好的运动方式是低或中等强度的等张运动,可根据年龄及身体状况选择慢跑或步行,一般每周3～5次,每次20～60分钟。

来源:陆再英,钟南山.内科学.第7版.北京:人民卫生出版社,2008

## 三、血压测量技术

血压测量的方法有直接测量法和间接测量法,直接测量法是一种创伤性检查,即经皮穿刺将导管由周围动脉送到主动脉,导管末端连接测压系统,自动显示血压数值,测量结果精确、可靠。间接测量法简便易行是目前广泛应用的方法。

血压计是依据血液通过狭窄的血管管道形成涡流时发出响声的原理而设计的。血压值是以血压和大气压作比较,用血压高于大气压的数值来表示血压的高度。

### (一) 血压计的种类及构造

**1. 血压计的种类** 常用的血压计有汞柱式血压计(分台式和立式)、表式血压计(弹簧式)及电子血压计三种。

**2. 血压计的构造** 主要由三部分组成。

(1)输气球和调节空气压力的阀门。

(2)袖带:袖带为长方形扁平橡胶袋,外层有布套。通常袖带橡胶袋长24cm、宽12cm,布套长48cm。下肢袖带长约135cm,比上肢袖带宽2cm。小儿袖带宽度要求为:新生儿长5～10cm、宽2.5～4cm,婴儿袖带长12～13.5cm、宽6～8cm,儿童袖带长17～22.5cm、宽9～10cm。橡胶带上有两根橡胶管,一根与输气球相连,另一根与压力表相接。

(3)血压计

1)汞柱式血压计:由玻璃管、标尺、水银槽三部分组成。在血压计盒内面固定一根玻璃管,管面上有双刻度为0～300mmHg(0～40kPa),每一小格相当于2mmHg(0.5kPa),玻璃管上端盖以金属帽与大气相通,玻璃管下端和汞槽(内装有水银)相通(图11-23)。汞柱式血压计的优点是测得的数值准确可靠,但较笨重,且玻璃管部分易破碎,水银溢出造成污染。

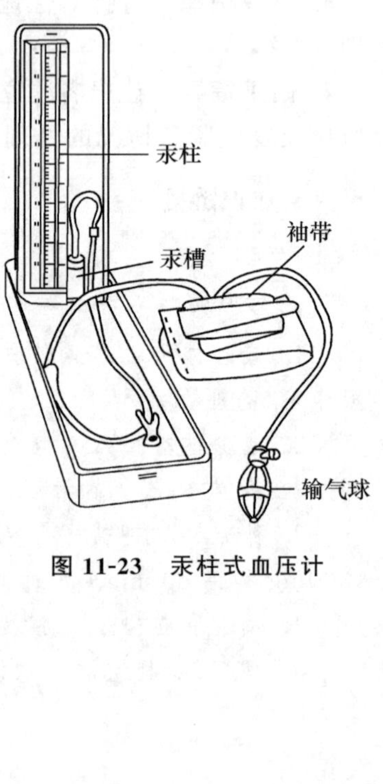

图11-23 汞柱式血压计

2)表式血压计:又称弹簧式血压计、压力表式血压计或无液血压计。外形呈圆盘状,正面盘上标有刻度,盘中央有一指针提示血压数值(图11-24)。其优点是携带方便,但欠准确,应定期与汞柱式血压计校验。

3)电子血压计:袖带内有一换能器,可进行自动采样微电脑控制数字运算、自动放气程序。数秒钟内可测得收缩压、舒张压、脉搏数值(图11-25)。优点是操作方便,排除噪音干扰等造成的误差。缺点是欠准确。

### (二) 测量血压的方法

【目的】

1. 判断血压有无异常。

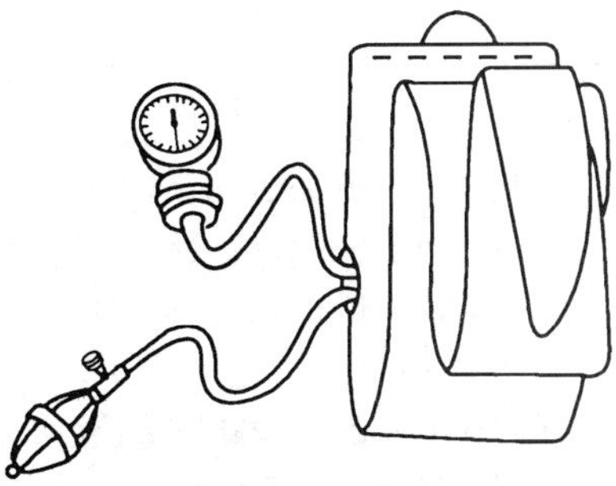

图 11-24　表式血压计

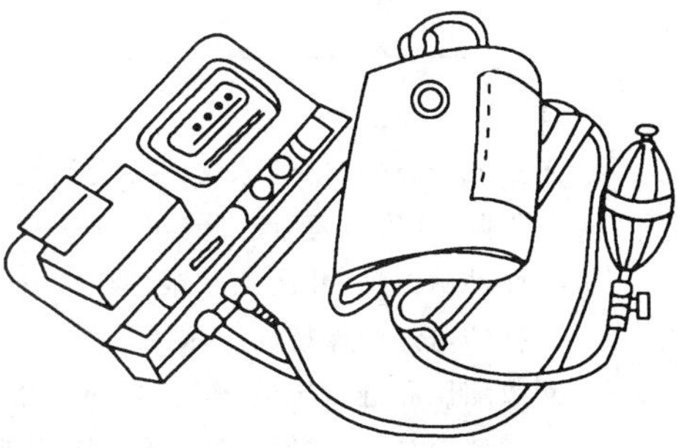

图 11-25　电子血压计

2. 动态监测血压变化，间接了解循环系统的功能状况。

3. 协助诊断，为治疗与护理提供重要依据。

【告知】

1. 告知患者和家属血压的正常值及测量过程中的注意事项。

2. 测量前患者有吸烟、运动、情绪激动等，应告知休息 30 分钟后再测量。

3. 告知患者合理的生活方式，提高自我保健的能力。

4. 告知患者正确判断降压效果，应在医生指导下调整用药。

【准备】

**1. 护士准备**　衣帽整洁，修剪指甲、洗手，戴口罩。

**2. 患者准备**　了解血压测量的目的和方法，愿意合作。体位舒适，情绪稳定。测量前如有吸烟、运动和情绪变化，应休息 15～30 分钟后再测量。

**3. 用物准备**　血压计、听诊器、记录本、笔。

**4. 环境准备**　整洁、安静、光线充足。

【操作规程】

见表 11-8。

表 11-8　血压测量法操作规程(汞柱式血压计)

| 操作流程 | 操作步骤 | 要点说明 |
|---|---|---|
| 备物检查 | • 备齐用物，携至床旁，核对解释 | • 确定患者，取得合作 |
| 安置体位 | • 肱动脉：坐位或仰卧位，坐位时肱动脉平第 4 肋软骨水平，仰卧位时肱动脉平腋中线水平<br>• 腘动脉：患者取仰卧、俯卧或侧卧位，露出大腿部 | • 血压计"0"点应与肱动脉、心脏在同一水平，避免血压受血流重力作用的影响，保证测量值准确 |
| **测量血压** | | |
| ▲ 肱动脉 | • 卷袖、露臂，手掌向上、肘部伸直 | • 必要时脱袖，以免衣袖过紧影响血流 |
| | • 放平血压计于上臂旁，驱尽袖带内空气，袖带中部对着肘窝，袖带下缘距肘窝 2～3cm，将袖带缠于上臂中部，松紧以能容一指为宜(图 11-26) | • 袖带过紧血压测量值偏低；袖带过松或不均匀血压测量值偏高 |
| | • 注气：打开水银槽开关，戴好听诊器，听诊器胸件置于肱动脉搏动最明显处，一手固定，另一手关紧加压气球的阀门，用手握橡皮球，均匀充气，充气至肱动脉搏动音消失再升高 20～30mmHg(图 11-27) | • 胸件勿塞入袖带内；充气不可过快、过猛，以免水银溢出或患者不适；充气不足或过度均会影响测量结果 |

续表

| 操作流程 | 操作步骤 | 要点说明 |
| --- | --- | --- |
| | • 放气：渐松加压气球阀门缓慢放气，使水银柱缓慢下降，速度以每秒下降 4mmHg 左右为宜，同时听肱动脉搏动，并注意水银柱刻度，眼睛视线与水银柱的弯月面保持同一水平 | • 放气太慢舒张压偏高，放气太快听不清声音变化；视线低于水银柱弯月面读数偏高，反之则偏低 |
| | • 收缩压和舒张压的辨别：在听诊器中听到第一声搏动声，此时水银柱所指的刻度为收缩压；当搏动突然变弱或消失，此时水银柱所指刻度为舒张压 | • WHO 规定，以动脉搏动音消失作为判断舒张压的标准 |
| ▲ 腘动脉 | • 将下肢袖带缠于大腿下部，其下缘距腘窝 3～5cm（图 11-28）<br>• 将听诊器胸件置于腘动脉搏动处<br>• 其余操作同肱动脉血压测量 | |
| 整理记录 | • 测量完毕，驱尽袖带内余气，拧紧阀门，解开袖带，将血压计右倾 45°关闭水银槽开关，将袖带卷好，同橡皮球一同放入血压计盒内的固定位置，关闭血压计盒盖 | • 水银全部返回水银槽，避免水银外溢<br>• 避免损坏玻璃管，水银溢出 |
| | • 协助患者取舒适体位 | |
| | • 记录：分数式表示：收缩压/舒张压 mmHg | • 当变音与消失音之间有差异时，或危重患者两个读数均记录，即收缩压/变音/消失音 |

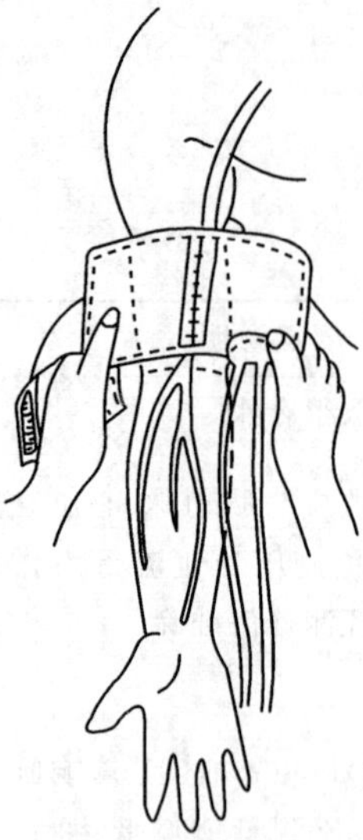

图 11-26 袖带与手臂位置

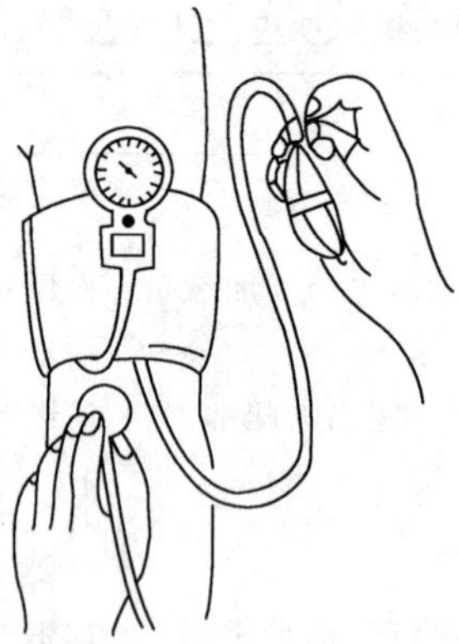

图 11-27 听诊器胸件位置

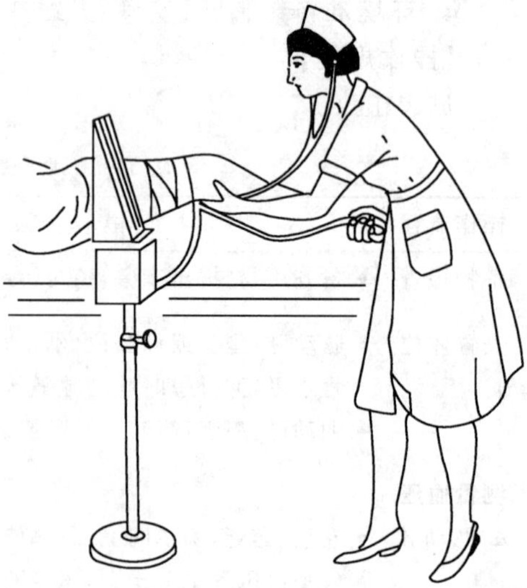

图 11-28 下肢血压测量法

【注意事项】

1. 测量前应检查血压计和听诊器是否符合要求，袖带的宽窄是否合适，水银是否充足，玻璃管有无裂缝，玻璃管上端是否与大气相通，橡胶管和输气球有无老化、漏气等。

2. 测量血压前，如患者运动、情绪激动、吸烟、进食等，应安静休息 20～30 分钟后再测量血压。

3. 充气不可过猛、过高，如汞柱出现气泡应调节或检修，不可带气泡测量，用毕应及时关闭水银槽下面的开关。

4. 需密切观察血压的患者，测量时应做到“四定”，即定时间、定部位、定体位、定血压计。

5. 正确选择测量的部位，有偏瘫者应选健侧肢体测量，一侧肢体正在输液或施行过手术应选择对侧肢体测量。

6. 发现血压听不清或有异常时应重新测量，注意使汞柱降至“0”点，休息片刻后再测，必要时双侧对照。

7. 排除影响血压的因素：①袖带过窄，可使测得的血压值偏高；袖带过宽、橡胶管过长、水银量不足等，测得的血压值偏低。②被测手臂位置低于心脏，吸烟、进食、运动，膀胱充盈等，可使测得的血压值偏高；被测手臂位置高于心脏，可使测得的血压值偏低。③袖带缠得过松，测量者视线低于汞柱凹面，可使测得的血压值偏高；反之，测得的血压值偏低。④放气速度太慢，引起静脉充血，可使测得的舒张压偏高；放气速度太快，可导致来不及听到正确血压读数。

【要点提示】

1. 在本章学习中掌握体温、脉搏、呼吸、血压生理变化情况及异常时观察要点。通过学习熟知患者生命体征异常时的临床表现与护理措施。

2. 正确分析影响测量体温、脉搏、呼吸、血压的因素，能对不同患者或在不同情况下采用正确的测量方法。

3. 本章护理技能操作的重点是体温、脉搏、呼吸、血压测量，指导患者有效咳嗽、胸部叩击与胸壁震荡、体位引流、呼吸功能锻炼。要求在练习中准确掌握动作技能的操作要点，准确无误地为患者提供护理需要。

4. 本章应熟知的知识点是：①体温：正常情况下体热的产生与散失；下丘脑在体温调节中所产生的作用；正常体温及生理变化；发热与体温过低的判断；发热临床过程及热型；测量体温注意事项。②脉搏与血压：脉搏、血压的生理变化；脉搏、血压正常值范围；速脉、缓脉，高血压、低血压的划分标准；异常脉搏的种类及临床意义。③呼吸：正常呼吸及生理变化；影响呼吸变化的因素，各种呼吸异常常见原因和表现。

5. 在学习本章操作内容的同时，应注重人文关怀素养的培育，以形成良好的职业道德和情操，满足患者的需要。

## 思考题

1. 影响体温生理性波动的因素有哪些？
2. 简述发热过程中各阶段的临床表现及护理要点。
3. 常见的热型有哪些？各有何特点？
4. 应如何观察和护理高热患者？
5. 体温过低常见于哪些患者？如何护理？
6. 如果患者发生脉搏短绌，应如何正确测量？
7. 呼吸困难的临床表现有哪些？可分为几种类型？

8. 测量血压时影响血压值准确性的因素有哪些？

9. 刘先生，45 岁。高血压病史 5 年，平时血压达 180/105mmHg，与人发生口角后血压升高至 250/120mmHg，发生抽搐、呕吐、意识模糊等中枢神经功能障碍表现，脑 CT 未见明显异常。初步诊断为原发性高血压、高血压脑病。请思考以下问题：

(1)该患者为几级高血压？

(2)为该患者测量血压时应注意什么？

(3)应采取哪些措施护理该患者？

**(郑丽忠)**

# 第十二章 药物疗法

**学习目标**

1. 准确说出药物保管原则和不同性质药物的保存要求。
2. 掌握药疗原则，能安全、有效指导患者使用药物。
3. 识记医院常用外文缩写及中文译意。
4. 正确实施口服给药法，并能指导患者正确服药。
5. 能以正确手法完成各种注射操作，并比较各种注射法的异同。
6. 正确完成超声波雾化吸入法、氧气雾化吸入法等操作。
7. 严格遵守给药基本原则，遵守查对制度。
8. 遵守无菌原则，关心同情患者，动作轻稳，体现爱心。

案例

患儿，女，8个月，因“发热、咳嗽、喘息2天，加重1天”入院。患儿于2天前受凉后出现咳嗽，咳痰，当时低热，体温37.6℃，轻度喘息，于当地医院抗感染治疗效果不佳，体温持续上升，最高达39℃，咳喘加重，为进一步诊治来医院就诊。

问题：

1. 为该患儿喂服药物时应如何处理？
2. 通过哪些方式可减轻气道炎症？
3. 如果为患儿进行肌内注射，应注意哪些问题？

## 第一节 给药的基本知识

药物在预防、诊断和治疗疾病方面起着重要的作用，给药是临床最常用的治疗方法之一。日常护理工作中，执行药物治疗是护士重要的职责之一，药疗技术是护士必须掌握的重要技能。为了保证患者准确、安全、有效的用药，护士除了需掌握正确的药疗技术外，同时应了解有关用药的基本知识，指导患者安全用药，正确评估患者用药后的疗效及反应，并做好药品的管理工作，保证临床用药安全、有效。

## 一、概　　述

### （一）药物的种类

**1. 内服药**　分为固体剂型和液体剂型，其中固体剂型包括片剂、丸剂、散剂、胶囊等，液体剂型包括溶液、合剂、酊剂等。

**2. 注射药**　包括水溶液、混悬液、油剂、粉剂和结晶等。

**3. 外用药**　包括软膏、溶液、粉剂、洗剂、搽剂、碘剂、滴剂、栓剂、涂膜剂等。

**4. 新型制剂**　包括粘贴敷片、植入慢溶药片、胰岛素泵等。

**知识链接**

**处方药与非处方药**

处方药是为了保证用药安全，由国家卫生行政部门规定或审定的，必须凭执业医师或执业助理医师处方才可调配、购买和使用的药物。非处方药是指为方便公众用药，在保证用药安全的前提下，经国家卫生行政部门规定或审定后，不需要凭执业医师或执业助理医师处方即可自行判断、购买和使用的药物。非处方药标签和说明书除符合规定外，用语应当科学、易懂，便于消费者自行判断、选择和使用，一般公众凭自我判断，按照药品标签及使用说明就可自行使用。非处方药的标签和说明书必须经国家药品监督管理局批准。

处方药和非处方药的生产企业必须具有《药品生产企业许可证》，其生产品种必须取得药品批准文号。

来源：国家药品监督管理局《处方药与非处方药分类管理办法》（试行）
1999 年 6 月颁布

### （二）药物的领取方法

**1. 病室内常用药物**　病区内设有药柜，备有一定数量的常用药物，专人负责管理，定期领取、补充，便于病区内正常使用。各病区的住院患者每天所用药物很多，其中口服药由中心药房专人负责配药、核对，病区护士负责核对领回后，再次进行核对和分发；患者所用注射类的药品、抢救药品、临时医嘱的口服药等，均由病区护士专人负责，根据使用量填写领药单，定期到药房领取，以确保治疗的正常进行。

**2. 贵重药物和特殊药物**　患者使用的贵重药、特殊药，由医生开具处方，护士凭处方领取后方可给患者使用。

**3. 剧毒药和麻醉药**　剧毒药、麻醉药（如吗啡、哌替啶等）在各病区内有备用药，日常需加锁专人保管、登记并交班，使用后凭医生处方领取，其中麻醉药使用专门处方。

**4. 电子计算机联网保管**　患者从就诊、医生开具医嘱、药物计价、缴费、药品消耗结算等全部通过计算机处理，提高了管理效果，降低了药物领取过程中的差错率。

### （三）药物的保管

**1. 药柜位置与整洁**　药柜应放在通风、干燥、光线明亮处，但不宜阳光直射，保持整洁，由专人负责并签字，定期检查药物的质量，确保用药安全。

**2. 药品应分类放置**　药物按内服、外用、注射、剧毒药等分类放置，并根据有效期先领先用，以防失效。麻醉药、剧毒药及贵重药应有明显标记，加锁保管，使用应登记，并列入交班内容。

**3. 药瓶标签应明确**　药瓶上应贴有明显标签，内服药标签为蓝色边、外用药标签为红色边、剧毒药标签为黑色边。标签上标明药名（中、外文对照）、浓度、剂量、规格，字迹清楚。

**4. 药物质量须保证**　药物应按规定进行定期检查，凡没有标签或标签模糊，药物过期、变质、变色、混浊、发霉、沉淀、异味、潮解等，均不能使用。

**5. 药物须妥善保存**

（1）根据药物性质采用相应的保管方法：①对易被热破坏的生物制品和抗生素等，如疫苗、抗毒血清、免疫球蛋白、青霉素皮试液等，根据其性质和对贮藏条件的要求，分别置于干燥阴凉处或冷藏于2～10℃低温保存。②对易氧化和遇光变质的药物，如氨茶碱、维生素C、盐酸肾上腺素等，应装在有色密闭瓶中；针剂放在用黑纸遮盖的盒内，置于阴凉处。③对易挥发、潮解、风化的药物，如乙醇、过氧乙酸、糖衣片、干酵母等，需置于瓶内并盖紧瓶盖。④对易燃、易爆的药物，如乙醚、乙醇、环氧乙烷等应单独存放，注意密闭并置于阴凉处，远离明火保存。⑤对有使用期限、易过期的药物，如各种抗生素、胰岛素等，应定期检查并按有效日期的先后，有计划地使用，避免浪费。

（2）患者个人专用的特种药物，应单独存放，并注明床号、姓名。

### （四）给药的途径

不同的给药途径可以影响药物的吸收和分布。如硫酸镁口服时起导泻与利胆作用，而注射用药时起镇静和降压作用。因此，在临床使用药物时，应根据药物的性状、药理作用、组织对药物的吸收情况及个体的生理状况不同，选择最适宜的给药途径与方法，方能获得最佳的用药效果。

常见的给药途径有消化道给药（包括口服、舌下、直肠给药）、注射给药（包括皮内注射、皮下注射、肌内注射、静脉注射、动脉注射）、呼吸道吸入、皮肤黏膜给药。除动、静脉注射药物直接进入血液循环外，其他药物均有一个吸收过程，吸收速度由快至慢的顺序为：吸入＞舌下含化＞直肠＞肌内注射＞皮下注射＞口服＞皮肤。

### （五）给药的次数和时间

给药次数和时间取决于药物的半衰期，以维持药物在血液中的有效浓度和发挥最大药效为最佳选择，同时考虑药物的特性及人体的生理节奏。医院常用给药的外文缩写及中文译意见表12-1，常见给药时间缩写与时间安排见表12-2。

**表12-1　医院常用给药的外文缩写及中文译意**

| 外文缩写 | 中文译意 | 外文缩写 | 中文译意 |
|---|---|---|---|
| qod | 隔日1次 | biw | 每周2次 |
| qm | 每晨1次 | am | 上午 |
| qd | 每日1次 | pm | 下午 |
| qn | 每晚1次 | 12n | 中午12点 |
| qid | 每日4次 | 12mn | 午夜12点 |
| qh | 每小时1次 | ac | 饭前 |
| q 6h | 每6小时1次 | pc | 饭后 |
| tid | 每日3次 | Hs | 临睡前 |
| bid | 每日2次 | St | 立即 |

续表

| 外文缩写 | 中文译意 | 外文缩写 | 中文译意 |
|---|---|---|---|
| DC | 停止 | kg | 公斤,千克 |
| prn | 需要时(长期) | g | 克 |
| sos | 需要时(限用1次,12小时内有效) | mg | 毫克 |
| ad | 加至 | μg | 微克 |
| OD | 右眼 | L | 升 |
| OS | 左眼 | ml | 毫升 |
| OU | 双眼 | po | 口服 |
| AD | 右耳 | ID | 皮内注射 |
| AS | 左耳 | H | 皮下注射 |
| AU | 双耳 | IM/im | 肌内注射 |
| aa | 各 | IV/iv | 静脉注射 |
| gtt | 滴 | ivgtt | 静脉滴注 |

**表 12-2 给药时间缩写与时间安排**

| 给药时间 | 安排 | 给药时间 | 安排 |
|---|---|---|---|
| qm | 6:00 | q2h | 6:00,8:00,10:00,12:00,14:00… |
| qd | 8:00 | q3h | 6:00,9:00,12:00,15:00,18:00… |
| bid | 8:00,16:00 | q4h | 8:00,12:00,16:00,20:00 … |
| tid | 8:00, 12:00, 16:00 | q6h | 8:00,14:00,20:00,2:00 |
| qid | 8:00,12:00,16:00,20:00 | qn | 20:00 |

## 二、给药的原则

### (一)根据医嘱准确给药

给药是非独立性的护理操作,必须有医嘱作为依据。医生按规定将医嘱书写在医嘱单上,且由医生签名后方能生效。紧急情况下,护士可执行口头医嘱,但医生要在6小时内补写医嘱内容,并签字。护士应具有一定的药理知识,熟悉临床常用药物的作用、不良反应、用法、配伍禁忌、中毒表现及处理办法,方能准确根据医嘱给药。对医嘱或药物有疑问时,护士有责任对医嘱质疑,不可盲目执行,也不得擅自更改医嘱。

### (二)严格执行查对制度

护士在执行药疗时,需切实做到"五个准确",即将准确的药物、按准确的剂量、用准确的方法、在准确的时间、给予准确的患者。为此,应做好"三查八对"。

**1. "三查"** 操作前、操作中、操作后查(查八对内容)。

**2. "八对"** 对床号、姓名、药名、浓度、剂量、方法、时间、有效期。

### (三)安全正确用药

综合考虑药物特性和人体的生理节奏,合理安排给药次数和时间,恰当选择给药途径和方法，熟练运用给药技术，确保用药安全、有效。

对易发生过敏反应的药物，用药前须了解患者的用药史、过敏史、家族史，并按要求做过敏试验，结果阴性方可使用。备好的药物应及时分发或使用，避免药液污染或药效降低。给药前应向患者解释，以取得合作，征得患者的同意后方可应用；根据药物性质给予相应的用药指导，提高患者合理用药的能力。

**（四）观察用药反应**

药物的治疗作用与副作用是药物双重性的表现，临床用药的效果正是药物作用双重性的综合体现。护士在用药过程中应监测患者的病情变化，评价药物疗效，及时发现不良反应。对易引起过敏反应或毒副反应较大的药物，更应密切观察，必要时做好记录。

在用药过程中护士还须观察患者对药物治疗的信赖程度、情绪反应、有无药物依赖、滥用或不遵医嘱行为等，根据患者具体的心理、行为反应采取相应的心理护理和行为指导。

## 三、影响药物作用的因素

**（一）药物方面**

**1. 药物剂量**　剂量与效应存在规律的关系，药物必须达到一定的剂量才能产生效应，在一定范围内剂量增加效应也随之增强，但毒性也相对的增大；另外药物的作用达到最大效应之后，即使再增加剂量，其治疗效果亦不会增强，而且可能导致药物毒性作用增加。护士应了解药物适合于大多数人使用的常用量，即临床规定的治疗量或有效量，这是执行药物治疗最基本的要求与条件。

**2. 药物剂型**　不同剂型的药物吸收量与吸收速度不同，会影响药物作用的快慢和强弱。在注射剂中水溶液的吸收速度比油剂、混悬液、固体快；口服药物中，溶液比片剂、胶囊更容易吸收，因而发挥作用也较快。

**3. 给药途径与时间**　不同的给药途径可影响药效的强弱和起效的快慢，例如，静脉给药时药物直接进入血液循环，作用最快。

为了提高药物的疗效和降低毒副作用，不同药物有不同的给药时间。如口服药物于饭前空腹服用，吸收较容易，起效较迅速，但如果是对胃黏膜有刺激性的药物，则必须于饭后服用；某些药物为了维持其在血中的有效浓度，必须做到定时给药；若肝、肾功能不良者应适当调整给药间隔时间。

**4. 联合用药**　联合用药指两种或两种以上药物同时或先后应用，其目的是增强疗效，减少副作用。合理联合用药可以增强疗效，减少毒副作用。如异烟肼和乙胺丁醇合用能增强抗结核作用，乙胺丁醇还可以减缓异烟肼产生耐药性的速度。不合理的联合用药会降低疗效、加大毒性，如庆大霉素与依他尼酸、呋塞米配伍，可致永久性耳聋；维生素C若与磺胺类药物合用，会降低药效。因此，药物的相互作用已成为合理用药内容的重要组成部分。

**（二）机体方面**

**1. 生理因素**

(1)年龄与体重：一般药物用量与体重成正比，通常所称药物的“治疗量”是针对成年人而言，不包括14岁以下的儿童及60岁以上的老人。儿童和老年人对药物的反应与成年人不同，除体重因素外，还与生长发育和机体的功能状态有关。小儿的神经系统、内分泌系统以及许多脏器发育尚未完善，新陈代谢又特别旺盛，因而在某些药物的应用上有其特殊性；老年人的组织器官及其功能随年龄增长而出现生理性衰退，所以儿童和老年人的用药剂量应以成人剂量为参考酌情减量。

(2)性别：男性、女性对药物的反应一般无明显的差异，但女性处于月经期、妊娠期时，子宫对泻药、子宫收缩药及刺激性较强的药物较敏感，容易造成月经过多、早产或流产。此外有些药物可能引起畸胎，有些药物可通过胎盘进入胎儿体内或经哺乳进入婴儿体内引起中毒。故女性在月经期、妊娠期、哺乳期用药要特别谨慎。

**2. 病理状态** 疾病可影响药物在体内的过程，也可影响机体对药物的敏感性。在病理因素中，肝肾功能受损程度具有特别重要意义，肝实质细胞受损可导致某些药物代谢酶减少，如苯巴比妥、洋地黄毒苷等主要在肝脏代谢的药物要减量、慎用或禁用。肾功能受损时，某些主要经肾脏排泄的药物，因消除变慢，半衰期延长，致使药物蓄积体内，产生毒性反应，如氨基糖苷类抗生素、磺胺类、头孢唑啉等药物应减量或避免使用。

**3. 心理行为因素** 心理因素在一定程度上可影响药物的效应，其中以患者的情绪、对药物的信赖程度、医护人员的语言、暗示作用等最为重要。如"安慰剂"能起到镇静、镇痛作用，提示药物的疗效并非单靠其化学性质。给药中，护士应充分了解患者的心理状态，采取合理方式调动患者的主观能动性和抗病因素，以便更好发挥药物作用。

**(三) 饮食方面**

饮食与药物之间存在着相互作用，表现为饮食改变药物的体内过程，药物影响饮食的营养价值等，所以要注意药物与饮食的相互作用。

**1. 促进药物吸收和增加疗效** 饮食能促进药物吸收，如酸性食物可增加铁剂的溶解度，促进铁的吸收；粗纤维食物可促进肠蠕动增进驱虫剂的疗效；高脂饮食可促进脂溶性维生素吸收。因此患者在使用维生素A、D、E时，可增加高脂食物的摄入，并在餐后服用维生素，可以增强疗效。

**2. 干扰药物吸收和降低疗效** 饮食能干扰药物吸收，如补钙时不宜同吃菠菜，因菠菜中含有大量草酸，草酸与钙结合形成草酸钙而影响钙的吸收；服铁剂时不能与茶水、高脂饮食同时服用，因为茶叶中的鞣酸与铁形成铁盐妨碍铁的吸收，脂肪抑制胃酸分泌，也影响铁的吸收，从而使疗效降低。

**3. 改变尿液pH从而影响疗效** 动物脂肪在体内代谢产生酸性物质，牛奶、豆制品、蔬菜等碱性食物在体内代谢产生碳酸氢盐，它们排出时影响尿液pH，从而影响药效。如氨苄西林、呋喃妥因在酸性尿液中杀菌力强，在使用这些药物治疗泌尿系统感染时宜多食荤菜，使尿偏酸性，增强抗菌作用；而应用氨基糖苷类、头孢菌素类、磺胺类药物时，宜多食素食，碱化尿液，从而增强疗效。

## 第二节 口服给药法

口服给药(administering oral medication)为最方便又较安全的用药法，但不适用于急救患者，对意识不清、呕吐频繁、禁食的患者也不适用此法给药。

### 一、安全有效用药指导

慢性患者和出院后需要继续服用药物的患者，如何规范用药、确保用药安全和有效，是护士临床工作中非常重要的职责之一。

### (一)一般药物用药指导

1. 需吞服的药物用温开水送下,不宜用茶水服药。

2. 缓释片、肠溶片、胶囊吞服时不可嚼碎。

3. 舌下含片应放在舌下或两颊黏膜与牙齿之间使其溶化吸收。

4. 对于慢性病患者和出院后需继续服药的患者,应详细了解用药的有关知识及服药中的注意点,主动配合药疗,采取措施提高疗效和减少不良反应。

### (二)特殊药物用药指导

1. 抗生素及磺胺类药物应准时服药,以保持有效的血药浓度。

2. 健胃及刺激食欲的药物宜饭前服,因其刺激舌味觉感受器,使胃液大量分泌,可以增进食欲。助消化药及对胃黏膜有刺激的药物宜饭后服,以便使药物和食物均匀混合,有助于消化或减少对胃壁的刺激。

3. 服用强心苷类药物前应先测脉率(心率)及脉律(心律),如脉率低于60次/分钟或心律异常,应停服并报告医生。

4. 对牙齿有腐蚀作用或使牙齿染色的药物,如酸剂、铁剂,服用时应避免与牙齿接触,可用吸水管吸入药液,服药后及时漱口。

5. 止咳糖浆对呼吸道黏膜有安抚作用,口服时勿稀释,服后不宜立即饮水,以免冲淡药液,降低疗效。若同时服用多种药物,应最后服用止咳糖浆。

6. 磺胺类药和退热药,服后宜多饮水,前者由肾脏排出,尿少时易析出结晶,使肾小管堵塞;后者起发汗降温作用,多饮水可增加药物疗效。

**知识链接**

**口服药与食物的相互作用**

| 药物名称 | 食物 | 食物对药效的影响 |
|---|---|---|
| 强心剂 | 多纤维食品 | 阻碍药物的吸收 |
| 抗菌素 | 多钙类食品(牛奶、酸奶等) | 阻碍药物的吸收 |
| 抗凝剂 | 菠菜,纳豆等 | 拮抗作用<br>纳豆可与肠道内的维生素K相结合 |
| 抗帕金森病药物(降压药) | 高蛋白食品 | 阻碍药物的吸收 |
| 抗心律失常药 | 碱性食品 | 使药物蓄积,出现心律失常等中毒症状 |
| 抗结核药 | 饱含酪胺的食品(葡萄酒、奶酪等) | 代谢障碍,血液中浓度上升增加副作用 |
| 支气管扩张药 | 含咖啡因(咖啡、红茶) | 中枢神经兴奋作用重叠,头疼等副作用增强 |
| 钙离子拮抗剂 | 柑橘类软饮料 | 代谢障碍,血液中浓度上升增加副作用 |
| 胰岛素 | 咖啡,可乐,香烟 | 阻碍吸收 |

(日)藤野彰子,长谷部佳子. 赵秋利,郭永刚,译. 护理技术临床读本. 北京:科学出版社,2007年6月

## 二、口服给药法

【目的】

药物口服后经胃肠道黏膜吸收、利用，以达到防治和诊断疾病的作用。

【告知】

1. 所使用的口服药对疾病能起到的作用，最佳服用方法，特别应注意有些食物对药物作用的影响。

2. 口服抗生素类药物时多饮温水，加快药物吸收速度。

3. 老年患者、患儿不使用胶囊类的药物，如果必须使用，应将胶囊打开冲服，防止胶囊卡在咽喉部位。

【准备】

**1. 护士准备** 着装整洁、修剪指甲、洗手、戴口罩。

**2. 患者准备** 了解所用药物的性状、作用及副作用，能配合口服用药。

**3. 用物准备** 药盘或发药车、药杯、量杯、药匙、滴管、包药纸、研钵、纱布、治疗巾、小药卡、服药本、饮水管、小水壶（内盛温开水）。

**4. 环境准备** 保持治疗室及病室的环境清洁、安静，光线明亮。

【操作规程】

见表 12-3。

**表 12-3 口服给药操作规程**

| 操作流程 | 操作步骤 | 要点说明 |
|---|---|---|
| 备齐用物 | • 核对药卡与服药本 | • 确保安全用药 |
| | • 将小药卡根据病床顺序插入药盘或发药车内 | |
| 摆放药物 | • 根据服药本上床号、姓名、药名、浓度、剂量、时间进行配药 | • 一名患者的药摆好后，再摆第二名患者的药 |
| | • 根据药物剂型的不同，采用不同取药方法 | • 先备固体药，再备水剂与油剂 |
| ▲ 固体药 | • 用药匙取出所需药量，放入药杯 | • 粉剂、含化片需用纸包好，放入药杯内 |
| ▲ 液体药 | • 摇匀药液，打开瓶盖 | • 避免药液内溶质沉淀而影响给药浓度 |
| | • 一手持量杯，拇指置于所需刻度处，另一手持药瓶，标签朝向掌心，倒药液至所指刻度（图 12-1） | • 防止药液沾湿瓶签<br>• 量杯上刻度与视线平齐 |
| | • 药液不足 1ml 时，需用滴管吸取 | • 滴管稍倾斜，每 1ml 以 15 滴计算 |
| | • 油剂药液或不足 1ml 药液，应先在杯中加少量冷开水，然后加入药液 | • 确保药液剂量准确，防止药液附着杯壁 |
| | • 个人专用药单独存放 | • 防止差错发生 |
| | • 摆药完成后由操作者先按服药本重新查对一遍，再由另一名护士查对一遍 | • 确保正确无误 |
| 发放药物 | • 在规定时间内，携带服药本、药盘/发药车、温开水，送至患者床前 | • 不同患者的药物不可一次取出 |
| | • 核查"八对"内容 | • 患者不在或因故暂不能服药，应将药物带回保管，并做好交班 |

续表

| 操作流程 | 操作步骤 | 要点说明 |
|---|---|---|
| ▲ 成人服药 | • 协助患者取舒适卧位，解释服药目的及相关注意事项 | |
| | • 协助合作患者服药，确认服下后再离开 | • 保证患者服下药物 |
| | • 为危重患者及不能自行服药的患者喂服 | • 利于药物发挥药效 |
| | • 鼻饲患者须将药物研碎，用水溶解后从胃管注入，再用少量温开水冲洗胃管 | • 给药速度应慢，避免阻塞<br>• 避免阻塞鼻饲管 |
| ▲ 患儿服药 | • 婴儿：用塑胶滴管或塑胶注射器给药，将药液滴在舌上 | • 不可将药液与乳汁混合喂服 |
| | • 幼儿：从患儿嘴角顺口颊方向，用药杯或汤匙慢慢倒入 | • 切勿捏住双侧鼻孔喂药 |
| 整理记录 | • 将药杯用消毒液浸泡，然后清洗、消毒后备用 | • 防止交叉感染 |
| | • 油类药杯先去油，再按上法处理 | |
| | • 观察并记录患者用药后的反应 | |

【注意事项】

1. 发药前应收集患者有关资料，凡因特殊检查或手术须禁食者，暂不发药，并做好交班；如患者出现呕吐，应查明原因再进行相应处理，并暂停口服给药；小儿、鼻饲、上消化道出血者或口服固体药困难者应将药物研碎后再服用。取用两种以上的液体药时，量杯应洗净再用，药液应分装。

2. 发药时注意倾听患者的意见，如患者提出疑问，应虚心听取，重新核对，确认无误后耐心解释，再给患者服药。

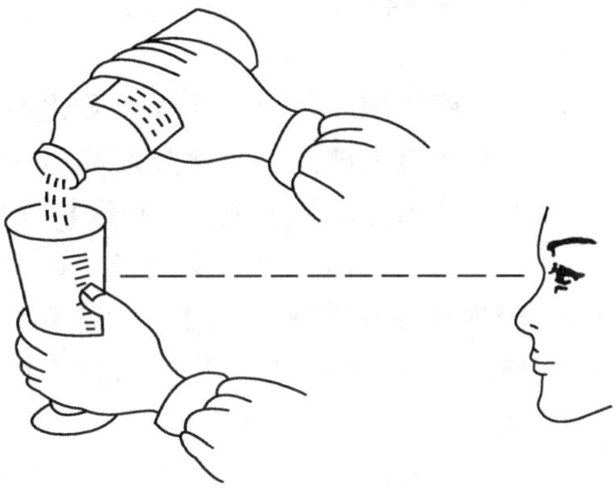

图 12-1 量取药液方法

3. 发药后观察药效和反应，若发现异常，应及时与医生联系，酌情处理。

4. 严格执行三查八对制度，防止差错事故发生，确保患者用药安全。

## 第三节 雾化吸入法

雾化吸入法(nebulization)是用雾化装置将水分或药物变成细微的气雾，经口或鼻吸入，以达到湿化呼吸道，减轻局部炎症，祛痰，解除支气管痉挛等目的的给药方法。

### 一、超声波雾化吸入法

超声波雾化吸入法(ultrasonic nebulization)是利用超声波声能，将药液变成细微的气雾，由呼吸道吸入，以达到改善呼吸道通气功能和防治呼吸道疾病目的的方法。

**1. 基本结构** 超声波雾化吸入器(图 12-2)是由超声波发生器、水槽、晶体换能器、雾化罐、透声膜、螺纹管和口含嘴或面罩组成。

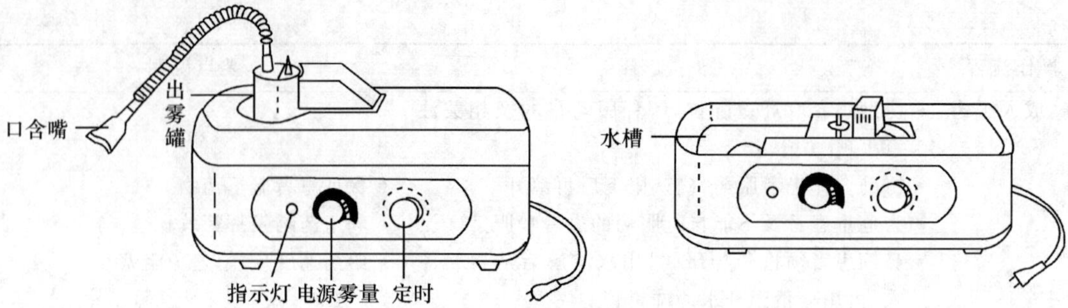


图 12-2 超声波雾化吸入器

**2. 作用原理** 超声波发生器通电后输出高频电能，电能通过水槽底部的晶体换能器转换为超声波声能，声能震动并透过雾化罐底部的透声膜作用于罐内的药液，使药液表面张力和惯性受到破坏，成为细微雾滴喷出，通过螺纹管随患者深而慢的吸气而进入呼吸道。

**3. 作用特点** 雾量大小可以调节，雾滴小而均匀(直径在 5μm 以下)，药液随着深而慢的吸气可被吸入到终末支气管及肺泡。因雾化器电子部分产热，能对雾化液轻度加温，使患者吸入的气雾温暖、舒适。

【目的】

**1. 湿化呼吸道** 常用于呼吸道湿化不足、痰液黏稠、气道不畅患者。

**2. 控制呼吸道感染** 消除炎症，减轻呼吸道黏膜水肿，稀释痰液，帮助祛痰。常用于咽喉炎、支气管扩张、肺炎、肺脓肿、肺结核等患者。

**3. 改善通气功能** 解除支气管痉挛，保持呼吸道通畅。常用于支气管哮喘等患者。

**4. 预防呼吸道感染** 常用于胸部手术前后的患者。

**5. 治疗肺癌** 间歇吸入抗癌药物治疗肺癌。

【告知】

1. 超声波雾化吸入器的使用方法，为更好进行雾化，建议患者采取坐位、半坐卧位或侧卧位，利用重力作用使膈肌下降，增加肺的活动度，提高雾化效果。

2. 超声波雾化器使用过程中应深吸气，确保药物进入气道，强化治疗效果。

3. 治疗过程中如果出现缺氧、感染、过敏反应等并发症时，应立即告知护士，同时护士也会加强巡视，及时观察并紧急处理异常情况。

【准备】

**1. 护士准备** 着装整洁、修剪指甲、洗手、戴口罩。

**2. 患者准备** 明确操作目的，能配合采取坐位、半坐卧位或侧卧位。

**3. 用物准备**

(1)物品准备：超声波雾化吸入器、冷蒸馏水、水温计、电源插座、纸巾等。

(2)常用药物及其作用

1)抗生素：常用庆大霉素、卡那霉素。可控制呼吸道感染，消除炎症。

2)祛痰药：常用 α-糜蛋白酶、乙酰半胱氨酸(痰易净)。可稀释痰液、帮助祛痰。

3)平喘药：常用氨茶碱、沙丁胺醇(舒喘灵)。可使支气管扩张，解除支气管痉挛。

4)糖皮质激素：地塞米松与抗生素常同时使用，增加抗炎效果，减轻呼吸道黏膜水肿。

**4. 环境准备** 安静、整洁、温湿度适宜。

【操作规程】

见表 12-4。

**表 12-4 超声波雾化吸入法操作规程**

| 操作流程 | 操作步骤 | 要点说明 |
|---|---|---|
| 检查设备 | • 检查雾化器 | • 确保设备功能正常 |
| | • 向水槽内加冷蒸馏水，约 250ml | • 不可在水槽内无水时开机，防止损毁机芯 |
| | • 核对药物，将药物用 0.9%氯化钠溶液稀释至 30～50ml，加入雾化罐内 | • 液面应浸没雾化罐底部的透声膜 |
| | • 连接雾化器的各个部分及雾化管道 | |
| 核对解释 | • 核对患者并解释操作目的，指导使用方法 | |
| | • 协助患者取舒适卧位 | |
| 接通电源 | • 接通雾化器电源，打开电源开关，设定雾化时间 | • 一般每次雾化 15～20 分钟 |
| | • 调节雾量开关(大挡雾量 3ml/min，中挡雾量 2ml/min，小挡雾量 1ml/min) | |
| | • 药液成雾状时，将口含嘴或面罩放入患者口中，嘱患者紧闭口唇深呼吸 | • 使用过程中，密切关注水槽中有足够的蒸馏水，水温不超过 50℃<br>• 水量不足时应关机后更换或添加冷蒸馏水 |
| 结束雾化 | • 雾化结束后，取下口含嘴或面罩，先关雾化开关，再关电源开关 | • 防止损坏电子管 |
| | • 擦净患者面部，协助取舒适卧位 | |
| 清理用物 | • 清洁和消毒口含嘴或面罩、雾化罐 | • 预防交叉感染 |
| 洗手记录 | • 洗手、记录雾化时间和雾化效果 | |

【注意事项】

1. 治疗前应检查机器各部件，确保性能良好，机器各部件型号一致，连接正确；使用雾化器后及时消毒雾化管道，防止发生感染。

2. 在使用过程中，水槽内要始终维持有足够量的蒸馏水，水温不宜超过 50℃；连续使用时，中间需间隔 30 分钟；使用中注意测量水温，如超过 50℃应关机更换冷蒸馏水。

3. 雾化罐底部的透声膜薄而质脆、易损坏，在操作及清洗过程中注意保护。

4. 治疗过程中需添加药液时，直接从小孔中添加，不必关机。

## 二、氧气雾化吸入法

氧气雾化吸入法(oxygen nebulization)是利用一定压力的氧气高速产生的气流，使药液形成雾状，随吸气进入患者呼吸道，以控制呼吸道感染和改善通气功能。临床上常用于咽喉炎、支气管炎、支气管扩张、支气管哮喘、肺炎、肺脓肿、肺结核等患者。

氧气雾化吸入器(图 12-3)也称射流式雾化器，是借助高速氧气气流通过毛细管并在管口产生负压，将药液由邻近的小管吸出，所吸出的药液又被毛细管口的高速气流撞击成细微的雾滴喷出，随患者吸气而进入呼吸道。

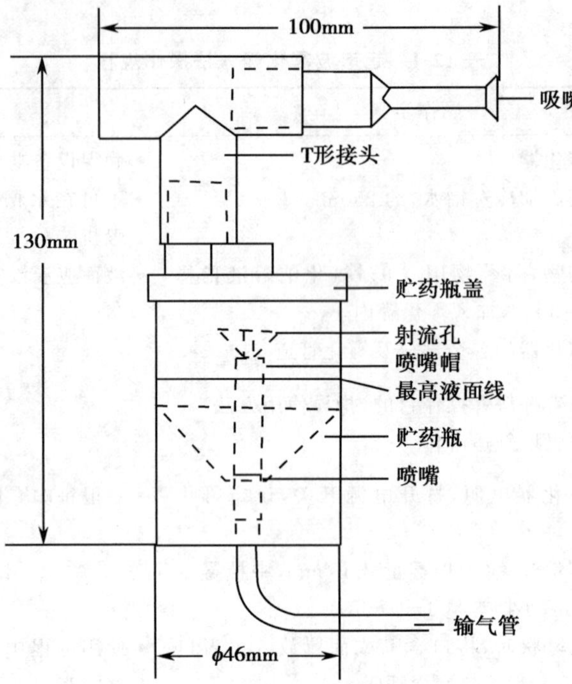


图 12-3 氧气雾化吸入器

【目的】

1. 解除支气管痉挛，使呼吸道通畅，改善通气功能。

2. 消除呼吸道炎症反应，减轻黏膜水肿，稀释痰液。

【告知】

1. 使用氧气雾化器的配合方法，确保雾化药液顺利进入气道。

2. 进行氧气雾化吸入时，应远离火源，确保用氧安全。

【准备】

**1. 护士准备** 着装整洁、洗手、戴口罩。

**2. 患者准备** 明确操作目的，能配合采取坐位、半坐卧位或侧卧位。

**3. 用物准备** 氧气雾化吸入器1个、氧气装置(不用湿化瓶)、弯盘、根据医嘱备药液和适量0.9%氯化钠溶液。

**4. 环境准备** 安静、整洁、病房温湿度适宜，氧气放置安全，远离火源。

【操作规程】

见表12-5。

【注意事项】

1. 正确使用供氧装置，操作时严禁接触烟火和易燃品，须注意用氧安全。雾化时氧流量不可过大，以免损坏雾化器。

2. 氧气湿化瓶内勿盛水，以免湿化瓶内液体进入雾化器而使药液稀释影响疗效。

3. 雾化过程中如患者感到疲劳，可关闭氧气停止雾化，适时再行吸入。

表 12-5 氧气雾化吸入法操作规程

| 操作流程 | 操作步骤 | 要点说明 |
|---|---|---|
| 准备药液 | • 根据医嘱抽吸药液，用蒸馏水或0.9%氯化钠溶液稀释药物至5ml，注入雾化器 | • 严格执行查对制度 |
| 核对解释 | • 核对并解释，教会患者使用雾化吸入器<br>• 协助患者取舒适体位并漱口 | • 取得患者合作 |
| 连接管道 | • 将雾化器的进气口与氧气装置的输出管连接 | • 连接时不用湿化装置 |
| 调节流量 | • 调节氧流量至6～8L/min | • 气流不可太大，以免损坏雾化器 |
| 进行雾化 | • 药雾形成后，将口含嘴放入患者口中<br>• 指导患者用嘴深而慢地吸气，用鼻呼气<br>• 持续雾化至药液完毕，取下雾化器，关闭氧气 | • 使药液达到气管深部<br>• 雾化过程，如患者感觉疲劳，可关闭氧气，休息片刻后再继续吸入 |
| 整理用物 | • 清洁患者口腔，整理病床单元<br>• 温水冲洗雾化器，必要时进行浸泡消毒 | • 促进患者舒适<br>• 避免交叉感染 |
| 洗手记录 | • 洗手，记录雾化时间和雾化效果 | |

## 三、手压式雾化吸入法

手压式雾化吸入法是将药液预置于雾化器内的送雾器中，将雾化器倒置，利用其内腔形成的高压，用拇指按压雾化器顶部（图 12-4），药液便可从喷嘴射出，形成细微的气雾，作用于口腔及咽部气管、支气管黏膜，从而被局部吸收的给药方法。适用于支气管哮喘和喘息性支气管炎的对症治疗。

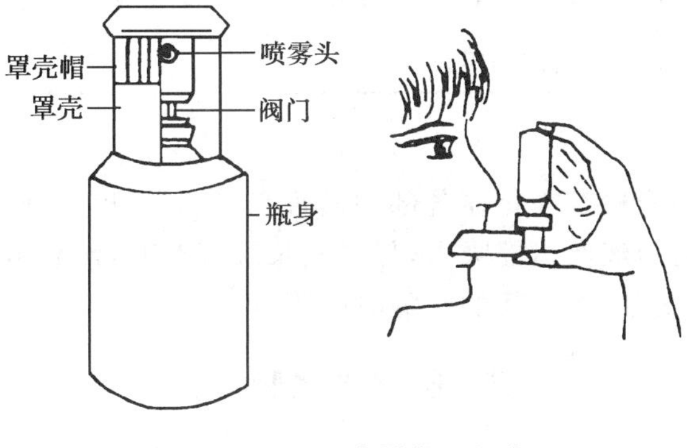


图 12-4 手压式雾化吸入法

【目的】

主要用于拟肾上腺素类药、氨茶碱或沙丁胺醇等支气管解痉药。

【告知】

1. 手压式雾化吸入的目的及使用方法，正确使用雾化器的方法。
2. 使用过程中不得随意增加或减少用量，或者缩短用药间隔时间，防止出现不良反应。
3. 使用手压式雾化吸入时，应加强运动，减少呼吸道感染的可能。

【准备】

**1. 护士准备** 着装整洁、洗手,戴口罩。

**2. 患者准备** 明确操作目的,能配合采取坐位、半坐卧位或侧卧位。

**3. 用物准备** 手压式雾化器1个、弯盘、根据医嘱备药液。

**4. 环境准备** 安静、整洁、病房温湿度适宜。

【操作规程】

见表12-6。

**表12-6 手压式雾化吸入法操作规程**

| 操作流程 | 操作步骤 | 要点说明 |
|---|---|---|
| 检查设备 | • 检查手压式雾化器 | • 检查雾化器是否完好 |
| 核对解释 | • 携用物至患者床边,核对并解释 | • 确认患者 |
| 指导用法 | • 指导患者使用雾化器<br>• 取下雾化器保护盖,充分混匀药液 | |
| 安置卧位 | • 协助患者取舒适卧位 | |
| 开始雾化 | • 倒置雾化器,将雾化器口端放入患者口中,平静呼吸<br>• 指导患者,吸气时按压气雾瓶顶端,使药液喷出<br>• 嘱患者深吸气、屏气、呼气,反复1~2次<br>• 观察雾化吸入效果 | • 紧闭嘴唇<br>• 尽量延长屏气时间(最好坚持10秒),然后再呼气 |
| 结束雾化 | • 取出雾化器<br>• 协助患者取舒适卧位、清洁口腔 | |
| 清理用物 | • 雾化器放在阴凉处(30℃以下)保存 | • 雾化器外的塑料外壳定期用温水清洁 |
| 洗手记录 | • 洗手,记录雾化时间和雾化效果 | |

【注意事项】

1. 使用雾化器之前应检查雾化器各部件是否完好,有无松动、脱落等异常情况。
2. 嘱患者深吸气时药液经口腔吸入,尽量延长屏气时间,然后再呼气,提高治疗效果。
3. 每次按压1~2次,两次之间的间隔时间不少于3~4小时。

## 四、压缩雾化吸入法

压缩雾化吸入法是利用压缩空气,将药液变成细微的气雾,随着患者呼吸将药液吸入呼吸道的一种治疗方法。

压缩雾化器主要利用空气压缩机通电后,将空气压缩,压缩后的空气作用于雾化器内的药液,破坏药液表面张力而形成细微的气雾,通过口含嘴随着患者的呼吸进入呼吸道。

【目的】

**1. 湿化呼吸道** 常用于呼吸道湿化不足所致的呼吸道痰液黏稠。

**2. 治疗呼吸道感染** 消除炎症,减轻呼吸道黏膜水肿。常用于咽喉炎、支气管扩张的患者。

**3. 改善通气功能**　解除支气管痉挛，保持呼吸道通畅。常用于支气管哮喘等患者。

【告知】

1. 雾化吸入药物的方法和注意事项。

2. 雾化后正确咳嗽的方法，促进痰液排出，减轻呼吸道感染。

【准备】

**1. 护士准备**　着装整洁、洗手，戴口罩。

**2. 患者准备**　明确操作目的，了解使用方法并能配合。

**3. 用物准备**　压缩雾化吸入器、电源装置、药液（药量须在 2～8ml 的范围内）、治疗巾、弯盘。

**4. 环境准备**　清洁、安静、舒适，室内温湿度适宜。

【操作规程】

见表 12-7。

**表 12-7　压缩式雾化吸入法操作规程**

| 操作流程 | 操作步骤 | 要点说明 |
|---|---|---|
| 检查设备 | • 检查喷雾器及配件是否符合要求，压缩机的性能是否良好 | • 防止发生意外 |
| 添加药液 | • 根据医嘱备药，将药液注入雾化罐内<br>• 水槽内加冷蒸馏水淹没雾化罐底部的透声膜 | <br>• 水量根据不同类型的雾化器而定 |
| 核对解释 | • 携用物至床前，向患者解释 | • 确认患者 |
| 指导操作 | • 嘱患者取坐位或半坐卧位，漱口，向患者讲解并示范操作方法 | |
| 连接设备 | • 连接压缩雾化器的导管及电源 | |
| 开始雾化 | • 嘱患者手持雾化器，将口含器放入口中<br>• 打开压缩机电源开关，调整定时开关、雾量开关<br>• 缓慢地吸气与呼气，如此反复，直至听到喷雾器接近空腔的特殊声音 | • 若为儿童，可用面罩<br>• 一般每次定时 15～20 分钟，雾量大小可以根据患者需要和耐受程度而定<br>• 深呼吸可帮助药液到达呼吸道深部，更好地发挥疗效 |
| 结束雾化 | • 查看喷雾器的出雾是否清晰可见，当出雾变得不规则时，即可停止治疗<br>• 取下口含嘴或面罩，关闭压缩机电源开关 | |
| 整理用物 | • 安置患者，整理床单位，清理用物<br>• 将口含嘴、雾化罐、螺纹管等消毒、清洗后备用 | • 协助患者翻身叩背，促进痰液排出 |
| 洗手记录 | • 洗手，记录雾化时间和雾化效果 | |

【注意事项】

1. 压缩雾化吸入器在使用时要放在平坦、光滑且稳定的平面上，切勿放置在地毯或粗糙的表面上，以免堵塞通风口；操作时切勿覆盖压缩机表面。

2. 压缩雾化吸入器在使用时，导管一端连接压缩机，一端连接雾化器，一定要连接牢固。

3. 每次治疗结束后，雾化器所有的配件都要进行清洁，彻底清除残留的药品和污垢。雾化器必须进行消毒、灭菌后，才能继续使用。

4. 有时在吸入过程中因温度变化，导管内会因冷凝作用出现水汽，因此在治疗结束后应把导管从雾化器上拔下，打开压缩机开关，让压缩气流通过导管，直至吹干导管内壁。

5. 吸气时按住间断控制按钮，慢慢吸入药雾；呼气时，松开间断控制按钮，直接通过口含器将空气呼出。间断控制按钮的作用是控制药雾的输出，减少药雾浪费。

## 第四节 注射给药法

### 一、注射原则

#### (一) 严格执行查对制度

1. 严格执行“三查八对”，务必做到给药的“五个准确”。

2. 仔细检查药物质量，发现药物有变质、变色、混浊、沉淀、过期或安瓿有裂痕等现象，则不可使用。

3. 注意药物配伍禁忌。需要同时注射多种药物，应确认无配伍禁忌方可备药。

#### (二) 严格执行无菌技术操作原则

1. 环境清洁，符合无菌技术操作要求。

2. 护士衣帽整洁，戴口罩，注射前后必须洗手。

3. 注射器的乳头、空筒内壁、活塞和针头的针梗、针尖必须保持无菌。

4. 按要求进行注射部位的皮肤消毒，并保持无菌。皮肤常规消毒方法采用无菌棉签蘸2%碘酊，以注射点为中心，由内向外螺旋式旋转涂擦，直径应在5cm以上，待干（约20秒）后，用70%乙醇棉签以同法脱碘，脱碘范围应大于碘酊消毒范围，待乙醇挥发后方可注射。使用安尔碘（或碘附）以同法涂擦消毒两遍，无需脱碘。

#### (三) 严格执行隔离消毒制度

注射时做到一人一套物品，包括注射器、针头、止血带、小垫枕，所用物品须按消毒隔离要求处理，不可随意丢弃；一次性注射物品应按规定处理，污染针头置损伤性锐器盒中，按损伤性废弃物处理；注射器空筒与活塞分离，置医用垃圾袋中按感染性废弃物处理。

注射给药中勿用手直接接触使用后的针头等锐器，禁止用双手将使用后的针头回套护针套，使用后的针头应直接置于耐刺、防渗漏的锐器盒中，防止被污染的针头等锐器刺伤或划伤。如不慎被污染的针头刺伤应立即采取措施处理。

#### (四) 做好注射前准备

**1. 选择合适的注射器和针头** 根据药液量、黏稠度和刺激性的强弱以及给药途径选择注射器和针头。注射器应完整无破损、不漏气；针头锐利、无钩、无弯曲，型号合适；注射器和针头衔接必须紧密。一次性注射器包装须密封，在有效期内使用。

**2. 选择合适的注射部位** 注射部位应避开神经和血管。不可在有炎症、损伤、瘢痕、皮肤病、硬结处进针。对需长期注射的患者，应有计划地更换注射部位，静脉注射时选择血管应由远心端到近心端。

**3. 药液应现配现用** 注射药液应在规定时间内临时抽取，以防药物效价降低或药液污染。

### (五) 注射前排尽空气

注射前应排尽注射器内空气，特别是静脉注射，以防空气进入血管内形成空气栓塞；排气时不可浪费药液。

### (六) 进针后检查回血

进针后抽动注射器活塞，检查有无回血，动、静脉注射必须见有回血方可注入药液。皮下、肌内注射如有回血，须拔出针头重新进针，不可将药液注入血管。

### (七) 掌握无痛注射技术

1. 做好解释工作，消除患者的思想顾虑，分散其注意力。
2. 指导并协助患者取合适的体位，使肌肉放松，易于进针。
3. 注射时做到“二快一慢”，即进针、拔针快，推药速度慢且均匀。
4. 需同时注射多种药物时，一般先注射刺激性较弱的药物，再注射刺激性强的药物。
5. 注射刺激性较强的药物时，宜选用较长的针头，而且进针要较深。

## 二、注射用物

### (一) 注射盘

无菌持物钳或镊子、2%碘酊和 70%乙醇或安尔碘、砂轮、无菌棉签、启瓶器、弯盘，静脉注射另备止血带、小垫枕。

### (二) 注射器及针头(图 12-5)

**1. 注射器**　注射器分为玻璃和塑料两种制品，其中塑料注射器为一次性使用。注射器由空筒和活塞两部分组成，空筒前端为乳头，空筒表面标有容量刻度，活塞后部为活塞轴、活塞柄。

注射器规格有 1ml、2ml、5ml、10ml、20ml、30ml、50ml、100ml 等多种。

**2. 针头**　针头由针尖、针梗、针栓三部分构成。常用针头型号有 4、5、$5^{1}/_{2}$、6、$6^{1}/_{2}$、7、8、9 号等数种。

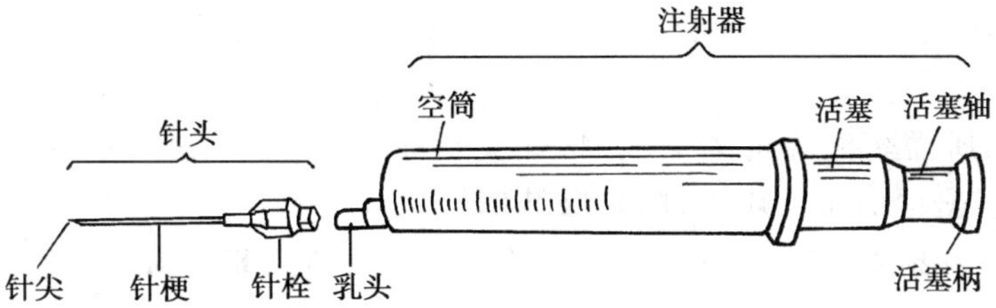


图 12-5　注射器、针头结构

## 三、药液抽吸法

### (一) 自安瓿内抽吸药液(包括大安瓿和小安瓿)

**1. 查对药液**　仔细检查药物质量，查对无误后将安瓿顶端药液弹至体部。

**2. 消毒及折断安瓿**　用消毒砂轮在安瓿颈部划一锯痕，用 70%乙醇棉签消毒并拭去玻璃细屑，将棉球或纱布按住颈部，折断安瓿(若安瓿颈部上方有蓝点标记，则不需砂轮划痕，消毒后直接折断安瓿)。

**3. 抽吸药液**　右手持注射器，使空筒刻度在上、针尖斜面向下插入安瓿内的液面下，抽动活塞抽吸药液。吸药时针栓不可进入安瓿内，同时不得用手握住活塞，只能持活塞柄和活塞轴（图 12-6）。

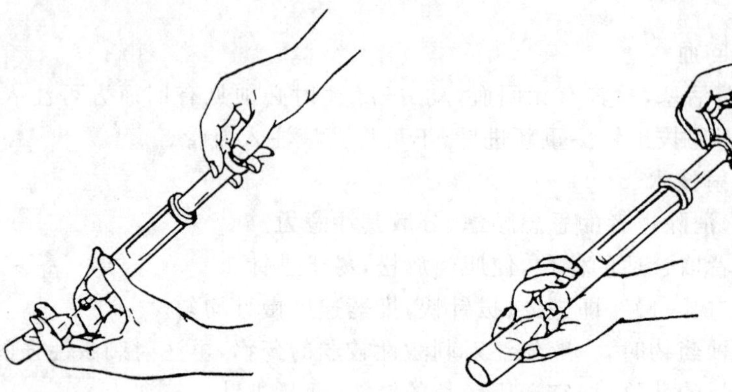

A　　B

**图 12-6　自安瓿内抽吸药液**

A. 自小安瓿内抽吸药液　B. 自大安瓿内抽吸药液

**4. 排尽空气**　抽吸完毕，将针头垂直向上，轻拉活塞，将针头内药液抽入注射器内，并使气泡聚集在乳头处，稍推活塞，驱出气体（图 12-7）。排气后，将安瓿或针头套套住针头，待查对后注射。

**5. 保持针头无菌**　排气毕，将空安瓿或护针套套在针头上，核对无误后放于无菌盘内备用。

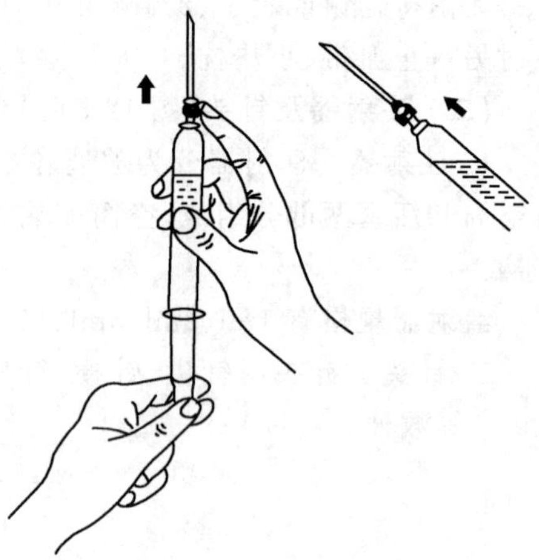

**图 12-7　排气方法**

**（二）自密封瓶内抽吸药液**

1. 检查药液质量，并根据药液剂量和性质选择合适的注射器。

2. 用启瓶器除去铝盖中心部分，常规消毒瓶塞、待干。

3. 先抽吸与所需药液等量的空气，将针尖斜面刺入瓶内注入空气，增加瓶内压力，防止吸药时形成负压；倒转药瓶及注射器，使针头在液面下，吸取药液至所需量，再以示指固定针栓，拔出针头（图 12-8）。

4. 吸药完毕，排出注射器内空气，套上针头套，核对无误后放于无菌盘内备用。

**（三）抽吸结晶、粉剂或油剂药物**

结晶和粉剂药先用 0.9%氯化钠溶液、注射用水或其他专用溶媒溶化，待充分溶解后吸取；混悬液先摇匀再吸取；油剂应根据其药物性能经加温或用两手对搓后再抽吸。油剂和混悬剂使用时应选择稍粗长的针头，抽吸药液的方法与安瓿、密封瓶相同。

## 四、常用注射法

注射法是将一定量的无菌药液或生物制品用无菌注射器注入体内，使其达到预防、诊断

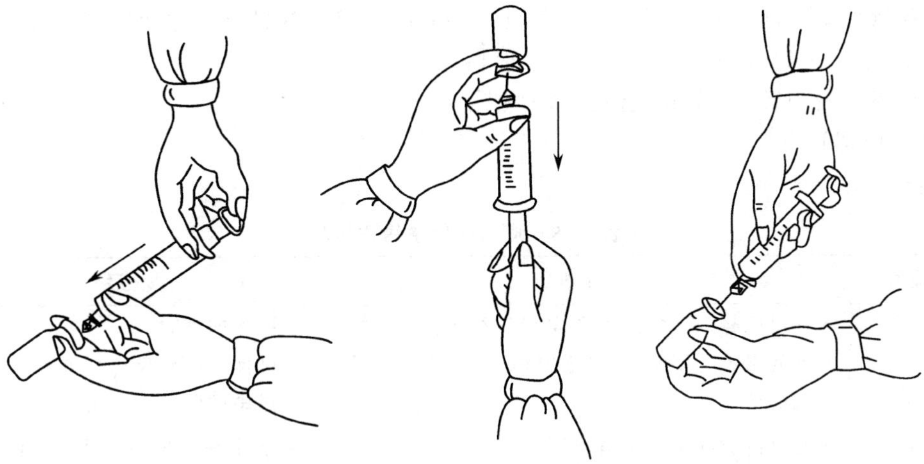


图 12-8 自密封瓶内抽吸药液

和治疗目的的给药方法。

常用注射方法有皮内注射、皮下注射、肌内注射、静脉注射、动脉注射。注射给药时药物吸收快、血药浓度迅速升高，吸收的量比较准确，因而适用于需迅速发挥药效、因各种原因不能或不宜经口服给药、某些药物易受消化液影响而失效或不能经胃肠道黏膜吸收等情况。但注射用药易造成组织一定程度的损伤，引起疼痛、造成感染，而且由于药物吸收快，某些药物的不良反应出现迅速，处理难度大，因此选择注射用药时应谨慎。

**(一) 皮内注射**

皮内注射(intradermic injection,ID)是指将小量药液或生物制品注入表皮与真皮之间的方法。

【目的】

1. 各种药物过敏试验，以观察有无过敏反应。

2. 预防接种。

3. 局部麻醉的起始步骤。

【告知】

1. 药物过敏试验的目的，询问用药史、过敏史、家族史。

2. 药物过敏试验时首选前臂掌侧下段内侧，因为该部位皮肤较薄，易于进针，且肤色较淡，易于辨别皮内试验结果。

3. 进行药物过敏试验时，尽量不要离开护士的视线范围，20 分钟后观察结果。

4. 如出现呼吸困难、皮肤瘙痒等不适时，应尽快告知护士。

5. 拔针后不能按压或揉擦注射部位，防止皮丘消失，影响过敏试验结果的判断。

【准备】

**1. 护士准备** 着装整洁、修剪指甲、洗手、戴口罩。

**2. 患者准备**

(1)明确皮内注射目的及配合要点。

(2)常用注射部位：药物过敏试验选择前臂掌侧下段内侧，卡介苗接种部位常选择上臂三角肌下缘。

**3. 用物准备** 注射盘、注射卡、无菌盘内备有配制好药液的注射器和针头，如为药物过敏试验，另备 0.1%盐酸肾上腺素、2ml 注射器。

**4. 环境准备** 整洁、安静、有足够的照明。

【操作规程】

见表 12-8。

**表 12-8 皮内注射法操作规程**

| 操作流程 | 操作步骤 | 要点说明 |
| --- | --- | --- |
| 核对解释 | • 核对床号、姓名，向患者或家属解释 | • 操作前查对 |
| | • 询问患者的用药史、过敏史和家族史，根据医嘱备药液 | • 确保无过敏反应后方可进行药物过敏试验 |
| 定位消毒 | • 观察注射部位皮肤情况 | • 禁止在皮肤有瘢痕、感染等部位进针 |
| | • 以 70%乙醇消毒皮肤，待干 | |
| 再次核对 | • 再次核对药液，抽吸后排气备用 | • 操作中查对 |
| 进针注药 | • 再次排气，一手绷紧注射部位皮肤，另一手持注射器，示指固定针栓(图 12-9)，注射器刻度与针尖斜面朝上与皮肤呈 5°刺入(图 12-10) | • 确保药液进入表皮与真皮之间 |
| | • 将针尖斜面完全刺入皮内后，放平注射器，一手拇指固定针栓，另一手推入药液 0.1ml，使局部隆起呈半球状皮丘，局部皮肤苍白并显露毛孔 | • 保证注入剂量准确 |
| 快速拔针 | • 注射完毕，迅速拔出针头，勿按压针眼 | • 防止影响结果观察 |
| 再次核对 | • 嘱咐患者如有不适，随时呼叫 | • 操作后查对 |
| 观察计时 | • 协助患者取合适体位，清理用物 | • 20 分钟后观察结果 |
| 整理记录 | • 洗手，记录试验结果 | |

【注意事项】

1. 若患者对注射的药物有过敏史，则不可作皮内试验，应与医生联系，更换其他药物。

2. 忌用碘类消毒剂，以免因脱碘不彻底，影响对局部反应的观察，且易和碘过敏反应相混淆。

3. 注射完毕，嘱患者勿揉擦或按压局部，以避免影响局部反应的观察。

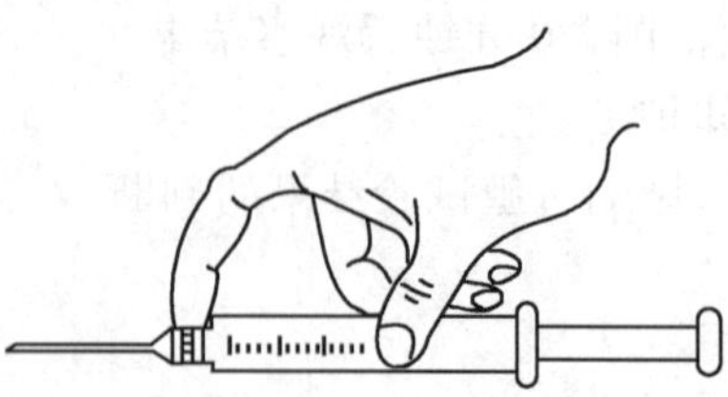

图 12-9 皮内注射持针方式

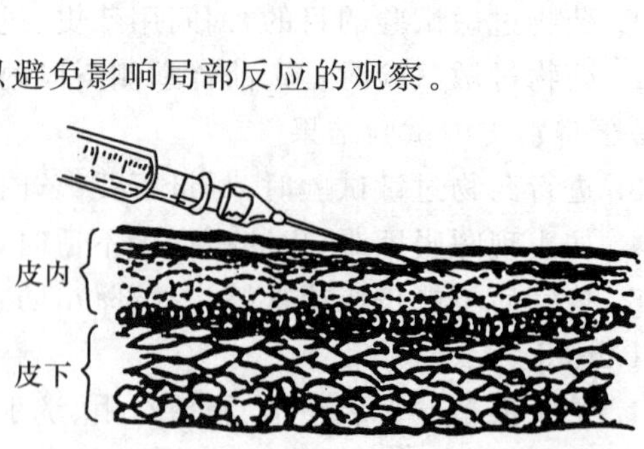


图 12-10 皮内注射进针深度示意图

### (二) 皮下注射

皮下注射(hypodermic injection，H)是指将小量药液或生物制剂注入皮下组织的方法。

【目的】

1. 需在一定时间内产生药效，而药物不能或不宜经口服给药时。

2. 预防接种。

3. 局部麻醉用药。

【告知】

1. 皮下注射的目的，常用注射部位的选择。

2. 长期进行皮下注射时，为防止局部出现硬结、药液吸收受限等，应在上臂三角肌下缘、腹部、后背、大腿前侧及外侧等部位轮流交替进行。

3. 长期注射患者每次注射药液后，可以采用局部热敷的方法促进药液吸收，并可防止硬结、感染等并发症。

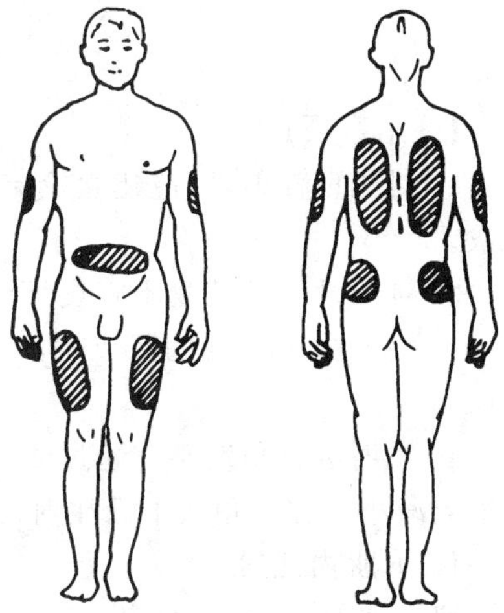

图 12-11 皮下注射部位

【准备】

**1. 护士准备** 着装整洁、修剪指甲、洗手、戴口罩。

**2. 患者准备**

(1)明确皮下注射目的，准备好相应体位。

(2)常用注射部位准备：上臂三角肌下缘、腹部、后背、大腿前侧及外侧(图 12-11)。

**3. 用物准备** 注射盘、注射卡、1～2ml 注射器、$5^1/_2$～6 号针头，根据医嘱备药液。

**4. 环境准备** 清洁、安静、有足够的照明。

【操作规程】

见表 12-9。

表 12-9 皮下注射法操作规程

| 操作流程 | 操作步骤 | 要点说明 |
|---|---|---|
| 核对解释 | • 携用物至床旁，核对床号、姓名、药液，向患者或家属解释 | • 严格执行查对制度、无菌操作规程 |
| 抽吸药液 | • 抽吸药液，排尽注射器内空气 | |
| 定位消毒 | • 选择注射部位，常规消毒皮肤，待干 | • 按注射原则选择注射部位 |
| 核对进针 | • 再次核对，左手绷紧注射部位皮肤(过瘦者需提起皮肤)，右手持注射器，示指固定针栓，针尖斜面向上 | • 确保患者无误 |
| | • 针尖与皮肤呈 30°～40°，快速刺入皮下(图 12-12) | |
| | • 针梗进入约 1/2 或 2/3 | • 勿全部刺入，防止针梗折断不易处理 |
| 注入药液 | • 松开左手，抽吸无回血后缓慢推注药液 | |
| 拔针按压 | • 注射毕，用无菌干棉签轻压针刺处，快速拔针、按压 | • 减轻疼痛，防止药液外渗 |
| 再次核对 | • 再次核对床号、姓名、药物 | |
| 整理用物 | • 整理床单位，协助患者取舒适卧位，清理用物 | |
| 洗手记录 | • 洗手，记录注射时间、患者的反应 | |

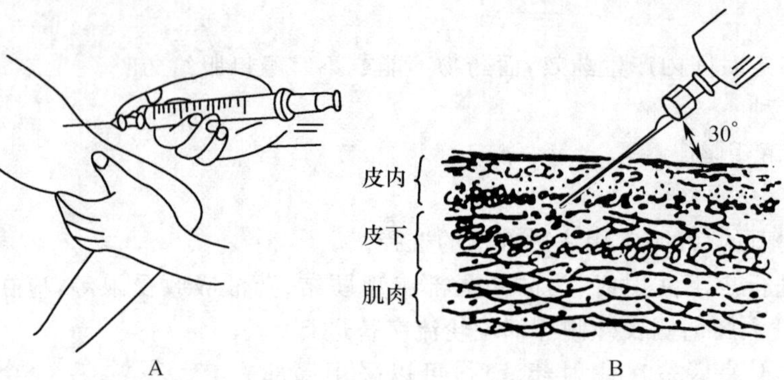


图 12-12 皮下注射

【注意事项】

1. 对长期注射者，应建立轮流交替注射部位的计划，更换注射部位，以促使药物的充分吸收。

2. 刺激性强的药物不宜皮下注射。

3. 注射少于 1ml 的药液时，必须用 1ml 注射器抽吸药液，以保证注入药液的剂量准确无误。

4. 注射进针角度不宜超过 45°，以免刺入肌层；对过于消瘦者，可捏起局部组织，穿刺角度适当减小。在三角肌下缘注射时，进针方向稍向外侧，以免药液注入肌层。

### （三）肌内注射

肌内注射（intramuscular injection，IM）是指将一定量药液注入肌肉组织的方法。人体肌肉组织有丰富的毛细血管网，药液注入肌肉组织后，可通过毛细血管壁进入血液循环。毛细血管壁是多孔的类脂质膜，药物透过的速度较透过其他生物膜快，故吸收较完全而迅速。

【目的】

1. 需要在一定时间内产生药效，而不能或不宜口服的药物。

2. 药物不宜或不能静脉注射，要求比皮下注射更迅速发挥疗效。

3. 注射刺激性较强或药量较大的药物。

【告知】

1. 告知患者肌内注射的目的、注意事项。

2. 长期卧床患者进行肌内注射时可选择仰卧位、侧卧位、俯卧位；能自理的患者进行肌内注射时，可根据患者意愿，选择使注射部位肌肉放松的卧位。

3. 肌内注射时注射量一般比较大、刺激性强，注射时护士会采取无痛注射技巧，减轻疼痛，如果局部出现硬结时，可采用热敷处理。

【准备】

**1. 护士准备** 着装整洁、修剪指甲、洗手、戴口罩。

**2. 患者准备**

（1）常用注射体位准备 臀部注射：侧卧位时，下腿弯曲上腿伸直，肌肉放松；俯卧位时，两足尖相对，足跟分开；仰卧位用于危重及不能翻身的患者，限于臀中、小肌注射。上臂三角肌注射：取坐位或立位，单手叉腰使三角肌显露。股外侧肌注射：以自然坐位为宜。

（2）常用注射部位准备：一般选择肌肉较为丰厚，且距大血管、大神经较远的部位。其中最常用的注射部位为臀大肌，其次为臀中肌、臀小肌、股外侧肌及上臂三角肌。

1)臀大肌注射定位法：①十字法：从臀裂顶点向左或向右侧划一水平线，然后从髂嵴最高点作一垂线，将一侧臀部分为四个象限，其外上象限避开内角为注射部位(图 12-13A)。②连线法：从髂前上棘至尾骨作一连线，其外上 1/3 处为注射部位(图 12-13B)。

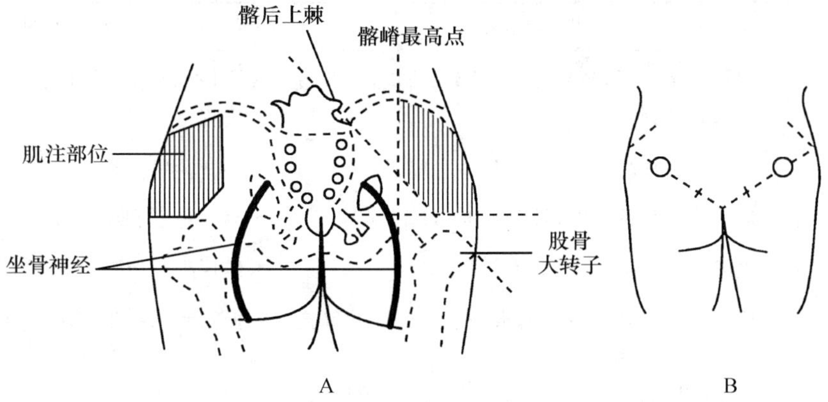


**图 12-13 臀大肌注射定位法**

A. 十字法 B. 连线法

2)臀中肌、臀小肌注射定位法：①构角法：以示指尖和中指尖分别置于髂前上棘与髂嵴下缘处，在髂嵴、示指、中指之间构成一个三角形区域，此区域即为注射部位(图 12-14)。②三横指法：髂前上棘外侧三横指处(以患者的手指宽度为标准)。

3)股外侧肌注射定位法：取大腿中段外侧，膝关节上 10cm，髋关节下 10cm 处，宽约 7.5cm。此处大血管、神经干很少通过，且注射范围较广，适用于多次注射或 2 岁以下幼儿注射(图 12-15)。

4)上臂三角肌注射定位法：取上臂外侧，肩峰下 2～3 横指处(图 12-16)。此处肌肉较薄，只可作小剂量注射。

**3. 用物准备** 注射盘、注射卡、2～5ml 注射器、6～7 号针头，根据医嘱备药物。

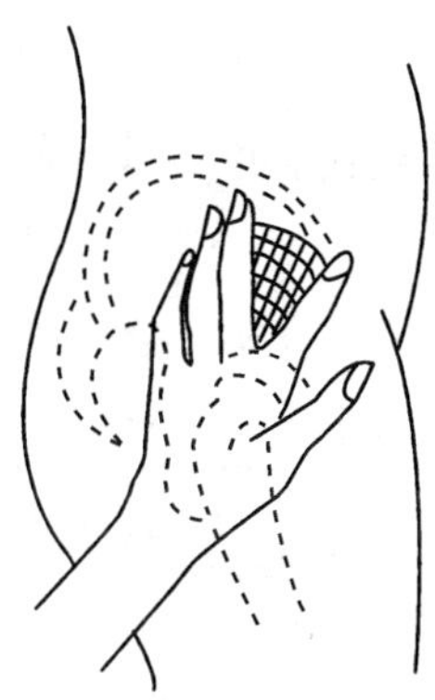

**图 12-14 臀中肌、臀小肌注射定位法**

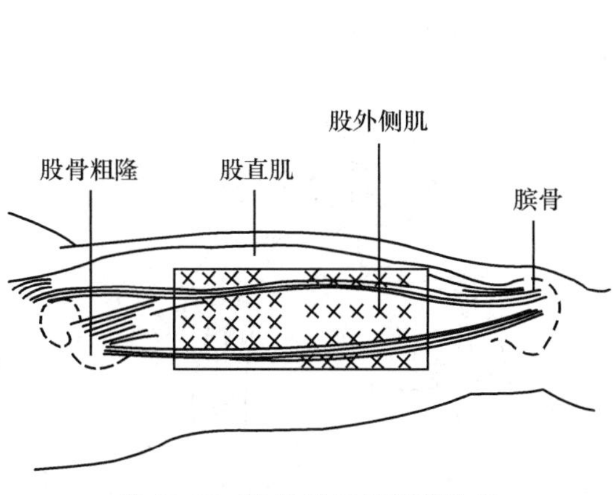


**图 12-15 股外侧肌注射定位法**

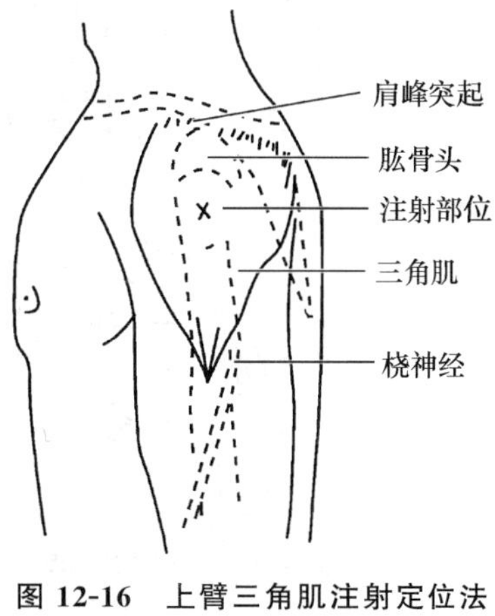


**图 12-16 上臂三角肌注射定位法**

**4. 环境准备** 清洁、安静、有足够的照明。

【操作规程】

见表 12-10。

**表 12-10 肌内注射法操作规程**

| 操作流程 | 操作步骤 | 要点说明 |
| --- | --- | --- |
| 核对解释 | • 携用物至床旁，核对床号、姓名、药液，向患者或家属解释 | • 严格执行查对制度，遵守无菌操作规程 |
| 安置卧位 | • 根据注射部位，确定恰当体位 | • 松弛注射部位肌肉 |
| 定位消毒 | • 选择注射部位，常规消毒皮肤，待干 | • 避开神经和血管 |
| 核对吸药 | • 再次核对并抽吸药液，排尽空气 | • 操作中查对 |
| 进针注药 | • 再次核对，排气，左手拇指和示指分开并固定注射部位皮肤 | • 拇指和示指不能污染消毒部位皮肤 |
| | • 右手以握笔姿势持注射器，中指固定针栓，针头与皮肤呈 90° | |
| | • 右手手腕带动手臂，快速刺入针梗的 2/3 | • 切勿将针头全部刺入 |
| | • 抽动活塞，确认无回血后，缓慢推注药液（图 12-17） | • 如有回血，应立即拔针，不能注入药液 |
| 拔针按压 | • 注射毕，用无菌干棉签轻压针刺处，快速拔针、按压片刻 | |
| 整理用物 | • 整理床单位，协助患者取舒适卧位，清理用物 | |
| 洗手记录 | • 洗手，记录注射时间、患者的反应 | |

【注意事项】

1. 2 岁以下婴幼儿不宜选用臀大肌注射，因婴幼儿在未能独立行走前，其臀部肌肉发育不完善，选择臀大肌注射时有损伤坐骨神经的危险，可选用臀中肌、臀小肌或股外侧肌进行注射。

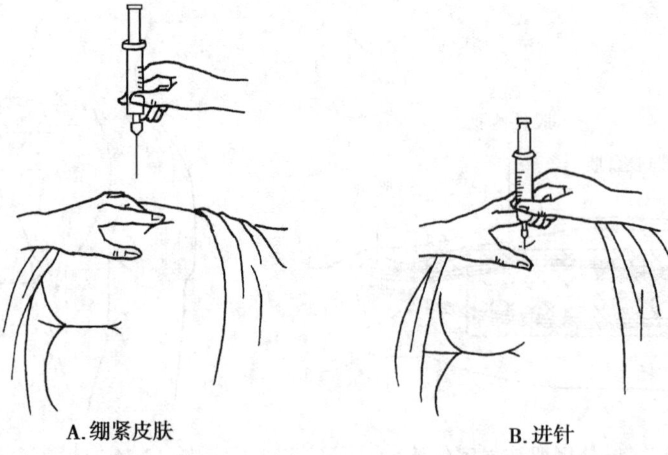

A.绷紧皮肤　　B.进针

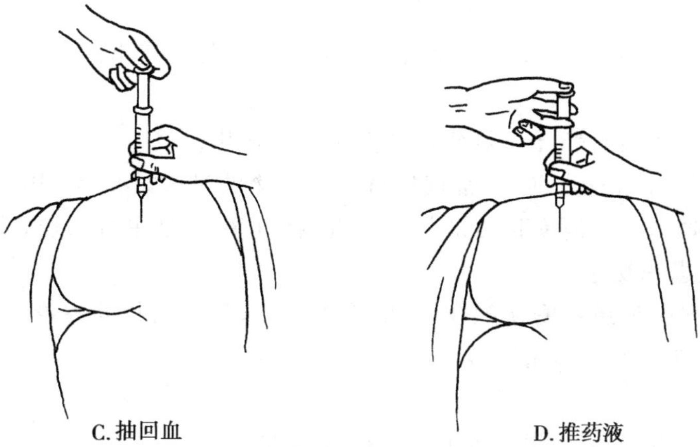


图 12-17　肌内注射

2. 进针时切勿将针梗全部刺入，防止不合作患者躁动时，针梗从根部衔接处折断。若针梗折断，应嘱患者保持局部与肢体不动，固定局部组织，以防断针移位，同时尽快用无菌血管钳夹住断端取出针头。若断端全部埋入，速请外科医师处理。

3. 对需长期注射者，应交替更换注射部位，并选用细长针头，以避免或减少硬结的发生；注射刺激性强的药物时，也应选择长针头深注射。

4. 多种药物同时注射时，应注意配伍禁忌。

**知识链接**

**Z 型注射**

进针时用一手将皮肤和皮下组织向一侧牵拉，然后针头呈 90°刺入，固定、回抽，无回血后缓缓将药液注入，稍停片刻，让药液散入肌肉。拔出针头，迅速将牵拉到一侧的皮肤和皮下组织复位，使针刺通道闭合。此法用于注射刺激性较强的药物，预防药液溢至肌肉上层组织，而造成的疼痛与组织受损。

**留置气泡技术**

留置气泡技术用于肌内注射，其方法是注射器抽吸药液后，再吸入 0.2～0.3ml 的空气（空气量可依据注射器与针头的规格与型号来决定）。注射时气泡在上，全部药液注入后再注入空气。该技术可使针头内的药液全部注入而不留在注射器乳头及针头内，空腔内存留气体，而非药液，从而确保药物的剂量准确；另外拔针时可防止药液渗入皮下组织而引起疼痛，还可将药液限制在注射肌肉局部而利于组织的吸收。

来源：姜安丽《新编护理学基础》　人民卫生出版社　2006 年 5 月

### （四）静脉注射

静脉注射（intravenous injection ，IV ）是指自静脉注入无菌药液的方法。

【目的】

1. 注入药物，用于不宜口服、皮下或肌内注射，需要迅速发挥药效的药物，尤其是治疗急重症时。

2. 诊断性检查，由静脉注入药物，如肝、肾、胆囊等 X 线摄片。

3. 静脉营养治疗。

4. 输液、输血。

5. 股静脉注射主要用于急救时加压输液、输血或采集血标本。

【告知】

1. 告知患者所使用的静脉注射药物的作用及副作用。

2. 进行 X 线摄片检查之前,需常规进行摄片药物的过敏试验,请患者理解并配合。

3. 患儿头皮静脉注射请家长协助约束患儿,防止其抓捏注射部位,反复穿刺加重患儿痛苦,并注意防止患儿受凉。

4. 股静脉注射时请患者密切配合,采取恰当体位,防止药物外渗形成损伤,导致局部出现肿胀、疼痛甚至皮下组织坏死。

【准备】

**1. 护士准备** 着装整洁、修剪指甲、洗手、戴口罩。

**2. 患者准备**

(1)明确静脉注射目的和自身情况,能配合采取舒适体位。

(2)常用注射部位准备

1)四肢浅静脉:上肢常用肘部浅静脉(贵要静脉、正中静脉、头静脉)、腕部、手背的浅静脉;下肢常用足背静脉、大隐静脉和小隐静脉(图 12-18)。

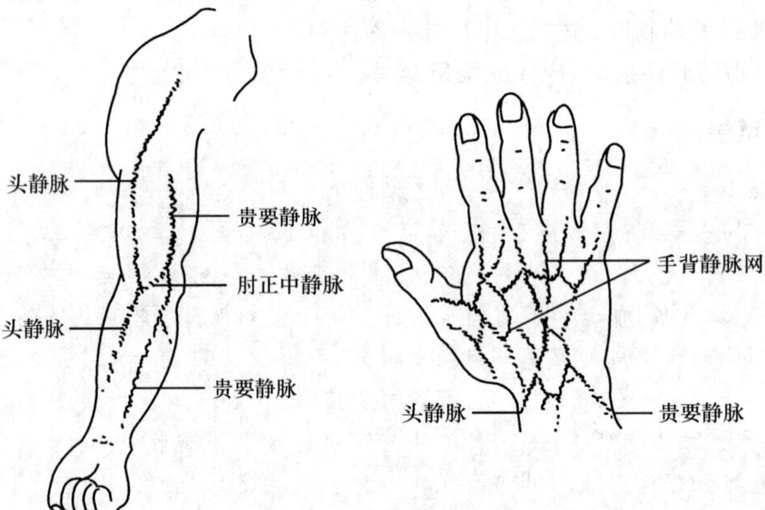


**图 12-18 四肢浅静脉**

2)头皮静脉:小儿头皮静脉较为丰富,分支甚多,互相沟通交错成网且静脉表浅易见,易于固定,又方便小儿肢体活动。常用的头皮静脉有额静脉、颞浅静脉、耳后静脉、枕静脉(图 12-19)。

3)股静脉:股静脉位于股三角区,在股神经和股动脉的内侧 0.5cm 处(图 12-20)。

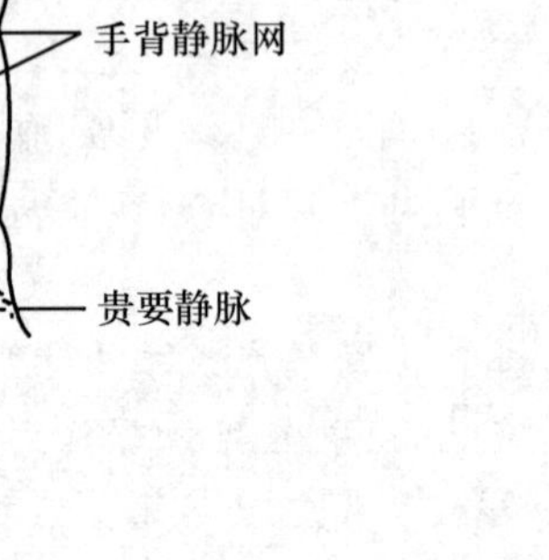


**图 12-19 小儿头皮静脉分布**

**3. 用物准备**

1)注射盘、注射卡、根据医嘱备药液、根据药液备注射器和针头(或头皮针头),手消毒剂与医用垃圾桶。

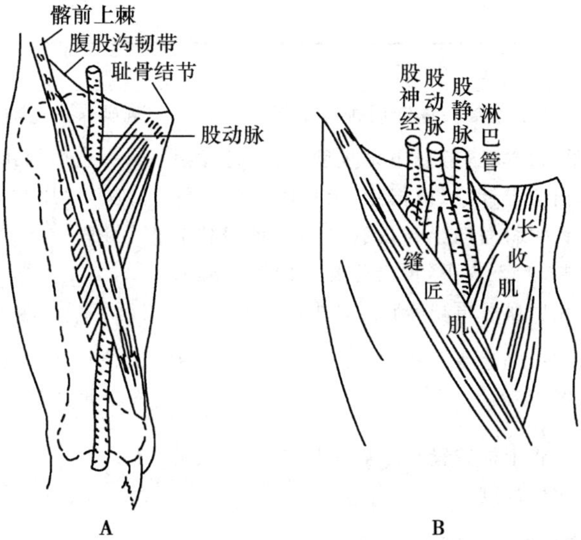


**图 12-20 股动脉、股静脉的解剖位置**

A. 髂前上棘和耻骨结节连线中点处为股动脉 B. 股静脉在股动脉内侧 0.5cm 处

2)其他用物:①四肢浅静脉注射:止血带、小垫枕,需要时备头皮针和胶贴。②头皮静脉注射:型号合适的头皮针(4 ½～6 号)、胶贴,需要时准备备皮物品。③股静脉注射:无菌纱布、胶贴、沙袋。

3)采集血标本时另备:标本容器(干燥试管、抗凝管、血培养管),必要时备无菌手套和无菌纱布。

**4. 环境准备** 清洁、安静,有足够的照明。

【操作规程】

见表 12-11。

**表 12-11 静脉注射法操作规程**

| 操作流程 | 操作步骤 | 要点说明 |
|---|---|---|
| 核对解释 | • 携用物至床旁,核对床号、姓名,向患者或家属解释 | • 操作前查对 |
| 评估患者 | • 患者意识状态、肢体的血液循环情况 | • 了解注射部位 |
| 查对抽药 | • 再次核对药液,吸药并排尽注射器内空气<br>• 不同年龄和病情分别采用不同的注射方法 | • 严格执行查对制度、无菌操作原则 |
| ▲ 四肢浅静脉注射 | | |
| 选择静脉 | • 选择粗、直、弹性好易于固定的静脉,避开静脉瓣 | |
| 定位消毒 | • 在穿刺点上方约 6cm 处系止血带,嘱患者握拳<br>• 常规消毒皮肤,待干 | • 止血带断端向上 |

续表

| 操作流程 | 操作步骤 | 要点说明 |
|---|---|---|
| 核对排气 | • 再次排气或连接头皮针后排尽空气 | • 操作中查对 |
| 静脉穿刺 | • 以左手拇指绷紧静脉下端皮肤，右手持注射器，示指固定针栓，或拇指、示指固定头皮针针柄，针尖斜面向上与皮肤呈 20°，自静脉上方或侧方刺入皮下，再沿静脉走向潜行刺入静脉，见回血后再顺静脉进针少许 | • 一旦局部出现血肿，应立即拔出针头，按压局部，另选其他静脉重新穿刺 |
| 回血注药 | • 松止血带、嘱患者松拳，固定针头，缓慢推注药液(图 12-21) | • 根据患者年龄、病情、药物性质，掌握推注速度，并随时听取患者感受 |
| 拔针按压 | • 推药毕，将干棉签置于穿刺点上方，快速拔出针头，按压片刻 | |
| 整理记录 | • 协助患者取舒适卧位，清理用物<br>• 洗手，记录注射时间，药物名称、浓度、剂量，患者的反应 | |
| ▲ 头皮静脉注射 | | |
| 安置卧位 | • 患儿取仰卧位或侧卧位<br>• 选择小儿头皮静脉 | • 必要时剃去注射部位毛发 |
| 消毒皮肤 | • 常规消毒注射部位皮肤，待干 | |
| 核对排气 | • 连接头皮针并排尽空气 | • 操作中查对 |
| 静脉穿刺 | • 由助手固定患儿头部，术者一手拇指、示指固定静脉两端，一手持头皮针针柄，沿静脉向心方向，针头与皮肤呈 10°～20°，由静脉上方或侧方刺入皮下，再沿静脉走向潜行刺入，见回血后推药少许。如无异常，即用胶布固定针头 | • 注射过程中注意约束患儿，保护注射部位 |
| 推注药液 | • 缓慢推注药液<br>• 注药过程中应试抽回血，确保针头在静脉内 | |
| 拔针按压 | • 注射毕，拔出针头，按压局部 | |
| 整理记录 | • 整理患儿床单位，安抚患儿，缓解患儿紧张状况<br>• 洗手，记录操作时间及患儿情况 | |
| ▲ 股静脉注射 | | |
| 安置体位 | • 协助患者取仰卧位，下肢伸直略外展外旋 | • 暴露注射部位 |
| 定位消毒 | • 常规消毒局部皮肤，并消毒术者左手示指和中指<br>• 在髂前上棘和耻骨结节联线中点扪及股动脉最明显部位并固定 | |

续表

| 操作流程 | 操作步骤 | 要点说明 |
|---|---|---|
| 核对排气 | • 再次核对，排尽空气 | • 操作中查对 |
| 静脉穿刺 | • 右手持注射器，针头与皮肤呈90°或45°，在股动脉内侧0.5cm处刺入<br>• 抽到活塞见暗红色回血，提示针头进入股静脉<br>• 固定针头，推注药液 | |
| 拔针按压 | • 注射毕，拔出针头，用无菌纱布按压3～5分钟 | • 避免引起出血或形成血肿 |
| 整理用物 | • 清理用物，协助患者取舒适卧位 | |
| 洗手记录 | • 记录洗手，注射时间、患者用药后的反应 | |

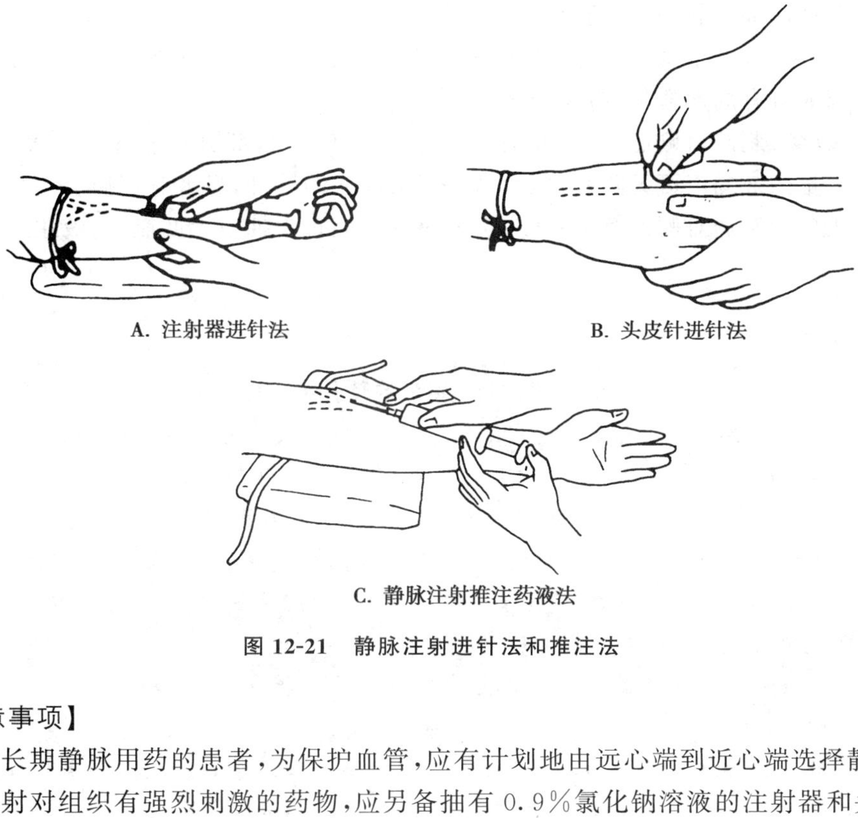

A. 注射器进针法　B. 头皮针进针法

C. 静脉注射推注药液法

图 12-21　静脉注射进针法和推注法

【注意事项】

1. 对长期静脉用药的患者，为保护血管，应有计划地由远心端到近心端选择静脉。

2. 注射对组织有强烈刺激的药物，应另备抽有0.9%氯化钠溶液的注射器和头皮针，注射穿刺成功后，先注入少量0.9%氯化钠溶液，证实针头确在静脉内，再换上抽有药液的注射器进行推药，以防药液注入血管外而致组织坏死。

3. 静脉穿刺或推注药物的过程中，一旦出现局部疼痛、肿胀、抽吸无回血，应立即停止注射，拔出针头、按压局部，另选静脉注射。

4. 有出血倾向者不宜采用股静脉注射；进针后如抽出鲜红色血液，提示针头刺入股动脉，应立即拔出针头，用无菌纱布紧压穿刺处5～10分钟，确认无出血后，在另一侧股静脉穿刺。

**5. 特殊患者的静脉穿刺要点**

(1)肥胖患者:肥胖者皮下脂肪较厚、静脉较深、不明显,但较易固定,注射时,触摸清血管走向后可从静脉上方进针,进针角度稍加大(30°～40°)。

(2)消瘦患者:皮下脂肪少、静脉易滑动,但静脉较明显,穿刺时须固定静脉,从静脉正面或侧面刺入。

(3)水肿患者:可沿静脉解剖位置,用手按揉局部,以暂时驱散皮下水分,使静脉充分显露后再行穿刺。

(4)脱水患者:静脉萎陷,充盈不良,可作局部热敷、按摩,待血管扩张显露后再穿刺。

(5)老年患者:老人皮肤松弛、皮下脂肪较少,静脉多硬化、脆性较大,血管易滑动,针头难以刺入,且易刺破血管壁。可采用手指固定穿刺部位静脉上下两端后在静脉上方直接穿刺。

**6. 静脉注射失败的常见原因**

(1)针头未刺入静脉内:针头刺入过浅,或因静脉滑动,针头未刺入静脉。表现为抽吸无回血,推注药液局部隆起、有疼痛感。

(2)针头(尖)未完全刺入静脉:针头斜面部分在皮下,部分在静脉内。表现为抽吸虽有回血,但推药液可有局部隆起、有疼痛感。

(3)针头(尖)刺破对侧血管壁:针头斜面部分在静脉内,部分在静脉外。表现为抽吸有回血,推注少量药液局部可无隆起,但因部分药液注入静脉外,患者有疼痛感。

(4)针头(尖)穿透对侧血管壁:针头刺入过深。表现为抽吸无回血,药液注入深层组织,有疼痛感。

**知识链接**

**微量注射泵的使用**

微量注射泵是将小剂量药液持续、均匀、定量注入人体静脉的注射装置。临床常用于:ICU 或 CCU 的液体药剂连续低流量注射;连续注射麻醉剂、抗癌剂或抗凝剂;早产儿或新生儿营养剂的连续注射;低流量注射、输血;各种激素的连续注射等。

具体操作方法如下:

1. 将抽有药液的注射器与注射泵的泵管连接,固定于注射泵上。

2. 接通电源,根据医嘱确定注射速度和注射时间。

3. 将头皮针头与抽吸有0.9%氯化钠溶液的注射器相连,成功穿刺静脉后固定头皮针头。

4. 分开注射器和头皮针,将头皮针与注射泵延长管连接,按"开始"键启动注射泵,开始推注药液。注射药液过程中,密切观察患者的反应和药液输入情况。

5. 药液注射完毕,按"停止"键。拔针、按压,整理病床单元,关闭注射泵,取下注射器。

来源:李小寒,尚少梅.《基础护理学》 人民卫生出版社,第4版 2007年8月

**(五) 动脉注射**

动脉注射(arterial injection)是自动脉内注入无菌药液的方法。

【目的】

1. 注入造影剂进行某些特殊检查，如脑血管造影、下肢动脉造影等。

2. 注射抗癌药物进行区域性化疗。

3. 抢救重度休克，经动脉加压输入血液，以迅速增加有效血容量。

【告知】

1. 动脉注射的目的、主要方法及患者的配合要点。

2. 注入药物引起的副作用、穿刺后局部如果按压不当易形成血肿或继续出血。

【准备】

**1. 护士准备**　着装整洁、修剪指甲、洗手、戴口罩。

**2. 患者准备**

(1)明确动脉注射目的和自身情况，能配合采取舒适体位。

(2)动脉穿刺一般选择搏动最明显处，采集血标本常用桡动脉、股动脉。区域性化疗时，头面部疾患选用颈总动脉，上肢疾患选用锁骨下动脉或肱动脉，下肢疾患选用股动脉。

**3. 用物准备**

(1)注射盘、注射卡、按需准备注射器和针头(6～9 号)、无菌纱布、无菌手套。

(2)治疗或造影时根据医嘱备药及其他用物。

**4. 环境准备**　环境清洁、安静，光线充足。

【操作规程】

见表 12-12。

**表 12-12　动脉注射法操作规程**

| 操作流程 | 操作步骤 | 要点说明 |
|---|---|---|
| 核对解释 | • 携用物至患者床边，核对并解释 | • 确认患者 |
| 评估患者 | • 评估患者意识状态、肢体的血液循环情况 | • 了解注射部位 |
| 查对抽药 | • 核对药液，吸药并排尽注射器内空气 | • 严格执行查对制度、无菌操作原则 |
| 安置卧位 | • 协助患者取恰当体位，暴露穿刺部位。桡动脉穿刺时取仰卧位或坐位，股动脉穿刺时取仰卧位，下腿伸直并外展 | • 桡动脉穿刺点在前臂掌侧腕关节上 2cm 处<br>• 股动脉穿刺点在腹股沟股动脉搏动明显处 |
| 消毒皮肤 | • 常规消毒穿刺部位皮肤，并消毒护士左手示指和中指(或者护士左手戴无菌手套) | |
| 核对排气 | • 再次核对，排尽空气 | • 操作中查对 |
| 固定穿刺 | • 选择动脉搏动最明显处固定，右手持注射器，在两指间垂直进针或与动脉走向呈 40°刺入动脉 | |
| 推注药液 | • 穿刺后见有鲜红色血液进入注射器，马上以右手固定穿刺针的方向和深度，左手推注药液 | |
| 拔针按压 | • 注射完毕，迅速拔针，局部加压按压 5～10 分钟 | • 用无菌纱布按压，直至不出血为止 |

续表

| 操作流程 | 操作步骤 | 要点说明 |
|---|---|---|
| 再次核对 | • 再次核对 | • 操作后查对 |
| 整理用物 | • 协助患者取舒适卧位，清理用物 | |
| 洗手记录 | • 洗手，记录注射时间、患者用药后的反应 | |

【注意事项】

1. 严格执行查对制度、无菌操作原则、消毒隔离制度。

2. 推注药液过程中密切观察患者穿刺部位情况和病情变化，出现异常情况应紧急处理。

3. 拔针后采用无菌纱布加压按压，防止局部出现出血或形成血肿。

## 第五节 局部给药法

### 一、滴药法

#### （一）滴眼药法

协助患者取仰卧位或坐位，头略后仰，用干棉签擦去眼部分泌物，嘱患者眼睛向上注视。护士左手取一干棉球放于患者下眼睑处，并用示指固定上眼睑，拇指将下眼睑向下牵拉，右手持滴瓶，在距离眼睑 1～2cm 处，将 1 滴药液滴入结膜下穹隆中央。如果涂眼药膏，则将眼药膏挤入下穹隆部约 1cm 左右长度即可。

#### （二）滴鼻药法

嘱咐患者先排出鼻腔分泌物并清洁鼻腔，协助患者取仰卧位或侧卧位，护士手持一干棉球，并轻推鼻尖，暴露鼻腔。另一手持滴瓶距离鼻孔 2cm 处滴入药液，每侧滴入 2～3 滴。轻捏鼻翼或嘱患者将头部向两侧轻轻晃动，促使药液均匀分布到鼻窦口，提高药液效果。

#### （三）滴耳药法

协助患者侧卧位，患耳向上，用棉签清洁耳道。护士一手持干棉球，向上向后轻拉患者耳廓，使耳道变直。另一手持滴管，将药液沿外耳孔顺耳后壁滴入 3～5 滴，并轻提耳郭或在耳屏上加压，使气体排出，药液容易流入；将干棉球塞入外耳道。

### 二、插入给药法

插入给药法包括直肠给药和阴道给药，常用栓剂进行插入给药。栓剂是药物与相应的基质制成的固体制剂，专用于腔道给药。栓剂的熔点是 37℃左右，进入体腔后能缓慢融化而产生疗效。

#### （一）直肠栓剂插入法

协助患者取侧卧位、膝部弯曲并暴露肛门。嘱咐患者深呼吸，降低腹部压力。护士戴指套或手套，将栓剂插入患者肛门，并用示指将栓剂沿直肠壁轻轻推入 6～7cm，保持侧卧姿势 15 分钟后方可改变体位。

#### （二）阴道栓剂插入法

协助患者取屈膝仰卧位，分开双腿露出会阴部。护士一手戴指套或手套，以示指或置入器将栓剂以向下向前的方式，置入阴道内 5cm 以上，并将患者体位改变为仰卧位，尽量仰卧 15 分钟以上方可变换体位。

## 三、皮肤给药法

皮肤给药是将药物直接涂于皮肤，以起到局部治疗的作用。常见的用于皮肤的药物有溶液、油膏、粉剂、糊剂等多种剂型。

**（一）溶液类**

在患者患处下方垫塑料布或橡胶单，用持物钳直接夹取蘸湿药液的棉球，涂抹于患处，直至局部皮肤清洁后用干棉球擦干。主要用于急性皮炎伴有大量渗液或脓液的患者。

**（二）糊剂类**

用棉签将药液直接涂于患处，不宜涂药过厚，影响药物吸收；还可将药物涂于无菌纱布上，贴于受损皮肤处，并包扎固定。主要用于亚急性皮炎，有少量渗液或轻度糜烂的患者。

**（三）软膏类**

用棉签将软膏涂于患处，不宜涂药过厚；一般不需包扎，但是局部有溃疡或大片糜烂受损皮肤时，涂药后应包扎。

## 四、舌下给药法

舌下给药是通过舌下口腔黏膜丰富的毛细血管，将药物吸收，可避免胃肠道刺激，同时药物起效快。使用时指导患者将药物放在舌下，让其自然溶解吸收，不可咀嚼、不可直接吞下，防止影响药物疗效。

【要点提示】

1. 在本章的学习中重点掌握给药的基本知识，明确安全给药的原则，掌握药物保管原则，准确、安全、有效地进行口服用药的指导。

2. 能够分析影响药物作用的因素，学会针对不同患者采取不同的指导方法。

3. 掌握各种雾化吸入用药的作用原理，并正确进行患者雾化用药的指导。

4. 本章护理技能操作的重点是注射技术，包括药液抽吸、皮内注射、皮下注射、肌内注射、静脉注射。要求训练过程中能规范操作，严格遵循无菌原则、查对制度、消毒隔离制度。

5. 能够进行基本的皮肤给药、滴药、舌下给药等。

6. 学会关爱患者、体会患者疾苦。

## 思考题

1. 如何根据药物性质合理保管药物？

2. 简述影响药物作用的因素有哪些？可从哪些方面对患者进行饮食指导，以提高药物疗效？

3. 从哪些方面指导长期口服用药的患者规范用药？

4. 比较皮内注射、皮下注射、肌内注射、静脉注射的进针角度、进针深度、注射部位的共同点和不同点。

5. 进行肌内注射时，应采取哪些措施减轻疼痛？

6. 患者，男，65 岁，右半结肠癌术后并发肺部感染。体检：T 39.2℃，P 94 次/分钟，

R 23次/分钟，BP 132/82mmHg。医嘱：5%葡萄糖＋头孢噻肟钠 2g ivgtt qd；棕色合剂 10ml tid。

(1)分析影响该患者药物作用的因素有哪些？

(2)你如何在为患者实施口服给药时落实三查八对制度？

(3)为提高药物疗效和减少不良反应，请为患者开展正确的健康指导。

7. 患者，男，78岁，患慢性支气管炎急性发作。体检：T 38.9℃，P 98次/分钟，R 24次/分钟，BP 140/86mmHg，痰液黏稠，不易咳出。医嘱：α-糜蛋白酶 0.25mg，庆大霉素 8万 U，超声波雾化吸入 st。

(1)该患者进行超声波雾化吸入的目的是什么？

(2)实施超声波雾化吸入时应注意哪些问题？

(张连辉 彭幼清)

# 第十三章　药物过敏试验法

学习目标

1. 能准确说出青霉素、破伤风抗毒素、链霉素、普鲁卡因、细胞色素C、碘、结核菌素过敏试验液的标准浓度和注入剂量。

2. 能正确判断青霉素、破伤风抗毒素、链霉素、普鲁卡因、细胞色素C、碘、结核菌素过敏试验结果。

3. 能准确说出青霉素过敏反应的原因和预防措施。

4. 能举例说明青霉素过敏性休克的临床表现和急救措施。

5. 能准确配制青霉素过敏试验液。

6. 能运用所学知识对破伤风抗毒素过敏试验结果阳性的患者正确采取脱敏注射方法。

案例

患者，男，20岁。因发热、咳嗽、咽喉肿痛1天就诊，诊断为上呼吸道感染。给予肌内注射青霉素钠80万U，2次/日。肌内注射前，护士给患者做青霉素过敏试验。过敏试验3分钟后，患者感到头晕、胸闷、气促、畏寒，护士赶到后发现患者口唇发绀、面色苍白，出冷汗，继而意识模糊、呼之不应，血压50/36mmHg，心率120次/分钟，呼吸25次/分钟。

问题：

1. 该患者发生了什么情况？
2. 对该患者应如何进行抢救？
3. 在临床工作中如何预防此种情况的发生？

某些药物在临床使用过程中，可引起不同程度的过敏反应(anaphylactic reaction)，甚至因发生过敏性休克(allergic shock)而危及生命。为了防止此种情况的发生，在使用这些药物前，应详细询问患者的用药史、过敏史和家族史，并正确实施药物过敏试验，同时做好急救准备。

药物过敏反应属于异常的免疫反应，其基本原理是抗原抗体相互作用的结果，具有以下特点：①仅发生于少数用药人群中，各种药物引起过敏反应的发生率虽有不同，但仅发生在用药人群中的少数人，不具有普遍性。②很小剂量即可发生过敏反应一旦患者对药物过敏，即使用很小的剂量也可以引起过敏反应，因此可作为与药物中毒反应相鉴别的依据。③与患者体质因素有关，而与正常药理反应或毒性无关，是对某种药物"质"的过敏，而不是"量"的中毒。④一般发生于再次用药，药物首次进入人体后作为抗原，刺激人体产生抗体，当人体再次接触同种药物时，在体内发生抗原抗体结合，产生过敏反应。⑤化学结构相似的药物可能发生交叉或不完全交叉的过敏反应。

# 第一节　青霉素过敏试验

青霉素是从青霉菌培养液中提取的一种β-内酰胺类的抗生素，它能破坏细菌的细胞壁，在细菌繁殖期起到杀菌作用，具有杀菌力强、毒性低等特点，临床应用广泛。青霉素易致过敏反应，是各类抗生素中过敏反应发生率最高的药物，人群中约有5%～6%的人对青霉素过敏，而且任何年龄，任何剂型和剂量，任何给药途径均可发生过敏反应。因此，在使用各种青霉素前都应先做过敏试验，试验结果阴性者方可用药。

## 一、过敏反应发生机制

青霉素过敏反应(penicillin anaphylaxis)系抗原与抗体在致敏细胞上相互作用后引起组织损伤和生理功能紊乱的反应。青霉素是一种半抗原，进入机体后，其降解产物青霉噻唑酸和青霉烯酸与组织蛋白结合形成全抗原，即青霉噻唑蛋白和青霉烯酸蛋白，该物质可刺激机体产生特异性抗体IgE。由于IgE与组织细胞具有特殊的亲和力，故形成的抗体固定在某些组织的肥大细胞上和血液中的嗜碱性粒细胞表面，使机体呈致敏状态，当机体再次接触抗原刺激后，即与特异性抗体(IgE)结合，发生抗原抗体反应，导致细胞破裂，释放组胺、白三烯、缓激肽、5-羟色胺等血管活性物质。这些物质作用于效应器官，可使平滑肌痉挛、微血管扩张、毛细血管通透性增高、腺体分泌增多。由于血管活性物质作用的部位不同及个体差异，故临床表现也是多种多样的(图13-1)。

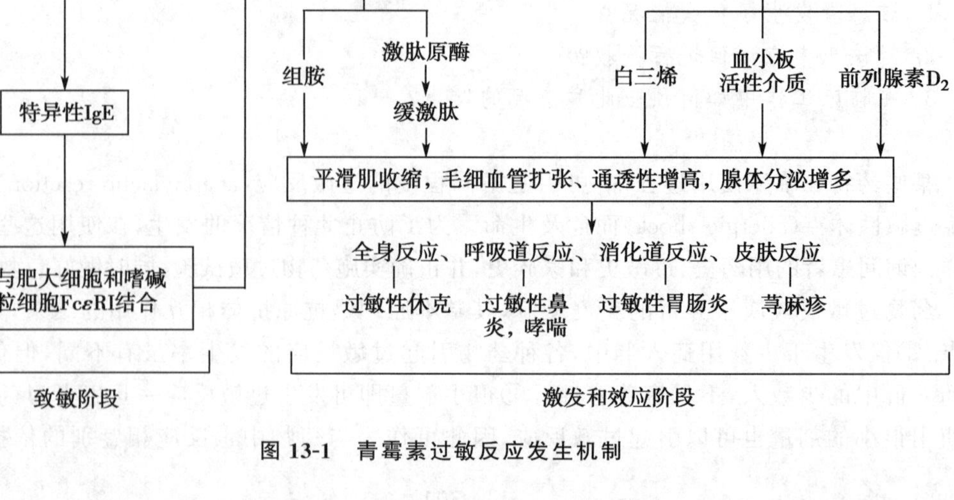


图13-1　青霉素过敏反应发生机制

## 二、过敏反应的预防措施

**1. 使用青霉素前必须做过敏试验**　对青霉素过敏的人，任何给药途径、任何剂量和剂型均可发生过敏反应，因此，使用各种剂型的青霉素前，都应做过敏试验。过敏试验前，须详细询问患者的用药史、过敏史和家族史，有青霉素过敏史的患者禁止做过敏试验。无过敏史者，凡首次用药、停药3天及以上、使用中更换药物批号时，均需按常规做过敏试验，结果阴性方可使用。

**2. 正确实施药物过敏试验**　准确配制试验液，正确实施皮内注射，及时、准确地观察和判断反应结果。首次注射后应观察30分钟，以免发生迟缓性过敏反应。

**3. 青霉素应现用现配**　青霉素试验液在接近中性的溶剂中（pH 6～6.5）分解缓慢，因此配制试验液的溶媒应选择0.9%氯化钠溶液。青霉素水溶液在室温下极不稳定，可引起药效下降和降解产物增加，使其致敏性升高。故使用时应现用现配，不宜放置过久。

**4. 加强工作责任心**　工作人员必须严格执行查对制度，注射前认真核对有无过敏史，同时做好急救准备工作，注射后严密观察患者反应。

**5.** 过敏试验结果阳性的患者禁止使用青霉素，同时在体温单、医嘱单、病历、床头卡、门诊病历上醒目的注明，及时报告医生，并告知患者及家属。

## 三、过敏试验方法

### （一）试验液的配制

**1. 标准浓度和注射剂量**　青霉素过敏试验液以每毫升含200～500U的青霉素为标准（即试验液浓度为200～500U/ml），以0.9%氯化钠溶液为稀释溶液。注射剂量为0.1ml，内含20～50U的青霉素。

**2. 过敏试验液配制方法**　以80万U青霉素为例（表13-1）。

**表13-1　青霉素过敏试验液配制方法**

| 步骤 | 青霉素 | 加0.9%氯化钠溶液 | 青霉素含量 | 要求 |
|---|---|---|---|---|
| 溶解药物 | 80万U | 4ml | 20万U/ml | 充分溶解 |
| 1次稀释 | 取上液0.1ml | 0.9ml | 2万U/ml | 混匀 |
| 2次稀释 | 取上液0.1ml | 0.9ml | 2000U/ml | 混匀 |
| 3次稀释 | 取上液0.2ml | 0.8ml | 400U/ml | 混匀 |

### （二）皮内试验方法

【目的】

准确掌握患者对青霉素是否过敏，预防青霉素过敏反应的发生。

【告知】

1. 告知患者青霉素疗效高、毒性低，易发生过敏反应。为预防青霉素过敏反应的发生，使用前需做过敏试验，如已接受青霉素治疗，但停药3天后再用，或使用中更换青霉素批号，还须按常规做过敏试验。

2. 告知患者空腹时不能做青霉素过敏试验，以免出现低血糖症状，与过敏反应相混淆。

3. 告知患者如曾经对青霉素过敏者，应禁止做过敏试验，如对其他药物过敏，则应慎做过敏试验,如患者直系亲属中有青霉素过敏史者,也应慎做过敏试验。

4. 告知患者抗过敏的药物能抑制过敏反应,如已接受抗过敏药物治疗,应防止假阴性结果的出现。

5. 告知患者青霉素过敏试验的注射部位在前臂掌侧下段,局部应无炎症、损伤、瘢痕、硬结及皮肤病。

6. 告知患者过敏试验过程中,不能按揉局部皮肤,不能离开病房,20 分钟后护士将观察试验结果,在此期间如患者有任何不适,应及时与护士联系。

【准备】

**1. 护士准备** 着装整洁,洗手、戴口罩。了解患者相关情况并熟悉青霉素过敏试验的方法、结果的判断和过敏反应的急救处理。

**2. 患者准备** 患者能理解试验目的,不空腹、无青霉素过敏史,能配合操作,取舒适体位并暴露注射部位。

**3. 用物准备**

(1)过敏试验用物:无菌注射盘、5ml 注射器、1ml 注射器、青霉素、0.9%氯化钠溶液。其他用物同皮内注射法。

(2)急救用物:2ml 注射器、0.1%盐酸肾上腺素、地塞米松、尼克刹米、氧气、吸痰器及其他急救器械。

**4. 环境准备** 符合无菌技术操作要求,光线明亮。

【操作规程】

参见皮内注射法。

【注意事项】

1. 禁忌用碘酊、碘附等含碘制剂消毒注射部位皮肤,以免患者发生碘过敏反应,与青霉素过敏反应相混淆。

2. 患者空腹时不宜做过敏试验,不能在同一时间做两种或以上的过敏试验。

3. 如果试验结果为可疑阳性,需要在对侧手臂相同部位用 0.9%氯化钠溶液 0.1ml 做皮内注射,以进行对照试验。

### (三) 试验结果判断

见表 13-2。

**表 13-2 青霉素过敏试验结果判断**

| 结果 | 局部情况 | 全身情况 |
| --- | --- | --- |
| 阴性 | 皮丘大小无改变、无红肿、无红晕及伪足 | 无自觉症状、无不适表现 |
| 阳性 | 皮丘隆起,可出现红晕、硬块,直径≥1cm,或周围出现伪足、有痒感 | 可有头晕、心慌、恶心等不适,严重者可发生过敏性休克 |

### (四) 记录方法及内容

试验结果阴性以蓝色或蓝黑色(一)表示,阳性以红色(+)表示,并在体温单、医嘱单、门诊卡、病历卡、注射卡及床头卡等注明。

## 四、过敏反应临床表现

青霉素过敏反应的临床表现多样,涉及皮肤、呼吸、循环、中枢神经、消化等多个系统,各种类型的变态反应(Ⅰ型、Ⅱ型、Ⅲ型、Ⅳ型)都可出现，最严重的表现为过敏性休克。

**(一) 过敏性休克**

青霉素过敏性休克的特点：起病急，一般在做青霉素皮内试验或注射药物后数秒或数分钟内闪电式发生，也有的患者于半小时后出现，极少数患者发生在连续用药的过程中，病情危重。

**1. 呼吸道阻塞症状**　由于支气管痉挛、肺水肿，患者主观感觉胸闷，表现为气促、呼吸困难、喉头阻塞、发绀、濒死感。

**2. 循环衰竭症状**　由于毛细血管扩张、通透性增加，有效循环血量不足，患者感觉心慌，表现为面色苍白、出冷汗、脉搏细弱、血压下降。

**3. 中枢神经系统症状**　由于缺氧和血压下降，导致脑部供氧不足，患者感觉头晕，表现为烦躁不安、面部和四肢麻木、意识丧失、抽搐、大小便失禁。

**4. 皮肤过敏症状**　患者感觉皮肤瘙痒，表现为荨麻疹或其他皮疹。

上述症状中常以呼吸道症状或皮肤瘙痒最早出现。

**(二) 血清病型反应**

一般于用药后7～12天内发生，临床表现和血清病相似，有发热、关节肿痛、皮肤发痒、荨麻疹、全身淋巴结肿大、腹痛等。

**(三) 各器官或组织的过敏反应**

**1. 皮肤过敏反应**　主要有瘙痒、皮疹(荨麻疹)，严重者可发生剥脱性皮炎。

**2. 呼吸道过敏反应**　可引起哮喘或促使原有的哮喘发作或发作加重。

**3. 消化系统过敏反应**　可引起过敏性紫癜，以腹痛和便血为主要症状。

## 五、过敏性休克急救措施

青霉素过敏性休克发生迅猛，一旦发现，应立即采取有效措施进行抢救。

1. 立即停药，将患者平卧，注意保暖，通知医生，就地抢救。

2. 即刻皮下注射0.1%盐酸肾上腺素0.5～1ml，儿童酌减。如症状不缓解，可每隔半小时皮下或静脉注射0.5ml，直至脱离危险期。盐酸肾上腺素是抢救过敏性休克的首选药物，具有收缩血管、增加外周循环阻力、兴奋心肌、增加心输出量及松弛支气管平滑肌的作用。

3. 立即给予氧气吸入，改善缺氧状态；当呼吸受抑制时，应立即进行口对口人工呼吸，并肌内注射尼可刹米或洛贝林等呼吸兴奋剂；如发生喉头水肿影响呼吸时，应立即配合医生准备气管插管或施行气管切开术。

4. 迅速建立静脉通道，挑选粗、直的大静脉，选取大号静脉穿刺针头(尽量使用留置针)立即建立两组静脉输液通道，一组用于急救药物的输入，一组用于常规液体的输入。

5. 如发生呼吸、心搏骤停，立即行心肺复苏术。

6. 遵照医嘱给药

(1)根据医嘱立即给予地塞米松5～10mg静脉注射，或氢化可的松200mg加入5%或10%葡萄糖液500ml中静脉滴注。也可根据病情选用抗组胺类药物，如盐酸异丙嗪、苯海拉明等。

(2)静脉滴注平衡液和右旋糖酐以扩充血容量，根据病情给予升压药物，如多巴胺、间羟胺等，以改善微循环，提升血压。

(3)按医嘱给予5%碳酸氢钠等碱性药物,以纠正酸中毒。

7. 密切观察患者体温、脉搏、呼吸、血压、尿量及其他病情变化,注意保暖,对病情动态变化做好护理记录。患者未脱离危险期,不宜搬动。

# 第二节 其他药物过敏试验

## 一、头孢菌素(先锋霉素)类药物过敏试验

### (一)药物主要特点

头孢菌素类药物是广谱、半合成抗生素,属于β-内酰胺类。该药物的特点是具有抗菌谱广、抗菌作用强、耐青霉素酶、过敏反应较青霉素类少见,对人体几乎没有毒性等优点,是一类高效、低毒、临床广泛应用的抗生素。青霉素和头孢菌素类药物有交叉过敏现象,使用前应详细了解患者是否对头孢菌素类、青霉素类或其他药物过敏。

### (二)过敏试验方法

**1. 试验液配制方法** 以先锋霉素Ⅴ0.5g/支为例,过敏试验液以每毫升含500μg的先锋霉素Ⅴ为标准(500μg/ml),以0.9%氯化钠溶液为稀释溶液。皮内试验的剂量为0.1ml(50μg)(表13-3)。

**表13-3 先锋霉素Ⅴ过敏试验液的配制方法**(500μg/ml)

| 步骤 | 先锋霉素Ⅴ | 加0.9%氯化钠溶液 | 药物浓度 | 要求 |
|---|---|---|---|---|
| 溶解药液 | 0.5g/支 | 2ml | 250mg/ml | 充分溶解 |
| 1次稀释 | 取上液0.2ml | 0.8ml | 50mg/ml | 混匀 |
| 2次稀释 | 取上液0.1ml | 0.9ml | 5mg/ml | 混匀 |
| 3次稀释 | 取上液0.1ml | 0.9ml | 500μg/ml | 混匀 |

2. 皮内试验方法、试验结果判断和过敏反应的处理参见青霉素过敏试验法相关内容。

## 二、破伤风抗毒素过敏试验

### (一)药物主要特点

破伤风抗毒素(tetanus antitoxin,TAT)是一种特异性抗体,能中和患者体内的破伤风毒素。TAT是马免疫血清,对人体是一种异种蛋白,具有抗原性,注射后可能出现过敏反应。因此,在用药前须做过敏试验,曾用过破伤风抗毒素超过一周者,如需再使用,还须重新做过敏试验。

### (二)过敏试验方法

**1. 试验液配制方法** 过敏试验液以每毫升含破伤风抗毒素150IU为标准,以0.9%氯化钠溶液为稀释溶液。具体配制方法:取每支1ml含1500IU的破伤风抗毒素药液0.1ml,加0.9%氯化钠溶液稀释到1ml(即150IU/ml)。皮内试验的剂量为0.1ml(15IU)。

**2. 过敏试验方法**(同青霉素)

**3. 试验结果判断**(表13-4)

表 13-4　TAT 过敏试验结果判断

| 结果 | 局部情况 | 全身情况 |
|---|---|---|
| 阴性 | 皮丘大小无改变、周围无红肿 | 全身无反应 |
| 阳性 | 皮丘红肿、硬结,大于 1.5cm,红晕超过 4cm,有时出现伪足、痒感 | 可有头晕、心慌、恶心等不适,偶见过敏性休克 |

试验结果为阴性者,将剩余剂量一次性注射。若试验结果为阳性,但病情需要,须采用脱敏注射法。试验结果不能肯定时,应做对照试验。

**4. 脱敏注射法**　脱敏注射法是指通过给过敏试验阳性者分次少量注射药液,以达到脱敏目的的方法。其基本原理是:小剂量注射时,抗原同吸附于肥大细胞或嗜碱性粒细胞上的 IgE 结合,使其逐步释放少量的组胺等活性物质,不至于引起临床症状。短时间内连续多次药物注射,可以逐渐消耗体内已经产生的 IgE,最终可以全部注入所需药量而不致发生过敏反应。但这种脱敏只是暂时的,经过一定时间后,所产生的 IgE 使机体恢复致敏状态,日后如再使用破伤风抗毒素,还须重做过敏试验。

脱敏注射方法是将剩余剂量分多次小剂量注入患者体内(表 13-5),每隔 20 分钟注射一次,每次注射后均须密切观察。

表 13-5　破伤风抗毒素(TAT)脱敏注射法

| 次数 | TAT | 加 0.9%氯化钠溶液 | 给药途径 |
|---|---|---|---|
| 1 | 0.1ml | 0.9ml | 肌内注射 |
| 2 | 0.2ml | 0.8ml | 肌内注射 |
| 3 | 0.3ml | 0.7ml | 肌内注射 |
| 4 | 余量 | 至 1ml | 肌内注射 |

在脱敏注射过程中如发现患者有气促、发绀、荨麻疹及过敏性休克等全身反应时,应立即停止注射,并迅速处理。如反应轻微,待症状消退后,酌情增加注射次数,减少每次注射剂量,从而顺利注入所需的全量。

**知识链接**

**TAT 替代药物——人破伤风免疫球蛋白(TIG)**

人破伤风免疫球蛋白(TIG)是采集乙型肝炎疫苗免疫后再经破伤风疫苗免疫的含高效价破伤风抗体的健康人血浆,以低温乙醇蛋白分离法或其他分离法提取,并经病毒灭活处理的特异性免疫球蛋白。TIG 分子量小,易穿过毛细血管壁到达靶细胞,从而中和游离毒素,其主要用于防治破伤风。TIG 的过敏反应率为 0.2%,较破伤风抗毒素(TAT)过敏反应率 5%～30%低得多,保证了临床使用上的安全性和有效性,无需做过敏试验,尤其适用于对破伤风抗毒素(TAT)有过敏反应者。人破伤风免疫球蛋白属于人工被动免疫,注射后即刻产生免疫效果,但持续时间较短,免疫时间为 2 周,一般不超过 3 周。注射后一般无不良反应。极少数人有红肿、疼痛感,无需特殊处理,可自行恢复。

来源:佟孝杰,罗银秋. 脱敏注射破伤风抗毒素的风险与人破伤风免疫球蛋白的应用[J]. 齐齐哈尔医学院学报,2009,30(18):2236.

## 三、链霉素过敏试验

### （一）药物主要特点

链霉素是一种氨基糖苷类抗生素，1943 年由美国人 S. A. 瓦克斯曼从链霉菌中析离得到。链霉素对许多革兰阴性杆菌有效，尤其是对结核分枝杆菌有强大的抗菌作用，开创了结核病治疗新纪元。链霉素也可发生过敏反应，但发生率较青霉素低。过敏反应的机制系药物本身的毒性作用与所含杂质（链霉素胍和二链霉胺）具有释放组胺的作用，从而引起过敏反应、毒性反应，一旦发生过敏性休克，病死率较青霉素高，因此，使用前应做过敏试验。

### （二）过敏试验方法

**1. 试验液配制方法** 过敏试验液以每毫升含 2500U 链霉素为标准（2500U/ml），以 0.9%氯化钠溶液为稀释溶液。皮内试验的剂量为 0.1ml（含 250U）（见表 13-6）。

**表 13-6 链霉素过敏试验液配制法**（2500U/ml）

| 步骤 | 链霉素 | 加 0.9%氯化钠溶液 | 药物浓度 | 要求 |
|---|---|---|---|---|
| 溶解药液 | 100 万 U/支 | 3.5ml→4ml | 25 万 U/ml | 充分溶解 |
| 1 次稀释 | 取上液 0.1ml | 0.9ml | 2.5 万 U/ml | 混匀 |
| 2 次稀释 | 取上液 0.1ml | 0.9ml | 2500U/ml | 混匀 |

2. 皮内试验方法、试验结果判断参见青霉素过敏试验有关内容。

### （三）过敏反应和毒性反应的临床表现

链霉素过敏反应的临床表现与青霉素过敏反应大致相同，轻者表现为发热、皮疹、嗜酸性粒细胞增多，偶见血管神经性水肿，严重的可发生过敏性出血性紫癜、过敏性休克等，过敏性休克通常于注射链霉素后 10 分钟内突然发生。

除过敏反应外，如长期、大剂量使用链霉素，还可以引起毒性反应。链霉素在血液中与 $Ca^{2+}$ 结合，致使血钙降低，患者表现为麻木、头晕、抽搐，最初仅口周麻木，严重者可发生包括四肢、面部、头皮等在内的全身麻木，甚至四肢抽动。链霉素还有阻滞神经肌肉接头的作用，可发生呼吸抑制和四肢软弱。过量链霉素对第八对脑神经也有不同程度的影响，可引起眩晕、耳鸣、耳聋等，多呈进行性或永久性。此外，链霉素还会对人体的肾脏、骨髓等造成损害，患者可出现蛋白尿、管型尿，严重的可发生氮质血症和肾衰竭，偶见血小板下降、再生障碍性贫血。

### （四）过敏反应和毒性反应的处理

链霉素过敏反应的处理同青霉素过敏反应，若能结合钙剂治疗效果更好，可静脉注射 10%葡萄糖酸钙或氯化钙。

链霉素的毒性反应主要采取对症、支持治疗。可静脉注射钙剂，以 $Ca^{2+}$ 络合血液中的链霉素，减轻其毒性症状。耳毒性症状如早期发现，药物治疗能及早恢复听力和阻止耳毒性继续发展，常用维生素 $B_{12}$、维生素 A、D 或软骨素，三磷酸腺苷（ATP）。补充大量水分能缓解链霉素对肾脏的毒性作用。抗胆碱酯酶药（新斯的明等）可以拮抗神经肌肉阻滞作用，用于链霉素所致的重症肌无力或呼吸肌麻痹的急救，可遵医嘱皮下注射新斯的明 0.5～1mg，必要时给予 0.25mg 静脉注射。如出现过敏性出血性紫癜，可用大剂量维生素 C 对症治疗。血液透析或腹膜透析有助于清除血液中的链霉素。

## 四、普鲁卡因过敏试验

### （一）药物主要特点

普鲁卡因属于短效脂类局部麻醉药，常局部注射用于浸润麻醉、传导阻滞麻醉、蛛网膜下腔麻醉和硬膜外麻醉，也可用于损伤部位的局部封闭，使症状得到一定的缓解。极少数患者用药后可发生过敏反应，表现为皮炎、鼻炎、结膜炎、虚脱、发绀和惊厥，个别患者发生肺水肿、哮喘，甚至休克等过敏反应。

### （二）过敏试验方法

取 0.25%普鲁卡因液 0.1ml 作皮内注射，观察 20 分钟后判断试验结果。

### （三）试验结果判断

试验结果判断参见青霉素过敏试验有关内容。

### （四）过敏反应的处理

1. 普鲁卡因过敏反应的处理同青霉素过敏。
2. 普鲁卡因过敏试验阴性者再次注射时仍可发生过敏反应，因此在使用前应准备好急救物品。
3. 对普鲁卡因过敏者可用氯普鲁卡因和利多卡因代替。

## 五、细胞色素 C 过敏试验

### （一）药物主要特点

细胞色素 C 为生物氧化过程中的电子传递体，能够改善缺氧时的细胞呼吸，促进物质代谢，临床多用作能量合剂的配方，用于组织缺氧的急救和辅助用药，如一氧化碳中毒、新生儿窒息、严重休克期缺氧、脑缺氧及心脏疾病引起的缺氧等。细胞色素 C 偶见过敏反应的发生，在用药前应先做过敏试验。中止用药后再继续用药时，过敏反应尤易发生，须再做过敏试验，且试验方法选择用药量较小的皮内注射法。

### （二）过敏试验方法

细胞色素 C 的过敏试验常用方法有两种，分别为皮内试验法和划痕试验法（表 13-7）。

**表 13-7　细胞色素 C 两种过敏试验法的比较**

| 方法 | 原液浓度 | 试验液标准浓度 | 试验过程 |
|---|---|---|---|
| 皮内试验法 | 15mg/2ml | 0.75mg/ml | 取细胞色素 C 0.1ml 加 0.9%氯化钠溶液至 1ml，再取上液 0.1ml（0.075mg）于前臂内侧皮肤进行皮内注射 |
| 划痕试验法 | 7.5mg/ml | 7.5mg/ml | 取试验液 1 滴，滴于前臂内侧皮肤上，以无菌针头透过药液，划刺皮肤两道，长约 5mm，深度以不出血为宜 |

### （三）试验结果的判断

两种试验方法均以局部发红，直径大于 1cm，有丘疹者为阳性。

### （四）过敏反应的处理

过敏反应的处理同青霉素过敏反应。

## 六、碘过敏试验

### (一) 药物主要特点

临床上常用碘造影剂作肾脏、胆囊、膀胱、支气管、心血管、脑血管造影。碘造影剂有两种,一种是离子型造影剂,在水溶液中会解离成大量离子电荷,渗透压高,毒副反应大,因为价格低廉,临床上应用较为广泛,常用药物有泛影葡胺;另一种是非离子型造影剂,在水溶液中不形成离子电荷,渗透压低,毒副反应相对少,价格较昂贵。含碘类造影剂注入体内有可能产生过敏反应,症状严重程度不一。因此,在造影前1~2天须先做过敏试验,试验结果阴性者,方可做碘造影检查。少数患者虽过敏试验为阴性,但在造影时仍可发生过敏反应,故造影时需备急救药物。

### (二) 过敏试验方法

碘过敏试验的方法较多,临床常用的有口服试验法、皮内试验法、静脉注射试验法(表13-8)。

表 13-8 碘过敏试验三种方法的比较

| 方法 | 试验过程 | 结果判断 |
|---|---|---|
| 口服试验法 | 口服5%~10%碘化钾5ml,每日3次,共3天 | 口服后有口麻、头晕、心慌、恶心、呕吐、荨麻疹等症状为阳性 |
| 皮内试验法 | 取碘造影剂0.1ml作皮内注射,观察20分钟后判断试验结果 | 注射局部有红、肿、硬块,直径超过1cm为阳性 |
| 静脉注射试验法 | 取碘造影剂1ml(30%泛影葡胺1ml),于静脉内缓慢注射,观察5~10分钟后判断试验结果 | 有血压、脉搏、面色、呼吸等改变为阳性 |

在静脉注射造影剂前,必须先行皮内注射法,然后再行静脉注射法,如为阴性,方可进行碘剂造影。

### (三) 过敏反应的处理

同青霉素过敏反应。

## 七、结核菌素过敏试验

### (一) 药物主要特点

结核菌素是结核杆菌的菌体成分,包括旧结核菌素(OT)和纯蛋白衍生物(PPD)。OT是柯赫(R. Koch)首先发明的,而PPD则是由塞伯尔(Seibert)首先制备的。与旧结核菌素相比,纯蛋白衍生物具有纯度高、灵敏度高、全身反应较少等优点,目前在临床逐步取代OT试验而广泛应用。

结核菌素试验是用结核菌素进行的皮肤过敏试验,以确定患者是否受过结核菌感染,对诊断结核感染具有特异性,常用此试验判断是否需要接种卡介苗或接种卡介苗是否成功。受过结核菌感染者,此试验呈阳性反应,但不表明有活动性结核病灶。未受感染或曾受感染但时间已久,反应消失者,试验呈阴性反应。一般婴幼儿大都未受过结核菌感染,因此呈阴性反应。若呈阳性反应,则表示有活动性结核灶,应做进一步检查。在卡介苗预防接种前,应先做结核菌素试验，以确定接种对象。只有未感染过结核，结核菌素试验阴性者，方可接种卡介苗。凡结核菌素试验阳性者，表示已受过结核菌素感染，对结核菌具有免疫力，不必再接种卡介苗。

**（二）过敏试验方法**

结核菌素试验方法很多，有皮肤划痕法、点刺法和皮内注射法即芒图（Mantoux）法，以皮内注射液应用最为广泛，效果准确。

**1. 皮内试验方法**　取每支1ml含50IU的PPD试剂0.1ml，在前臂掌侧下段靠内侧皮肤作皮内注射，注射部位皮肤先以75％乙醇消毒。

**2. 试验结果判断**　查验结核菌素试验反应时间以72小时最适宜，但48～96小时亦可。阳性判断：有硬结，且硬结的平均直径在相应范围内（表13-9）。

硬结平均直径（mm）＝（横径＋纵径）/2

阳性结果提示：①机体受到结核杆菌感染，且已产生变态反应；②城市居民，成人绝大多数试验结果为阳性，一般意义不大，如用高倍稀释液（0.1ml试验液含1IU）进行皮内试验呈强阳性，提示体内有活动性结核病灶；③3岁以下儿童，呈阳性反应（＋＋），不论有无临床症状，均视为有新近感染的活动性结核，应予治疗。

PPD试验结果为阴性除表示没有结核菌感染外，尚应考虑以下情况：①结核菌感染后需4～8周才建立充分变态反应，在该变态反应产生之前PPD试验可呈阴性；②应用糖皮质激素等免疫抑制药物或营养不良、麻疹、百日咳等患者，PPD试验反应亦可暂时消失；③严重结核病及各种危重患者，对PPD试验无反应或仅出现弱阳性，与人体免疫力及变态反应暂时受抑制有关，待病情好转可转为阳性反应；④其他如淋巴细胞免疫系统缺陷（如白血病、淋巴瘤、结节病、艾滋病等）患者或年老体弱者，PPD试验反应亦常为阴性。

**表13-9　结核菌素试验结果判断标准**

| 局部硬结平均直径 | 反应 | 符号 |
|---|---|---|
| ＜5mm | 阴性 | － |
| 5～9mm | 弱阳性 | ＋ |
| 11～19mm | 阳性 | ＋＋ |
| ≥20mm | 强阳性 | ＋＋＋ |
| 局部发生水疱或坏死 | 强阳性 | ＋＋＋＋ |

**3. 过敏反应的处理**

（1）结核菌素试验后可能会出现一些异常反应，应予妥善处理。局部如出现水疱、溃疡，应保持清洁，必要时可用注射器将水疱液抽出。注射后有发热时，应卧床休息，对症处理，一般于数小时内可恢复。

（2）有下列情况暂不宜作结核菌素试验：体温37.5℃以上、传染病恢复期、器质性心脏病、肝肾疾病、精神病、癫痫、细胞免疫功能缺陷、丙种球蛋白缺乏和月经期。

**知识链接**

### 结核杆菌感染筛查的最新进展

作为结核菌素试验的替代，其他一些测试方法也正在发展。QuantiFeron-TB Gold (QFT)的发明是自100多年前结核菌素皮肤试验引入结核病的诊断以来，结核病诊断史上的首次重大进步。受感染个体的T细胞对结核病产生过敏化，当用模拟结核致病菌表达产生的肽刺激它时，它会有相应的反应，并分泌出一种细胞因子。QFT能够通过一种酶测定来准确测量这种细胞因子的反应，因此，它是基于测量受感染个体的细胞介导的免疫反应，可以检测结核杆菌(TB)的感染，其准确性>99%，比结核菌素试验效果更可靠。这项非主观性检验可以提供一种有效、且经济的TB筛检方法，能排除常见非TB感染，避免了假阳性结果。QFT测试已在美国、日本、欧洲以及其他一些地区通过了认证和政策批准。这项检测方法预期可以取代结核菌素皮肤试验。

来源：Ferrara G等．采用两种血液测试方法进行常规临床试验检测结核杆菌感染的前瞻性研究[J]．柳叶刀．2006，367(9519)：1328-1334.

【要点提示】

1. 在本章的学习中重点掌握各种药物过敏试验液的标准浓度、注入剂量和试验结果判断，包括青霉素、破伤风抗毒素、链霉素、普鲁卡因、细胞色素C、碘、结核菌素。

2. 临床上青霉素使用率高，而青霉素过敏反应发生率在各种抗生素中也是最高的，掌握青霉素过敏反应的原因并采取正确的预防措施是本章应重点掌握的内容。

3. 青霉素过敏性休克发病急、症状重，熟练掌握其临床表现和急救措施，对于挽救患者生命是十分重要的，这也是本章应重点掌握的内容。

4. 本章护理技能操作的重点是配制青霉素过敏试验液，要求在练习中能够掌握要点，按照护理程序的要求，熟练、规范、准确地进行操作。

5. 破伤风抗毒素临床应用普遍，但有些患者使用中会产生过敏反应，通过本章内容的学习，应掌握破伤风抗毒素脱敏注射的原理和方法。

6. 在学习本章内容的过程中，应着重培养严谨的工作作风，敏锐的观察能力和较强的应变能力，以适应复杂多变的临床工作。

## 思考题

1. 请说出书中所列药物的过敏试验液的标准浓度、试验剂量及配制过程。

2. 可采取哪些措施预防青霉素过敏反应的发生？

3. 患者吴某，因上呼吸道感染，医嘱予以0.9%氯化钠溶液250ml+青霉素320万U静脉滴注。使用前需对吴某进行青霉素过敏试验。取来的药品为一支160万U的青霉素，请你描述青霉素过敏试验液的配制过程。

4. 小丽手部伤口化脓，医嘱予以青霉素治疗。由于工作繁忙，她下班后没有吃饭直接来到医院接受治疗。护士小张首先进行青霉素过敏试验，试验时局部皮肤用碘酊、乙醇常规消毒。皮内注射4分钟后，患者突然感觉浑身瘙痒、呼吸困难，继而呼之不应、血压下降，小张见状，急忙招呼周围人群将小丽抬至抢救室进行抢救。在整个过程中，护士小张的操作存在哪些不妥之处？你认为应该如何进行操作？

5. 患者刘某因疾病，需要进行胆囊造影试验，试验前需要进行碘过敏试验。护士小王取碘造影剂30%泛影葡胺1ml静脉内缓慢注射，5～10分钟后观察结果，判断试验为阴性。请问小王的做法是否妥当？该如何正确进行碘过敏试验？

6. 患者，李某，男，43岁，进行野外工作时不慎被脏污的玻璃刺破脚掌，伤口较深，门诊清创后，医嘱予以破伤风抗毒素1500IU肌内注射。注射前，护士给患者做破伤风抗毒素过敏试验，20分钟后观察：局部皮丘出现红肿硬结，直径超过2.5cm，伴有明显痒感，全身有不适感觉。

问题：

(1)你作为责任护士，该如何给该患者做过敏试验？

(2)根据上述观察结果，请你判断该患者试验结果如何？

(3)针对上述结果，请问你能否给该患者注射破伤风抗毒素？如何注射？

(朱延玲)

# 第十四章 静脉输液

学习目标

1. 准确说出静脉输液的目的。
2. 准确说出静脉输液常用的溶液及其作用。
3. 正确完成静脉输液技术的操作。
4. 学会正确排除输液故障的方法。
5. 准确说出输液微粒污染的危害及预防措施。
6. 准确阐述临床常见的输液反应及其护理。

案例

患者,李女士,45岁,近日出现阵发性腹痛,以脐部周围疼痛明显,同时伴有恶心呕吐达5次,来院就诊。患者主诉口渴,12小时仅排尿1次,P:96次/分钟,BP:112/74mmHg。轻度腹胀,可见肠型,右侧腹部轻度压痛,肠鸣音亢进。6个月前行阑尾切除术,诊断为粘连性肠梗阻。医嘱:10%葡萄糖500ml+维生素C2.0g+10%氯化钾15ml静脉输液,5%葡萄糖氯化钠溶液500ml+维生素$B_6$0.2g静脉输液。

分析此患者实际情况,不能进食同时又有脱水表现,需要及时补充水和营养素。

问题:

1. 为什么为该患者输注上述药液?
2. 结合患者实际情况你将采用哪一种输液方法?
3. 输液过程应注意防止哪些输液反应的发生?

## 第一节 概 述

静脉输液(intravenous infusion)是将大量无菌溶液或药物直接输入静脉的治疗方法。是临床上用于纠正人体水、电解质及酸碱平衡失调,恢复内环境稳定并维持机体正常生理功能的重要治疗措施。此外,通过静脉输注药物,还可以达到治疗疾病的目的。静脉输液的原理是利用大气压和液体静压形成的输液系统内压高于人体静脉压将液体输入静脉内。护理人员必须熟练掌握有关输液的理论知识和操作技能,以便在治疗疾病、保证患者安全和挽救患者生命过程中发挥积极、有效的作用。

### 一、静脉输液的目的

1. 补充水分和电解质，预防和纠正水、电解质及酸碱平衡紊乱。常用于各种原因引起的脱水、酸碱平衡失调患者，如剧烈呕吐、腹泻、大手术后等。

2. 补充营养，供给能量，促进组织修复。常用于慢性消耗性疾病、胃肠道吸收障碍及不能经口进食（如昏迷、口腔疾患）的患者。

3. 输入药物，治疗疾病。常用于中毒、各种感染、组织水肿等患者。

4. 增加循环血量，改善微循环，维持血压。常用于大面积烧伤、大出血、休克等患者。

### 二、静脉输液常用溶液

#### （一）晶体溶液

晶体溶液由于分子量小，在血管内存留时间短，故能维持细胞内外水分的相对平衡，有效纠正体液及电解质平衡失调。

**1. 葡萄糖溶液**　用于补充水分及热量，也常被用于静脉给药的载体和稀释剂。常用的有5%葡萄糖溶液和10%葡萄糖溶液。

**2. 等渗电解质溶液**　用于补充水和电解质，维持体液和渗透压平衡。常用的有0.9%氯化钠溶液、复方氯化钠溶液（林格液）和5%葡萄糖氯化钠溶液。

**3. 碱性溶液**　用于纠正酸中毒，调节酸碱平衡。常用的有5%碳酸氢钠和11.2%乳酸钠溶液。

**4. 高渗溶液**　用于利尿脱水，消除水肿，同时可降低颅内压，改善中枢神经系统的功能。常用的有20%甘露醇、25%山梨醇和25%～50%葡萄糖溶液。

#### （二）胶体溶液

胶体溶液由于分子量大，在血管内存留时间长，故能有效维持血浆胶体渗透压，增加血容量，改善微循环，提升血压。

**1. 右旋糖酐**　常用的有低分子右旋糖酐和中分子右旋糖酐。低分子右旋糖酐有降低血液黏稠度，改善微循环和预防血栓形成作用。中分子右旋糖酐可以提高血浆胶体渗透压，扩充血容量。

**2. 代血浆**　作用与低分子右旋糖酐相似，扩容效果良好，输入后可增加循环血量和心输出量，可在急性大出血时与全血共用。常用的代血浆有：羟乙基淀粉（706代血浆）、氧化聚明胶、聚维酮等。

**3. 血液制品**　输入后能提高胶体渗透压，增加循环血量，补充蛋白质和抗体，有助于组织修复和增强机体免疫力。常用的血液制品有5%白蛋白和血浆蛋白。

#### （三）静脉营养液

用于供给患者热能和氨基酸，补充蛋白质，维持正氮平衡，补充各种维生素和矿物质。临床常用的有复方氨基酸、脂肪乳剂等。

## 第二节　静脉输液技术

临床常用的静脉输液技术有周围静脉输液法、头皮静脉输液法和颈外静脉输液法、经外周中心静脉置管(PICC)。

## 一、常用静脉输液技术

### (一) 周围静脉输液法

【目的】

同“静脉输液目的”。

【告知】

1. 告知患者静脉输液的目的和治疗方法、所需时间,所输药物的作用,并做好相关的准备和配合。

2. 输液过程中出现不良反应(如注射部位疼痛肿胀、心跳加快、胸闷气促、浑身发冷等)及时呼叫护士处理。

3. 输液中不要随意调节输液滴速,注射部位肢体活动时应注意保护穿刺部位,尽量减小活动度。

【准备】

**1. 护士准备**　衣帽整洁,修剪指甲,洗手,戴口罩。

**2. 患者准备**

(1)明确输液目的、所输药物的治疗作用、输液所需时间。

(2)排空大、小便、取舒适卧位。

(3)清醒患者确认穿刺肢体和部位,做好保暖工作。

**3. 用物准备**

(1)密闭式输液:注射盘一套、另备止血带、小垫枕、治疗巾、输液贴、启瓶器、砂轮;输液卡、药液(遵医嘱)、输液器、输液架;需要时备夹板和绷带。

(2)开放式输液:同密闭式,另备开放式输液瓶。

(3)静脉留置针输液:同密闭式,另备静脉留置针、无菌透明敷贴、肝素、等渗盐水、注射器。

**4. 环境准备**　安静、整洁、舒适、安全。

【操作规程】

**1. 密闭式输液法**(表 14-1)　将无菌输液器插入密闭输液瓶进行输液的方法。

**表 14-1　密闭式输液法操作规程**

| 操作流程 | 操作步骤 | 要点说明 |
|---|---|---|
| 检查核对 | • 检查药物标签名称、浓度、剂量、有效期 | • 根据医嘱严格执行查对制度,避免差错事故发生 |
| | • 检查溶液质量<br>• 检查溶液瓶口有无松动、瓶身有无裂痕(溶液袋有无破损) | • 是否澄清、有无浑浊沉淀、变质、变色或絮状物等 |
| 粘贴瓶贴 | • 根据医嘱填写输液贴<br>• 两人核对签名,将输液贴倒贴在输液瓶(袋)上 | • 输液贴勿将瓶签覆盖 |
| 加药套瓶 | • 用开瓶器启开输液瓶铝盖中心部分(如为塑料瓶,则直接拉环),常规消毒瓶塞 | • 消毒范围至铝盖下端瓶颈部 |
| | • 按医嘱加入药物 | • 注意药物的配伍禁忌 |

续表

| 操作流程 | 操作步骤 | 要点说明 |
|---|---|---|
| 备输液器 | • 检查输液器质量、有效期，取出，关闭调节器，将输液管和通气管同时插入瓶塞至针头根部 | |
| 核对解释 | • 携用物至患者床旁，核对床号、姓名、解释输液目的 | • 操作前查对 |
| 安置患者 | • 协助患者取舒适卧位，选择穿刺静脉，肢体下垫小枕<br>• 准备输液架，备胶布 | |
| 挂瓶排气 | • 将输液瓶挂于输液架上排除输液管内空气：倒置茂菲氏滴管，打开调节器，使药液下降，使溶液迅速流至滴管 1/2～2/3 时，迅速倒转滴管，使药液下降，直至排尽输液管和针头内的空气，关闭调节器（图 14-1） | • 高度适中，液体压力超过静脉压<br>• 保持茂菲滴管液面至针头无空气，防止空气栓塞 |
| 扎带消毒 | • 在静脉穿刺点上方 6cm 处扎止血带<br>• 用安尔碘常规消毒皮肤两次，直径大于 5cm | • 止血带松紧度以能阻断静脉血流为宜<br>• 消毒皮肤也可用 2%碘酊，待干，用 75%乙醇脱碘两次 |
| 再次查对 | • 再次准确核对床号、姓名、药物 | • 操作中查对 |
| 穿刺固定 | • 取下护针帽，排净空气，关闭调节夹，嘱患者握拳，左手拇指固定皮肤，右手持针，针头与皮肤呈 15°～30°角穿刺，见回血后，将针头沿血管方向潜行再送入少许，确认针头完全刺入静脉后“三松”：松开止血带；嘱咐患者松拳；打开调节器。观察液体输入通畅、穿刺部位无肿痛、患者无不适<br>• 用输液贴固定针头及导管（图 14-2） | • 是否握拳根据患者静脉情况确定<br>• 穿刺可从静脉上方或侧方刺入<br>• 必要时用夹板固定肢体 |
| 调节滴速 | • 根据病情、年龄及药物性质调节输液速度 | • 一般成人 40～60 滴/分钟，小儿 20～40 滴/分钟 |
| 安置患者 | • 取出止血带和小垫枕，协助患者取舒适卧位<br>• 将床边呼叫器置于患者易取处 | |
| 记录签名 | • 再次核对，在输液巡视卡上，记录输液药物、滴速、时间、输液情况、签名后挂于输液架上 | • 穿刺过程进行三次查对 |
| 更换液体 | • 核对第二瓶液体，常规消毒瓶塞后（或撕去消毒瓶塞贴），从第一瓶中拔出输液管及通气管针头插入第二瓶中，观察输液通畅，确保滴管液面至针头无空气 | • 及时更换输液瓶，以防空气进入导致空气栓塞 |
| 加强巡视 | • 密切观察，有故障及时处理，保证输液通畅 | • 患者有无输液反应、穿刺部位有无肿胀，耐心听取患者主诉 |

续表

| 操作流程 | 操作步骤 | 要点说明 |
| --- | --- | --- |
| 拔针处理 | • 尽量使输液瓶内液体流尽，减少药液浪费<br>• 拔针前将调节器移至输液器终端过滤器上缘处夹管 | • 输液器内液面高度为 12～14cm 时拔针较为合适，此时输液管内残留量为(2.2±0.7)ml，可减少约 18ml 药液的浪费。 |
| | • 先拔出针头，再立即用干棉签按压穿刺点 | • 不易回血，拔针后也不会滴血，防止回血滴出针头，污染患者皮肤、床单、地面等<br>• 使针头在没有压力的情况下退出静脉，可减轻甚至去除锋刃对血管造成的机械性切割损伤 |
| | • 按压片刻至无出血，协助患者取舒适卧位 | • 拔针时勿用力按压或搓揉局部，以免疼痛或出血 |
| 整理记录 | • 整理床单位、清理用物、洗手、记录 | |

**2. 静脉留置针输液法**(表 14-2)　适用于长期输液、静脉穿刺困难、年老体弱、化疗患者等(图 14-3)。

**表 14-2　静脉留置针输液法操作规程**

| 操作流程 | 操作步骤 | 要点说明 |
| --- | --- | --- |
| 输液准备 | • 同密闭式静脉输液步骤 | |
| 备留置针 | • 检查留置针包装、型号、有效期<br>• 确认针尖及套管尖端完好，旋转松动套管 | • 针尖无钩、锐利<br>• 避免套管与针芯粘连 |
| 消毒皮肤 | • 在穿刺部位下铺治疗巾<br>• 常规消毒皮肤，皮肤消毒范围为 6～8cm，待干，打开无菌贴膜及输液贴 | |
| 扎止血带 | • 止血带距穿刺点的距离为 10cm，嘱患者握拳使血管充盈 | • 静脉充盈，便于穿刺 |
| | • 再次消毒，待干 | • 加强消毒效果 |
| 穿刺固定 | • 再次核对后，行静脉穿刺左手紧绷皮肤，右手持针以 15°～30°进针，见回血后降低穿刺角度，将穿刺针顺静脉走向推进少许，以保证外套管也在静脉内(图 14-4) | |
| | • 一手固定针芯，一手持针柄将外套管全部送入静脉内，拔出针芯(图 14-5) | • 拔出针芯时避免带出外套管 |
| | • 嘱患者松拳，松开止血带及调节器，见输液通畅，以进针点为中心，覆盖无菌贴膜，固定头皮针及输液管路(图 14-6) | • 贴无菌贴膜时注意皮肤应处于无张力状况 |
| 调节滴速 | • 调节滴速，安置患者 | |

续表

| 操作流程 | 操作步骤 | 要点说明 |
|---|---|---|
| 核对记录 | • 消毒双手，在无菌贴膜上注明穿刺日期及时间<br>• 在输液卡上做好记录 | • 记录输液药物、时间、滴速、患者情况等 |
| 注液封管 | • 输液完毕，拔出输液器针头，常规消毒肝素帽胶塞<br>• 将注射器刺入肝素帽内注入封管液，进行涡流式封针 | • 常用的封管液有：无菌等渗盐水稀释肝素溶液 |
| 再次输液 | • 常规消毒肝素帽胶塞，将静脉输液针头插入肝素帽内完成输液 | • 输液前认真查对，以免出现差错事故 |
| 拔留置针 | • 输液完毕，去除胶布和贴膜，关闭调节夹，迅速拔出留置针，按压穿刺点至不出血为止 | |
| 整理记录 | • 协助患者取舒适卧位，整理用物，洗手，记录 | |

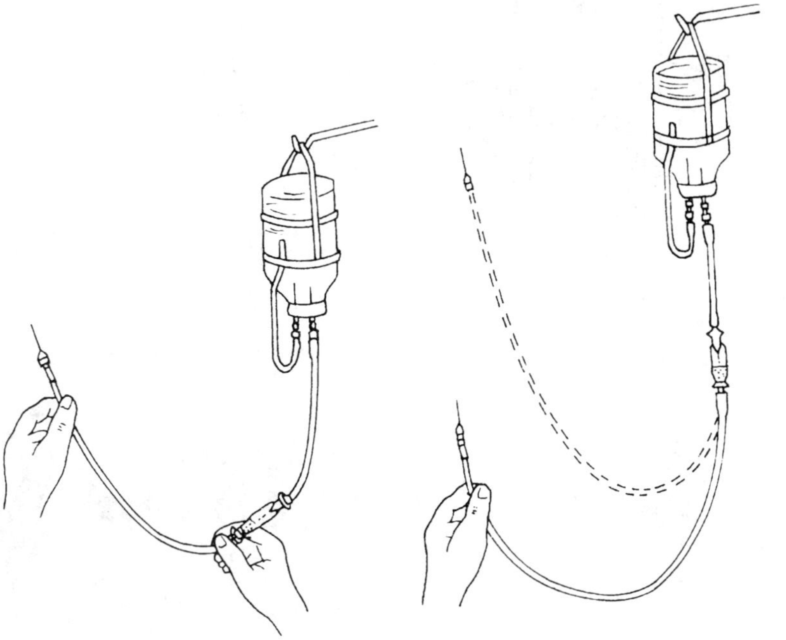

**图 14-1 排气法**

【注意事项】

1. 严格执行无菌操作原则及查对制度，杜绝差错事故的发生。

2. 对需要长期输液的患者，注意保护静脉，有计划地从远心端小静脉开始穿刺。

3. 选择粗、直、弹性好的血管，避开静脉瓣和关节活动处血管。

4. 根据病情、年龄、药物性质确定输液的速度，并根据患者的情况随时调整。对年老、体弱、婴幼儿、心、肺、肾功能不良者输液速度宜慢；输注刺激性较强的药物、高渗、含钾或升压药时输液速度宜慢；对严重脱水，心肺功能良好者输液速度可适当加快。

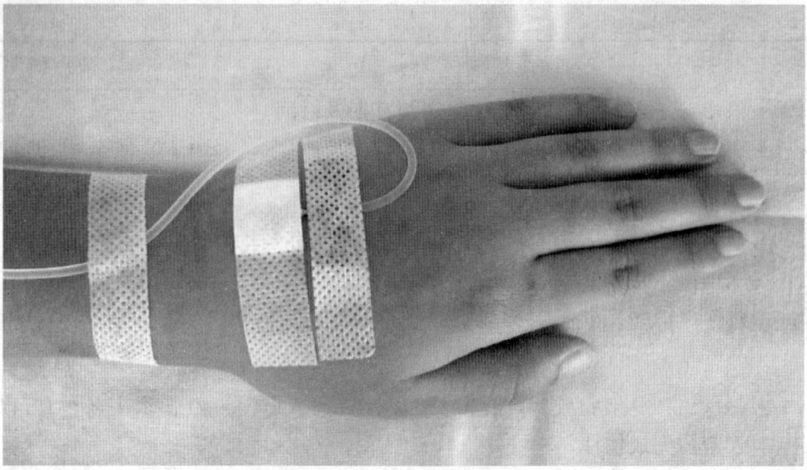

图 14-2 静脉输液针头固定法

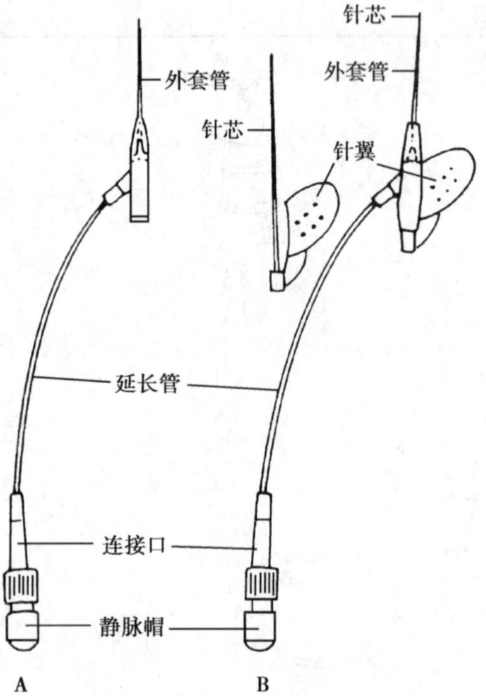


图 14-3 静脉留置针

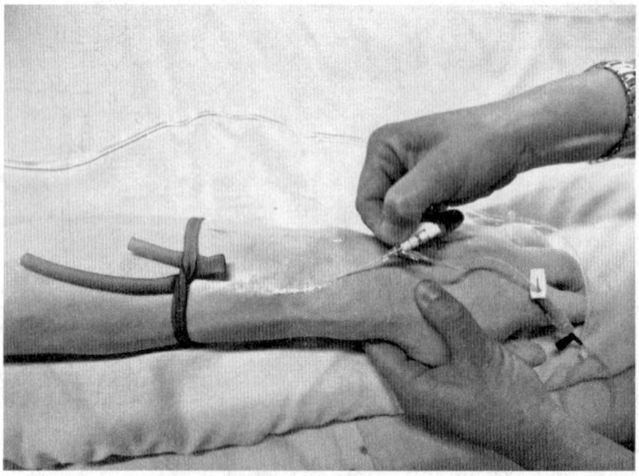

图 14-4 静脉留置针穿刺

5. 24 小时连续输液者应每天更换输液器一次。

6. 输液过程中应加强巡视，密切观察输液情况和患者的反应。如滴注是否通畅、滴管有无漏液、溶液有无滴尽，防止空气进入血管，穿刺部位有无肿胀、疼痛，询问患者有无不适感觉等，并在输液巡视卡上做好记录。

7. 进行静脉留置针输液时，每次输液完毕均应注入一定量的封管液，防止发生血液凝固，堵塞输液管。留置针保留时间为 3～5 天，最长不超过 7 天。

**（二）头皮静脉输液法**

头皮静脉输液适用于小儿，因小儿头皮静脉表浅易见，不易滑动，便于固定且不影响肢

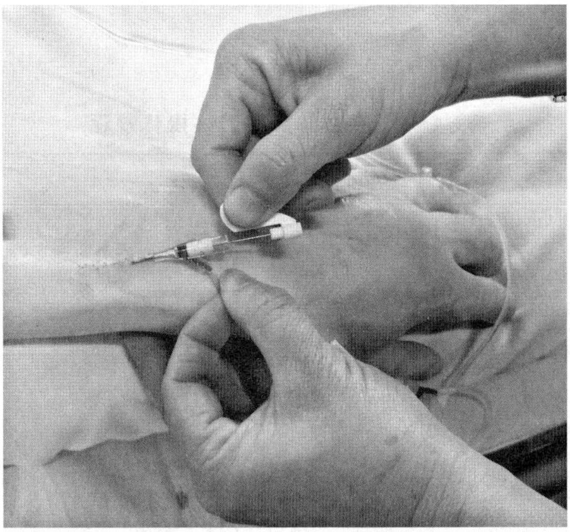

图 14-5　退出留置针针芯

体活动。常用的有颞浅静脉、额静脉、耳后静脉及枕静脉(图 14-7)。

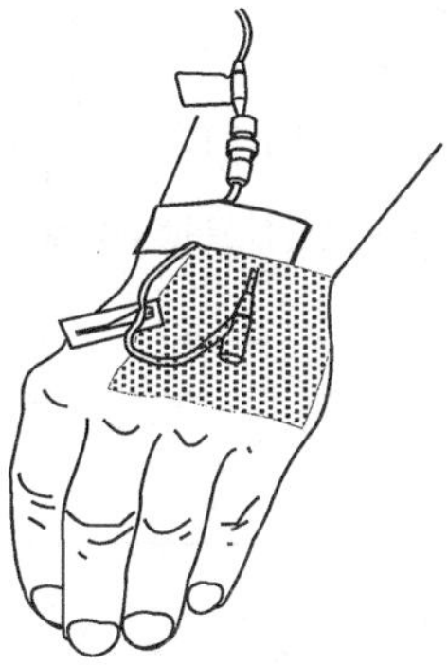

图 14-6　静脉留置针固定法

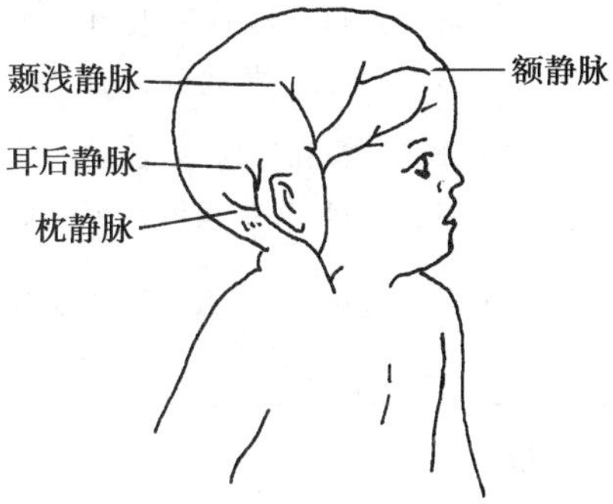


图 14-7　小儿头皮静脉分布

【目的】

同"静脉输液目的"。

【告知】

1. 告知患儿家长静脉输液的目的和治疗方法、时间,所输药物的作用,请患儿家长做好相关的准备和配合。

2. 输液过程中出现不良反应(如注射部位疼痛肿胀、脸色青紫、呼吸急促等),请家长及时呼叫护士处理。

3. 告知患儿家长不要随意调节输液滴速,不要让患儿拉扯输液管,注意保护穿刺部位。

【准备】

**1. 护士准备**　衣帽整洁,修剪指甲,洗手,戴口罩。

**2. 患者准备**　排空大、小便、取舒适卧位,根据需要剃去局部头发。

**3. 用物准备**　头皮静脉针 1～2 枚,5ml 注射器 1 副(内盛无菌等渗盐水或所需补充的液体)、纱布、剃刀等。其他用物同密闭式输液法。

**4. 环境准备**　安静、整洁、明亮、安全,操作区域宽敞。

【操作规程】

见表 14-3。

表 14-3 头皮静脉输液法操作规程

| 操作流程 | 操作步骤 | 要点说明 |
| --- | --- | --- |
| 核对解释 | • 携用物至患儿床旁核对床号、姓名<br>• 向患儿和家属解释，嘱咐其排尿<br>• 排尽输液器内空气备用，抽吸药液备用 | |
| 安置体位 | • 使患儿仰卧或侧卧，头下垫小枕<br>• 助手站患儿一侧或足端，固定其躯干、肢体和头部，操作者站立于患儿头端 | |
| 选择静脉 | • 选择较粗、直的头皮静脉<br>• 剃去头部穿刺部位毛发，清洁穿刺局部皮肤，常规消毒皮肤 | |
| 穿刺固定 | • 用一手拇指、示指分别固定静脉两端皮肤<br>• 一手持针，在距离静脉最清晰点向后移 0.3cm 处将针头近似平行刺入头皮，然后沿血管走向慢慢进针，当针头刺入静脉时阻力减少，有滑空感，同时有回血，再将针头推进少许，用胶布固定针头 | • 沿静脉向心方向穿刺<br>• 回血为暗红色即穿刺入静脉<br>• 以利于固定 |
| 调节滴速 | • 分离针头和注射器，连接输液器，调节滴速<br>• 加强巡视，观察输液是否通畅、穿刺部位皮肤情况 | • 一般不超过 20 滴/分钟 |
| 整理记录 | • 再次核对，安置患儿于舒适卧位，整理床单位，清理用物，做好记录 | |

【注意事项】

1. 进行头皮静脉输液时，应注意小儿头皮静脉与动脉的鉴别（表 14-4）。
2. 操作过程中密切观察危重患儿的面色和一般情况，及时发现病情变化。
3. 长期输液的患儿应经常更换体位，以防发生压疮和坠积性肺炎。
4. 其余同密闭式静脉输液法。

表 14-4 小儿头皮静脉与动脉的区别

| 鉴别项目 | 头皮静脉 | 头皮动脉 |
| --- | --- | --- |
| 外观 | 微蓝色 | 正常皮肤颜色或浅红色 |
| 管壁 | 管壁薄 | 管壁厚 |
| 活动度 | 不易滑动 | 易滑动 |
| 搏动 | 无 | 有 |
| 血流方向 | 向心方向 | 离心方向 |
| 穿刺后表现 | 无痛苦，回血正常，推药阻力小 | 痛苦貌或尖叫，回血呈冲击状，推药阻力大，局部出现树枝样苍白 |

### (三) 颈外静脉输液法

颈外静脉是颈部最大的表浅静脉,其行径表浅且位置恒定,易于穿刺(图 14-8)。

【目的】

1. 长期持续输液,周围静脉穿刺困难的患者采用此法。

2. 静脉内长期输入高浓度或刺激性强的药物,或行静脉内高营养治疗。

3. 为周围循环衰竭的危重患者测量中心静脉压。

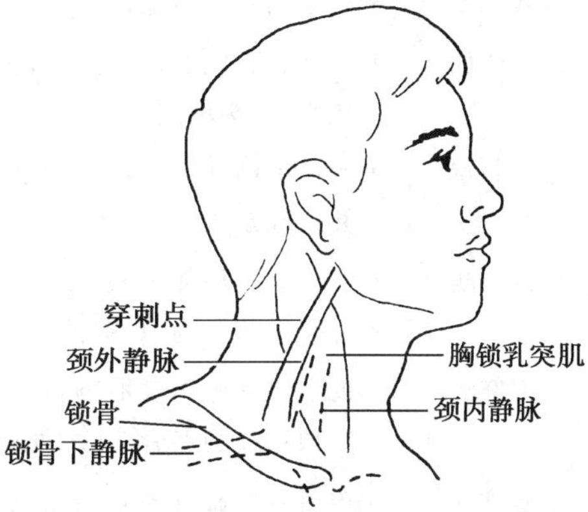


图 14-8 颈外静脉输液图示

【告知】

1. 告知患者颈外静脉输液的目的和操作方法、时间,所输药物的作用,请患者做好相关的准备和配合。

2. 输液过程中出现不适(穿刺点疼痛、发痒等)及时告知护士。

3. 告知患者不可随意调节输液滴速。

4. 导管放置期间应避免淋浴,防止水渗入穿刺部位引起感染。

5. 翻身移动时,注意保护穿刺部位,以防导管滑出。

【准备】

**1. 护士准备** 衣帽整洁,修剪指甲,洗手,戴口罩。

**2. 患者准备**

(1)了解颈外静脉输液的目的、方法、注意事项及配合要点。

(2)输液前排尿或排便。

(3)取去枕仰卧位,肩下垫小枕。

**3. 用物准备**

(1)同静脉输液用物。

(2)无菌穿刺包:带内芯穿刺针 2 枚(16 号、12 号,长度 5～6cm),静脉插管 2 根(与穿刺针内径粗细相同),平头针 2 枚,洞巾 1 块,纱布数块,弯盘,无菌手套 2 副,空针 2 副(5ml,10ml),小弯刀 1 把。

(3)其他:无菌等渗盐水、利多卡因注射液、无菌手套、无菌胶布贴、肝素,静脉输液装置及备用液体。

**4. 环境准备** 安静、整洁、舒适、安全。

【操作规程】

见表 14-5。

【注意事项】

1. 严格执行无菌操作和查对制度。

2. 硅胶管内如有回血,应及时用稀释肝素溶液冲注,以免血凝块堵塞硅胶管。

3. 如发现输液滴入不畅,应检查硅胶管是否弯曲或滑出血管外。

4. 每天用安尔碘擦拭硅胶管,消毒穿刺点周围皮肤,并更换敷料。

表 14-5 颈外静脉输液法操作规程

| 操作流程 | 操作步骤 | 要点说明 |
| --- | --- | --- |
| 输液准备 | • 同密闭式静脉输液法 | |
| 选择体位 | • 协助患者取去枕仰卧位，头转向对侧，肩下垫小枕，头尽量向后仰 | • 使颈部平直，充分暴露穿刺部位 |
| 选穿刺点 | • 操作者站立于患者头侧或对侧选择穿刺点并正确定位 | • 取下颌角和锁骨上缘中点连线之上1/3处，颈外静脉外缘(图 14-10) |
| 消毒皮肤 | • 常规消毒局部皮肤<br>• 打开无菌穿刺包，戴无菌手套，铺洞巾 | |
| 局部麻醉 | • 助手协助操作者抽吸利多卡因 4～5ml<br>• 在预定穿刺点旁 2mm 处局部麻醉 | |
| 穿刺进针 | • 用引导针刺破穿刺点处皮肤，以减少进针时的皮肤阻力 | • 也可用刀尖刺破皮肤 |
| | • 持穿刺针以 45°向心方向穿刺，入皮后呈 25°沿静脉方向穿刺，见回血后继续进针少许，右手固定针芯柄，左手推送外套管直至针栓处，退出针芯(图 14-9) | • 如果没有相应的套管针，则一手按住针孔，另一手持硅胶管快速从针孔插入 10～11cm，见回血再进入少许，退出穿刺针 |
| | • 再次抽回血检查是否在血管内，确定无误后移去洞巾，接上肝素帽及输液器，用透明敷贴固定针栓及肝素帽 | |
| 调节滴速 | • 同密闭式静脉输液法 | |
| 完毕封管 | • 输液结束，关闭调节器，拔出输液器头皮针 | |
| | • 从肝素帽内注入等渗盐水稀释的肝素封管 | • 每毫升生理盐水含肝素 10～100U 2～5ml |
| 再次输液 | • 检查输液导管是否在血管内，备好输液装置、排气 | |
| | • 常规消毒肝素帽，把连接输液器的头皮针刺入肝素帽即可 | • 严格执行无菌操作，防止感染 |
| 停止置管 | • 长期置管患者拔管时，应在硅胶管末端接上注射器边抽边吸拔出硅胶管 | • 防止空气及残留血块进入静脉 |
| | • 拔管动作轻稳，拔管后加压数分钟，消毒穿刺点皮肤，覆盖无菌纱布 | |

**(四) 经外周中心静脉置管**(PICC)

经外周中心静脉置管是指经外周静脉穿刺置入的中心静脉导管。其尖端位于上腔静脉，用于 7 天以上的中长期静脉输液治疗或用于需要静脉输注高渗性、有刺激性药物的情况，导管留置时间可长达 1 年(图 14-10)。

【目的】

1. 为患者提供中长期的静脉输液治疗。
2. 静脉输注高渗性、有刺激性的药物，如化疗药物、胃肠外营养(TPN)等。
3. 为周围循环衰竭的危重患者测量中心静脉压。

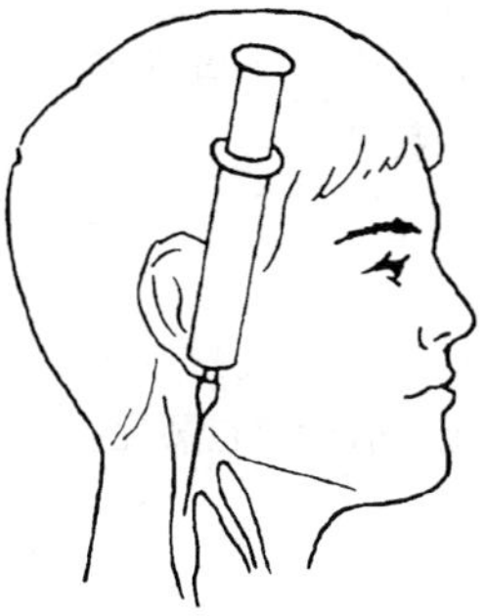

图 14-9　颈外静脉穿刺进针方向

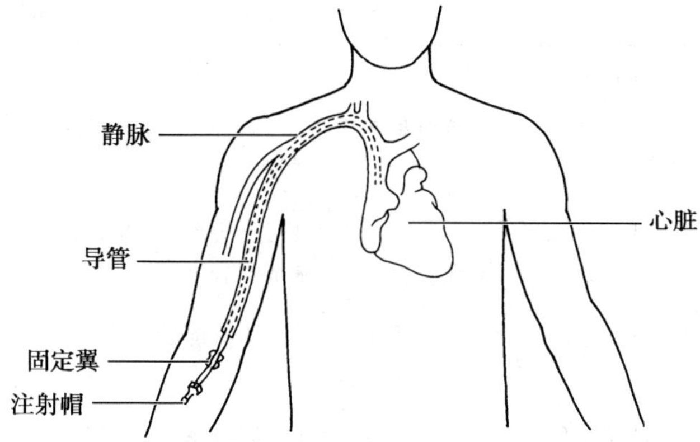


图 14-10　PICC 模式图

【告知】

1. 告知患者和家属相关输液治疗的全部信息，包括生理和心理反应、不良反应、风险和治疗的益处，并签署知情同意书。

2. 指导患者协助配合并摆好体位。

3. 告知 PICC 管路的自我护理注意事项：保持穿刺处局部皮肤的清洁干燥，置管的上肢不能负重（举重，提重物等）；能淋浴但避免游泳、泡浴及水上作业等水中运动，尤其首次置管 24 小时内应不沾水；淋浴时用薄膜包好，勿弄湿敷料，如潮湿及时更换。

4. 注意保护 PICC 导管外露的接头，衣袖不宜过紧，防止导管损伤和将导管拉出血管外。

【准备】

**1. 护士准备**　衣帽整洁，修剪指甲，洗手，戴口罩。

**2. 患者准备**

（1）了解 PICC 输液的目的、方法、注意事项及配合要点。

（2）输液前穿刺部位清洁皮肤，有条件者可沐浴。

（3）输液前排尿或排便。

**3. 用物准备**

（1）注射盘：无菌剪刀、安尔碘、无菌贴膜、无菌等渗盐水、利多卡因 1 支、无菌手套（2 副，其中 1 副为无尘手套）、弯盘。

（2）PICC 穿刺包：治疗巾 2 块、洞巾 1 块、止血钳或镊子 2 把、棉球 6 个、剪刀 1 把、纱布、PICC 专用导管、穿刺针、插管鞘、固定翼、肝素帽、加压套筒。

（3）PICC 穿刺套件、10cm×12cm 透明敷料贴膜、皮尺、止血带、无菌胶布。

（4）其他根据需要准备、1ml 注射器 1 支、肝素 1 支、一次性隔离衣。

（5）PICC 维护用物：注射盘，PICC 维护包（内备无菌手套一副，安尔碘大棉棒 3 根，胶布 4 条，1.5×1.5 棉片一块），松节油，75％乙醇纱布。

**4. 环境准备**　安静、整洁、舒适、安全。

【操作规程】

见表 14-6。

**1. PICC 插管和输液**

表 14-6 PICC 插管和输液操作规程

| 操作流程 | 操作步骤 | 要点说明 |
|---|---|---|
| 核对解释 | • 核对患者床号、姓名，向患者解释，避免其紧张 | • 事先征得患者同意，并签署知情同意书 |
| 选择静脉 | • 主要选择正中静脉、头静脉、贵要静脉<br>• 扎止血带，选择血管后松开 | |
| 开包准备 | • 取出止血带，再次选择静脉<br>• 放松止血带 | • 开包前检查包装完好和有效期 |
| 测量定位 | • 患者平卧，上臂外展与躯体呈 90°<br>• 沿预穿刺点沿静脉走向到右胸锁关节再向下至第 3 肋间隙，注意腋静脉的长度(图 14-11) | <br>• 确定插管长度 |
| 建立无菌区 | • 将 1 块无菌治疗巾和止血带垫在患者手臂下<br>• 打开无菌包内层<br>• 穿隔离衣、戴无菌手套 | |
| 消毒皮肤 | • 助手协助倒入安尔碘<br>• 以穿刺点为中心消毒，消毒直径为 20cm，共消毒 3 遍，待干 2 分钟<br>• 铺无菌治疗巾和洞巾(图 14-12) | <br>• 皮肤消毒：第一遍顺时针，第二遍逆时针，第三遍顺时针 |
| 更换无菌手套 | • 脱去第一副手套，更换第二副无粉手套 | • 防止机械性静脉炎的发生 |
| 穿刺包准备 | • 助手协助打开 PICC 穿刺套件包<br>• 取注射器两副抽取无菌 0.9%氯化钠溶液 20ml 备用<br>• 用 1ml 注射器抽取利多卡因 0.5ml 备用<br>• 将插管鞘、PICC 导管、肝素帽、等渗盐水、透明敷料贴膜等无菌用品准备于无菌区内 | <br><br>• 物品按使用顺序排列于无菌区内 |
| 预冲导管和各部件 | • 预冲导管、连接器、减压套筒和肝素帽<br>• 将导管浸入无菌 0.9%氯化钠溶液中 | • 用无菌等渗盐水预冲各部件 |
| 扎止血带 | • 让助手在消毒区外扎止血带 | • 静脉充盈 |
| 局部麻醉 | • 用利多卡因皮内注射作静脉穿刺点局部麻醉<br>• 穿刺点下方放一块纱布 | <br>• 预备止血用 |
| 静脉穿刺 | • 穿刺者一手固定皮肤，另一手以 15°～30°进针行静脉穿刺(图 14-13)<br>• 见回血，将穿刺针与静脉平行，推进 1～2mm<br>• 一手保持针芯的位置，另一手推进插管鞘 | <br><br>• 避免由于推进钢针造成血管壁损伤 |
| 撤穿刺针 | • 助手松止血带<br>• 一手拇指固定插管鞘，食指或中指按压插管鞘末端处静脉<br>• 另一手从插管鞘中退出穿刺针 | <br>• 防止出血<br>• 动作轻稳 |

续表

| 操作流程 | 操作步骤 | 要点说明 |
| --- | --- | --- |
| 置入 PICC 管 | • 一手食指拇指固定插管鞘，另一手自插管鞘处置入 PICC 管，固定好插管鞘<br>• 将导管自插管鞘内缓慢匀速地插进<br>• 至腋静脉时，嘱患者向静脉穿刺侧偏头并将下颌尽量贴近肩部<br>• 插管过程中以中指轻压插管鞘 | • 动作协调，轻稳<br>• 以防导管误入颈静脉<br>• 以防止渗血 |
| 撤出插管鞘 | • 插管至预定长度后在鞘的末端处压迫止血并固定导管<br>• 撤出插管鞘 | |
| 撤出支撑导丝 | • 将导管与导丝的金属柄分离，轻压穿刺点上以保持导管的位置，缓慢将导丝撤出 | |
| 修剪导管长度 | • 留出外留导管至少 5cm | |
| 安装连接器 | • 连接翼羽倒钩与减压套筒沟槽对齐，锁定两部分 | |
| 抽回血和冲管 | • 用注射器抽取回血<br>• 用 0.9%氯化钠溶液 20ml 脉冲式冲管、正压封管(图 14-14)<br>• 安装肝素帽或正压接头 | • 防止回血堵塞导管 |
| 安装固定翼 | • 清理干净穿刺点周围血迹<br>• 将导管留出皮肤处逆血管方向盘绕一流畅的“S”弯<br>• 用透明贴膜固定白色固定翼 | • 不能将导管折弯，要自然弯曲 |
| 导管固定 | • 无菌胶布固定连接器<br>• 无菌纱布覆盖穿刺点透明贴膜加压粘贴<br>• 无菌胶布交叉固定连接器和肝素帽 | • 固定时不能牵拉皮肤 |
| 记录时间 | • 在透明贴外注明穿刺日期及时间、操作者姓名 | |
| 整理用物 | • 清理用物，协助患者取舒适体位 | |
| 确定位置 | • X 线检查确定导管尖端位置(最佳位置为导管尖端在上腔静脉接近右心房开口处，即胸骨右缘第 2 肋间) | • 必要时进行 |
| 正压封管 | • 常规消毒肝素帽<br>• 注入适量封管液脉冲式冲管、正压封管<br>• 妥善固定导管<br>• 安置患者，卧位舒适 | • 保持导管通畅，避免药物沉淀在导管内 |
| PICC 置管后输液 | • 同密闭式周围静脉输液准备药液<br>• 撕开无菌贴膜垫于肝素帽下<br>• 用安尔碘棉签摩擦加压消毒肝素帽数次<br>• 连接输液头皮针输液<br>• 用无菌贴膜固定肝素帽，其余同周围静脉输液法 | • 严格消毒避免污染 |

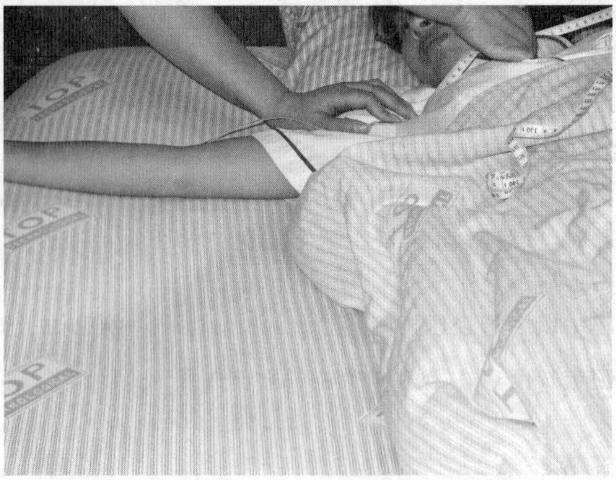

图 14-11 PICC 穿刺体位及测量

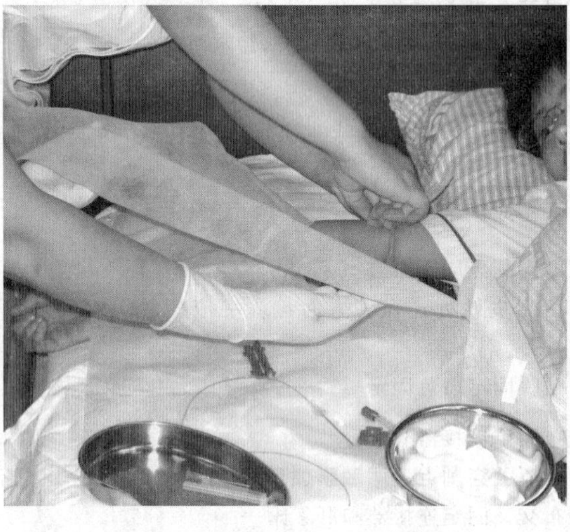

图 14-12 PICC 穿刺时助手的协助

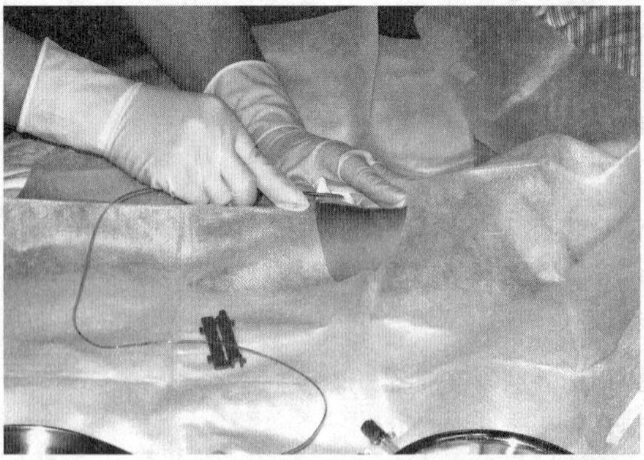

图 14-13 PICC 穿刺

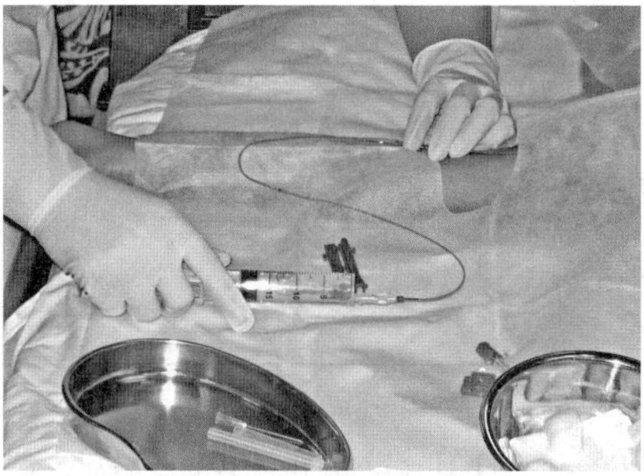

图 14-14　PICC 穿刺时脉冲加压冲管

**2. 长期留置 PICC 导管的维护和护理**　见表 14-7。

表 14-7　PICC 导管的维护和护理

| 操作流程 | 操作步骤 | 要点说明 |
|---|---|---|
| 患者准备 | • 了解患者情况，嘱咐患者放松<br>• 在手臂下垫无菌治疗巾<br>• 去除导管上的贴膜 | • 每周进行消毒维护一次 |
| 清除胶布痕迹 | • 先用松节油去除肝素帽和导管外的胶布痕迹，再用 75％乙醇棉签擦去松节油<br>• 同法擦除患者皮肤上的胶布痕迹<br>• 75％乙醇纱布消毒连接部位，旋下肝素帽<br>• 75％乙醇纱布消毒导管接头处 | |
| 接管冲洗 | • 用无菌 0.9％氯化钠溶液冲洗无针接管，排气排液<br>• 无针接管连接 PICC 导管进行脉冲加压式冲管 | |
| 更换贴膜 | • 从下往上轻轻撕揭贴膜 | • 不可从上往下撕，避免将导管拉出 |
| 打开维护包 | • 再次消毒双手<br>• 打开 PICC 维护包，撕开透明贴膜备用<br>• 戴无菌手套 | |
| 消毒穿刺点和固定翼 | • 用三根安尔碘消毒棉签三次消毒穿刺点和固定翼<br>• 第二根棉签消毒时取下固定翼，并消毒固定连接处<br>• 第三根棉签消毒后接上固定翼 | • 先顺时针，再逆时针再顺时针方向<br>• 范围大于透明贴膜<br>• 若穿刺点有渗血可加盖小纱布一块 |
| 贴透明贴 | • 将无菌透明贴无张力粘贴住穿刺点和固定翼，外露导管呈流畅的“S”弯<br>• 胶布交叉固定于导管接头处<br>• 在另一根胶布上记录维护时间和维护者姓名并贴于接头处 | • 避免牵拉皮肤引起不适 |

续表

| 操作流程 | 操作步骤 | 要点说明 |
|---|---|---|
| 无针接管处理 | • 取下垫于接管下的乙醇纱布<br>• 换上无菌纱布，包裹无针接管，用胶布固定于皮肤上<br>• 安置好患者 | |
| 填写维护记录单 | | |

【注意事项】

1. 穿刺前应当了解患者静脉情况，避免在瘢痕及静脉瓣处穿刺。

2. 穿刺时应注意避免穿刺过深而损伤神经；避免穿刺进入动脉；避免损伤静脉内膜、外膜。

3. 穿刺后应对有出血倾向的患者进行加压止血。

4. 输入全血、血浆等黏性较大的液体后，应当以等渗液体冲管，防止管腔堵塞。输入化疗药物前后均应使用无菌等渗盐水冲管。

5. 可以使用 PICC 导管进行常规加压输液或输液泵给药，但是不能用于高压注射泵推注造影剂等。

6. 严禁使用小于 10ml 的注射器，否则如遇导管阻塞可以导致导管破裂。

7. 护士为 PICC 置管患者进行操作时，应当洗手并严格执行无菌技术操作。

8. 尽量避免在置管侧肢体测量血压。

9. 每周进行 PICC 置管维护一次。

## 二、输液速度及时间的计算

临床上为正确给药，达到药物疗效需计算输液的速度和所需时间。目前常使用的静脉输液器的滴系数有 10、15、20 等型号。

### (一) 计算方法

1. 已知输入液体总量与计划所用输液时间，计算输液滴速。

$$\text{每分钟滴数}=\frac{\text{液体总量(ml)}\times\text{点滴系数}}{\text{输液时间(分钟)}}$$

例如：患者今天预计输入液体的总量为 1000ml，计划在 4 小时内输完。请问每分钟的滴数调节到多少？

$$\text{每分钟滴数}=\frac{1000\text{(ml)}\times 15}{60\times 4\text{(分钟)}}\approx 63\text{ 滴/分钟}$$

2. 已知每分钟滴数与输液总量，计算输液所需用的时间。

$$\text{输液时间(小时)}=\frac{\text{液体总量(ml)}\times\text{点滴系数}}{\text{每分钟滴数}\times 60\text{(分钟)}}$$

例如：患者今日需输入总液体量为 1500ml，每分钟滴数为 50 滴，所用点滴系数为 15，请问需用多长时间输完？

$$\text{输液时间(小时)}=\frac{1500\text{(ml)}\times 15}{50\text{ 滴}\times 60\text{(分钟)}}=7.5\text{ 小时}$$

### （二）输液泵的应用

输液泵（infusion pump）是一种能够准确控制输液滴数或输液流速，保证药物能够速度均匀、药量准确并且安全地进入患者体内发挥作用的一种仪器。同时，输液泵还能提高临床给药操作的效率和灵活性，降低护理工作量。输液泵通常是机械或电子的控制装置，它通过作用于输液导管达到控制输液速度的目的。常用于需要严格控制输液量和药量的情况，如在应用升压药物、抗心律失常药物、婴幼儿静脉输液或静脉麻醉时采用（图 14-15）。

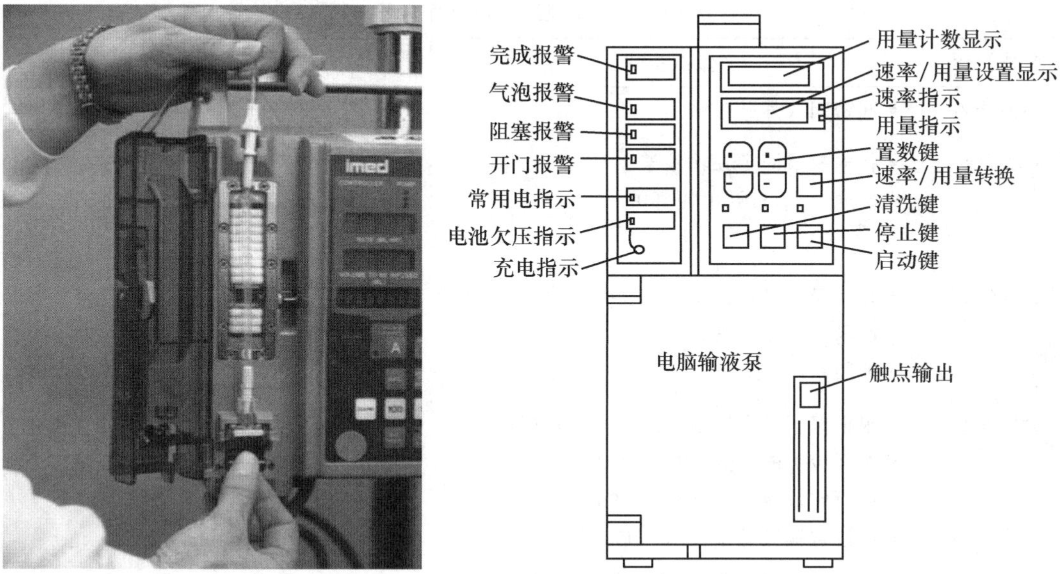


**图 14-15 静脉输液泵**

【目的】

1. 提高给药的流速和容量控制精度（如＜±5%），扩大给药流速范围（如 0.1～999.9ml/h）。

2. 利用输液泵的多种给药模式（如体重模式）做到更精准地用药。

3. 利用输液泵的程控功能（如时辰模式）开展更先进的治疗项目（如联合时辰化疗）。

4. 利用输液泵快捷操作功能（如敏捷调速）达到快速调节流速和争取抢救时机的目的。

5. 利用输液泵的历史信息储存功能达到调节医疗纠纷的目的。

6. 利用内置加温功能达到提高输液舒适性、降低药液渗漏几率的目的。

7. 利用输液泵的各种报警功能（如管路气泡、针头阻塞、静脉跑针、管路疲劳、滴空等报警项）达到降低劳动强度、提高临床安全性、减少护理人力的目的。

【告知】

1. 告知患者安全使用输液泵的相关事项，不要随意搬动，防止输液泵电源线因牵拉而脱落。

2. 输液过程中肢体不可剧烈活动，防止输液管道被牵拉脱出。

3. 如果输液泵出现报警，应及时呼叫护士，由护士进行及时、正确的处理。

4. 输液中患者如果需要离床如厕，可以呼叫护士帮忙暂时拔出电源线，利用输液泵内的蓄电池继续输液，返回后再重新插上电源。

【准备】

**1. 护士准备** 同密闭式静脉输液。

**2. 患者准备** 同密闭式静脉输液。

**3. 用物准备** 输液泵并检测其性能，其他同密闭式输液法。

**4. 环境准备** 同密闭式静脉输液。

【操作规程】

见表 14-8。

**表 14-8 输液泵使用操作规程**

| 操作流程 | 操作步骤 | 要点说明 |
| --- | --- | --- |
| 输液准备 | • 同密闭式静脉输液 | |
| 固定输液泵 | • 将输液泵固定在输液架上<br>• 接通电源，打开电源开关 | • 输液泵的高度适中，利于观察<br>• 检查泵门上的显示面板，确认机器性能良好 |
| 固定输液管 | • 打开泵门，将排除空气的输液管嵌放进输液泵的管道槽内<br>• 关闭泵门 | • 若为无门输液泵，则直接将输液管嵌入管道槽内 |
| 设定参数 | • 根据医嘱设定输液速度、输液量、时间<br>• 按面板上的"选择"按钮调节<br>• 可设定输液速率在 0.1～999.9ml/h<br>• 可设定输液总量：0.1～9999.9ml<br>• 可设定输液时间范围：__小时__分 | |
| 连接输液泵 | • 常规穿刺静脉，将输液器与输液泵连接 | |
| 启动输液 | • 确认输液泵设置无误<br>• 按"开始/停止"键，启动输液泵 | • 输液过程中加强巡视，观察显示面板上各个参数<br>• 如有报警声，检查报警原因，及时处理 |
| 停止输液 | • 当输液接近完毕时，"输液量显示键"闪烁，提示输液结束 | |
| 关输液泵 | • 输液结束，再次按"开始/停止"键，停止输液<br>• 打开泵门，取出输液管 | |
| 整理用物 | • 同密闭式静脉输液 | |

【注意事项】

1. 护士应了解输液泵的工作原理，熟练掌握其使用方法。

2. 在使用输液泵输液时，应加强巡视。出现报警，检查报警原因，如滴数报警、空气报警、暂停报警、电池预报警、装置报警等，并给予及时的处理。

3. 定期对输液泵进行清洁、检查、维护。

### 三、常见输液故障及处理

**(一) 液体不滴**

**1. 针头滑出血管外** 液体注入皮下组织，表现为局部肿胀并有疼痛感，挤压无回血。处理：将针头拔出，更换针头另选血管重新穿刺。

**2. 针尖斜面紧贴血管壁** 表现为液体滴入不畅，局部无肿胀，挤压有回血。处理：调整针头位置或适当变换肢体位置，直到点滴通畅为止。

**3. 针头阻塞** 一手捏住滴管下端输液管，另一手轻轻挤压靠近针头端的输液管，若感觉有阻力，松手后又无回血，则说明针头阻塞。处理：更换针头，重新选择静脉穿刺。

**4. 压力过低** 由于患者周围循环不良或输液瓶位置过低所致。处理：适当抬高输液瓶位置。

**5. 静脉痉挛** 由于穿刺肢体暴露在寒冷环境中时间过长或输入的液体温度过低所致。处理：局部热敷以缓解痉挛；提高室温，以利于保暖。

**6. 输液管扭曲受压** 可因患者肢体活动所致。处理：检查患者肢体位置，排除扭曲、受压因素，保持输液管通畅。

**(二) 滴管内液面过高**

1. 滴管侧面有调节孔时，可夹住滴管上端的输液管，打开调节孔待滴管内液面降至1/2～2/3，再关闭调节孔，松开滴管上端的输液管即可。

2. 滴管侧面无调节孔时，则取下输液瓶，倾斜瓶身，使针头露出瓶内液面，待溶液缓缓流下直至1/2～2/3，再将输液瓶挂上即可。

**(三) 滴管内液面过低**

1. 滴管侧面有调节孔时，可夹住滴管下端的输液管，然后打开调节孔，待滴管内液面升至滴管1/2～2/3时，关闭调节孔，松开滴管下端的输液管即可。

2. 如无调节孔，可先夹紧滴管下端的输液管，用手挤压滴管，使输液瓶内液体下流至滴管内，当液面升至滴管1/2～2/3时，松开滴管下端的输液管。

**(四) 滴管内液面自行下降**

输液过程中滴管内液体自行下降，应立即检查输液管的各段衔接是否完好、滴管有无漏气或裂隙，必要时更换输液器。

## 第三节　输液微粒污染及防护

输液微粒(infusion particles)是指输液过程中进入人体内的非代谢性的颗粒杂质，其直径一般为1～15$\mu$m，少数为50～300$\mu$m。溶液中输液微粒的多少决定液体的透明度，可用于判断液体的质量。

### 一、输液微粒的来源

**1. 原料加工过程中污染** 药液生产制作工艺不够完善，混入异物或微粒，如原材料的污染等。

**2. 存放过程中污染** 瓶装溶液因橡胶塞受溶液的侵蚀引起理化作用剥脱而造成微粒；玻璃瓶内壁也可因溶液腐蚀剥脱而造成微粒。

**3. 配药过程中污染** 在配药过程中，由于切割安瓿产生的玻璃碎屑；输液瓶塞经反复穿刺加药，橡胶屑脱落于溶液中；空气净化洁净程度不够及无菌操作不规范等都会增加微粒数量。

**4. 输液过程中污染** 输液器不洁或老化脱屑等，都可使药液污染。

## 二、输液微粒污染的危害

在输液过程中，微粒随血液循环进入全身。最容易受损害的是肺、脑、肝、肾等器官，可造成多种危害。

### (一) 血管栓塞

较大微粒可直接使血管栓塞，引起局部堵塞和供血不足，组织缺氧而产生水肿和炎症。

### (二) 血栓形成和静脉炎

微粒进入人体后，可随血液循环引起血管内壁刺激损伤，使血管壁正常状态发生改变，变得不光滑，引起血小板的黏着，形成血栓和静脉炎。

### (三) 肉芽肿形成

当微粒侵入肺、脑、肾等器官时，在吞噬细胞等炎性反应细胞包围下，形成肉芽肿，从而引起肺、脑、肾、眼等器官不同程度的供血不足，造成循环障碍，直到坏死。肉芽肿病变进一步发展，还可能导致癌症。

### (四) 引起热原样反应

大量微粒可引起热原样反应，有些异物可起抗原作用，诱发炎症反应，或者肉芽肿。

以上不良反应的出现及其轻重程度取决于微粒的大小、形状和化学特性、阻塞的部位、血运阻断的程度和人体对微粒的反应。

## 三、输液微粒污染的预防措施

### (一) 药液生产环节预防

生产单位严格把控质量，改善生产空间环境，如改善车间环境卫生条件，安装空气净化装置，防止空气中悬浮的尘粒和微生物污染。生产过程中应严格执行操作规程，工作人员穿工作服、工作鞋、戴口罩、必要时戴手套。选择优质原料，采用先进工艺，提高检验技术以确保药液质量，减少微粒污染。

### (二) 药液配制过程中的控制

**1. 严格执行无菌技术操作规程** 加药注射器应严格执行一人一物，不得重复使用，提倡采用一次性注射器加药。

**2. 合理用药，注意配伍禁忌** 液体中应严格控制加药种类，多种药物联合应用时尽量采用小包装溶液分类输入。两种以上药物配伍时，注意配伍禁忌，配制后要观察药液是否变色、沉淀、混浊。配制粉剂药品要充分振荡，等药物完全溶解后方可使用。药液配制好后检查无可见微粒方可加入液体中。

**3. 把好药液配制关** 改进安瓿的切割与消毒方法。采用易折型安瓿，或控制安瓿锯痕长为 1/4 周，开启安瓿前对折断的部位进行消毒。

**4. 避免加药时使用粗针头及多次穿刺瓶塞** 液体中需要加多种药物时，避免使用粗针头抽吸和在瓶塞同一部位反复穿刺，插入瓶塞一枚针头，抽吸药液时用另一枚针头，可减少瓶塞穿刺次数，以减少瓶塞微粒污染，液体中如发现有橡胶塞屑应禁止输入。

### (三) 静脉输液过滤系统的应用

静脉输液过滤系统作为补救性的也是最终的一个措施和手段，对即将注入人体的药液进行净化处理，可以极大地减少各个环节对药液的微粒污染，从而减少微粒对患者潜在的，有时甚至是直接的危害，对患者起到保护作用。

常见的静脉输液终端过滤器有普通型、精密型、独立型、多功能型等。

# 第四节 常见输液反应及护理

## 一、发热反应（pyretic reaction）

### (一) 临床表现

多发生于输液后数分钟至1小时。患者表现为发冷、寒战继而发热。轻者体温在38℃左右，重者体温可达40℃以上，并伴有恶心、呕吐、头痛、脉速等全身症状。

### (二) 原因

因输入致热物质引起。多由于输液器和注射器消毒灭菌不合格；输入的药液不纯、消毒保存不良；输液过程中未能严格执行无菌操作等原因所致。

### (三) 护理措施

1. 轻者可减慢输液滴速，观察体温变化，通知医生。

2. 严重者，立即停止输液，保留剩余溶液和输液器，必要时送检验科，查找反应原因。

3. 对高热患者，给予物理降温措施，同时密切观察生命体征变化，必要时遵医嘱给予抗过敏药物或激素治疗。

4. 预防　输液前认真检查药液质量，输液器、注射器的包装和灭菌日期，严格执行无菌技术操作。

## 二、循环负荷过重（急性肺水肿）（circulatory overload reaction）

### (一) 临床表现

输液过程中患者突然出现胸闷、气促、出冷汗、呼吸困难、咳嗽、咳粉红色泡沫样痰，严重时痰液可从口、鼻涌出，听诊肺部布满湿啰音，心率快且节律不齐。

### (二) 原因

1. 由于输液速度过快，短时间内输入过多液体，使循环血容量急剧增加，心脏负荷过重。

2. 患者原有心肺功能不良，如急性左心功能不全患者。

### (三) 护理措施

1. 立即停止输液，通知医生，进行紧急处理。

2. 病情允许，立即协助患者取端坐位，双腿下垂，以减少下肢静脉血回流，减轻心脏负担。

3. 清除呼吸道分泌物，给予高流量氧气吸入，一般氧流量为6～8L/min，以提高肺泡内氧分压，改善低氧血症。同时，湿化瓶内换成30%～50%乙醇，进行乙醇湿化吸氧，因为乙醇能降低肺泡内泡沫表面张力，使泡沫破裂消散，从而改善肺部气体交换，减轻缺氧症状。

4. 必要时用止血带或血压计袖带进行四肢轮流加压，以阻断静脉血回流。每 5～10 分钟轮流放松一次。

5. 按医嘱给予镇静药、强心药、利尿剂和扩血管药物。

6. 给予患者心理安慰，消除其恐惧心理，保持情绪平稳。

7. 预防　根据患者病情严格控制输液速度和输液量，对心肺功能不良、年老体弱、婴幼儿更应谨慎并密切观察输液速度。

## 三、静脉炎（phlebitis）

### （一）临床表现

沿静脉走向出现条索状红线，局部组织发红、肿胀、灼热、疼痛，有时伴有畏寒、发热等全身症状（表 14-9）。

**表 14-9　静脉炎程度判断标准**

| 类型 | 临床表现 |
|---|---|
| Ⅰ度 | 穿刺点疼痛，红或肿，静脉无条索改变，未触及硬结 |
| Ⅱ度 | 穿刺点疼痛、红或肿，静脉有条索改变，未触及硬结 |
| Ⅲ度 | 穿刺点疼痛、红或肿，静脉有条索改变，可触及硬结 |

### （二）原因

1. 长期输注高浓度、刺激性较强的药物。

2. 静脉内放置刺激性较强的输液导管时间过长，引起局部静脉壁发生化学炎性反应。

3. 输液过程中未能严格执行无菌操作，导致局部静脉感染。

### （三）护理措施

1. 停止在此部位静脉输液，抬高患肢并制动。

2. 局部用 50％硫酸镁溶液或 95％乙醇溶液热湿敷，每日 2 次。

3. 超短波理疗，每日 1 次。

4. 合并感染，遵医嘱给予抗生素治疗。

5. 预防　严格执行无菌操作，对血管壁有刺激性的药物应充分稀释后再输入并减慢输液速度，防止药液漏出血管外。有计划地更换输液部位，以保护静脉。

**知识链接**

**静脉炎的分级**

0 级 没有症状

1 级 输液部位发红，伴或不伴疼痛

2 级 输液部位疼痛伴有发红和（或）水肿

3 级 输液部位疼痛伴有发红和（或）水肿，条索状物形成，可触摸到条索状的静脉

4 级 输液部位疼痛伴有发红或水肿，条索样物形成，可触摸到条索状的静脉＞2cm，有脓液渗出

来源：2006 年美国输液护士协会及其输液治疗护理的实践标准

## 四、空气栓塞（air embolism）

**（一）临床表现**

患者感到胸部异常不适或有胸骨后疼痛，随即发生呼吸困难和严重发绀，并伴有濒死感。听诊心前区可闻及响亮的、持续的“水泡声”。

**（二）原因**

1. 输液导管内空气未排尽，导管连接不紧，有漏气。

2. 加压输液时无人守护，液体输完未及时更换药液或拔针。

气体进入静脉后，随血液循环经右心房进入右心室。如空气量少，则随血流被右心室压入肺动脉，并分散到肺小动脉内，最后经毛细血管吸收，因而损害较小。如空气量大，空气进入右心室后阻塞在肺动脉入口，使血液不能进入肺动脉到达肺内，气体交换发生障碍，引起机体严重缺氧而导致死亡。

**（三）护理措施**

1. 立即安置患者取左侧卧位，并保持头低足高位。此体位使气体向上漂移避开肺动脉入口，随着心脏舒缩，将空气混成泡沫，分次小量进入肺动脉内，弥散至肺泡逐渐被吸收（图14-16和图14-17）。

2. 给予高流量氧气吸入，提高患者血氧浓度，纠正缺氧症状。

3. 有条件者可通过中心导管抽出空气，严密观察病情变化，及时对症处理。

4. 预防　输液前排尽导管内空气；输液过程中加强巡视，及时添加药液或更换输液瓶；输液完毕及时拔针；加压输液时应有专人守护。

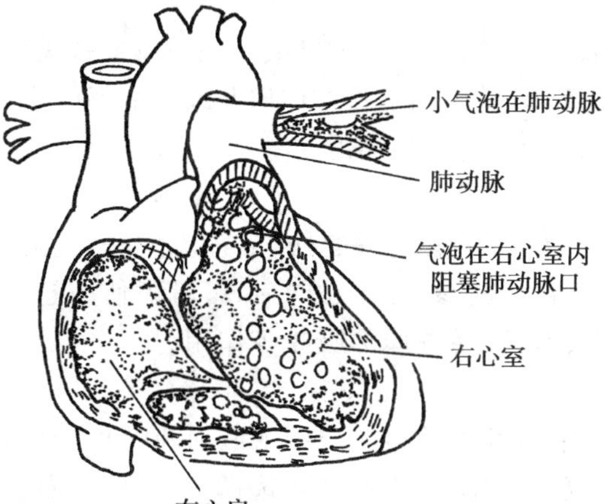


图 14-16　空气在右心室内阻塞肺动脉口

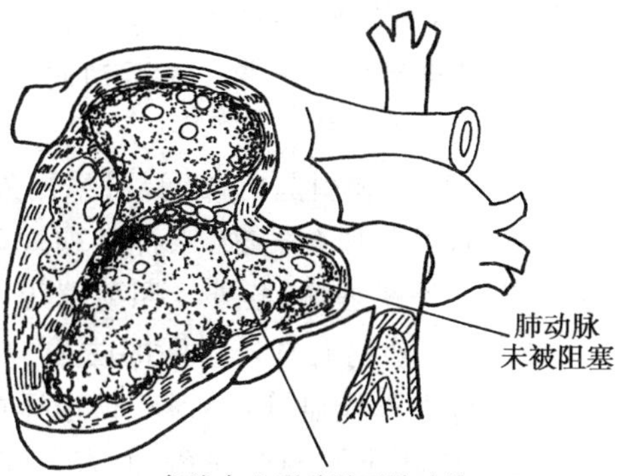


图 14-17　气泡向上飘移避开肺动脉口

## 五、渗出/外渗（exudation/infiltration）

渗出：是由于输液管理疏忽造成的非腐蚀性的药物或溶液进入周围组织。

外渗：是由于输液管理疏忽造成的腐蚀性的药物或溶液进入周围组织。

**（一）临床表现**

渗出或外渗多发生在手背、足背及肘前窝等部位。

1. 早期表现为输液速度变慢,检查输液管道未见回血。

2. 患者主诉输液穿刺部位疼痛,为烧灼痛或刺痛,逐渐加剧和局部出现肿胀,肿胀见于注射部位或针头周围。

3. 浸润部位未发生炎症时,患处皮肤的温度低于手臂其他部位的温度。由于渗漏药液的不同,临床表现也有差别。高渗性药液,多为急性损害。碱性药液即使渗漏范围不大,但累及深部组织。细胞毒性药物外渗后,局部皮肤出现红斑,也可出现小水疱,形成硬结,4～5天后损伤边缘逐渐变硬,形成焦痂和溃疡,病损部位与正常皮肤交接处有炎症浸润,皮下脂肪坏死范围较广。

4. 药液渗出或外渗后的并发症:神经损伤、骨筋膜室综合征、关节挛缩、肌腱粘连等。

渗出的分级:

0级　没有症状

1级　皮肤发白,水肿范围的最大处直径小于2cm,皮肤发凉,伴有或不伴有疼痛

2级　皮肤发白,水肿范围的最大处直径在2～15cm,皮肤发凉,伴有或不伴有疼痛

3级　皮肤发白,半透明状,水肿范围的最大处直径大于15cm,皮肤发凉,伴有轻度或中度的疼痛

4级　皮肤发白,半透明状,皮肤紧绷,有渗出;可出现凹陷性水肿,皮肤变色、有淤伤、肿胀,水肿范围的最小处直径大于15cm,循环障碍,中度或重度疼痛

### (二)原因

**1. 药物因素**　与药物的pH、渗透压、药物浓度、药物对细胞代谢功能的影响有关,使血管的通透性升高,溶液渗漏皮下。

**2. 血管因素**　经常采集血标本、静脉注射或老年人,均可使血管脆性增加;其他引起上游血管阻力增加的因素。

**3. 操作因素**　各种穿刺的损伤是导致血管外漏出的直接原因,如针尖刺破血管或针尖斜面未完全进入血管腔;针头固定不牢;选择穿刺部位不当,针头固定在肢体屈曲或关节部位等。

**4. 其他因素**　患者过度活动或躁动,导致针头穿破血管、针尖滑脱等。

### (三)护理措施

1. 一般药物引起的渗漏,可采用外敷药物方法,局部用氢化可的松、50%硫酸镁、2.4%碳酸氢钠,中药如金黄散、六神丸加蜂蜜等湿敷;抬高患肢;渗漏24小时后,可考虑使用超短波理疗、红外线理疗、紫外线照射仪等,可达到止痛、消炎,促进局部吸收等作用。

2. 化疗药物血管外渗漏的防治

(1)合理选择血管:根据药物选择血管,一般采用前臂静脉给药。因下肢血流速度较慢,一般不宜采用下肢静脉注药,但有上腔静脉阻塞综合征的患者化疗必须选择下肢,腋窝淋巴结清扫的患者应避免在患侧上肢进行化疗。

(2)提高专业技能:长期化疗的患者,建立系统的静脉使用计划,注意保护大静脉,常规采血和非化疗药物的注射选用小静脉。外周血管难以穿刺,可行中心静脉插管或皮下埋置静脉泵给药。为避免操作中机械性损伤,要熟练穿刺技术,力求一针见血,提高静脉穿刺的一次成功率,避免反复穿刺。

(3)合理使用药物:正确掌握化疗药物给药的方法、浓度和输入速度。

(4)加强患者配合:化疗前对患者进行针对性的宣教,减少患者活动,告知患者化疗时如有异常感觉,如局部疼痛、肿胀等,及时通知护士。

(5)如果渗出液刺激性较强，应进行特殊处理：局部外敷、局部封闭、局部注射渗漏药物拮抗药。

**3. 预防**

(1)避免在关节或肢体屈曲部位进行穿刺。

(2)提高护理操作技能，尽量做到一针见血，要准确判断针头完全位于血管内，针头固定牢固，输液过程中应勤观察。

(3)对于烦躁或过度活动的患者应报告医生，必要时给予镇静剂。

(4)为不合作、意识混乱、定向力障碍等患者进行静脉穿刺操作时应协助固定穿刺肢体。

(5)输液过程中，应协助患者生活护理，尤其是患者离床活动时，应保证输液针头固定。

(6)输入易致渗漏损伤的药物时，应选择弹性好且较粗的血管，避免选用下肢静脉，尤其是老年人、糖尿病及动脉硬化患者。

(7)不得在同一部位反复穿刺，否则易使血管受损，如果针眼尚未愈合，药液易从损伤处渗漏。

(8)穿刺前局部热敷、输注时以缓释型硝酸甘油敷贴局部，能有效地减少渗漏。输液速度不可太快，避免加压输液。

(9)对需要长期静脉输注的患者，提倡使用静脉留置针或行中心静脉插管；药物最大程度稀释，尤其是化疗药物。静脉输液过程中，若出现局部疼痛，应以渗漏处理，决不能认为有回血就不会有问题。

## 附：开放式静脉输液法

开放式静脉输液法是将溶液倒入开放式输液瓶内进行输液的方法。采用此方法输液，能灵活更换液体种类及数量，并可随时添加药物。

操作方法同密闭式静脉输液法，输液瓶采用的是开放式输液瓶。按医嘱准备并检查药液，除去液体瓶铝盖，常规消毒瓶塞及瓶口，按无菌操作要求打开瓶塞。

从无菌包内取出开放式输液瓶，一手持输液瓶，并折叠输液管，按取用无菌溶液方法倒入30～50ml溶液，冲洗输液瓶和输液管，以减少输液反应，然后倒入所需溶液量，盖好瓶盖，挂于输液架上，排尽空气接上针头关闭调节夹备用。其余操作步骤同密闭式输液法(图14-18)。

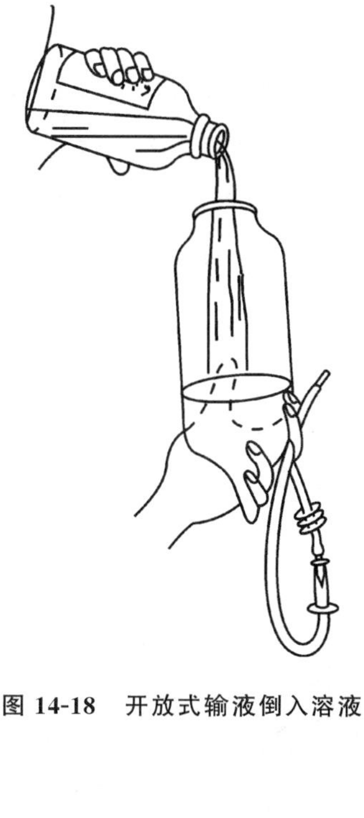

图 14-18　开放式输液倒入溶液

【要点提示】

1. 在本章学习中重点掌握静脉输液的目的、常用溶液种类和作用、调节输液速度的原则、输液速度的计算、输液泵的使用。通过这些内容的学习掌握静脉输液的基本知识。

2. 本章护理技能操作重点是周围静脉输液法，包括密闭式输液、静脉留置针输液法。要求在练习中准确掌握加药、排气、穿刺等操作要点，并能熟练完成。

3. 重点掌握输液故障的识别和处理，并能在临床实际中应用，处理相关问题。

4. 输液反应的知识点是本章认知部分的重点掌握内

容，要求能从不同的临床表现中尽快分辨出是哪一类输液反应，并能分析原因和实施护理。

5. 学习本章内容不仅是技能的掌握，更能培养细致的观察能力和人文关怀素养，以高超的技术和关怀备至的态度为患者提供良好的治疗和护理服务。

## 思考题

1. 为什么要进行静脉输液？静脉输液的原理是什么？

2. 在静脉输液过程中滴速是根据哪些情况进行调节的？哪些患者输液时滴速可快一些？哪些又必须慢一些？

3. 张先生，今天需输注液体1500ml，预计在5小时内输完，所用输液器的点滴系数为15。请问液体需调节每分钟为多少滴？

4. 请说出头皮静脉、颈外静脉、经外周中心静脉置管三种穿刺方法的定位方法。

5. 患者王先生，72岁，结肠癌术后2天，禁食，给予静脉补充营养和药物治疗，手术伤口已愈合，病情稳定后进行化疗，今日输入液体量为2500ml。

（1）护士在巡视病房时发现液体已输入约400ml，但此时滴管内液体不滴，请问该如何处理？

（2）输液3小时后患者突然出现面色苍白、呼吸困难、气促、咳嗽并咳出血性泡沫样痰，护士立即赶到床边，发现滴管内液体滴速非常快，此时该如何处理？需对患者和家属做哪些指导？

（3）患者静脉条件不是很好，进行化疗对静脉的损伤较大，有其他比周围静脉输液化疗有优势的给药方法吗？还应告知患者哪些需了解的知识？

（颜廷燕）

# 第十五章 静脉输血

**学习目标**

1. 叙述输血的目的和原则。
2. 识记血液制品的种类,并举例说明其用途。
3. 掌握静脉输血的适应证和禁忌证。
4. 熟练掌握静脉输血技术。
5. 阐述常见输血反应的原因、临床表现及护理措施。

案例

王先生,男,26岁,教师。因车祸伤及左侧胸腹部而急诊入院。入院时患者表情淡漠,面色苍白,脉搏细弱,出冷汗,躁动不安。查体:体重71kg,血压65/40mmHg,心率120次/分钟;左季肋部外伤处有压痛,腹部肌紧张、压痛、反跳痛,叩诊有移动性浊音;腹腔穿刺抽出不凝固血液。实验室检查:血红蛋白70g/L。结合CT检查诊断为左下位肋骨骨折、脾破裂,失血量为1800ml左右。为纠正失血性休克,遵医嘱快速输血1000ml。

问题:

1. 作为护士,输血前应做好哪些准备工作?
2. 根据患者的情况,应选择何种血制品进行输血?其主要作用是什么?

## 第一节 概 述

静脉输血(blood transfusion)是将全血或成分血如血浆、红细胞、白细胞或血小板等通过静脉输入体内的方法。输血是急救和治疗疾病的重要措施之一,临床被广泛应用。近年来,输血理论与技术发展迅速,无论是在血液的保存与管理、血液成分的分离,还是在献血者的检测及输血器具的改进等方面,都取得了明显的进步,为临床安全、有效地输血,以及节约血源提供了保障。同时,输血也是一项高风险的治疗技术,要求护士必须遵循输血原则,准确配血,认真核对输血者和受血者,正确实施静脉输血技术并监测有无输血反应。

## 一、输血的目的及原则

### (一) 输血的目的

**1. 补充血容量** 增加有效循环血量,提升血压,增加心输出量,促进血液循环。用于失血、失液引起的血容量减少或休克患者。

**2. 补充血红蛋白** 提高红细胞携氧能力,纠正贫血。用于血液系统疾病引起的严重贫血和某些慢性消耗性疾病的患者。

**3. 补充血浆蛋白** 维持血浆胶体渗透压,减轻组织渗出和水肿,保持有效循环血量。用于低蛋白血症患者。

**4. 补充各种凝血因子和血小板** 改善凝血功能,有助于止血。用于凝血功能障碍的患者。

**5. 补充抗体和补体** 增加机体抵抗力,提高机体抗感染能力。用于严重感染、烧伤等患者。

**6. 排除有害物质** 用于一氧化碳、苯酚等化学物质中毒,改善组织器官的缺氧情况。因上述物质中毒时,血红蛋白失去了携氧能力或不能释放氧气以供机体组织利用。

**7. 促进骨髓系统和网状内皮系统功能** 常用于再生障碍性贫血、白血病等患者。

### (二) 输血的原则

1. 输血前必须做血型鉴定和交叉配血试验(除血浆外)。

2. 无论输全血或成分血,均应采用同型血。但在紧急情况下,如无同型血,可选用O型血输入;而AB型者则可接受任一血型的血制品,但前提是,直接交叉配血试验不应有凝集。在这种特殊情况下,一次输血量一般不超过400ml,且要减慢输血速度,否则易引起受血者的红细胞凝集。

3. 患者如需再次输血,必须重新做交叉配血试验,以排除机体已产生抗体的情况。

## 二、血液制品的种类

### (一) 全血

全血指采集后未经任何加工而保存备用的血液。可分为新鲜血和库存血。

**1. 新鲜血** 指在4℃环境下保存1周内的血液。新鲜血基本保留了血液的原有各种成分,适用于血液病患者。

**2. 库存血** 在4℃环境下保存2～3周的血液。库存血虽含有血液的各种成分,但其有效成分随着保存时间的延长而发生变化。其成分以红细胞和血浆蛋白为主,而白细胞、血小板和凝血酶原等成分破坏较多。含保存液的血液pH为7.0～7.25,随着保存时间延长,葡萄糖分解,乳酸增高,pH逐渐下降,酸性增强。此外,由于红细胞、白细胞逐渐破坏,细胞内钾离子外溢,使血浆中钾离子浓度升高。因此,大量输入库存血时,可引起高钾血症和酸中毒。库存血适用于各种原因引起的大出血。

### (二) 成分血

**1. 血浆** 全血分离后所得的液体部分。主要成分为血浆蛋白,不含血细胞,无凝集原。输入时无需做血型鉴定和交叉配血试验,用于补充血容量、蛋白质和凝血因子。血浆可分为以下几种:

(1)新鲜血浆:4℃环境下保存24小时,含有新鲜血液中全部凝血因子。适用于凝血因子缺乏及大面积烧伤、创伤的患者。

(2)冰冻血浆:分为两种:①新鲜冰冻血浆:抗凝新鲜全血于6～8小时在4℃环境下将血

浆分离，并迅速在－30℃以下快速冰冻的血浆。保存期为1年。含有全部凝血因子，适用于各种凝血因子缺乏症患者的补充治疗及大面积创伤、烧伤的患者。②普通冰冻血浆：保存已超过6～8h而在有效期以内的全血中分离出来的血浆，立即放入－30℃冰箱冰冻成块，在－20℃以下保存期为5年；新鲜冰冻血浆保存1年后即为普通冰冻血浆，保存期为4年。普通冰冻血浆含有全部稳定的凝血因子，但缺乏不稳定的凝血因子Ⅷ和Ⅴ。主要用于补充稳定的凝血因子缺乏的患者及大出血等患者。冰冻血浆使用前须在37℃温水中融化，并在6小时内输入。

(3)干燥血浆：是冰冻血浆在真空装置下加以干燥制成的，有效期为5年，使用时需用0.9%氯化钠溶液溶解。

(4)冷沉淀：是新鲜冰冻血浆在4℃融解时不融的沉淀物。在－20℃以下保存期为1年。冷沉淀含有5种主要成分：凝血因子Ⅷ、XⅢ、纤维蛋白原、血管性血友病因子(vWF)和纤维结合蛋白，适用于特定凝血因子缺乏引起的疾病，如血友病、先天性或获得性纤维蛋白原缺乏症及因子XⅢ缺乏症等。

**2. 红细胞**

(1)悬浮红细胞：提取血浆后的红细胞加入适量红细胞保养液制成。适用于急性失血、贫血及肝、肾、心功能障碍者等患者的输血。

(2)浓缩红细胞：是新鲜全血经离心或沉淀分离血浆后的剩余部分。适用于携氧功能缺陷和血容量正常的贫血患者。

(3)洗涤红细胞：红细胞经0.9%氯化钠溶液洗涤数次后，再加入适量0.9%氯化钠溶液，含抗体物质少。适用于免疫性溶血性贫血患者、器官移植术后患者及肾功能不全患者的输血。

**3. 白细胞浓缩悬液** 新鲜全血离心后取其白膜层的白细胞，4℃保存，48小时内有效。用于粒细胞缺乏症伴严重感染的患者。

**4. 血小板浓缩悬液** 全血离心所得，22℃保存，24小时内有效。用于血小板减少或功能障碍性出血的患者。

**5. 各种凝血制剂** 如凝血酶原复合物等。适用于各种原因引起的凝血因子缺乏的出血性疾病。

### (三) 其他血液制品

**1. 白蛋白制剂** 从血浆中提纯而得，具有提高机体血浆蛋白和胶体渗透压的作用。适用于治疗营养性水肿、肝硬化或其他原因引起的低蛋白血症患者。

**2. 纤维蛋白原** 适用于纤维蛋白缺乏症、弥散性血管内凝血(DIC)患者。

**3. 抗血友病球蛋白浓缩剂** 适用于血友病患者。

## 三、静脉输血的适应证和禁忌证

### (一) 静脉输血的适应证

**1. 各种原因引起的大出血** 是输血的主要适应证。大量出血超过1000ml者，应及时输血，补充血容量，预防和治疗休克。

**2. 贫血、低蛋白血症** 血液系统疾病引起的严重贫血及某些慢性消耗性疾病或严重烧伤引起的低蛋白血症患者等。

**3. 严重感染** 如感染性休克、细胞或体液免疫缺乏的患者。

**4. 凝血功能障碍** 如血友病患者等。

**5.** 一氧化碳中毒、苯酚等化学物质中毒患者。

**6.** 溶血性输血反应、重症新生儿溶血病患者等。

**(二) 静脉输血的禁忌证**

对急性肺水肿、肺栓塞、充血性心力衰竭、恶性高血压、真性红细胞增多症。肾功能极度衰竭及对输血有变态反应者禁忌输血。

## 四、血型鉴定和交叉配血试验

血型(blood types)通常是指红细胞膜上特异性抗原的类型。若将血型不相容的两个人的血液滴加在载玻片上并使之混合,则红细胞可凝集成簇,这个现象称为红细胞凝集。凝集的红细胞在补体的作用下破裂发生溶血。当输入与受血者血型不相容的血液时,在血管内可发生红细胞凝集和溶血反应,甚至可危及患者的生命。

为了避免输入不相容的红细胞,供血者与受血者之间必须进行血型鉴定和交叉配血试验。血型鉴定主要是鉴定 ABO 血型和 Rh 血型,交叉配血试验是检验受血者与供血者之间有无不相合抗体。

**知识链接**

**血型与红细胞凝集**

红细胞凝集的实质是抗原-抗体反应。由于红细胞膜上的特异性抗原能促使红细胞凝集,在凝血反应中起抗原作用,又称为凝集原。能与红细胞膜上的凝集原发生反应的特异性抗体称为凝集素。根据红细胞所含的凝集原不同把人的血型分成若干类型,与临床关系最为密切的是 ABO 血型系统和 Rh 血型系统。

1. ABO 血型系统　ABO 血型是根据红细胞膜上是否含有凝集原 A 和凝集原 B 而将血液分为 A、B、AB、O 四种血型。红细胞膜上仅含有 A 凝集原者,为 A 型血;仅含有 B 凝集原者,为 B 型血;同时含有 A、B 两种凝集原者,为 AB 型血;既不含 A 也不含 B 凝集原者,为 O 型血。不同血型的人的血清中含有不同的抗体,但不会含有与自身红细胞抗原相应的抗体。在 A 型血者的血清中只含有抗 B 抗体(凝集素);B 型血者的血清中只含有抗 A 抗体(凝集素);O 型血者的血清中含有抗 A 和抗 B 两种抗体(凝集素);而 AB 型血者的血清中不含抗 A 和抗 B 抗体(凝集素)。因此,在输血前供血者与受血者必须做血型鉴定和交叉配血试验,以免产生抗原-抗体反应,造成红细胞破坏或溶解。

**ABO 血型系统**

| 血型 | 红细胞内抗原(凝集原) | 血清中抗体(凝集素) |
|---|---|---|
| A | A | 抗 B |
| B | B | 抗 A |
| AB | A、B | 无 |
| O | 无 | 抗 A、抗 B |

2. Rh 血型系统　人类红细胞除含有 A、B 抗原外,还含有 C、c、D、d、E、e 六种抗原,称为 Rh 抗原(也称为 Rh 因子),其中 D 抗原的抗原性最强。凡红细胞膜上含有 D 抗原者,称为 Rh 阳性,而红细胞膜上缺乏 D 抗原者称为 Rh 阴性。

来源:《护理学基础》　李小寒　人民卫生出版社

### (一) 血型鉴定

**1. ABO血型鉴定**　通常采用已知的抗A、抗B血清来检测红细胞的抗原，并确定人的血型(表15-1)。也可采用正常人的A型和B型红细胞作为指示红细胞，检查血清中的抗体来确定血型。

**表15-1　ABO血型鉴定**

| 血型 | 与抗A血清的反应(凝集) | 与抗B血清的反应(凝集) |
|---|---|---|
| A | + | − |
| B | − | + |
| AB | + | + |
| O | − | − |

**2. Rh血型鉴定**　Rh血型一般用抗D血清来鉴定。若受检者红细胞被抗D血清凝集，则为Rh阳性，反之为Rh阴性。汉族中99%的人为Rh阳性，Rh阴性者不足1%。Rh阴性者输入Rh阳性血液或Rh阳性胎儿的红细胞从胎盘进入Rh阴性的母体，就会使Rh阴性者产生抗Rh抗体，当再次输入Rh阳性血液时，就会出现不同程度的溶血反应。

### (二) 交叉配血试验

为了确保输血安全，输血前除做血型鉴定外，还必须做交叉配血试验(cross-matching test)。交叉配血试验包括直接交叉配血试验和间接交叉配血试验(表15-2)。

**表15-2　交叉配血试验**

| 对象 | 直接交叉配血试验 | 间接交叉配血试验 |
|---|---|---|
| 供血者 | 红细胞 | 血清 |
| 受血者 | 血清 | 红细胞 |

**1. 直接交叉配血试验**　用受血者血清和供血者红细胞进行配合试验，检查受血者血清中有无破坏供血者红细胞的抗体。结果要求绝对不可以有凝集或溶血现象。

**2. 间接交叉配血试验**　用供血者血清和受血者红细胞进行配合试验，检查供血者血清中有无破坏受血者红细胞的抗体。结果要求绝对不可以有凝集或溶血现象。

如果直接交叉配血试验和间接交叉配血试验都没有凝集反应，即交叉配血试验为阴性，为配血相合，方可进行输血。

## 第二节　静脉输血技术

静脉输血技术可分为间接静脉输血法和直接静脉输血法两种。间接静脉输血法是将已备好的血液通过静脉输入给患者；直接静脉输血法是将供血者的血液抽出后，立即输入受血者体内，常用于婴幼儿少量输血或无血库条件而患者急需输血时。

### 一、输血前准备

### (一) 备血

护士根据医嘱认真填写输血申请单，并抽取患者静脉血标本2ml，将血标本和输血申请单一起送往血库，作血型鉴定和交叉配血试验。

(二) 取血

根据输血医嘱，护士凭取血单到血库取血，与血库工作人员共同认真做好“三查八对”。“三查”即查血液的有效期、血液的质量和血液的包装是否完好。“八对”即对床号、姓名、住院号、血袋号、血型、交叉配血试验结果、血液种类和血量。核对无误后，护士在交叉配血试验单上签全名后方可取血。

(三) 取血后

血液取出后，勿剧烈振荡，以免红细胞大量破坏造成溶血。如为库存血，可在室温下放置15～20分钟后再输入，切勿加温，以免血浆蛋白凝固变性而引起反应。

(四) 核对

血液自血库取回后，在输血前须经两名护士再次核对，确定无误后方可输入。

**知识链接**

**WHO:有关输血的事实**

输血可拯救生命和改善健康，但是需要输血的数百万患者不能及时获得安全血液。每一个国家必须确保血液供应充足，并且没有可通过不安全输血传播的艾滋病病毒、肝炎病毒以及其他威胁生命的感染。

在发达国家，输血最常用于支持白血病、再生障碍性贫血、地中海贫血、镰状细胞病和血友病等病症的内科和外科程序及治疗。在发展中国家和转型期国家，由于不能获得安全血液，许多人因此而死亡。

全球每年有1亿多人受到伤害，并且有500多万人死于暴力和伤害。道路交通碰撞是5～29岁年龄组的第二大主要死亡原因和严重伤害的一个主要原因。安全输血是紧急创伤医疗系统的一个基本组成部分，以便最大限度减少伤害者的死亡和残疾。

为确保输血安全，应始终对输血使用的血液筛检艾滋病病毒、乙肝病毒、丙肝病毒和梅毒，但是在40多个国家未对捐献的所有血液检测。

由于血源性感染患病率在自愿无偿献血者中最低，只有通过这些献血者经常献血，方可保证安全血液的充足库存。

来源：百度——医学论坛网

## 二、静脉输血技术

【目的】

同“输血的目的”。

【告知】

1. 根据病情输注血液制品的种类、数量及输血所需的费用并征询患者的同意，签署输血治疗同意书(附表)。

2. 向患者说明输血的目的、方法、有关注意事项及配合要点。

3. 告知患者及家属输血存在一定风险，虽然医院使用的血液成分，均已按卫生部有关规定进行检测，但由于当前科技水平的限制，输血治疗仍有某些不能预测或不能防止的输血反应和输血传染病。

4. 告知患者输血时可能发生的反应（如发热反应、过敏反应、溶血反应等）及其相关的临床表现，如患者感到不适时应及时通知护士，以便迅速进行处理。

【准备】

**1. 护士准备** 衣帽整洁、剪指甲、洗手、戴口罩。

**2. 患者准备** 了解输血的目的、方法、注意事项及相关知识，排便，取舒适体位，并将呼叫器置于患者可及处。

**3. 用物准备**

间接静脉输血法：一次性输血器（滴管内有滤网，可去除大的细胞碎屑和纤维蛋白等微粒，而血细胞、血浆、血小板和凝血因子均能通过滤网；输血器穿刺针头为9号针头）。其他同密闭式周围静脉输液法用物（图15-1）。

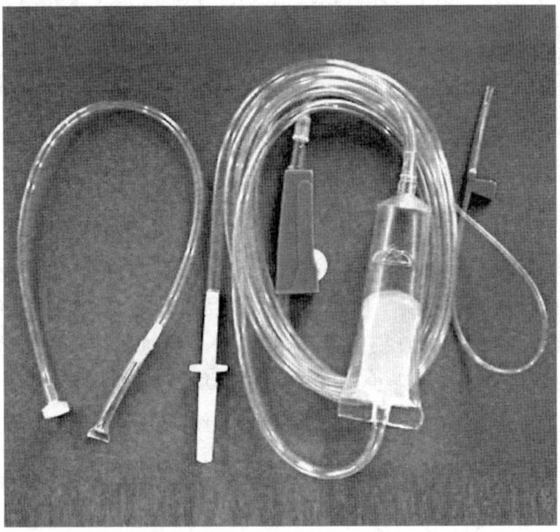

**图15-1 一次性使用输血器**

直接静脉输血法：在静脉注射基础上，加数支50ml注射器，3.8%枸橼酸钠溶液（每50ml血液中加3.8%枸橼酸钠溶液5ml）、血压计袖带。

其他用物：0.9%氯化钠溶液、血液制品（根据医嘱准备）。

**4. 环境准备** 整洁、安静、宽敞、明亮。

【操作规程】

见表15-3。

**表15-3 静脉输血法操作规程**

| 操作流程 | 操作步骤 | 要点说明 |
|---|---|---|
| ▲ 间接静脉输血法 | | |
| 核对解释 | • 携用物至床旁，核对患者床号、姓名，患者血型、输血史，协助患者取舒适卧位 | • 取得患者合作，防止差错发生 |
| 输入液体 | • 按密闭式静脉输液法建立静脉通道，输入少量0.9%氯化钠溶液 | • 根据病情、输血量及患者年龄选用静脉输液<br>• 输入0.9%氯化钠溶液冲洗输血器管道，避免产生溶血 |

续表

| 操作流程 | 操作步骤 | 要点说明 |
|---|---|---|
| 三查八对 | • 两名护士再次进行“三查八对” | • 严格查对，确保无误 |
| 输入血液 | • 以手腕旋转动作轻轻摇匀血袋内血液，打开血袋封口，常规消毒开口处胶管，将输血器针头从0.9%氯化钠溶液瓶上拔出，垂直插入血袋胶管内，缓慢将血袋倒挂于输液架上 | • 避免剧烈震荡，以防止红细胞破坏 |
| 调速观察 | • 开始输血速度宜慢，观察15分钟，如无不良反应，根据年龄、病情调节滴速 | • 开始滴速不超过20滴/分钟<br>• 成人40～60滴/分钟，儿童酌减，年老体弱、严重贫血、心衰患者应谨慎，速度宜慢 |
| 核对告知 | • 再次核对姓名、血型，在输血治疗单上签字。向患者及家属交代有关注意事项，将呼叫器置于患者可及处，告知患者如有不适及时反映<br>• 输血过程中严密巡视，持续观察有无输血反应 | • 以便发生输血反应时能得到及时处理，减轻不良反应程度 |
| 续血处理 | • 输入两袋以上血液时，应在上一袋血液即将输完时，常规消毒0.9%氯化钠溶液瓶塞，然后将针头从血袋中拔出，插入0.9%氯化钠溶液瓶中，输入少量0.9%氯化钠溶液，再按与第一袋血相同的方法连接血袋继续输血 | • 避免两袋血之间发生输血反应<br>• 输完血的血袋应保留，以备出现输血反应时查找原因 |
| 冲管拔针 | • 更换0.9%氯化钠溶液继续输入，将输血器内的血液全部输入体内<br>• 拔针、按压穿刺点 | • 保证输血量准确<br>• 输血器针头较粗，拔针后穿刺部位应延长按压时间 |
| 整理用物 | • 协助患者取舒适卧位，整理病床单位，清理用物 | • 输血器及针头按要求分类处理 |
| 洗手记录 | • 洗手，记录输血时间、种类、血型、血量、血袋号、滴速、生命体征及有无输血反应和相应的处理，签全名 | |
| ▲ 直接静脉输血法 | | |
| 核对解释 | • 核对供血者和受血者的姓名、血型及交叉配血试验结果并作解释 | • 严格查对，防止差错发生<br>• 解除患者顾虑以取得合作 |
| 准备卧位 | • 请供血者和受血者分别卧于相邻的两张床上，露出一侧手臂，暴露注射部位 | |
| 抽抗凝剂 | • 用备好的50ml注射器抽取3.8%枸橼酸钠溶液5ml备用 | • 避免抽出的血液凝固 |
| 抽血输血 | • 将血压计袖带缠于供血者上臂并充气<br>• 选择穿刺静脉，常规消毒皮肤，待干 | • 使静脉充盈，易于操作<br>• 压力维持在100mmHg左右<br>• 一般选择粗大静脉，常用肘正中静脉 |

续表

| 操作流程 | 操作步骤 | 要点说明 |
|---|---|---|
| | • 用加入抗凝剂的注射器抽取供血者的血液，然后立即行静脉注射将抽出的血液输给受血者<br>• 抽取及输入血液时需由三人配合：一人抽血，一人传递，一人输血，如此连续进行 | • 推注速度不可过快，随时观察受血者的反应 |
| 输血完毕 | • 输血完毕，拔出针头，用无菌纱布按压穿刺点至无出血 | |
| 整理用物 | 同间接输血法 | |
| 洗手记录 | 同间接输血法 | |

【注意事项】

1. 根据输血申请单采集血标本，一次只为一位患者采集。禁止同时采集两位及以上患者血标本，以避免差错。

2. 血液自血库取出后应在 30 分钟内输入，并在规定时间内输完。若输血延迟，必须将血液归还血库保存。

3. 如用库存血必须认真检查库存血质量(图 15-2)。正常库存血分两层，上层血浆呈淡黄色，下层血细胞呈暗红色，两者之间界限清楚，无凝块。如血浆变红或暗灰色，呈乳糜状，有明显气泡、絮状物或粗大颗粒，血液中有明显凝块，红细胞层(血细胞)呈紫红色，未摇动时血浆层与红细胞的界面不清(或交界面上出现溶血)，血袋有破损、漏血，过期等均提示血液质量出现问题，则不能使用。

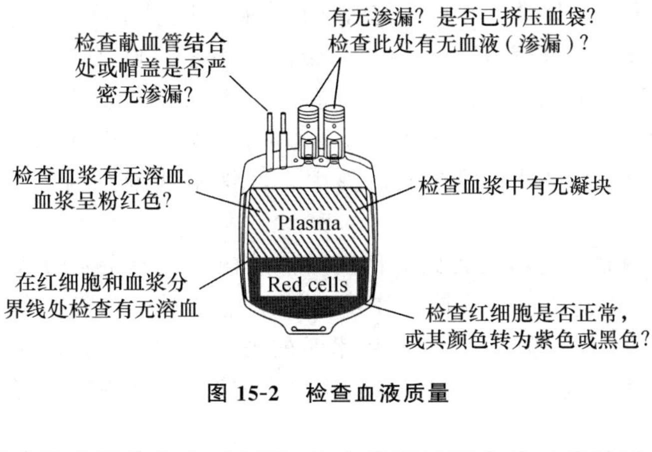


**图 15-2　检查血液质量**

4. 严格执行无菌技术操作和查对制度，输血前需经两人核对无误后方可输入。

5. 输入血液中不可加入其他药物，如钙剂、酸性或碱性药物、高渗或低渗溶液，以防血液凝集或溶血。

6. 输血过程中要加强巡视，尤其是输血开始 15 分钟，护士应监测患者的生命体征及病情变化，耐心听取患者主诉，密切观察有无输血反应的症状和体征，并及时处理。若出现严重的输血反应，立即停止输血，通知医生给予处理并保留余血以供分析查找原因。

7. 输血后血袋应保留 24 小时，以备患者在输血后发生输血反应时检查、分析原因。

8. 直接静脉输血时，抽取供血者血液时不可过急过快，并注意观察其面色，询问有无不适。连续抽血时，不必拔出针头，只需更换注射器，放松袖带，用手指压迫穿刺部位前端静脉，以减少出血。

## 三、自体输血

自体输血（autologous transfusion）是指采集患者体内血液或手术中收集自体失血，经适当的保存和处理，当需要时再回输给患者的方法。自体输血是最安全的输血方法，随着输血医学的发展及输血知识的普及，在临床上应用越来越广泛。

**（一）优点**

1. 无需做血型鉴定和交叉配血试验，不会产生免疫反应，避免了抗原抗体反应所致的溶血、发热和过敏反应。

2. 节约血源，减轻无偿献血工作压力。

3. 避免了因输血引起的疾病传播。

4. 血液采集刺激了骨髓，加速了红细胞的生成，促使手术中失血时骨髓迅速产生反应。

5. 节省输血费用。为确保受血者的用血安全，必须对捐血者和捐献的血液进行严格的病史筛查、体格检查、输血传播病原等检测，血液的运输也必须采取严格的冷藏措施，所需费用高，而自体输血节省了输血费用。

**（二）形式**

**1. 贮存式自体输血** 即术前抽取患者的血液，在血库低温下保存，待手术时再回输给患者。适用于择期手术患者，估计术中出血量较大需要输血者。如体外循环或在低温下进行心内直视手术等；血型特殊，难以找到供血者时。一般于手术前3～5周开始，每周采血一次，每次200ml或400ml，直至手术前3日为止，以利机体应对因采血引起的失血，恢复正常的血浆蛋白水平。术前自体血贮存者应遵医嘱每日补充铁剂和给予营养支持。

**2. 稀释式自体输血** 于手术当日手术开始前采集患者血液，同时自静脉输入等量的晶体或胶体溶液，不仅可使患者的血容量保持不变，并可降低血中的红细胞比容，使血液处于稀释状态，减少术中红细胞的损失。所采集的血液在术中或术后输给患者，一般应先输最后采集的血液，因为最先采集的血液中含红细胞和凝血因子的成分最多，宜在最后输入。

**3. 回收式自体输血** 是将收集到的创伤后体腔内积血或手术过程中的失血，经抗凝、过滤后再回输给患者。适用于外伤性脾破裂、异位妊娠导致输卵管破裂等造成的腹腔内出血，大血管及心内直视手术和门脉高压症手术时的失血回输等。目前多采用血液回收机收集失血，经自动处理后去除血浆和有害物质，所得到的浓缩红细胞再回输给患者。大量回输自体血时，应适当补充新鲜血浆和血小板。

**（三）禁忌证**

1. 胸腹腔开放性损伤达4小时以上者。

2. 凝血因子缺乏者。

3. 合并心脏病、阻塞性肺部疾病、肝肾功能不全、贫血者。

4. 血液受胃肠道内容物污染者。

5. 血液可能受肿瘤细胞污染者。

6. 有脓毒血症和菌血症者。

知识链接

**成分输血**

成分输血(blood component transfusion)是当前输血技术发展的总趋势，也是输血现代化的重要标志之一，其本质是科学合理用血。成分输血是根据血液成分比重不同，使用血液分离技术，将新鲜血液快速分离、提纯，分别制成高浓度、高纯度、低容量的制剂，根据患者的病情和治疗需要，输注一种或多种成分。由于患者很少需要输入血液的所有成分，因此，只输入其身体所需要的血液成分很有意义。这种疗法又称“血液成分疗法”。特定的成分血如红细胞、血小板、血浆、白细胞、白蛋白和凝血制剂等常被用于血液中缺乏这些成分的患者。

成分输血具有针对性强、效果好、副作用少、利于保存、一血多用、减轻患者经济负担等优点，既节省了大量的血源，也减少了由于输注全血所引起的输血反应。

来源：姜安丽《新编护理学基础》　人民卫生出版社　2008 年 4 月

## 第三节　常见输血反应及护理

输血是具有一定危险性的治疗措施，会引起输血反应，严重者可危及患者的生命。因此，为了保证患者的安全，在输血过程中，护士必须严密观察患者情况，及时发现输血反应的征象，并积极采取有效措施处理各种输血反应。

### 一、发热反应

发热反应是输血反应中最常见的反应。

#### (一) 原因

**1. 输入致热原**　如血液、保养液或输血用具被致热原污染。

**2. 细菌污染**　输血过程中，违反无菌操作原则，造成污染。

**3. 免疫反应**　多次输血后，受血者血液中产生抗白细胞抗体和抗血小板抗体，当再次输血时与所输入的白细胞和血小板发生免疫反应，引起发热。

#### (二) 临床表现

发热反应可发生在输血中或输血后 1～2 小时内。患者有畏寒或寒战、发热表现，体温可达 38～41℃，伴有皮肤潮红、头痛、恶心、呕吐、肌肉酸痛等症状。轻者持续 1～2 小时后缓解，重者可出现呼吸困难、血压下降、抽搐甚至昏迷。

#### (三) 护理措施

1. 轻者减慢输血速度，重者立即停止输血，用 0.9%氯化钠溶液维持静脉通路，通知医生。

2. 密切观察生命体征，每 30 分钟测量一次体温，直至病情平稳。

3. 寒战者给予保暖，高热者给予物理降温，并给予基础护理等对症处理。

4. 必要时遵医嘱给予抗过敏药、退热药或肾上腺皮质激素。

5. 保留余血与输血装置送检。

#### (四) 预防

1. 严格管理血液、保养液和输血用具，有效去除致热原。

2. 输血过程中严格执行无菌技术操作，防止污染。

**知识链接**

**临床输血新技术——白细胞去除**

白细胞作为血细胞中的一种重要成分，在机体防御外来病原体与抗原侵入等免疫功能中起着重要作用。但血液中非治疗性成分如白细胞同种异体输注，可导致由白细胞介导的输血反应及输血相关病毒的传播，去除血液及其制剂中的白细胞，可有效地减低免疫抑制效应及传播病毒的危险。随着输血技术的不断发展，去白细胞输血已经被国内外输血领域广泛采用。目前，白细胞去除(leukocyte removal)主要采用过滤法，国内已广泛使用的国产白细胞过滤器，其白细胞滤除效果良好，可达99.99%。

白细胞去除的临床意义：

1. 降低发热反应的发生率。
2. 降低输血相关性移植物抗宿主病的发生率。
3. 防止某些输血相关病毒的传播，如巨细胞病毒等。
4. 预防HLA(人类白细胞抗原)同种异体免疫反应和血小板输注无效。
5. 降低术后感染、肿瘤转移复发及输血相关性免疫抑制。
6. 减少输血相关急性肺损伤的发生。

来源：胡丽华《临床输血检验》第2版 人民卫生出版社

## 二、过敏反应

### (一) 原因

1. 患者为过敏体质，输入血中的异体蛋白质与患者机体的蛋白质结合形成完全抗原而使机体致敏。

2. 供血者在献血前用过可致敏的药物或食物，使输入的血液中含有致敏物质。

3. 患者接受多次输血后，体内可产生过敏性抗体，当再次输血时，抗原抗体相互作用而发生过敏反应。

4. 供血者体内的变态反应性抗体随血液传给受血者，一旦与相应抗原接触，即可发生过敏反应。

### (二) 临床表现

过敏反应多发生在输血后期或输血即将结束时，反应程度轻重不一，症状出现越早，反应越严重。

**1. 轻度反应** 输血后出现皮肤瘙痒、荨麻疹；轻度血管神经性水肿，多见于颜面部，表现为眼睑水肿、口唇水肿。

**2. 中度反应** 可发生喉头水肿而致呼吸困难、支气管痉挛、胸闷，两肺可闻及哮鸣音。

**3. 重度反应** 可出现过敏性休克等一系列症状。

### (三) 护理措施

1. 轻度过敏反应可减慢输血速度，遵医嘱给予抗过敏药物，继续观察。

2. 中度、重度过敏反应，应立即停止输血，输入0.9%氯化钠溶液，保持静脉通路，通知医生。

3. 遵医嘱皮下注射0.1%盐酸肾上腺素0.5～1ml，或给予抗过敏药物，肾上腺皮质激素等。

4. 呼吸困难者给予氧气吸入，喉头水肿严重者，配合行气管切开，循环衰竭者应给予抗休克治疗。

5. 密切监测生命体征变化。

**（四）预防**

1. 正确管理血液和血制品，供血者在采血前4小时内不宜食用高蛋白质和高脂肪食物，可进食少量清淡食物或饮糖水，以免血液中含有致敏物质。

2. 选用无过敏史的供血者。

3. 对有过敏史的患者，输血前遵医嘱给予抗过敏药物。

## 三、溶血反应

溶血反应是受血者或供血者的红细胞发生异常破坏或溶解引起的一系列临床症状，是最严重的输血反应。溶血反应分为血管内溶血和血管外溶血。

**（一）血管内溶血**

**1. 原因**

（1）输入了异型血：是输血反应中最严重的一种，反应发生快，输入10～15ml血液即可出现症状，后果严重。

（2）输入了变质的血液：输入前红细胞已被破坏溶解，如血液贮存过久、保存温度不当、血液被剧烈震荡或被细菌污染、血液内加入高渗或低渗溶液或能影响血液pH的药物等，致使红细胞大量破坏溶解。

**2. 临床表现** 患者表现轻重不一，轻者与发热反应相似，重者在输血10～15ml时即可出现症状，死亡率高，其临床表现可分为三个阶段。

第一阶段：受血者血清中凝集素和输入血中红细胞的凝集原发生凝集反应，使红细胞凝集成团，阻塞部分小血管。患者出现头部胀痛、四肢麻木、腰背部剧烈疼痛和胸闷等症状。

第二阶段：由于凝集的红细胞发生溶解，大量血红蛋白释放进入血浆中，可出现黄疸、血红蛋白尿，同时伴有寒战、高热、呼吸困难、发绀和血压下降等。

第三阶段：由于大量血红蛋白从血浆中进入肾小管，遇酸性物质形成结晶，阻塞肾小管；又由于抗原、抗体的相互作用，引起肾小管内皮缺血、坏死，进一步加重了肾小管阻塞，导致少尿、无尿，发生急性肾衰竭，严重者可导致死亡。

**3. 护理措施**

（1）立即停止输血，维持静脉通路，通知医生给予紧急处理；保留余血，重新抽取患者血标本，送血库重新做血型鉴定和交叉配血试验。

（2）给予氧气吸入，遵医嘱给予升压药和其他药物治疗。

（3）保护肾脏：双侧腰部封闭，并用热水袋热敷双侧肾区以解除肾血管痉挛。

（4）碱化尿液：遵医嘱静脉滴注5%碳酸氢钠溶液，增加血红蛋白在尿液中的溶解度，减少沉淀，避免阻塞肾小管。

（5）严密观察生命体征和尿量，并做好记录。对少尿、无尿者按急性肾衰竭处理。若出现休克症状，遵医嘱进行抗休克治疗。

（6）心理护理：安慰患者，消除其紧张、恐惧心理。

**4. 预防**

(1)认真做好血型鉴定和交叉配血试验。

(2)输血前认真查对,杜绝差错。

(3)严格执行血液保存制度,防止血液变质。

**(二) 血管外溶血**

多由 Rh 系统内的抗体即抗 D、抗 C 和抗 E 所造成。临床上常见 Rh 系统溶血反应中,绝大多数是由 D 抗原与其相应的抗体相互作用产生抗原抗体免疫反应所致。由于红细胞破坏溶解,释放出游离血红蛋白转化为胆红素,在肝脏迅速被分解,通过消化道排出体外。Rh 阴性患者首次输入 Rh 阳性血液时不发生溶血反应,但在输血 2～3 周后即产生抗 Rh 阳性的抗体。如再次接受 Rh 阳性的血液,即可发生溶血反应。Rh 因子不合所引起的溶血反应较少见,且发生缓慢,可在输血后几小时甚至几天后才发生,症状较轻,有轻度的发热伴乏力、血胆红素升高等。对此类患者应查明原因,确诊后尽量避免再次输血。

## 四、与大量输血有关的反应

大量输血一般指在 24 小时内紧急输血量大于或相当于患者总血容量。常见的反应有循环负荷过重、出血倾向、枸橼酸钠中毒反应等。

**(一) 循环负荷过重**

其原因、临床表现、护理措施及预防同静脉输液反应。

**(二) 出血倾向**

**1. 原因** 长期反复输血或超过患者自体总血量的大量输血,由于库存血中的血小板破坏较多,使凝血因子减少而引起出血。

**2. 临床表现** 患者表现为皮肤、黏膜瘀点或瘀斑,穿刺部位可见大块淤血或手术伤口渗血,严重者出现血尿。

**3. 护理措施** 在短时间内输入大量库存血时,应密切观察患者的意识、血压、脉搏等变化,注意皮肤、黏膜或手术伤口有无出血。

**4. 预防** 遵医嘱间隔输入新鲜血或血小板悬液,以补充足够的血小板和凝血因子。

**(三) 枸橼酸钠中毒反应**

**1. 原因** 由于大量输血使枸橼酸钠大量进入体内,如果患者的肝功能受损,枸橼酸钠不能完全氧化和排出,而与血中游离钙结合使血钙浓度下降。

**2. 临床表现** 患者出现手足抽搐,血压下降,心率缓慢,心电图 Q-T 间期延长,心室纤维颤动,甚至心搏骤停。

**3. 护理措施** 严密观察患者反应,出现症状时及时通知医生,遵医嘱给药。

**4. 预防** 每输入库存血 1000ml 时,遵医嘱静脉注射 10%葡萄糖酸钙 10ml,防止发生低钙血症。

## 五、其他反应

输血不当还可引起空气栓塞,细菌污染反应,体温过低以及因输血传播的疾病,如病毒性肝炎、疟疾、艾滋病、梅毒等。

严格把握采血、贮血和输血操作的各个环节是预防输血反应的关键。

## 附表：

### 输血治疗同意书

姓名：__________　性别：(男/女)年龄：__________　病案号：__________　科别：__________

输血目的：____________________________________　输血史：(有/无)孕______产______

输血成分：____________________________________　临床诊断：______________________

输血前检查：ALT ______U/L；HBsAg ______；Anti-HBs ______；HBeAg ______；Anti-HBe ______；Anti-HBc ______；Anti-HCV ______；Anti-HIV 1/2 ______；梅毒______

输血治疗包括输全血、成分血，是临床治疗的重要措施之一，是临床抢救急危重患者生命行之有效的手段。

但输血存在一定风险，可能发生输血反应及感染经血传播疾病。

虽然我院使用的血液，均已按卫生部有关规定进行检测，但由于当前科技水平的限制，输血仍有某些不能预测或不能防止的输血反应和输血传染病。输血时可能发生的主要情况如下：

1. 过敏反应
2. 发热反应
3. 感染肝炎(乙肝，丙肝等)
4. 感染艾滋病、梅毒
5. 感染疟疾
6. 巨细胞病毒或EB病毒感染
7. 输血引起的其他疾病

在您及家属或监护人了解上述可能发生的情况后，如同意输血治疗，请在下面签字。

受血者(家属/监护人)签字：__________

______年____月____日

医师签字：__________

______年____月____日

备注：

【要点提示】

1. 在本章的学习中重点掌握输血的目的及原则，静脉输血的适应证和禁忌证；通过学习能举例说明血液制品的种类及用途；知晓血型鉴定和交叉配血试验的意义。

2. 静脉输血是临床上常用的重要护理操作之一，要求重点掌握输血前的准备及静脉输血的护理技术，应重点识记静脉输血的注意事项。

3. 在常见输血反应及护理内容中，应重点掌握常见的输血反应及原因、临床表现、护理措施。

4. 学习本章内容的同时，应注意培养人文关怀的素养和科学严谨的工作态度。

## 思考题

1. 血液制品有哪几种？请分别说明其用途。
2. 简述静脉输血的适应证，哪些患者禁忌输血？
3. 为确保患者输血安全，输血前护士应做好哪些工作？
4. 静脉输血包括哪两种方法？在操作时应注意哪些事项？
5. 输血反应中最严重的反应是哪一种？引发该反应发生的原因是什么？发生反应时

患者有哪些典型的临床表现？护士应采取哪些护理措施？

6. 病例分析

陈某，女，48岁，月经量增多，经期延长，痛经二年。因阴道出血伴头晕乏力10天入院。血常规：血红蛋白65g/L。遵医嘱静脉输血，在输血40分钟后患者出现皮肤瘙痒，前臂、胸及腰部出现大片皮疹，面色苍白、出冷汗、发绀，血压60/40mmHg，心率110次/分钟，呼吸38次/分钟。请问：

(1)该患者发生了什么输血反应？原因有哪些？

(2)护士应采取哪些护理措施？

（唐学克）

# 第十六章　标本采集

**学习目标**

1. 准确说出标本采集的意义及原则。
2. 叙述静脉血标本采集的目的及注意事项。
3. 阐述动脉血标本采集的目的及注意事项。
4. 阐述痰液标本采集的目的及注意事项。
5. 识记采集 12 小时或 24 小时尿标本常用防腐剂及作用。
6. 阐述尿液标本采集的目的及注意事项。
7. 阐述粪便标本采集的目的及注意事项。

案例

高某，女，58 岁，3 年前中上腹部隐痛，呈间歇性，通常于饭前或饭后 4～5 小时发生，进食后疼痛可好转，有时嗳气、反酸，未予治疗。此后每年冬天出现上述症状，尤其是饮食不当、劳累或心情不佳时易发生。经当地医务室确诊为“胃炎”。四天前上腹疼痛加剧，服阿托品无效，进食后不缓解，昨日排柏油样便 2 次，每次约 200g，来院诊治。查体：T：36.9℃，P：96 次/分钟，R：22 次/分钟，BP：105/70mmHg，神志清楚，面色稍黄，口唇无苍白及发绀，两肺无异常；腹软，中上腹有轻度压痛，肝脾未扪及，移动性浊音（—）。医嘱：大便隐血、尿常规、血常规。

问题：

1. 护士在采集标本时应遵循哪些原则？
2. 护士采集血标本时应注意什么问题？
3. 护士如何指导患者留取粪便隐血标本？

## 第一节　标本采集的意义和原则

### 一、标本采集的意义

标本采集是指采集人体的小量血液、体液（胸水、腹水）、排泄物（尿、粪便）、分泌物（痰、鼻腔分泌物)、呕吐物或组织等样本，通过物理、化学以及生物学实验室技术和方法的检验反映机体正常的生理现象和病理改变。标本检验结果对观察病情、明确诊断、预测病程进展、制订防治措施提供重要的客观资料。而检验结果的正确与否同标本采集的质量密切相关，若标本采集不当，则会影响检验结果的准确性，从而延误疾病的诊断和治疗。因此，护理人员只有掌握正确的标本采集知识和技能，才能确保标本采集的质量。

### 二、标本采集的原则

#### (一) 遵照医嘱

采集各种标本均应按医嘱执行，填写检验申请单，字迹清楚，目的明确，申请人应签全名。

#### (二) 充分准备

采集前应明确检验项目和目的，选择采集的方法及注意事项。根据检验目的选择适当容器，外贴标签，注明姓名、性别、床号、科别和送检日期。向患者及家属说明检验项目的有关事宜，以消除顾虑，取得患者合作。

#### (三) 严格核对

核对是保证标本采集无误的重要环节之一，采集前应认真核对医嘱，核对申请项目，患者姓名、床号、科别、住院号等。采集完毕及送检前再次核对，以防发生差错。

#### (四) 正确采集

要确保标本质量，必须掌握正确的采集方法、采集时间、采集量，准备合适的标本容器。如作妊娠试验要留晨尿，因为晨尿内绒毛膜促性腺激素的含量高，容易获得阳性检验结果。

#### (五) 及时送检

标本采集后，要按时送检，不可放置时间过久，以免影响检验结果，特殊标本需注明采集时间。

## 第二节 各种标本采集技术

### 一、血标本采集技术

#### (一) 静脉血标本采集技术

【目的】

1. 全血标本 测定血液中某些物质的含量，如血糖、尿素氮、肌酐、尿酸、血氨的含量等。

2. 血清标本 测定肝功能、血清酶、脂类及电解质等。

3. 血培养标本 查找血液中的致病菌。

【告知】

1. 测定静脉血标本的某些项目是判断机体内各种功能正常与异常变化的重要指标之一，对观察病情、明确诊断、预测病程进展、制订防治措施、判断预后有着重要作用。

2. 采集静脉血标本是临床最常用的检验项目，创伤性较小，且比较安全，但在穿刺过程中会有些疼痛，需要患者的配合；采血后的按压时间不能过短，防止皮下淤血。

3. 作血生化检验需在清晨空腹采血，因此时血液中的各种化学成分较为稳定，未受饮食的影响，检验结果较为准确。

【准备】

**1. 护士准备**　衣帽整洁，修剪指甲，洗手，戴口罩。

**2. 患者准备**

(1)了解血标本采集的意义，知晓正确的采集方法、注意事项。

(2)患者体位舒适，愿意配合。

**3. 用物准备**

(1)注射盘内备 5ml 或 10ml 一次性无菌注射器、止血带、安尔碘、按需要备酒精灯、火柴。

(2)根据需要备贴好标签的标本容器：全血标本选用抗凝试管；血清标本选用干燥试管；血培养标本选用血培养瓶。

**4. 环境准备**　安静、整洁、光线充足、温湿度适宜。必要时用屏风或挂帘遮挡患者。

【操作规程】

见表 16-1。

**表 16-1　静脉血标本采集操作规程**

| 操作流程 | 操作步骤 | 要点说明 |
| --- | --- | --- |
| 查对医嘱 | • 查对医嘱、化验单（注明科别、床号、姓名、检验项目、送检日期）选择容器并贴上标签 | • 防止发生错误 |
| 核对解释 | • 携用物至患者床旁，核对姓名、床号并向患者再次解释检验目的、配合方法 | • 取得患者合作 |
| 选择静脉 | • 选择合适的静脉如贵要静脉、肘正中静脉等 | |
| 消毒皮肤 | • 在穿刺肢体下铺垫巾、穿刺点上方 6cm 处扎止血带，常规消毒皮肤待干 | |
| ▲ 真空采血器采血 | | |
| 穿刺取血 | • 嘱患者握拳，按静脉注射法穿刺，见回血，将采血针的另一端刺入真空采血管，自动留取所需血量，若需继续采血，可换另一真空管(图 16-1) | • 标本应在使用抗生素前采集，如已使用应在检验单上注明 |
| 按压拔针 | • 采血完毕，松止血带，嘱患者松拳，用干棉签按压穿刺点，迅速拔针，嘱患者按压穿刺点至不出血为止 | |
| ▲ 注射器采血 | • 按静脉注射法抽血至所需量<br>• 抽血毕，松开止血带，嘱患者松拳，用干棉签按压穿刺点，迅速拔出针头，嘱患者按压穿刺点片刻(以不出血为止) | |
| | 全血标本：取下针头，将血液顺着管壁缓慢注入盛有抗凝剂试管内，轻轻摇动，使血液和抗凝剂混匀，以防血液凝固 | |
| | 血清标本：将血液顺管壁缓缓注入干燥试管内，勿注入泡沫，不可摇动 | • 以防红细胞破裂造成溶血 |

续表

| 操作流程 | 操作步骤 | 要点说明 |
| --- | --- | --- |
| | 血培养标本：<br>• 注入密封瓶时，除去铝盖中心部，用安尔碘常规消毒瓶盖，更换针头后把抽出的血液注入瓶内，轻轻摇匀<br>• 注入三角烧瓶时，先点燃酒精灯，松开瓶口纱布，取出塞子，迅速在酒精灯火焰上消毒瓶口，再取下针头，将血液顺瓶壁注入瓶内，轻轻摇匀，再将瓶口、瓶塞消毒后塞好，扎紧封瓶纱布。再次核对，化验单连同标本一起放好 | |
| 整理用物 | • 整理床单位，爱护体贴患者，告知注意事项。用物按消毒、隔离要求处理 | 用物按消毒、隔离要求处理 |
| 记录送检 | • 洗手、记录并签字<br>• 将血标本分类连同化验单及时送检 | <br>• 特殊标本注明采集时间 |

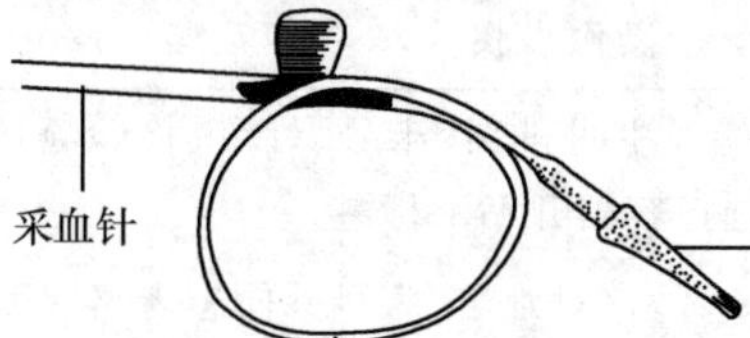


图 16-1　自动静脉采血针

【注意事项】

1. 根据不同的检验目的选择合适标本容器，并计算所需血量。一般血培养采血5ml，但对于亚急性细菌性心内膜炎的患者，采血量增至10～15ml，以提高细菌培养阳性率。

2. 作生化检验，应事先通知患者在清晨空腹时采集，因此时血液中的各种化学成分较为稳定，检验结果较为准确，未受饮食的影响。

3. 抽取血清标本时需加抗凝剂，血液注入容器后，轻轻旋转摇动试管，使血液与抗凝剂充分混匀，避免血液凝固，影响检验结果。

4. 严禁在输液、输血的针头处抽取血标本，以免影响检验结果，最好在对侧肢体采集。

5. 对同时抽取不同种类的血标本，注入容器的先后顺序是：血培养瓶→抗凝试管→干燥试管，动作应迅速准确。

6. 采集血培养标本时，应严格无菌技术操作，防止污染。

7. 查找疟原虫宜在患者发热时采集，并立即送检，因高热时检查疟原虫的阳性率高。

**(二) 动脉血标本采集技术**

【目的】

采集动脉血标本，作血液气体分析，判断患者血氧情况，为治疗提供依据。

【告知】

1. 采集动脉血标本作血液气体分析，主要判断血氧情况，为治疗提供依据，有利于患者的身体健康。

2. 采集动脉血标本是临床常用的检测项目，在穿刺过程中局部会有不舒适感，需要患者的配合。

3. 根据检验项目不同，采集的血量不同；拔针后穿刺部位用无菌纱布或沙袋加压止血，以免出血或形成血肿。

【准备】

**1. 护士准备** 衣帽整洁，修剪指甲，洗手，戴口罩。

**2. 患者准备** 知晓动脉血标本采集的目的、方法、注意事项及配合要点；取舒适体位，暴露采血部位。

**3. 用物准备** 注射盘内备 5ml 或 10ml 一次性无菌注射器、消毒液（0.5%碘附或安尔碘）、动脉血气针、无菌纱布、无菌棉签、软木塞或橡胶塞、小沙袋、适量 0.5%肝素，必要时备无菌手套。

**4. 环境准备** 病室安静、整洁、光线适宜。

【操作规程】

见表 16-2。

**表 16-2 动脉血标本采集操作流程**

| 操作流程 | 操作步骤 | 要点说明 |
|---|---|---|
| 查对医嘱 | 查对医嘱、化验单、检验项目，在动脉采血针外贴好标签 | |
| 核对解释 | • 携用物至患者床旁，核对并解释采集的目的和方法、注意事项，指导患者平静呼吸，以取得患者合作。 | • 确认患者<br>• 操作中查对 |
| 选择体位 | • 协助患者取适当体位 | |
| 选择动脉 | • 选择合适动脉，一般选择桡动脉、股动脉<br>• 桡动脉穿刺点为前臂掌侧腕关节上 2cm 动脉搏动明显处<br>• 股动脉穿刺点为腹股沟韧带中点稍内侧可触及搏动 | |
| 消毒皮肤 | • 操作者站在穿刺侧，常规消毒皮肤，范围大于 5cm | |
| 再次核对 | • 再次核对患者，戴无菌手套 | |
| ▲ 动脉血气针采血 | | |
| 穿刺取血 | • 取出并检查动脉血气针，将活塞拉至所需的血量刻度。用左手示指和中指摸到动脉搏动明显处并固定于两指间，右手持注射器垂直进针或与动脉走向呈 40°刺入，有鲜红色回血，固定采血针，抽取至所需量 | • 血气分析采血量一般为 0.1～1ml |
| 加压止血 | • 采血完毕，迅速拔针，用无菌纱布按压穿刺点 5～10 分钟或沙袋压迫止血 | • 直至无出血为止 |
| 隔绝空气 | • 立即将针尖斜面刺入软木塞或橡胶塞，以隔绝空气，同时轻轻转动注射器，混匀 | • 注射器内不可留有空气，以免影响检验结果 |

续表

| 操作流程 | 操作步骤 | 要点说明 |
|---|---|---|
| ▲ 注射器采血 | | |
| 吸取肝素 | • 检查并打开注射器，抽吸肝素 0.5ml，湿润注射器管腔内壁，余液弃去 | |
| 采集标本 | • 操作者戴无菌手套或常规消毒左手的示指、中指，固定穿刺的动脉。右手持注射器，垂直或与动脉走向呈 40°角刺入。见有鲜红色回血，抽取所需血液量 | |
| 拔针按压 | • 抽血毕，迅速拔出针头，用无菌纱布按压穿刺点 5～10 分钟 | |
| 隔绝空气 | • 立即将针尖斜面刺入软木塞或橡胶塞，以隔绝空气，同时轻轻转动注射器，使血液与肝素混匀 | |
| 整理用物 | • 脱手套，协助患者采取舒适体位，整理用物，爱护体贴患者，告知注意事项 | |
| 记录送检 | • 洗手、记录并签字<br>• 将血标本贴上标签连同化验单立即送检 | |

【注意事项】

1. 严格执行查对制度和无菌操作技术，以防感染。
2. 有出血倾向的患者，谨慎使用。
3. 新生儿宜选择桡动脉穿刺，因股动脉穿刺垂直进针时易伤及髋关节。
4. 拔针后穿刺部位用无菌纱布或沙袋加压止血，以免出血或形成血肿。

**知识链接**

### 临床应用真空采血器的优点

真空采血法：利用医学检验使用的真空采血器进行采血，整个采血过程无血液外溢和污染，无容器之间的转移，减少了溶血现象，使检验结果更加真实，同时能避免对医护人员的感染和患者血标本间的交叉污染。真空采血器的优点：

1. 采用国际通用的头盖颜色来标记采血管的用途，易辨认，避免采血时添加剂使用错误。

2. 有效地避免了医务人员在采集中接触血样，同时减少开盖时血样外溅及附着于试管外缘，有利于控制血源性传染病的院内感染。

3. 强化的玻璃管壳耐受 3 次以上 2m 高度的自由落体运动，有效防止采集、运输、试验过程中标本泄漏污染环境。

4. 预置添加剂，省略采血前繁杂的准备工作，同时保证检验结果更准确。

5. 预留真空度自动抽取标本。

6. 采用双向采血针，一次静脉穿刺可采集多管血样，大大减少了患者的痛苦同时减低治疗成本。

7. 干净安全、简单快捷、准确可靠、经济有效。

来源：中国医院数字图书馆 www.chkd.net

### (三)毛细血管采血法

用于血常规检查或部分生化检查，常选的是成人末端采血、婴儿足跟两侧、耳垂等部位，由于该采血方法均由检验人员执行，具体方法从略。

## 二、痰标本采集技术

痰液是肺泡、支气管和气管内所产生的分泌物。其主要成分是黏液和炎性渗出物。正常情况下分泌很少，当肺部炎症或肿瘤时痰量增多，并伴有性状的改变。临床上常用的痰标本检查包括常规痰标本、痰培养标本、24 小时痰标本三种。

【目的】

1. 常规标本　用于检查细菌、虫卵或癌细胞等(如涂片可找到革兰阳性肺炎链球菌、肺吸虫卵或癌细胞)。

2. 24 小时标本　用于收集 24 小时的痰量，观察痰液的性状，协助诊断。

3. 培养标本　用于检查痰液中的致病菌或做药物敏感试验。

【告知】

1. 采集痰标本主要用于检查痰液中的致病菌、寄生虫卵和癌细胞，为疾病的诊断、治疗提供可靠依据。

2. 采集痰标本应在清晨未进食前，用清水漱口，深呼吸数次后，用力咳出气管深处的痰液，置于容器中盖好。不可将唾液、漱口水、鼻涕等分泌物混入痰液中。

【准备】

**1. 护士准备**　衣帽整洁，修剪指甲，洗手，戴口罩。

**2. 患者准备**　理解痰标本采集的意义，知晓采集方法、注意事项及配合要点。

**3. 用物准备**

常规痰标本：蜡纸盒或集痰器、检验单(标明病室、床号、姓名)。

24 小时痰标本：广口集痰器、检验单(标明病室、床号、姓名)。

痰培养标本：200ml 漱口溶液、大口无菌培养皿或培养瓶、检验单(标明病室、床号、姓名)。无力咳嗽或不能合作的患者另备吸引器、吸痰管、一次性手套、特殊无菌瓶等。必要时备开口器、压舌板、手电筒；漱口水(复方硼砂溶液)。

**4. 环境准备**　病室安静、整洁、温湿度适宜，光线充足。

【操作规程】

见表 16-3。

**表 16-3　痰标本采集操作规程**

| 操作流程 | 操作步骤 | 要点说明 |
|---|---|---|
| 查对医嘱 | • 核对医嘱及化验单，选择容器并贴上标签<br>• 备好用物携至患者处，核对患者床号、姓名 | • 防止差错发生 |
| 核对解释 | 解释操作目的、方法、时间及注意事项，取得患者合作 | • 确认患者 |
| **留取标本** | | |
| ▲ 常规标本 | • 患者能自行留取标本 | |
| 采集时间 | • 指导患者晨起未进食前留取标本 | • 清水漱口，去除口腔中杂质 |
| 漱口留痰 | • 协助患者取坐位或半坐卧位，清水漱口 | |

续表

| 操作流程 | 操作步骤 | 要点说明 |
|---|---|---|
| ▲ 常规标本<br>采集时间<br>漱口留痰 | • 嘱患者深呼吸数次后，用力咳出气管深处的第一口痰液，置于容器中盖好，协助患者漱口，核对后及时送检 | |
| | • 患者无力咳嗽或不能合作 | |
| 叩击咳痰 | • 协助患者取适当卧位，由下向上叩击胸背部，协助咳痰 | • 痰液易松动 |
| 连集痰器 | • 戴好手套，集痰器分别连接吸引器和吸痰管（图 16-2）<br>• 按吸痰法吸入 2～5ml 痰液于集痰器中 | • 集痰器开口高的一端连接吸引器，低的一端连接吸痰管 |
| 留取标本 | | |
| ▲ 24 小时标本采集 | • 指导患者将 24 小时（晨起 7am 后第一口痰起至次晨 7am 漱口后第一口痰止）内的痰液吐入容器内，核对后及时送验<br>• 注明收集时间 | • 广口集痰瓶内盛少量清水，避免痰液黏附在容器壁上 |
| ▲ 培养标本 | • 患者能自行留取标本 | |
| 采集时间 | • 指导其晨起未进食前留取标本 | |
| 漱口留痰 | • 协助患者取坐位或半坐卧位，先用朵贝尔溶液反复漱口，再用清水漱口 | • 去除口腔中的细菌及杂质 |
| | • 嘱患者深呼吸数次后用力咳出气管深处的第一口痰液，置于无菌痰盒后加盖，协助漱口，核对后立即送检 | |
| | • 为人工辅助呼吸的患者收集痰标本时，戴无菌手套，将集痰器连接在负压吸引器上，按照吸痰的方法将痰液收集在集痰器内，封存，核对后及时送检 | • 防止交叉感染 |
| 记录送检 | • 痰液的色、质、量等并签字<br>• 将痰标本分类连同化验单及时送检 | • 计算 24 小时痰液量时应去除加入的水分 |
| 整理用物 | • 协助患者取舒适卧位，爱护患者。用物按消毒、隔离要求处理 | |

【注意事项】

1. 收集痰液时间宜选择在清晨，因此时痰量较多，痰内细菌较多，阳性检出率较高。

2. 收集标本时，嘱患者不可将唾液、漱口水、鼻涕等分泌物混入痰液中。

3. 收集标本时操作规范，采集方法、量、时间要准确如为痰培养标本，应严格无菌操作，避免因操作不当污染标本，影响检验结果。

4. 如患者伤口疼痛无法咳嗽，可用软枕或手掌压迫伤口，减轻肌肉张力，减少咳嗽时的疼痛。

5. 标本采集后及时送检。若需查找癌细胞，应立即送验，或用 95%乙醇或 10%甲醛固定后送检。

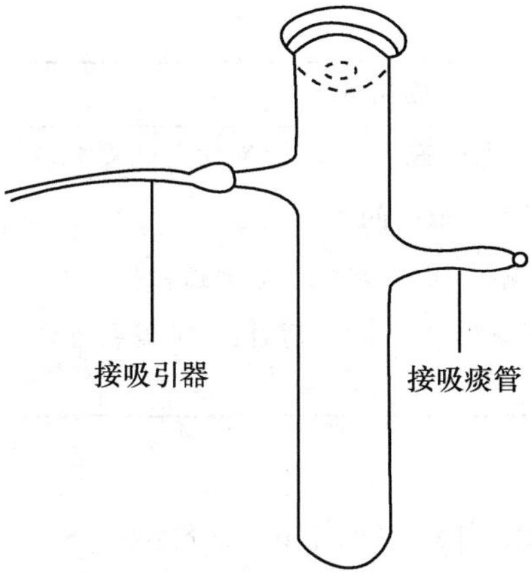


**图 16-2　集痰器**

## 三、咽拭子标本采集技术

【目的】

从咽部或扁桃体处采集分泌物作细菌培养或病毒分离，以协助诊断。

【告知】

1. 采集咽拭子标本用作细菌培养或病毒分离，为疾病的诊断、治疗提供依据。

2. 采集咽拭子标本过程中可能出现恶心、呕吐等不适，采集结束后休息片刻就可缓解，建议患者进食 2 小时后再留取标本。

【准备】

**1. 护士准备**　衣帽整洁，洗手、戴口罩。

**2. 患者准备**　了解咽拭子标本采集的意义、正确的采集方法、注意事项及配合要点。

**3. 用物准备**　咽拭子培养管、酒精灯、火柴、试管夹、压舌板、0.9%氯化钠溶液、化验单。

**4. 环境准备**　病室安静、整洁、温湿度适宜。

【操作规程】

见表 16-4。

**表 16-4　咽拭子标本采集的操作过程**

| 操作流程 | 操作步骤 | 要点说明 |
|---|---|---|
| 查对医嘱 | • 查对医嘱及化验单，选择容器贴上标签 | |
| 核对解释 | • 携用物至患者床旁，核对患者床号、姓名，解释操作目的、注意事项，取得患者合作 | • 确认患者 |
| 暴露咽喉 | • 协助患者用清水漱口<br>• 点燃酒精灯，嘱患者张口发“啊”音(必要时用压舌板) | <br>• 以充分暴露咽喉部 |
| 留取标本 | • 用消毒长棉签蘸 0.9%氯化钠溶液轻柔而快速的擦拭两侧腭弓及咽扁桃体上分泌物 | • 防止恶心、呕吐<br>• 做真菌培养时，必须在口腔溃疡面采集分泌物 |

续表

| 操作流程 | 操作步骤 | 要点说明 |
| --- | --- | --- |
| 消毒管口 | • 在酒精灯火焰上消毒试管口，再将棉签插入试管中，塞紧 | • 防止标本污染 |
| 再次核对 | • 再次核对，注明标本留取时间 | |
| 记录送验 | • 记录签字，化验单贴于标本容器上，立即送检 | |
| 整理用物 | • 协助患者漱口，整理床单位，取舒适卧位，关爱患者，正确处理用物 | |

【注意事项】

1. 如做真菌培养，应在咽喉部溃疡面上采取分泌物。

2. 注意棉签不要触及其他部位，保证所取标本的准确性。

3. 采集后及时送检，防止污染，影响检验结果。

4. 避免在进食 2 小时内采集标本，以防引起呕吐。

## 四、尿标本采集技术

尿液是血液经过肾小球滤过，肾小管和集合管重吸收、排泄、分泌产生的终末代谢产物。尿液的理化性状和有形成分的改变可反映机体代谢状况，且受机体各系统功能状态的影响。因此，尿液的变化，不仅反映泌尿系统的疾病，而且对其他系统疾病的诊断、治疗及预后判断均有重要意义。

尿标本分为常规标本、培养标本、12 小时及 24 小时标本三种。

【目的】

1. 常规标本　用于检查尿液的色泽、透明度、细胞及管型，测定比重作尿蛋白、尿糖定性的检查等。

2. 12 小时或 24 小时尿标本　用于进行尿的各种生化检查，如钠、钾、氯、肌酐、肌酸、17-羟类固醇、17-酮类固醇、尿蛋白定量、尿糖定量、尿浓缩查结核杆菌等。

3. 尿培养标本　用于作细菌学检查，以了解病情，协助诊断及治疗。

【告知】

1. 尿液的变化，不仅反映泌尿系统的疾病，而且对其他系统疾病的诊断、治疗及预后判断均有重要意义，患者应主动配合。

2. 留取标本时确保尿液质量，不可将粪便、阴道分泌物混于尿液中；女患者在月经期不宜留取标本。

3. 做尿培养标本取中段尿液时应清洁、消毒外阴，弃去前段尿后留取中段尿 5～10ml。

【准备】

**1. 护士准备**　衣帽整洁，修剪指甲，洗手，戴口罩。

**2. 患者准备**　了解尿标本采集的意义，知晓正确的采集方法、注意事项及配合要点。患者取舒适体位。

**3. 用物准备**　检验单，根据检验目的不同准备容器。

尿常规标本：需准备一次性尿常规标本容器，必要时备便器。

尿培养标本：需准备无菌导尿用物、无菌有盖标本容器、无菌手套、无菌棉签、消毒液、火柴、酒精灯、屏风等。

12 小时或 24 小时尿标本：需准备 3000～5000ml 的清洁大口容器，防腐剂（表 16-6）。

**4. 环境准备**　宽敞、安静、安全、必要时屏风遮挡患者。

【操作规程】

见表 16-5。

**表 16-5　尿标本采集操作规程**

| 操作流程 | 操作步骤 | 要点说明 |
| --- | --- | --- |
| 查对医嘱 | • 查对医嘱及化验单（若 12 小时或 24 小时尿标本检验单附联注明病室、床号、姓名、时间）<br>• 选择适当容器 | • 防止发生差错 |
| 核对解释 | • 携用物至患者床旁，核对床号、姓名，解释操作目的、注意事项、时间，以取得患者合作 | |
| **留取标本** | | |
| ▲ 常规标本 | • 能自理的患者：告知患者将次日晨起第一次尿约 30～50ml 留于清洁瓶内<br>• 不能自理的患者：护士协助患者在床上使用便器，收集尿液于标本容器内<br>• 留置导尿的患者：于集尿袋下方引流孔处打开橡胶塞放少许，用安尔碘棉球消毒尿管与集尿袋连接处上方，留取 50ml 尿液于标本容器内 | • 因晨尿未受饮食影响，浓度高，检验结果阳性率高<br>• 测定尿比重需留取 100ml |
| ▲ 尿培养标本 | • 中段尿留取法 | |
| 选择卧位 | • 协助患者取适宜的卧位，放好便器 | • 注意保护患者隐私 |
| 清洁外阴 | • 按导尿术清洁、消毒外阴 | • 消毒从上至下，每次只用一个棉球 |
| 留取标本 | • 嘱患者排尿，弃去前段尿，用试管夹夹住试管，于酒精灯上消毒试管口后，接取中段尿 5～10ml | • 留取标本时勿触及容器口 |
| 再次消毒 | • 再次消毒试管口和盖子，立即盖好试管，熄灭酒精灯 | |
| 安置患者 | • 清洁外阴，协助患者穿好裤子，取合适卧位 | • 使患者舒适 |
| 整理用物 | • 整理床单位，清理用物 | |
| ▲ 12 小时或 24 小时尿标本 | • 导尿术留取法 | |
| 留取标本 | • 按照无菌导尿术引流尿液，留取尿标本<br>• 将容器贴上标签，注明留取尿液的起止时间<br>• 指导患者于晨起 7 时排空膀胱后开始留尿，至次晨 7 时最后一次排空膀胱；如留取 12 小时尿标本，则自当日晚 7 时始至次晨 7 时止，将全部尿液留于容器中 | • 必须在医嘱规定的时间内留取，以得到正确的检验结果<br>• 根据检验要求加入相应的防腐剂以免尿液久放变质 |
| 记录送检 | • 将 12 小时或 24 小时全部尿液盛于集尿瓶内测总量并及时送检，并做记录 | • 记录尿液总量、性质等 |
| 整理用物 | • 整理用物并按常规消毒处理 | |

【注意事项】

1. 嘱患者留取尿标本时不可将粪便混于尿液中，因粪便中的微生物可使尿液变质。

2. 阴道分泌物较多时，应先清洁或冲洗会阴，再收集尿标本；女患者在月经期不宜留取尿标本。

3. 留取尿培养标本时，应注意无菌操作，防止标本污染，影响检验结果。

4. 常用防腐剂的作用及方法见表16-6。

表16-6 常用防腐剂的作用及方法

| 名称 | 作用 | 用法 | 举例 |
| --- | --- | --- | --- |
| 40%甲醛 | 防腐和固定尿中有形成分，抑制细菌生长 | 每100ml尿液中加40%甲醛溶液0.5ml | 艾迪计数 |
| 浓盐酸 | 使尿液保持在酸性环境中，可防止尿中激素被氧化 | 24小时尿中共加5～10ml | 17-羟类固醇<br>17-酮类固醇 |
| 甲苯 | 保持尿液的化学成分不变，并在尿液表层形成一薄膜覆盖尿液表面，防止细菌分解 | 第一次尿液倒入后，每100ml尿液加0.5%～1%甲苯2ml，使之形成薄膜覆盖于尿液表面 | 尿蛋白定量、尿糖定量、尿中钾、钠、氯、肌酐、肌酸等 |

**知识链接**

**影响标本检验结果正确性的因素**

随着检验医学的飞速发展，检验结果的准确性在不断提高、化验检查在疾病的预测、预防、治疗及疗效观察中起着越来越重要的作用。常见的影响检验结果正确性的因素有：

1. 标本采集不正确 ①餐后抽血对许多检验项目有影响，其中影响最大的有TG、CK、GLU等，健康体检者应在早晨（6～8点钟）空腹抽血，血脂检查必须空腹12小时后抽血（而且检查前三天禁食肉、蛋、奶）。②患者输液过程中，从同侧肢体抽血，严重影响检验结果。③抽血量不准确，如ESR测定，按要求抗凝剂与血液比例为1∶4，总量为2ml。④尿标本留取不正确，如患者在做B超检查，X线造影，增强CT，麻醉术后等留尿均会影响尿液检验结果。⑤血培养应在发热初期或发热高峰期采血、要求选择在应用抗生素治疗之前。

2. 生理波动 在一天之中，人的代谢总是波动的，其代谢率并非是一个水平，不同时间某些检验结果存在生理波动，如在进行WBC等计数时，早上、中午、下午和夜间波动范围很大。为了反映患者的临床状态，标本采集时应相对固定某一时间，每天早上6～8点、下午2～3点，夜间8～9点为佳。

3. 运动及精神因素 强烈的肌肉运动明显影响体内代谢，运动对RBC、WBC、Hb、丙酮酸、乳酸、CK、AST、LDH、ALP测定有明显影响，为减少运动对检验结果的影响，一般主张在清晨抽血，住院患者可在起床前抽血，若到门诊的患者应至少休息15分钟后采血。

4. 体位及采血部位 站立采血对血清$K^{+}$、$Ca^{2+}$、$P^{3+}$、$Fe^{2+}$、TP、AST、ALP、ACP有明显影响。末梢血与静脉血差别最大可达2～3倍，且年龄越小差异越大，血细胞计数最好采集静脉血。

5. 药物的影响 药物是干扰检验结果的准确性和正确性最严重的因素。如青霉素、维生素(C、B、E)、碘油做X线造影剂、苯妥英钠、左旋多巴、核黄素、阿霉素、利福平、甲硝唑等直接影响尿液检测;安乃近、安基比林、利福平、阿司匹林等药物影响血常规中的WBC和PLT结果;维生素、细胞色素C、青霉素类、磺胺类、镇痛消炎、激素类药物及其代谢产物会形成颜色的药物均会影响生化检验结果的正确性,导致实验室检验结果与临床症状严重不符。

来源:中国医院数字图书馆 www.chkd.net

## 五、粪便标本采集技术

粪便标本的检验结果有助于评估患者的消化系统功能,协助诊断、治疗疾病。根据检验目的不同,标本留取的方法也不同,而标本留取的方法与检验结果密切相关。粪便标本包括常规标本、隐血标本、粪便培养标本和寄生虫及虫卵标本四种。

【目的】

1. 常规标本 用于检查粪便的颜色、性状、混合物和寄生虫卵等。

2. 隐血标本 用于检查粪便中肉眼不能察觉的微量血液。

3. 培养标本 用于检查粪便中的致病菌。

4. 寄生虫及虫卵标本 用于检查寄生虫成虫、幼虫及虫卵计数。

【告知】

1. 粪便标本的检测结果有助于评估其消化系统功能,协助诊断、治疗疾病。

2. 粪便常规标本采集时,用检便匙取少量(约蚕豆大小)含有血、黏液部分的粪便,放入纸盒内;若检查阿米巴原虫时便器应加温至接近人体的体温,以获得阳性结果。

【准备】

**1. 护士准备** 衣帽整洁,洗手、戴口罩。

**2. 患者准备** 了解标本采集的意义,知晓正确的采集方法、注意事项并积极配合。

**3. 用物准备** 检验单、手套。根据检验目的不同备相应的容器。

常规标本:蜡纸盒或容器(如小瓶、塑料盒或便器)、竹签。

隐血标本:蜡纸盒或容器(如小瓶、塑料盒或便器)、竹签。

培养标本:无菌培养管、无菌竹签、消毒便器。

寄生虫及虫卵标本:蜡纸盒或容器(如小瓶、塑料盒或便器)、透明胶带、载玻片(查找蛲虫)、清洁便器。

**4. 环境准备** 病室安静、整洁、温湿度适宜,必要时挂帘遮挡患者。

【操作规程】

见表16-7。

**表16-7 粪便标本采集操作流程**

| 操作流程 | 操作步骤 | 要点说明 |
|---|---|---|
| 查对医嘱 | • 查对医嘱及化验单,贴检验单附联于容器上 | • 防止发生错误 |
| 核对解释 | • 携用物至患者床旁,核对患者床号、姓名,解释操作目的、注意事项、收集的方法 | |

续表

| 操作流程 | 操作步骤 | 要点说明 |
| --- | --- | --- |
| 屏风遮挡 | • 请患者排空膀胱，排便于清洁便盆内 | • 避免排便时尿液排出，大小便混合，影响结果 |
| 留取标本 | • 嘱患者排便于清洁的便器内 | |
| ▲ 常规标本 | • 用检便匙在粪便中央部分取或取黏液、脓血等异常部分，量约 5g(相当于蚕豆大小)，放入检便盒内。必要时协助患者留取标本 | |
| ▲ 隐血标本 | • 按常规标本留取 | • 患者禁食肉类、鱼、肝、血、绿色蔬菜及含铁药物 3 天 |
| ▲ 培养标本 | • 嘱患者排便于消毒的便器内<br>• 用无菌竹签取带脓血或有黏液的粪便 2～5g，放入培养管或无菌蜡纸盒中，立即送检。对无便意的患者，可用无菌棉签蘸 0.9%氯化钠溶液，插入肛门内 6～7cm 轻轻转动，取出粪便少许，放入培养管或无菌蜡纸盒中，立即送检 | |
| ▲ 寄生虫及虫卵标本 | 检查寄生虫虫卵<br>• 嘱患者排便于清洁的便器内<br>• 用检便匙取粪便的不同部位带血或黏液便 5～10g 左右送检 | |
| | 检查蛲虫<br>• 嘱患者睡觉前或清晨未起床前，将透明胶带贴在肛周。然后取下粘有虫卵的透明胶带贴在载玻片上或将透明胶带对合，送检验室作显微镜检查 | • 蛲虫常在午夜或清晨爬到肛周处产卵 |
| | 检查阿米巴原虫<br>• 将便器加温至接近人体的体温，排便后连同便器一起立即送检 | • 阿米巴原虫在低温下可失去活力而难以找到 |
| 整理记录 | • 用物按消毒、隔离要求处理<br>• 记录粪便的颜色、形状、气味等 | • 避免交叉感染 |

【注意事项】

1. 采集培养标本时如患者无便意，可用无菌长棉签蘸无菌生理盐水，由肛门轻轻插入约 6～7cm，沿一方向边旋转边退出棉签，立即置于无菌培养管中，塞紧送检。

2. 采集隐血标本时嘱患者检查前三天禁食肉类、肝类、血类、大量绿色蔬菜和含铁剂丰富的食物、药物等，三天后留取标本，以免造成假阳性。

3. 采集寄生虫标本时，如果患者已服驱虫剂或已作血吸虫孵化检查，应留取全部粪便。

4. 检查阿米巴原虫时，采集前几天，不应给患者服用钡剂、油质或含金属的泻剂，以免金属制剂影响阿米巴虫卵或胞囊的显露。

【要点提示】

1. 通过本章的学习，应掌握标本采集的原则，明确标本采集的重要意义。

2. 掌握血标本采集的操作技术及注意事项；尿标本采集的操作技术及注意事项，以及采集12小时或24小时尿标本时，常用防腐剂的种类。

3. 掌握粪便标本的采集方法及注意事项；掌握痰及咽拭子标本的采集方法及注意事项。

4. 学习本章技术操作内容的同时，不仅注意培养严肃认真，一丝不苟的工作态度，还要不断培养护生人文关怀素养，提高人际沟通能力。

## 思考题

1. 采集标本应遵循哪些原则？

2. 怎样正确指导患者自行留取尿、粪便常规标本？

3. 采集24小时尿标本时，应选用哪类防腐剂？为什么？

4. 某患者需查痰液中的结核杆菌以明确诊断，应怎样采集痰标本？

5. 患者张某，女，65岁，因车祸伤及头部，头面部肿胀流血，患者发病后呼吸困难，急诊入院。查体：T：39.5℃，P：104次/分钟，R：14次/分钟，BP：96/65mmHg。诊断：开放性颅脑损伤、左胫骨骨折、全身多处擦伤。医嘱：血常规、肝功能、血气分析。

问题：

(1)静脉采集血标本的注意事项有哪些？

(2)采集血标本时应如何防止溶血？

(3)护士在采集动脉血前，应了解患者哪些情况？采集标本时应注意什么？

6. 高某，女，64岁，慢性支气管炎10年，近日因呼吸道感染，出现咳嗽加重，咳脓性痰，痰量增多，每日可达100～400ml，伴进行性加重的呼吸困难，来院就诊。查体：桶状胸，叩诊为过清音，心浊音界缩小，肝上界下移。X线显示：两肺野透明度增加。T：38.3℃，R：15次/分钟，P：104次/分钟，BP：135/89mmHg，厌食。医嘱：痰常规、痰培养标本。

问题：

(1)采集痰标本的目的及注意事项有哪些？

(2)采集痰标本时护士如何进行正确指导？

(3)采集痰液标本时应观察痰液哪些内容？

(孙慧静)

# 第四篇

# 生命支持护理技术

# 第十七章 病情观察及危重患者的抢救

学习目标

1. 解释下列概念：病情观察、嗜睡、昏迷、氧气吸入。
2. 能熟悉病情观察的各项内容及各种征象代表的意义。
3. 能陈述吸氧、吸痰、洗胃的目的、适应证、禁忌证及操作过程中的注意事项。
4. 正确陈述危重患者的护理措施。
5. 能为常见药物中毒的患者正确选择灌洗溶液。
6. 能独立完成催吐法、漏斗洗胃法及自动洗胃机洗胃法。
7. 操作中能感受患者疾苦，学会关心、爱护患者。

案例

王某，男，45岁，因汽车撞伤急诊入院。患者表情淡漠，反应迟钝，面色苍白，出冷汗、四肢冰冷，口唇、肢端发绀。查体：P：98次/分钟，R：32次/分钟，BP：85/56mmHg，左下肢外伤出血，头面部有血肿，枕骨后外伤有明显出血。

问题：

1. 医生到来之前，接诊护士应做哪些护理工作？
2. 医生到达后，护士应如何配合抢救？
3. 护士在观察病情方面，应重点观察什么内容？

## 第一节 病情观察

### 一、病情观察的意义

病情观察即医护人员在诊疗和护理工作中运用视、听、嗅、触等感觉器官及辅助工具了解患者的生理、病理变化及心理反应的知觉过程。病情观察是护理危重患者的前提，护士及时、准确地观察病情可为患者的诊断、治疗、护理和预防并发症提供重要依据。患者生命体征的改变，瞳孔、意识的变化，排泄物的异常，精神状态的紊乱等，都能提示危重患者病情的动态变化。护士通过细致入微地观察，可及时、准确地掌握或预见病情变化，为危重患者的抢救赢得时间。

## 二、病情观察的内容和方法

### (一) 病情观察的内容

#### 1. 一般情况的观察

(1)发育:发育是否正常,通常以年龄、身高、体重、智力及第二性征之间的关系来判断。发育正常时,年龄和体格成长状态之间的关系是平衡的。正常成人的判断指标一般为:头围为身高的1/7,胸围为身高的一半,两上肢展开的长度约等于身高,坐高等于下肢的长度。发育与种族遗传、内分泌、营养代谢、生活条件、体育锻炼等内外因素均有密切关系。如垂体前叶功能亢进时,体格可异常高大,称为巨人症;若垂体功能减退时,体格则异常矮小,称为侏儒症;甲状腺功能减退可引起体格矮小、智力低下的呆小症。

(2)饮食与营养:饮食在疾病治疗中占重要地位。应注意观察患者的食欲、食量、进食前后反应、饮食习惯、有无特殊嗜好或偏食等情况。营养状态是根据皮肤、毛发、皮下脂肪、肌肉的发育情况综合判断的,也可通过一定时间内体重的变化来观察营养状态。

1)营养状态的等级:临床上常用良好、中等、不良三个等级来表示:①营养良好是指黏膜红润,皮肤光泽,弹性良好,皮下脂肪丰满而有弹性,肌肉结实,指甲、毛发润泽,肋间隙及锁骨上窝平坦,肩胛部和臀部肌肉丰满;②营养不良是指皮肤黏膜干燥,弹性减低,皮下脂肪菲薄,肌肉松弛无力,指甲粗糙无光泽,毛发稀疏,肋间隙及锁骨上窝凹陷,肩胛部和髋骨棱角突出;③营养中等是指介于两者之间。

2)标准体重估算参考公式

男性标准体重=[身高(cm)－100]×0.9

女性标准体重=[身高(cm)－100]×0.85

3)常见的营养异常状态:①营养缺乏亦称“营养不足”,是指机体从食物中获得的能量、营养素不能满足身体需要,从而影响生长、发育或生理功能的现象,主要由摄食不足或消耗增多两大因素引起。体重低于标准体重10%时即为营养不足。营养不足多见于患有慢性疾病,如食管、胃肠道病变,神经系统病变,以及肝、肾等内脏病变引起的摄食或消化障碍或消耗性疾病的患者,如结核病、恶性肿瘤、某些内分泌代谢性疾病如甲状腺功能亢进等。②营养过剩亦称“营养过度”,指机体从食物中获得的能量、营养素超过了身体需要,导致超重、肥胖等现象。超过标准体重10%时称为超重,超过标准体重20%时称为肥胖。营养过剩主要由于摄食过多,摄入量超过消耗量,过剩的营养物质转化为脂肪积存在体内所致。此外,内分泌、家族遗传、环境、运动和精神因素等皆对其有影响。肥胖可分为单纯性肥胖和病理性肥胖,常见的病理性肥胖有肾上腺皮质功能亢进引起的向心性肥胖。

(3)面容与表情:疾病及情绪变化可引起面容与表情的变化。一般情况下,健康的人表情自然,神态安怡。患病后,通常可表现为痛苦、忧虑、疲惫或烦躁等面容与表情。某些疾病发展到一定程度时,可出现特征性的面容与表情。

1)急性病面容:面色潮红,烦躁不安,鼻翼扇动,口唇疱疹,表情痛苦,见于急性热病,如大叶性肺炎、疟疾等患者。

2)慢性病面容:面容憔悴,肤色灰暗、苍白,精神委靡,目光黯淡,消瘦无力,常见于慢性消耗性疾病、肝硬化、肺结核、晚期肿瘤等患者。

3)贫血面容:面色苍白,唇舌及结膜色淡,表情疲惫无力,见于各种类型的贫血患者。

4)甲亢面容:面容惊愕,眼裂增大,眼球突出,目光炯炯有神,兴奋,烦躁,见于甲状腺功能亢进患者。

5)二尖瓣面容:面色晦暗,双颊紫红,口唇轻度发绀,见于风湿性心瓣膜病的患者。

6)满月面容:面部圆如满月,皮肤发红,常伴痤疮和小须,见于肾上腺皮质功能亢进及长期应用肾上腺皮质激素的患者。

7)病危面容:面色枯槁,肤色苍白或发绀,表情淡漠,眼窝下陷,目光无神,反应迟钝,唇干舌燥,出冷汗,多见于严重休克、大出血、脱水等患者。

(4)体位:体位是指患者在卧位时所处的状态,可分为主动卧位、被动卧位、被迫卧位三种。体位对某些疾病的诊断具有一定的意义。如极度衰竭或意识丧失的患者呈被动体位,急性左心衰竭的患者由于呼吸困难而被迫采取端坐卧位,胸膜炎患者采取强迫侧卧位。

(5)步态:指患者走路时所表现的姿态。常见的异常步态有蹒跚步态(鸭步)、醉酒步态、共济失调步态、慌张步态、剪刀步态、间歇性跛行、保护性跛行等。如醉酒步态,患者走路时躯干重心不稳、步态紊乱,常见于小脑疾病、乙醇中毒或巴比妥药物中毒患者。

(6)皮肤与黏膜:皮肤、黏膜常可反映某些全身疾病。主要观察其颜色、弹性、温度、湿度以及有无皮疹、出血、水肿等情况。如贫血患者皮肤、黏膜苍白,休克患者常苍白湿冷,肝胆疾病患者常有巩膜和皮肤黄染,严重缺氧患者表现为口唇、指、趾端发绀,脱水患者皮肤干燥且弹性减弱,造血系统疾病患者皮肤、黏膜常出现出血点、紫癜、瘀斑等现象。

(7)睡眠:睡眠是休息的一种形式。应观察睡眠的深度、时间及睡醒后的反应。睡眠紊乱可出现入睡困难、早醒、睡眠浅、多梦易醒、睡眠过多、梦游等现象。

(8)呕吐物:呕吐是由于胃肠逆蠕动增加,使胃内容物进入食管,通过口腔排出体外的现象。呕吐也是一种防御性反射,但长期频繁呕吐,会影响营养物质的吸收,引起水、电解质紊乱和酸碱失衡。呕吐物不慎吸入气管可造成窒息及吸入性肺炎,患者呕吐时应注意观察发生的时间、方式及呕吐物的性状、量、颜色、气味和伴随症状。

1)呕吐时间:幽门梗阻性呕吐常发生在夜间或凌晨,妊娠呕吐常发生在清晨。

2)呕吐方式:中枢性呕吐呈喷射状、无恶心先兆,常伴剧烈头痛,消化系统所致的反射性呕吐常与进食有关。

3)呕吐物性状:一般情况下呕吐物有消化液及食物。幽门梗阻者呕吐物常为宿食,高位肠梗阻者呕吐物常伴有胆汁,霍乱与副霍乱患者的呕吐物为米泔水样。

4)呕吐量:成人胃容量约为300ml,如呕吐物超过胃容量,应考虑有无幽门梗阻或其他异常情况,神经官能症呕吐量不多,吐后可再进食。

5)呕吐物颜色:呕血多呈棕褐色或咖啡渣样,如出血量大,未经胃酸充分混合即呕出,则为鲜红色或有血块。一般呕吐物为胃内容物,如胆汁反流胃内时呈黄绿色;胃内容物滞留胃内时间较长时,呈暗灰色。

6)呕吐物气味:一般情况下呕吐物呈酸味,含大量胆汁时呈苦味,滞留胃内时间较久时呈腐臭味,低位性肠梗阻时呈粪臭味。

7)呕吐伴随症状:呕吐伴腹痛、腹泻常见于急性胃肠炎、食物中毒等;喷射性呕吐伴剧烈头痛,常见于颅内高压;呕吐伴眩晕及眼球震颤,常见于前庭功能障碍。

(9)排泄物及引流液:排泄物有尿、粪、痰液等。应观察排泄物的量、次数、颜色、气味及排泄时伴随的症状,必要时收集标本送检。引流液有胸腔引流液、腹腔引流液、肝胆引流液、胃肠减压引流液等，应观察各种引流液的量、性质的变化以及引流管是否通畅。

**2. 生命体征的观察**　生命体征是衡量机体内在活动状况的一种客观指标，在患者病情观察中占据重要的地位。正常情况下，生命体征在一定范围内相对稳定，相互之间保持内在联系。当机体患病时，生命体征会发生不同程度的改变（详见第十一章生命体征观察）。

**3. 意识状态的观察**　意识状态是大脑功能活动的综合表现，是对环境的知觉状态。正常人应表现为意识清晰，反应敏捷、准确，语言流畅、准确，思维合理，情感活动正常，对时间、地点、人物的判断力和定向力正常。意识障碍是指个体对外界环境刺激缺乏正常反应的一种精神状态。根据意识障碍的程度将意识状态分为四种：

(1)嗜睡：是最轻度的意识障碍。患者处于持续的睡眠状态但能被言语或轻度刺激唤醒，醒后能正确、简单而缓慢地回答问题，但反应迟钝，刺激去除后又很快入睡。

(2)意识模糊：其程度较嗜睡深，表现为思维和语言不连贯，对时间、地点、人物的定向力完全或部分发生障碍，可有错觉、幻觉、躁动不安、谵语或精神错乱。

(3)昏睡：患者处于熟睡状态，不易被唤醒。经压迫眶上神经、摇动身体等刺激可被唤醒，醒后答话含糊或答非所问，停止刺激后即又进入熟睡。

(4)昏迷：最严重的意识障碍，按其程度可分为：①浅昏迷是指意识大部分丧失，无自主运动，对声、光刺激无反应，对疼痛刺激（如压迫眶上缘）可有痛苦表情及躲避反应。瞳孔对光反射、角膜反射、眼球运动、吞咽反射、咳嗽反射等可存在。呼吸、心跳、血压无明显改变，可有大小便失禁或潴留。②深昏迷是指意识完全丧失，对各种刺激均无反应，全身肌肉松弛，机体呈弛缓状态，深浅反射均消失，偶有深反射亢进及病理反射出现。机体仅能维持循环与呼吸的最基本功能，呼吸不规则，血压可下降，大小便失禁或潴留。

**4. 瞳孔的观察**　瞳孔变化是许多疾病病情变化的一个重要指标。观察瞳孔要注意双侧瞳孔的形状、对称性、边缘、大小及对光反应的情况。正常瞳孔为圆形，位置居中，边缘整齐，双侧等大等圆。瞳孔的形状改变常可因眼部疾患引起，如瞳孔呈椭圆形并伴散大，常见于青光眼等；呈不规则形，常见于虹膜粘连。在自然光线下直径为2～5mm，对光反射和调节反射两侧相等。

异常情况下瞳孔的大小可出现一些变化：①瞳孔缩小，瞳孔直径小于2mm称瞳孔缩小，瞳孔直径小于1mm称为针尖样瞳孔。双侧瞳孔缩小，常见于有机磷农药、吗啡、巴比妥类、氯丙嗪药物中毒；单侧瞳孔缩小常提示同侧小脑幕裂孔疝前期。②瞳孔扩大，瞳孔直径大于5mm称瞳孔扩大，单侧瞳孔扩大、固定，常提示同侧小脑幕裂孔疝的发生；双侧瞳孔扩大常见于颠茄类药物中毒、颅内压增高、颅脑损伤、枕骨大孔疝及濒死状态；危重患者瞳孔突然扩大，常是病情急剧变化的标志。③瞳孔双侧不等或忽大忽小，常是脑疝的早期征象。

**5. 心理状态的观察**　患者的心理状态是一般心理状态和患病时特殊心理状态的整合，对患者心理状态的观察应从患者对健康的理解、对疾病的认识、人际关系、价值观、处理问题的能力等方面观察，重点是患者语言及非语言行为、思维能力、认知能力、情绪状态等是否异常。是否出现记忆力减退、思维混乱、反应迟钝、语言行为怪异等情况以及焦虑、忧郁、恐惧、绝望等情绪状态。

**6. 检查或治疗的观察**

(1)检查后的观察：临床上有一些协助诊断的特殊检查，如造影检查、内镜检查、有创检查均会对患者产生不同程度的创伤，护士应熟悉其注意事项及观察重点，认真倾听患者的主诉，防止并发症的发生。如纤维支气管镜检查后，应密切观察患者的生命体征、声音嘶哑或咽喉疼痛、胸痛及呼吸道出血等情况；腰椎穿刺检查后，应注意观察患者的生命体征、意识状态、瞳孔变化、颅内压降低及脑疝前驱症状；冠状动脉造影后，应注意观察患者的穿刺部位有无出血及肢端供血情况。

(2)药物治疗后的观察：药物治疗是临床最常用的治疗方法，护士应注意观察药物的疗效、副作用及其毒性反应。如高热患者给予退热药，应及时观察其用药后体温变化的情况，有无虚脱发生；应用利尿剂的患者，应观察其尿量及有无电解质紊乱的现象；使用胰岛素治疗时，应观察有无心慌、出冷汗、神志不清等低血糖反应；使用易过敏药物时，应注意观察有无出现过敏反应。

(3)技术操作后的观察：临床上常需要对患者进行一些技术操作，如吸氧、吸痰、输血、引流及手术等。无论给予何种技术操作，都必须认真仔细观察。如吸氧后要观察患者的缺氧程度是否改善；吸痰后要观察其呼吸及缺氧的变化情况；对锁骨下静脉穿刺后的患者，要注意观察有无胸闷或呼吸困难情况；放置引流管的患者要观察引流液的性质、颜色、量及引流管是否通畅等情况；输血时要观察患者有无出现输血反应；手术后要注意观察患者的生命体征、伤口、出血及疼痛情况。

### （二）病情观察的方法

#### 1. 直接观察法

(1)问诊：通过提出各种问题与患者进行交谈，了解患者的各种感受与需要，对于性格内向、少言寡语的患者，可应用提问方法了解其心理活动情况。

(2)视诊：利用视觉观察患者全身和局部表现，以及患者的分泌物和排泄物色质等的变化来了解病情的变化。视诊时光线需充足，应避开有色光线，充分暴露受检部位，以便能清楚地进行观察。通过视诊可观察患者的外观、行为、意识以及各系统的生理和病理变化。

(3)触诊：利用直接触摸或按压患者某些部位，了解局部变化情况及其临床意义的观察方法。通过触诊可观察患者脉搏、体表温度和湿度、脏器的形状和大小、肿块位置和性质等。

(4)叩诊：利用手指叩击患者身体某部，使之震动产生音响，以此来确定病变的性质和程度的观察方法。通过叩诊可观察及确定脏器的大小、形状、位置及密度。

(5)听诊：利用耳或听诊器来分辨由患者身体不同部位所发出的声音及其临床意义的观察方法。听诊时需在不受干扰的环境下进行，有时需要协助患者采取适当的体位，以利听诊的进行。通过听诊可观察患者的语调、呼吸音、心音、肠鸣音、咳嗽、痰鸣音等变化。

(6)嗅诊：利用嗅觉来辨别患者的各种气味，了解其临床意义的观察方法。通过嗅诊可观察患者的呼吸气味、分泌物气味、排泄物气味等。如呼气有烂苹果味时提示糖尿病酮症酸中毒，有机磷农药中毒呼气有大蒜味。

#### 2. 间接观察法

(1)通过与患者的亲属、朋友、同事及医务人员的交流，查阅病历、检验报告、会诊报告及其相关资料，获取与病情相关的信息。

(2)借助医疗仪器检查（如心电监护仪、血氧饱和度测定仪等）获得有关患者的症状和体征。

**知识链接**

**格拉斯哥昏迷分级(Glasgow coma scale,GCS)**

GCS是根据患者眼睛、语言以及运动对刺激的不同反应给予评分，从而对患者的意识状态进行判断。

GCS计分法按睁眼、语言和运动3种反应共15项检查，合计被观察总分为3～15分。判断是对患者分测三种反应并予以记录，再将各个反应项目的分值相加，求其总和，即可得到被查患者的意识障碍程度的客观分数。正常人为15分，8分以下为昏迷，3分者为深度昏迷。

| 子项目 | 状态 | 分数 |
|---|---|---|
| 睁眼反应 | 自发性的睁眼反应 | 4 |
| | 声音刺激有睁眼反应 | 3 |
| | 疼痛刺激有睁眼反应 | 2 |
| | 任何刺激均无睁眼反应 | 1 |
| 语言反应 | 对人物、时间、地点等定向问题清楚、准确 | 5 |
| | 对话混淆不清，不能准确回答有关人物、时间、地点等定向问题 | 4 |
| | 言语不流利，但可分辨字意 | 3 |
| | 言语模糊不清，对字意难以分辨 | 2 |
| | 任何刺激均无语言反应 | 1 |
| 运动反应 | 可按指令动作 | 6 |
| | 能确定疼痛部位 | 5 |
| | 对疼痛刺激有肢体退缩反应 | 4 |
| | 疼痛刺激时肢体过屈(去皮质强直) | 3 |
| | 疼痛刺激时肢体过伸(去大脑强直) | 2 |
| | 疼痛刺激时无反应 | 1 |

来源：李小寒，尚少梅《基础护理学》第4版　人民卫生出版社　2009年9月

## 第二节　危重患者的抢救及护理

凡属病情严重，随时可能发生生命危险的患者均称为危重患者。抢救危重患者是医疗护理工作中一项紧急任务，护士应从组织、物质、技术等方面做好充分准备，常备不懈，遇有危重患者要当机立断，争分夺秒配合抢救。

### 一、抢救工作的组织管理与抢救设备

#### (一)组织管理

抢救工作也是一项系统化的工作，对抢救工作的组织管理是使抢救工作能够及时、准确、有效开展的保证。

**1. 建立责任明确的组织架构**　在接到抢救任务时，应立即指定抢救负责人，组成抢救小组，一般可分为全院性和科室(病区)性抢救两种。全院性抢救一般用于大型灾难等突发情况，由分管院长组织实施，各科室均参与抢救工作。科室内的抢救一般由科主任、护士长

负责实施，各级医务人员必须听从指挥，在抢救过程中态度应严肃、认真，动作迅速准确，既要分工准确，又要密切配合。护士是抢救小组的重要成员，在医生未到之前，应根据病情需要，予以适当、及时的紧急处理，如首先建立静脉通道、止血、吸氧、吸痰、测量生命体征、人工呼吸、胸外心脏按压等。

**2. 及时制订抢救方案** 根据患者病情危重情况，护士应参与制订抢救方案，使危重患者的抢救措施能得到及时、有效的落实。同时，护理人员应根据患者的情况和抢救方案制订抢救护理计划，确定护理诊断，明确预期目标，制订护理措施，解决患者现存的或潜在的健康问题。

**3. 做好查对工作** 各种抢救药物须经两人核对，核对无误后方可使用。执行口头医嘱时，须向医生复述一遍，双方确认无误后方可执行，抢救完毕需及时由医生补写医嘱和处方。抢救中使用的各种药物的空安瓿、输液空瓶（袋）等应集中放置，以便核查和统计。

**4. 及时、准确做好各项记录** 一切抢救工作均应及时做好记录，要求字迹清晰、内容准确、详细全面，且注明执行时间与执行者。同时认真做好交接班工作，保证各项抢救和护理措施的落实。

**5. 安排护士参与医生组织的查房、会诊及病例讨论** 护士应熟悉危重患者的病情、重点监测项目及抢救过程，做到心中有数、配合得当。

**6. 做好抢救器械和药品的管理** 严格执行“五定”制度，即定数量品种、定点放置、定专人管理、定时消毒灭菌、定期检查维修。抢救室内物品一律不得外借，护士应每班交接并做好记录。同时，护士还应熟悉抢救器械的性能和使用方法，并能排除故障，确保急救物品的完好率为100％，做到万无一失。

**7. 抢救用物的日常维护** 抢救物品使用后应及时清点补充，归还原处放置，保持完好状态。如抢救传染患者后，应按传染病要求进行消毒、处理，严格控制交叉感染。

### （二）抢救设备管理

**1. 抢救室** 急诊科和病区均应设抢救室。病区抢救室宜设在靠近护士办公室的单独房间内，要求宽敞、整洁、安静、光线充足。

**2. 抢救床** 以能升降的活动床为佳，最好为多功能床，必要时另备木板一块，以备在胸外心脏按压时使用。

**3. 抢救车** 抢救车（图17-1）内应按照要求配置各种常用急救药品、各种无菌急救包及其他用物。

（1）急救药品（表17-1）。

（2）各种无菌急救包：气管切开包、气管插管包、静脉切开包、开胸包、导尿包、各种穿刺包、吸痰包、缝合包、中心静脉压测定包等。

（3）其他用物

1）无菌用物：各种注射器、输液器、输血器及各种型号头皮针、开口器、压舌板、舌钳、牙垫、各种型号的医用橡胶手套、各种型号及用途的橡胶或硅胶导管、无菌治疗巾、无菌敷料、皮肤消毒用物等。

2）非无菌用物：治疗盘、血压计、听诊器、手电筒、止血带、玻璃接头、夹板、宽胶布、火柴、酒精灯、多头电源插座等。

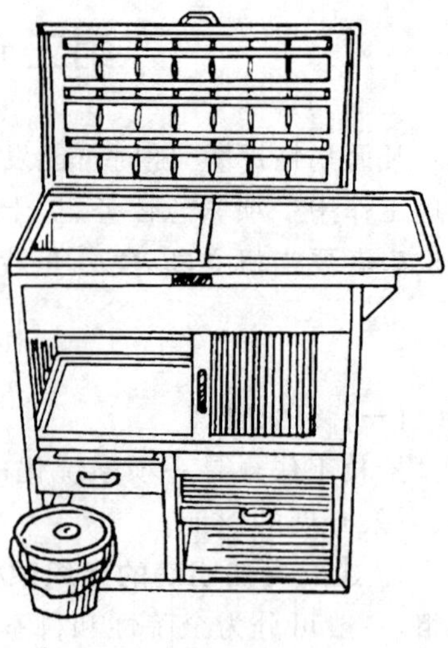

图17-1 抢救车

表 17-1　急救药品

| 类别 | 药物 |
|---|---|
| 呼吸兴奋药 | 尼可刹米(可拉明)、山梗菜碱(洛贝林)等 |
| 升压药 | 去甲肾上腺素、盐酸肾上腺素、异丙肾上腺素、间羟胺、多巴胺等 |
| 降压药 | 酚妥拉明、硝普钠、利血平、肼屈嗪等 |
| 强心剂 | 去乙酰毛花苷丙(西地兰)、毒毛花苷 K 等 |
| 抗心律失常药 | 利多卡因、维拉帕米(异搏定)、普鲁卡因胺等 |
| 抗心绞痛药 | 硝酸甘油等 |
| 平喘药 | 氨茶碱 |
| 止血药 | 酚磺乙胺(止血敏)、安特诺新(安络血)、氨甲环酸、氨甲苯酸、维生素 $K_1$、垂体后叶素等 |
| 止痛镇静药 | 哌替啶(度冷丁)、苯巴比妥钠(鲁米那)、氯丙嗪(冬眠灵)、吗啡等 |
| 抗惊厥药 | 地西泮(安定)、苯巴比妥钠、阿米妥钠、硫喷妥钠、苯妥英钠、硫酸镁注射液等 |
| 抗过敏药 | 异丙嗪、苯海拉明等 |
| 激素类药 | 氢化可的松、地塞米松、可的松、胰岛素等 |
| 脱水利尿药 | 20%甘露醇、25%山梨醇、呋塞米、利尿酸钠等 |
| 解毒药 | 阿托品、碘解磷定、氯解磷定、亚甲蓝、二巯丙醇、依地酸钙钠、硫代硫酸钠、乙酰胺等 |
| 碱性药 | 5%碳酸氢钠、11.2%乳酸钠 |
| 其他 | 0.9%氯化钠、各种浓度的葡萄糖溶液、右旋糖酐 40、右旋糖酐 70、复方氯化钠、10%葡萄糖酸钙、氯化钾等 |

**4. 急救器械**　氧气筒及给氧装置或中心供氧系统、加压给氧设备、电动吸引器或中心负压吸引装置、电除颤仪、心脏起搏器、心电监护仪、简易呼吸器、呼吸机、电动洗胃机等。

## 二、常用抢救技术

### (一) 氧气吸入法

氧气吸入法(oxygen inhalation)是指通过给氧，提高患者动脉血氧分压($PaO_2$)和动脉血氧饱和度($SaO_2$)，增加动脉血氧含量($CaO_2$)，纠正缺氧状态，促进组织的新陈代谢，维持机体生命活动的一种治疗方法。

**1. 缺氧程度判断**　氧疗之前必须首先对缺氧情况进行评估，以便明确缺氧原因及类型、确定给氧的方式及时间。对缺氧程度的判断，主要是根据病史、临床表现、辅助检查等。

(1)病史：了解有无缺氧发作的原因，存在哪些可引起缺氧的疾病，缺氧的类型(表 17-2)，既往有无类似情况等。

(2)临床表现：了解患者是否出现胸闷、气短、呼吸费力、大汗淋漓、烦躁不安等症状，并检查是否有缺氧的体征，如口唇有无发绀，有无出现三凹征等。

表 17-2 缺氧的分类

| 缺氧类型 | 动脉血氧分压($PaO_2$) | 动脉血氧饱和度($SaO_2$) | 动-静脉氧压差 | 常见原因 |
|---|---|---|---|---|
| 低张性缺氧 | 降低 | 降低 | 降低或正常 | 慢性呼吸衰竭、先天性心脏病、吸入气中氧浓度过低 |
| 血液性缺氧 | 正常 | 正常 | 降低 | 贫血、CO中毒、高铁血红蛋白症、输入大量库存血 |
| 循环性缺氧 | 正常 | 正常 | 升高 | 休克、心力衰竭、心肌梗死、脑血管意外 |
| 组织性缺氧 | 正常 | 正常 | 降低或升高 | 氰化物、硫化物、磷等引起的中毒，大量放射线照射，维生素的严重缺乏 |

(3)辅助检查：有关患者的缺氧程度，常根据动脉血氧分压和动脉血氧饱和度的水平，并结合临床表现分为以下三种：

1)轻度缺氧：$PaO_2>50mmHg(6.67kPa)$，$SaO_2>80\%$，无发绀。一般不需要氧疗。如患者有呼吸困难可给予低流量的氧气(1～2L/min)。

2)中度缺氧：$PaO_2$ 30～50mmHg(4～6.67kPa)，$SaO_2$ 60%～80%，有呼吸困难，发绀，需要氧疗。

3)重度缺氧：$PaO_2<30mmHg(4kPa)$，$SaO_2<60\%$，患者有严重的呼吸困难或发绀，是氧疗的绝对适应证。

**知识链接**

**血气分析及各项指标参考值**

血气分析是医学上常用于判断机体是否存在酸碱平衡失调以及缺氧和缺氧程度等。各指标参考范围如下：

| 指标 | 参考值 |
|---|---|
| 酸碱度(pH) | 7.35～7.45 |
| 二氧化碳分压($PaCO_2$) | 35～45mmHg |
| 二氧化碳总量($TCO_2$) | 25.2mmol/L |
| 氧分压($PaO_2$) | 80～100mmHg |
| 氧饱和度($SaO_2$) | 95%～98% |
| 实际碳酸氢根(AB) | 22～27mmol/L |
| 剩余碱(BE) | (0±2.3)mmol/L |
| 阴离子隙(AG) | 8～16mmol/L |

来源：陈文彬，潘祥林《诊断学》 人民卫生出版社

**2. 氧气成分、氧浓度和氧流量的换算方法**

(1)氧气成分：根据条件和患者的需要，一般医院常用99%氧气或5%二氧化碳和纯氧

混合气体。

(2)吸氧的浓度：一般认为在常压下吸入40%～60%氧浓度是安全的。低于25%的氧浓度，无治疗价值(空气中的含氧量为20.93%)；高于60%的氧浓度，持续时间超过24小时以上，就有发生氧中毒的可能。

(3)氧浓度和氧流量的换算，可用下列公式：

$$吸氧浓度(\%)=21+4\times氧流量(L/min)$$

氧浓度和氧流量关系可参阅表17-3。

**表17-3　氧流量与氧浓度对照表**

| 氧流量(L/min) | 1 | 2 | 3 | 4 | 5 | 6 | 7 | 8 | 9 |
|---|---|---|---|---|---|---|---|---|---|
| 氧浓度(%) | 25 | 29 | 33 | 37 | 41 | 45 | 49 | 53 | 57 |

**3. 氧气筒内氧气可供时数计算方法**　氧气筒内氧气供应时间可按下列公式计算：

$$\frac{氧气筒容积(L)\times[压力表所指压力(kg/cm^2)-应保留压力5(kg/cm^2)]}{氧流量(L/min)\times60(min)\times一个大气压(kg/cm^2)}$$

例如：已知氧气筒容积为40L，压力表所指压力为95kg/cm²，若患者用氧量为3L/min，试问氧气筒内氧气可供应多长时间？

代入公式：

$$\frac{40\times(95-5)}{3\times60\times1}=\frac{40\times90}{180}=20h$$

即氧气筒内氧气可供应20小时。

**4. 供氧装置**　供氧装置有中心供氧装置、氧气筒供氧装置。

(1)中心供氧装置：医院的氧气供应可集中由供应站供给，设管道通至各病区、门诊和急诊室。供应站总开关由专人进行管理，各病区用氧单位配有氧气表，通过输氧管道将氧气送至病区。

(2)氧气筒供氧装置：由氧气筒和氧气表构成(图17-2)。

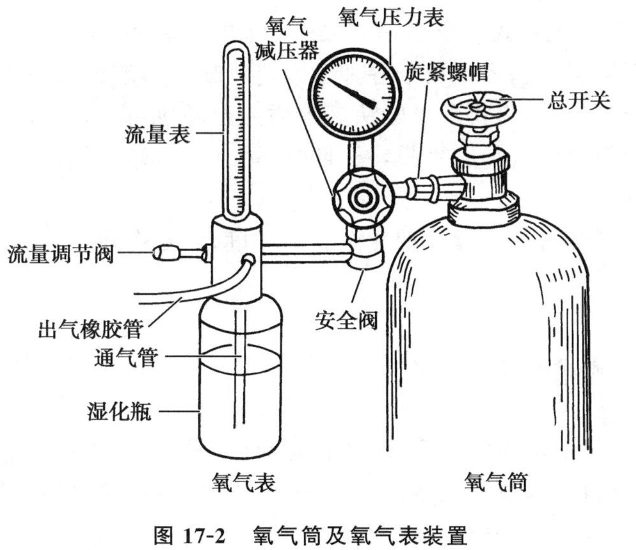


**图17-2　氧气筒及氧气表装置**

1)氧气筒为圆柱形无缝钢筒,筒内耐高压达 14 710kPa(150kg/cm$^2$),容积 40L 的氧气筒可容纳氧气约 6000L,在筒的顶部有一总开关可控制氧气的放出。使用时将总开关向逆时针方向旋转 1/4 周,即可放出足够的氧气。在氧气筒顶部的侧面,有一气门可与氧气表相连,是氧气自筒内输出的途径。

2)氧气表由压力表、减压器、流量表、湿化瓶、安全阀等部分组成。

压力表能测知筒内氧气的压力,以 kPa 或 kg/cm$^2$ 表示,压力越大,则说明氧气贮存量越多。

减压器是一种弹簧自动减压装置,可将氧气筒内的压力减低至 200~290kPa(2~3kg/cm$^2$),使流量保持平稳,保证安全。

流量表能测量每分钟氧气的流出量,流量表内装有浮标,当氧气通过流量表时,即将浮标吹起,从浮标上端平面所指刻度,可以测知每分钟氧气的流出量,用 L/min 表示。

湿化瓶用于氧气湿化,以免呼吸道黏膜被干燥的气体所刺激,瓶内装入 1/3~1/2 蒸馏水,通气管浸入水中,出气橡胶管和鼻导管相连,湿化瓶应每天换水一次。

安全阀用于防止发生意外,当氧气流量过大,压力过高时,安全阀的内部活塞即自行上推,使过多的氧气由四周小孔流出,以保证安全。

3)安装氧气表,将氧气表装在氧气筒上,以备急用。

快速冲气门,先将氧气筒置于架上,打开总开关,使小量气体从气门流出,随即迅速关好总开关,以达到清洁该处的目的,避免灰尘吹入氧气表内。

安装氧气表,将氧气表接于氧气筒的气门上,用手初步旋紧,然后将氧气表稍后倾,再用扳手扳紧,使氧气表直立于氧气筒旁,接好湿化瓶。

连接氧气管并检查,将橡胶管一端接氧气表,检查氧气表下的流量调节阀关好后,旋开总开关,再旋开流量调节阀,检查氧气流出是否通畅、有无漏气以及全套装置是否适用,最后关上流量调节阀,推至病室备用。

4)卸氧气表,氧气筒内氧气用尽后,可将氧气表卸下,准备再次充氧。首先旋紧总开关,打开氧气表下的流量调节阀,放出余气,再关好小开关,卸下湿化瓶。然后用扳手旋松氧气表的螺帽,用手旋开,将氧气表卸下。

**5. 吸氧法** 吸氧法是常见的急救措施之一,通过给患者吸入氧气以提高血氧含量及动脉血氧饱和度,纠正缺氧。临床上用于各种原因造成缺氧状态患者的急救与治疗。

(1)单侧鼻导管给氧法:需将鼻导管从鼻腔插入至鼻咽部,导管末端连接氧气的给氧方法。此法节约氧气,但可刺激鼻腔黏膜,长时间应用,患者感觉不适。

【目的】

通过给氧,提高动脉血氧含量及动脉血氧饱和度,纠正各种原因所造成的缺氧,维持机体生命活动。

【告知】

1)向患者及家属解释氧疗可以改善缺氧带来的不适及给组织造成的损害,告知患者不用氧可能带来的危害。

2)解释操作过程可能出现的不适,教会患者配合操作的方法及注意事项。

3)告诉患者不可自行调节氧流量,以防调节不当引起对肺组织的损害。

【准备】

1)**护士准备**:衣帽整洁,洗手、戴口罩。

2)**患者准备**:取合适、舒适的体位。

3)**用物准备**:治疗盘备鼻导管或鼻塞(酌情备面罩、漏斗、头罩或氧气枕)、小药杯(内盛冷开水)、纱布、棉签、胶布、玻璃接管、弯盘、安全别针、扳手、氧气记录单、笔等。

供氧装置有氧气管道化装置或氧气筒装置。

4)**环境准备**:安静、整洁、温湿度适宜,避开明火及热源。

【操作规程】

见表 17-4。

**表 17-4　单侧鼻导管给氧法操作规程**

| 操作流程 | 操作步骤 | 要点说明 |
|---|---|---|
| 核对解释 | • 备齐用物携至床旁,核对患者并做好解释 | • 确认患者,取得合作<br>• 检查氧气装置有无漏气、通畅 |
| 清洁鼻腔 | • 用湿棉签清洁鼻腔,并检查鼻腔有无异常 | |
| 调节流量 | • 连接鼻导管,开流量调节阀,确定氧气流出通畅后,调节所需氧流量 | • 先调节好氧流量,防止大量氧气进入呼吸道,损伤肺组织 |
| 润滑导管 | • 鼻导管前端应用冷开水湿润,并测量长度。插入长度(图 17-3):鼻尖至耳垂的 2/3 | • 检查鼻导管是否通畅 |
| 插管固定 | • 轻轻插入鼻腔,用胶布固定于鼻翼及面颊部,将橡胶管用安全别针固定于床单上 | |
| 记录观察 | • 记录用氧时间及流量。患者用氧期间加强巡视 | • 观察:氧气装置有无漏气、是否通畅;缺氧症状是否改善,有无氧疗副作用 |
| 停氧处理 | • 停用氧气时,先拔出鼻导管,安置患者,然后关总开关,放出余气后,关流量调节阀后卸表 | • 防止操作不当,引起肺组织损伤 |
| 整理物品 | • 整理床单位,清理用物 | • 一次性用物消毒后集中处理,湿化瓶等定期消毒更换,防止交叉感染 |

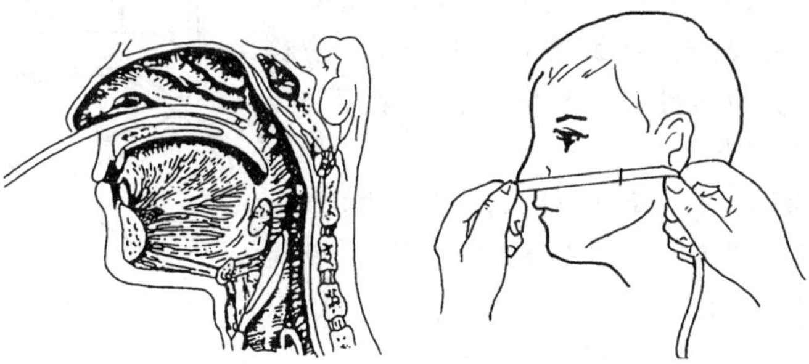

**图 17-3　鼻导管插入长度**

【注意事项】

1)严格遵守操作规程,注意安全用氧,切实做好“四防”,即防震、防火、防热、防油。

2)使用氧气时,应先调节流量而后应用;停用时先取下吸氧装置,再关闭氧气开关;中途改变流量时,先将氧气和鼻导管分离,调节好流量后再接上。避免关错开关,大量氧气突然冲入呼吸道而损伤肺组织。

3)在用氧过程中可根据患者脉搏、血压、精神状态、皮肤颜色及湿度、呼吸方式、血气分析等有无改善来衡量氧疗效果,从而选择适当的用氧浓度。

4)持续鼻导管给氧者,每日更换鼻导管2次以上,双侧鼻孔交替插管,并及时清除鼻腔分泌物,防止鼻导管堵塞。使用鼻塞、头罩者每天更换一次,使用面罩者每4～8小时更换一次。

5)氧气筒内氧气不可用尽,压力表上指针降至0.5MPa(5kg/cm$^2$)时,即不可再用,以防灰尘进入筒内,于再次充氧时引起爆炸。

6)对未用或已用空的氧气筒,应分别悬挂“满”或“空”的标志,以便及时调换氧气筒,避免急用时搬错而影响抢救速度。

(2)双侧鼻导管法:将特制的双侧鼻导管连接橡胶管,代替鼻导管或鼻塞。此法使用简单,因插入鼻腔的导管较短,患者无不适感,适用于小儿或长期用氧者(图17-4)。

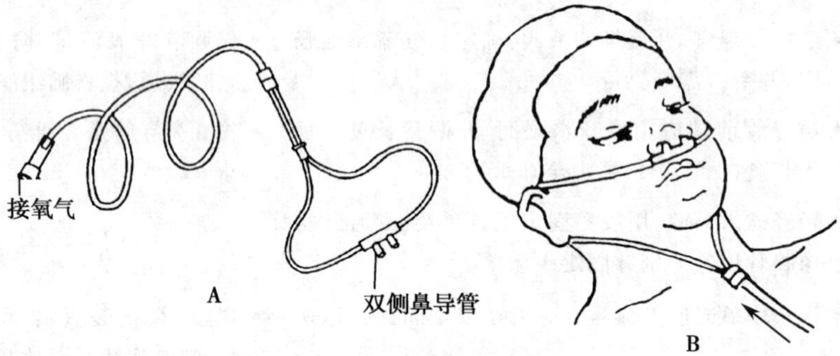


**图17-4 双侧鼻导管法给氧**

A. 双侧鼻导管 B. 双侧鼻导管固定法

(3)鼻塞法:是将氧气胶管连接鼻塞直接塞入鼻前庭。此法刺激小,患者感觉舒适,且使用方便,适用于长时间用氧的患者,但张口呼吸或鼻腔堵塞者效果差。

(4)漏斗法:以漏斗代替鼻塞,连接橡胶管,将漏斗置于距患者口鼻1～2cm处,用绷带适当固定,以防移动。此法较简单,且无刺激性,但较浪费氧气,多用于婴幼儿或气管切开术后的患者。

(5)面罩法:将面罩置患者口鼻部,用松紧带固定,再将氧气管接于氧气进孔上,调节流量,成人一般为6～8L/min,小儿为1～3L/min(图17-5)。此法适用于躁动不安、病情较重或鼻导管给氧效果不佳者。

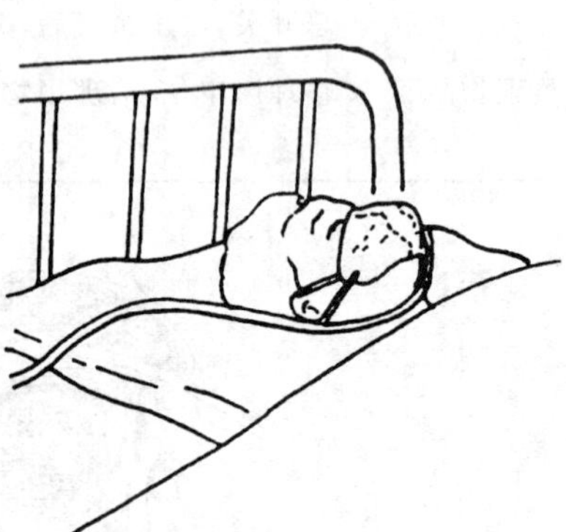

**图17-5 面罩给氧法**

(6)氧气枕法:在抢救危重患者时,由于氧气筒无法及时到位或患者在转移途中,可用氧气枕(图17-6)代替氧气装置为患者供氧。使用前先将氧气枕内充满氧气,接上湿化瓶、鼻导管或面罩,调节流量即可给氧。让患者头部枕于氧气枕上,借重力使氧气流出。

新购的氧气枕内有粉尘,充气前应反复用自来水灌洗并揉捏,直至放水洁净为止,以防引起吸入性肺炎、甚至窒息。

(7)头罩法:适用于新生儿、婴幼儿的供氧。此法安全、简单,有效、舒适,透明的头罩有利于观察病情变化（图 17-7），能根据病情需要调节罩内氧浓度，长期给氧时不会产生氧中毒。

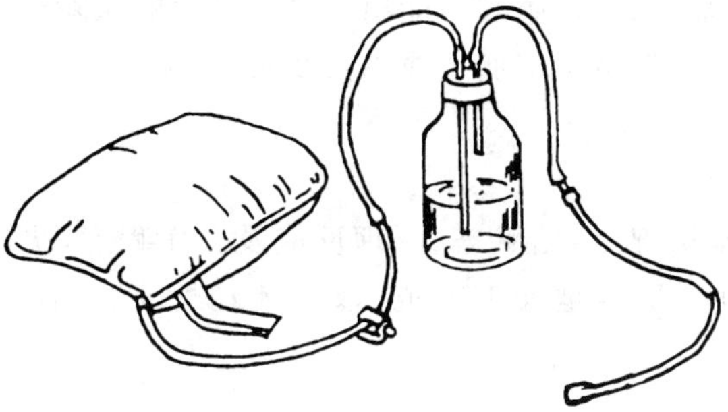

图 17-6　氧气枕

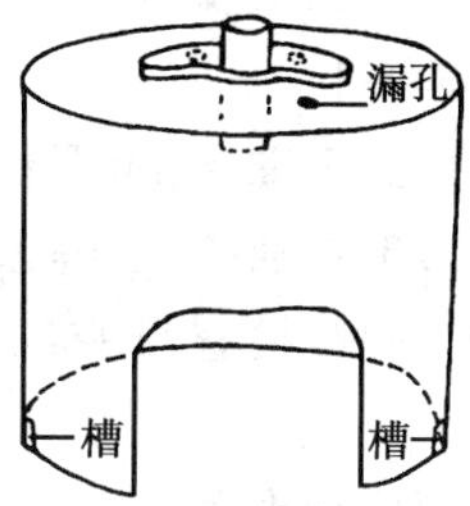


图 17-7　头罩法给氧

**6. 氧疗的副作用**

（1）氧中毒：高于 60%的氧浓度，持续用氧时间超过 24h 以上，就有发生氧中毒的可能。表现为胸骨下疼痛、烧灼感、眩晕、恶心、烦躁不安、干咳、面色苍白、进行性呼吸困难、血压下降等。预防措施是避免长时间、高浓度氧疗，并且在氧疗中经常做血气分析，动态观察氧疗的效果。

（2）肺不张：吸入高浓度氧气后，肺泡内氮气被大量置换，一旦支气管阻塞时，其所属肺泡内的氧气被肺循环血液迅速吸收，引起吸入性肺不张。主要症状是烦躁，呼吸、心率增快、血压上升，继而出现呼吸困难、发绀、昏迷。预防措施是鼓励患者做深呼吸，多咳嗽，经常改变体位、姿势，防止分泌物阻塞。

（3）呼吸抑制：慢性缺氧者长期二氧化碳分压高，其呼吸主要依靠缺氧刺激外周化学感受器，沿神经上传至呼吸中枢，反射性地引起呼吸。若高浓度给氧，虽然缺氧得到某种程度的矫正，但缺氧对外周化学感受器的刺激减弱，反而会导致呼吸抑制，二氧化碳滞留更为严重，可发生二氧化碳麻醉，甚至呼吸停止。故对缺氧和二氧化碳滞留并存的患者应给予低浓度、低流量持续给氧，并监测患者 $PaO_2$ 的变化。

（4）晶体后纤维组织增生：仅见于新生儿，以早产儿多见。眼球的视网膜血管对高氧分压非常敏感，由于视网膜血管收缩，引起晶状体后纤维组织增生，从而导致不同程度的视力丧失或失明。因此新生儿给氧要控制氧浓度和吸氧时间。

**（二）吸痰法**

吸痰法（sputum suctioning）是通过负压吸引的方法，经口、鼻或人工气道将呼吸道分泌物清除，以保持呼吸道通畅的一种治疗方法。临床上用于危重、昏迷、及手术麻醉后未清醒的患者，因咳嗽无力、咳嗽反射迟钝或会厌功能不全，而导致痰液不能有效咳出者或呕吐物误入气管者，防止患者发生窒息或吸入性肺炎。吸痰法可分为电动吸引器吸痰法、中心吸引装置吸痰法、注射器吸痰法。

**1. 电动吸引器吸痰法**

【目的】

（1）清除呼吸道分泌物，保持呼吸道通畅。

（2）促进呼吸功能，改善肺通气。

【告知】

（1）告知患者吸痰是为了清除呼吸道分泌物，保持呼吸道通畅，改善通气功能，教会患者配合方法,使之了解如何配合。

(2)嘱患者头部转向一侧,面向护士,取下活动义齿。

(3)告知患者操作中可能出现的刺激症状、不适感及可能出现黏膜破损的风险。

(4)告知家属不可自行吸痰,避免因压力调节不当而造成黏膜受损。

【准备】

**(1)护士准备**:衣帽整洁,洗手、戴口罩。

**(2)患者准备**:了解患者对吸痰的认知情况、情绪状态、心理反应及合作程度,协助患者头转向一侧,检查口腔黏膜,排痰的能力及是否是人工气道,取下活动性义齿,颌下铺治疗巾。

**(3)用物准备**

吸痰装置有电动吸引器、多项电插板。

吸痰盘内备有盖罐2个,1个盛0.9%氯化钠溶液、1个盛消毒吸痰管数根(成人12～14号;小儿8～12号;气管插管为6号),无菌纱布、无菌持物钳、无菌持物镊、玻璃导管,弯盘,必要时备压舌板、张口器、舌钳,盛消毒液的试管。

**(4)环境准备**:病室安静、整洁、温湿度适宜。

【操作规程】

见表17-5。

**表17-5 电动吸引器吸痰法操作规程**

| 操作流程 | 操作步骤 | 要点说明 |
|---|---|---|
| 核对解释 | • 备齐用物携至床旁,核对患者并做好解释 | • 确认患者,取得合作 |
| 检查机器 | • 接通电源,打开吸引开关,检查吸引器的性能是否正常 | |
| 调节负压 | • 调节负压<br>• 成人40.0～53.3kPa,小儿应按年龄调节负压,新生儿<13.3kPa;婴幼儿13.3～26.6kPa;儿童<39.9kPa | |
| 检查试吸 | • 将患者的头转向操作者一侧,检查口腔情况,昏迷患者可用压舌板或张口器帮助张口,取下活动义齿 | • 若口腔吸痰有困难,可从鼻腔吸痰 |
| | • 连接吸痰管,试吸少量0.9%氯化钠溶液 | • 湿润吸痰管、检查吸力 |
| 抽吸观察 | • 一手将导管末端折叠(连接玻璃导管处),一手用无菌持物钳夹持吸痰管插入口腔咽部,然后放松折叠处,先吸口咽部的分泌物,再吸深部的分泌物 | • 插管时不要有负压,以免负压吸附黏膜,引起损伤<br>• 若气管切开吸痰注意无菌操作,先吸气管切开处,再吸口鼻处 |
| | • 导管退出后,应用0.9%氯化钠溶液抽吸冲洗 | • 采用左右旋转并向上提管的手法,以利呼吸道分泌物的充分吸引 |
| | • 观察患者吸痰前后呼吸频率的改变,同时检查口鼻黏膜有无损伤,注意吸出物的性质、颜色、黏稠度及量等 | • 防止分泌物堵塞吸痰导管<br>• 动态评估 |

续表

| 操作流程 | 操作步骤 | 要点说明 |
| --- | --- | --- |
| 整理记录 | • 擦净脸上的分泌物，协助患者取舒适体位，整理床单位<br>• 吸痰毕，关上吸痰开关，取下吸痰管，将吸痰玻璃接管插入消毒液的试管中浸泡，将储液瓶清洁消毒后备用，洗手后记录 | • 吸痰用物根据吸痰操作性质每班更换或每日更换 1 或 2 次 |

【注意事项】

(1)严格执行无菌操作，治疗盘内吸痰用物每天更换 1～2 次，吸痰管每次更换，吸完口腔分泌物后应更换吸痰管再吸气管内分泌物，勤做口腔护理。

(2)密切观察病情，当发现喉头有痰鸣音或排痰不畅时，应立即抽吸。

(3)鼻腔、口腔、气管切开需同时吸痰时，先吸气管切开处，再吸口腔，最后吸鼻腔。

(4)如痰液黏稠，可配合叩拍胸背或交替使用超声波雾化吸入。还可缓慢滴入少量生理盐水或化痰药物，使痰液稀释，便于排出。

(5)为婴幼儿吸痰时，吸痰管要细，动作要轻柔，负压不可过大，以免损伤黏膜。

(6)储液瓶内的液体应及时倾倒，做好清洁消毒处理。

(7)吸痰时动作要轻柔、迅速，从深部向上提拉，左右旋转。每次吸痰时间不超过 15 秒，如需要再次吸引，应间隔 3～5 分钟，患者耐受后再进行，以免造成缺氧。

**2. 中心吸引装置吸痰法** 目前各大医院均设中心负压吸引装置，吸引管道连接到各病床单位，十分方便。使用时在壁挂吸引接头上接好吸痰管，打开吸引开关，检查吸引性能正常后方可抽吸，中心吸引装置吸痰操作步骤与电动吸引器吸痰法相同。

**3. 注射器吸痰法** 一般可用 50ml 或 100ml 注射器连接吸痰管抽吸，以保持呼吸道通畅。注射器负压引力小，平时不采用，仅适用于家庭或无吸引装置时的紧急情况。

### (三) 洗胃法

洗胃法(gastrolavage)是将大量溶液饮入或通过胃管灌入胃内，以冲洗并清除胃内容物的方法。

【目的】

**1. 解毒** 清洗胃内毒物或刺激物，避免毒物吸收，还可利用不同灌洗液进行中和解毒，从而减少毒物吸收。洗胃应尽早进行，一般服毒物后 6 小时内洗胃均有效，如在口服毒物前胃内容物过多，毒物量大，或有的毒物胃吸收后又可再排至胃内者，超过 6 小时也不应放弃。

**2. 减轻胃黏膜水肿** 幽门梗阻患者，通过洗胃能将胃内潴留食物洗出，从而减轻潴留物对胃黏膜的刺激，减轻胃黏膜水肿与炎症。

**3. 某些手术或检查前的准备** 如胃肠道手术前。

【告知】

1. 向清醒患者及家属解释操作目的和程序，取得配合，以减轻痛苦。

2. 告知家属操作中可能出现的风险。

3. 教会患者合作的方法，中毒轻者取坐位或半坐位，中毒较重者取左侧卧位，有活动义齿者应取出。

【准备】

**1. 护士准备** 衣帽整洁,洗手、戴口罩。

**2. 患者准备**

(1)中毒者应尽快去除污染衣物,清洁皮肤,注意保暖。

(2)为患者摆放体位,观察口鼻黏膜情况、有无活动义齿及活动能力。

**3. 用物准备** 洗胃设备有自动洗胃机或电动吸引器、漏斗胃管。

治疗盘内备胃管、水温计、镊子或血管钳、液状石蜡、注洗器、量杯、纱布、棉签、胶布、弯盘、塑料围裙、盛水桶,必要时备压舌板、张口器等。

洗胃液根据患者中毒的药物,选择适当的洗胃溶液(表 17-6)10 000～20 000ml,温度为25～38℃。

**4. 环境准备** 设置抢救环境,安静、整洁,必要时遮挡患者以保护患者自尊。

**表 17-6 常见的洗胃溶液**

| 中毒药物 | 灌洗溶液 | 禁忌药物 |
|---|---|---|
| 酸性物 | 镁乳、蛋清水、牛奶 | 强酸药物 |
| 碱性物 | 5%醋酸、白醋、蛋清水、牛奶 | 强碱药物 |
| 氰化物 | 饮 3%过氧化氢溶液后引吐,1∶15 000～1∶20 000 高锰酸钾洗胃 | |
| 敌敌畏 | 2%～4%碳酸氢钠溶液、1%盐水、1∶15 000～1∶20 000 高锰酸钾洗胃 | |
| 1605、1059、4049(乐果) | 2%～4%碳酸溶液洗胃 | 高锰酸钾 |
| 敌百虫 | 1%盐水或清水洗胃,1∶15 000～1∶20 000 高锰酸钾洗胃 | 碱性药物 |
| DDT、666 | 温开水或生理盐水洗胃,50%硫酸镁导泻 | 油性泻药 |
| 巴比妥类(安眠药) | 1∶15 000～1∶20 000 高锰酸钾洗胃,硫酸钠导泻 | |
| 灭鼠药(磷化锌) | 1∶15 000～1∶20 000 高锰酸钾洗胃、0.5%硫酸铜洗胃,0.5%～1%硫酸铜溶液每次 10ml,每 5～10 分钟口服一次,配合用压舌板等刺激舌根引吐 | 鸡蛋、牛奶、脂肪及其他油类食物 |
| 发芽马铃薯 | 1∶5 000 高锰酸钾或 0.5%鞣酸洗胃 | |
| 毒蕈、河豚、生物碱 | 1%活性炭悬浮液 | |

注:1)蛋清水可黏附于黏膜或创面上,起保护作用,并可减轻疼痛。

2)1605、1059、4049(乐果)等禁用高锰酸钾洗胃,因能氧化成毒性更强的物质。

3)美曲磷酯遇碱性药物可分解出毒性更强的敌敌畏,其分解随碱性的增加和温度的升高而加速。

4)硫酸铜可使磷化锌成为无毒的磷化铜沉淀,阻止吸收,并促进其排出体外。磷化锌易溶于油类,应禁用脂肪类食物,以免促使磷的溶解吸收。

5)氧化剂能将化学性毒品氧化,改善其性能,从而减轻或去除其毒性。

6)巴比妥类药物采用碱性硫酸钠导泻,是利用其在肠内形成的高渗透压,阻止肠道水分和残存的巴比妥类药物的吸收,促使其尽早排出体外。硫酸钠对心血管和神经系统没有抑制作用,不会加重巴比妥类药物的毒性。

【操作规程】

见表 17-7。

**表 17-7 洗胃法操作规程**

| 操作流程 | 操作步骤 | 要点说明 |
| --- | --- | --- |
| 核对解释 | • 备齐用物携至床旁,核对患者并做好解释 | • 消除其焦虑、紧张情绪,减轻不适感 |
| 摆放体位 | • 协助患者取舒适体位,围好塑料围裙,弯盘置口角旁,盛水桶置床头下方 | • 口服催吐法应取坐位;其余方法可取坐位或半坐卧位,危重或昏迷者取去枕左侧卧位 |
| **洗胃** | | |
| ▲ 口服催吐法 | • 嘱患者自饮大量灌洗液后引吐,一次饮液量约 500ml,不易吐出时,可用压舌板压其舌根催吐<br>• 如此反复进行,直至吐出的灌洗液澄清无气味为止 | • 原理是将大量溶液饮入,通过刺激舌根诱发呕吐,达到排除胃内容物的目的。适用于中毒量少的清醒合作患者 |
| ▲ 注洗器洗胃法 | • 插胃管证实胃管在胃内后,用胶布固定<br>• 用注洗器抽尽胃内容物<br>• 注入洗胃液约 200ml,再抽出弃去如此反复冲洗,直至洗净为止 | • 原理是用注洗器将大量溶液,通过胃管灌入胃内反复冲洗,达到排除胃内容物,清洁胃腔及减轻胃黏膜水肿的目的。适用于胃手术前和幽门梗阻患者的洗胃 |
| ▲ 漏斗胃管洗胃法（图 17-8） | • 插胃管证实胃管在胃内后,用胶布固定<br>• 将漏斗放置低于胃部的位置,挤压橡胶球,抽尽胃内容物<br>• 举漏斗高过头部 30～50cm,将洗胃液缓慢倒入 300～500ml,当漏斗内尚余少量溶液时,迅速将漏斗降至低于胃部的位置,倒置于盛水桶内液<br>• 如此反复灌洗,直至吸出的液体澄清无气味为止 | • 利用虹吸原理,将洗胃液灌入胃内后再吸出,以达到冲洗胃内容物的目的<br>• 若引流不畅时,可挤压橡胶球,再高举漏斗注入溶液<br>• 一次灌洗量以 300～500ml 为宜,过多则胃容积过大,促使有毒胃内容物进入十二指肠加速毒物吸收;过少亦不利于彻底洗胃<br>• 每次灌入量和洗出量应基本相等 |
| ▲ 电动吸引器洗胃法（图 17-9） | • 接通电源,检查吸引器功能<br>• 安装:输液管与 Y 形管主管相连,洗胃管和贮液瓶的引流液分别与 Y 形管两个分支相连,将灌洗液倒入输液瓶内,夹紧输液管,挂输液架上(图 17-10)<br>• 插胃管证实胃管在胃内后,用胶布固定<br>• 抽吸:开动吸引器,将胃内容物吸出后关闭<br>• 灌洗:夹紧引流管,开放输液管,待溶液流入胃内约 300～500ml,夹紧输液管,开放引流管,开动吸引器,吸出灌入的液体<br>• 如此反复灌洗,直至吸出的液体澄清无气味为止 | • 利用负压吸引原理,用电动吸引器连接胃管进行洗胃,能迅速有效清除胃内毒物。适用于抢救急性中毒患者<br>• 压力不宜过大,应保持在 13.3kPa 左右,以免损伤胃黏膜<br>• 储液瓶内的液体应及时倾倒,做好清洁消毒处理 |

续表

| 操作流程 | 操作步骤 | 要点说明 |
| --- | --- | --- |
| ▲ 自动洗胃机洗胃法（图 17-11） | • 接通电源后，检查自动洗胃机的性能，调节进液量大小，每次进液量为 300～500ml<br>• 插胃管证实胃管在胃内后，用胶布固定 | • 利用电磁泵作为动力源，通过自控电路的控制，使电磁泵自动转换动作，分别完成向胃内冲洗药液和吸出胃内容物的过程，能自动、迅速、彻底地清除胃内容物。适用于抢救急性中毒患者 |
| | • 将已配好的洗胃液倒入水桶内，三根橡胶管分别与机器的药管、胃管和污水管口连接：将药液的另一端放入灌洗液筒内，污水管的另一端放入空塑料桶内，接胃管一端和患者洗胃管相连接 | • 药管管口必须始终浸没在洗胃液液面以下 |
| | • 抽吸与冲洗：按“手吸”键，吸出胃内容物，再按“自动键”，机器开始对胃进行自动冲洗 | • 冲洗时“冲”指示灯亮，吸引时“吸”指示灯亮 |
| | • 洗胃过程中，如发现有食物堵塞管道，水流减慢、不畅或发生故障，可交替按“手冲”或“手吸”两键，重复冲洗数次，直到管路通畅后，再按“手吸”键，将胃内液体吸出后，按“自动”键，自动洗胃即继续进行 | • 管道通畅后，必须先吸出胃内残留液，再按“自动”键，否则，会使灌入量过多，造成胃潴留 |
| 观察效果 | • 洗胃过程中，随时注意洗出液的性质、颜色、气味、量及患者面色、脉搏、呼吸和血压的变化 | • 如患者有腹痛、休克、洗出液呈血性，应立即停止洗胃，采取相应急救措施 |
| 拔管整理 | • 洗毕，反折胃管迅速拔出<br>• 协助患者漱口、擦脸，必要时更换衣服，帮助患者取舒适卧位。整理床单位、清理用物 | |
| 记录结果 | • 灌洗液的名称、量，洗出液的颜色、气味、性质、量，患者的全身反应 | |

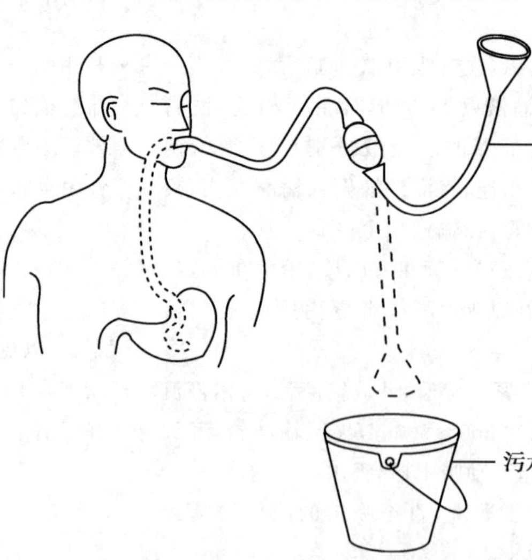


图 17-8 漏斗胃管洗胃法

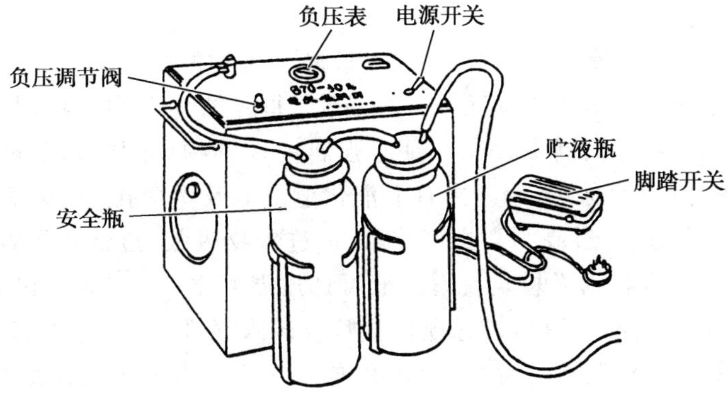


图 17-9　电动吸引器构造

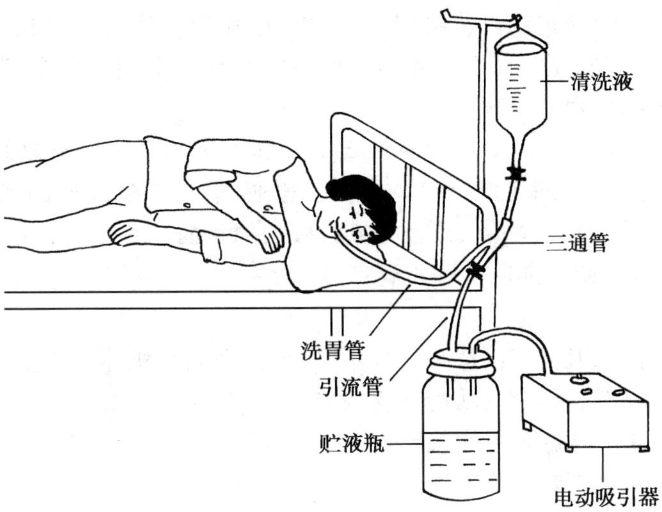


图 17-10　电动吸引器洗胃法

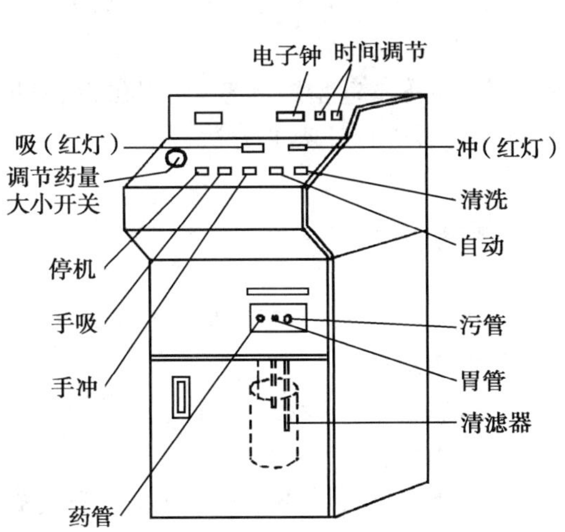


图 17-11　自动洗胃机

【注意事项】

1. 急性中毒患者应迅速采取口服催吐法，以减少毒物的吸收。

2. 准确掌握洗胃禁忌证和适应证：①适应证有非腐蚀性毒物中毒，如有机磷、安眠药、重金属类、生物碱及食物中毒等。②禁忌证有强腐蚀性毒物（如强酸、强碱）中毒，肝硬化伴食管胃底静脉曲张，胸主动脉瘤，近期内有上消化道出血及胃穿孔，胃癌等。

3. 洗胃液温度应适宜，过高则微血管扩张，促进毒物吸收，过低可导致胃痉挛。当中毒物质不明时，应抽出胃内容物送检。洗胃溶液可选用温开水或0.9%氯化钠溶液。

4. 插胃管时动作要轻柔敏捷，切忌损伤食管或误入气管。

5. 洗胃过程中应严密观察病情变化，如有血性液体流出或出现虚脱现象，应立即停止洗胃。

6. 为幽门梗阻者洗胃宜在饭后4～6小时或睡前进行，应记录胃内潴留量，以了解肠梗阻情况，供临床输液参考。

7. 吞食强酸或强碱等腐蚀性药物，禁忌洗胃，以免造成穿孔。可按医嘱给予物理性对抗剂，如牛奶、豆浆、蛋清（用生蛋清调水至200ml）、米汤等，以保护胃黏膜。

**（四）人工呼吸器使用**

人工呼吸器（the use of artificial respirator）是进行人工呼吸最有效的方法之一，可通过人工或机械装置产生通气，对无呼吸患者进行强迫通气，对通气障碍的患者进行辅助呼吸，以达到增加通气量、改善换气功能、减轻呼吸肌做功的目的。常用于各种原因所致的呼吸停止或呼吸衰竭的抢救及麻醉期间的呼吸管理。

【目的】

1. 纠正由于各种原因引起的严重通气不足，维持和增加机体通气量。

2. 纠正各种原因引起的换气功能障碍，纠正威胁生命的低氧血症。

3. 改善呼吸功能下降患者的呼吸功能。

4. 给予无自主呼吸患者呼吸支持。

【告知】

1. 气管切开的患者会造成损伤，应签署知情同意书。

2. 向清醒的患者和家属介绍人工呼吸器使用的目的、必要性、方法及注意事项，解除恐惧、焦虑心理。

3. 教会神志清醒患者配合，如有不适抬腿示意，克服焦虑、恐惧心理。

4. 指导患者掌握如何配合机器进行呼吸的方法。

【准备】

**1. 护士准备** 衣帽整洁，修剪指甲，洗手、戴口罩。

**2. 患者准备**

(1)使患者仰卧于床上，去枕、头后仰，如有活动的义齿应取下。

(2)解开衣扣、领带及腰带等束缚物。

(3)清除患者上呼吸道的分泌物或呕吐物。

(4)做好充分的告知工作，以取得配合。

**3. 用物准备** 简易呼吸器由呼吸囊、呼吸活瓣、面罩及衔接管组成。人工呼吸机分定压型、定容型、混合型等。另备吸痰装置、吸氧装置、湿化装置及物品、气管切开包或气管插管包等。

**4. 环境准备**　病室整洁、安静、安全、空气清新。

【操作规程】

见表 17-8。

**表 17-8　人工呼吸器使用操作规程**

| 操作流程 | 操作步骤 | 要点说明 |
|---|---|---|
| 核对解释 | • 备齐用物携至床旁，核对患者并解释 | • 消除其焦虑、紧张情绪，减轻不适感 |
| **辅助呼吸** | | |
| ▲ 简易呼吸器（图 17-12） | • 抢救者站于患者头顶处，使患者头后仰，托起患者下颌，扣紧面罩，确保面罩扣紧患者口、鼻部，以防漏气<br>• 有规律地挤压呼吸囊，使气体通过呼吸活瓣进入患者肺部，放松时，肺部气体随呼气活瓣排出<br>• 患者若有自主呼吸，应注意与人工呼吸同步，即患者吸气初顺势挤压呼吸囊，达一定潮气量后完全松开气囊，让患者自行完成呼气动作。一次挤压可有 500～1000ml 空气进入肺内<br>• 挤压频率保持在 16～20 次/分钟 | • 是最简单的借助器械加压的人工呼吸装置，在未行气管插管建立紧急人工气道的情况及辅助呼吸机突然发生故障时使用 |
| ▲ 人工呼吸机 | | |
| 开机准备 | • 检查呼吸机配件是否齐全，检查电源气源设备是否完好。正确安装呼吸机回路，在加温湿化瓶中加入蒸馏水，水温保持在 32～35℃。接上模拟肺<br>• 调节呼吸机各项预置参数 | • 用于危重患者，长期循环、呼吸支持者。根据患者病情、年龄、体重选择呼吸模式、送气方式、调节参数及报警上下限（表 17-9） |
| 检查回路 | • 接通电源，检查呼吸机回路是否漏气、接错。通气是否正常，声光报警系统是否完好 | |
| 连接管道 | • 将面罩盖住患者口鼻后，与呼吸机连接<br>• 气管内插管连接：气管内插管后与呼吸机连接<br>• 气管套管连接：气管切开放置气管套管后与呼吸机连接 | • 此法适用于神志清醒，能合作并间断使用呼吸器的患者<br>• 该法适用于神志不清的患者<br>• 该法适用于较长期使用呼吸机的患者 |
| 密切观察 | • 注意观察患者两侧胸廓运动是否对称，双侧呼吸音是否对称<br>• 观察神志、脉搏、呼吸、血压等变化及患者面色、口唇等缺氧症状是否有改善<br>• 注意呼吸机工作是否正常，有无漏气，各接头连接处有无脱落 | • 机器与患者同步呼吸，提示呼吸机已进入正常运行<br>• 定期进行血气分析和电解质测定 |
| 调节参数 | • 观察各参数是否符合病情需要，根据病情需要调节各参数（表 17-9） | |

续表

| 操作流程 | 操作步骤 | 要点说明 |
| --- | --- | --- |
| 湿化排痰 | • 采用加温湿化器将水加温后产生蒸汽，混进吸入气体，同时起到加温加湿的作用 | • 充分湿化呼吸道，防止患者气道干燥、分泌物堵塞、诱发肺部感染。同时，应鼓励患者咳嗽、深呼吸及采用翻身、拍背，促进痰液排除，必要时吸痰 |
| 预防感染 | • 每日更换呼吸机管道，更换集水瓶、螺纹管及呼吸机过滤装置<br>• 定期进行空气消毒<br>• 严格执行无菌吸痰操作，常规作痰培养 | • 做好呼吸机接口、集水瓶、螺纹管等消毒灭菌工作<br>• 保持空气及病室的清洁 |
| 撤机记录 | • 根据医嘱执行。指征：患者神志清楚，引起呼吸困难的原因解除，缺氧完全纠正，内环境正常；肺功能良好，吸入氧分数（$FiO_2$）＜40%，$PaO_2$ 为100mmHg，呼吸频率＜30次/分钟，血气分析基本正常；心功能良好，循环稳定，无严重心律紊乱发生；无威胁生命的并发症<br>• 核对<br>• 分离面罩或拔出气管内插管<br>• 记录患者的反应、呼吸机参数、时间、效果及特殊处理 | |
| 保养消毒 | • 做好呼吸机的保养与消毒工作 | |

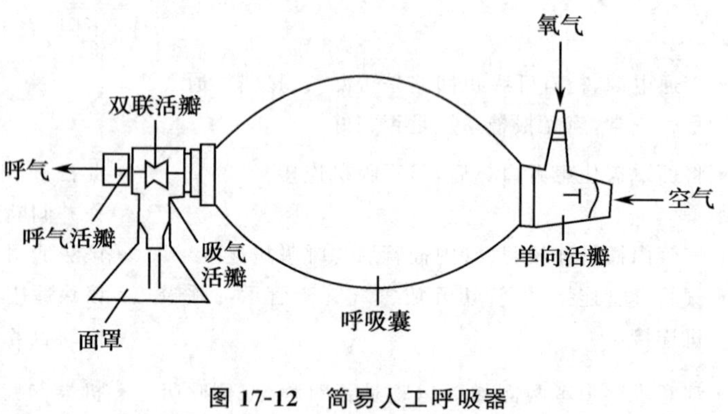


图 17-12 简易人工呼吸器

表 17-9 呼吸机主要参数的设置

| 项目 | 数值 |
| --- | --- |
| 呼吸频率(R) | 10～16次/分钟 |
| 吸/呼比(1/E) | 1∶1.5～2 |
| 每分钟通气量(VE) | 8～10L/min |
| 潮气量(Vr) | 10～15ml/kg |

续表

| 项目 | 数值 |
|---|---|
| 呼气压力(EPAP) | 0.147～1.96kPa(一般应＜2.94kPa) |
| 呼气末正压(PEEP) | 0.49～0.98kPa(渐增) |
| 吸入氧浓度($FiO_2$) | 30%～40%(一般应＜60%) |

【注意事项】

1. 使用简易人工呼吸器时,头颈部与躯干间避免成直角。

2. 妥善固定好气管插管和呼吸机管道(小儿应双重固定),避免导管随呼吸运动上下滑动和意外拔管。

3. 密切观察呼吸机各参数是否符合病情需要,及时发现呼吸机治疗的并发症。通气量适宜:患者安静、呼吸合拍、血压、脉搏正常;通气量不足时,患者可出现烦躁不安、多汗、血压升高、脉搏加速;通气量过度时,患者可出现昏迷、抽搐等碱中毒症状。

4. 加强气道护理:包括定时翻身、拍背、吸痰、湿化;长期使用呼吸机者应定期更换管道、落水杯及湿化器。

5. 注意机器运转状态,及时排除报警。

6. 适时吸痰,保持气道通畅。

7. 经常变换头位,以免颈项强直,体表压伤及咽喉损伤。

8. 每天更换固定带,气管切开患者应定时进行切口换药。

#### (五)心肺复苏

详见急救护理学相关章节。

## 三、危重患者的支持性护理

危重患者病情重而复杂、变化快,随时可能发生生命危险,护士应认真、全面观察病情,掌握病情动态变化。危重患者身体极度虚弱,抵抗力低,护士不仅要注重高技术性的护理,患者的基础生理需要也不容忽视。危重患者的支持性护理是基础护理的重要工作内容,以满足患者的基本生理功能、基本生活需要、舒适安全的需求,预防并发症的发生,促进患者早日康复。

#### (一)严密观察病情变化

监测对抢救患者的生命十分重要,它能及时发现异常情况,为准确、有效的处理提供重要依据。应根据病情密切观察危重患者的监测项目,并及时记录各项生命体征和监测指标。如出现呼吸停止、心搏骤停等异常情况,要立即通知医生,积极配合急救处理,以免贻误抢救时机。

#### (二)保持呼吸道通畅

昏迷患者头应偏向一侧,及时吸痰与清理呕吐物,防止窒息。人工气道患者,每日反复多次进行吸痰、拍背、冲洗人工气道,以改善通气状态,防止继发感染。清醒患者应鼓励定时做深呼吸或轻拍背部,以助分泌物咳出。

#### (三)确保患者安全

对意识丧失、谵妄或昏迷的患者要确保其安全,必要时可使用保护具。牙关紧闭抽搐的患者,可用压舌板裹上数层纱布,放于上下臼齿之间,以免因咀嚼肌痉挛而将舌咬伤;室内光线宜暗，工作人员动作要轻，以免因外界刺激而引起抽搐。

**（四）补充营养及水分**

危重患者机体分解代谢增大，消耗大，需及时补充营养和水分，而多数危重患者食欲不佳，消化功能减退，护士应设法促进患者的食欲，帮助自理缺陷的患者进食，对不能经口进食者，可给予鼻饲或静脉高营养支持；对体液不足的患者（如大量引流液或额外体液丧失），应按医嘱补充足够的水分。

**（五）加强眼、口鼻及皮肤护理**

危重患者眼、口鼻经常存有分泌物，应经常用湿棉球或纱布擦拭，保持清洁。眼睑不能自行闭合的患者，易发生溃疡或并发结膜炎，可涂金霉素眼膏或盖凡士林纱布，以保护角膜。做好口腔护理，促进患者的食欲，对不能经口进食者，应加强口腔护理，防止口腔并发症。注意保持患者皮肤的清洁干燥，防止皮肤发生感染。

**（六）做好排泄护理**

危重患者自理能力差，应协助患者大小便。如发生尿潴留，可采取诱导排尿的方法，以减轻患者的痛苦，必要时导尿。如留置导尿者，要保持引流通畅，防止泌尿系统感染。便秘者可给予缓泻药物或灌肠，大小便失禁者应注意清洗局部皮肤，保持皮肤干燥，预防发生压疮。

**（七）加强引流管护理**

危重患者身上常置有多根引流管，如导尿管、胃肠减压管、伤口引流管等，应防止扭曲、受压、堵塞、脱落，妥善固定，安全放置，保持引流通畅。定期更换与消毒引流管及引流瓶，严格执行无菌技术操作，防止逆向感染。

**（八）保持肢体功能**

病情许可时，可为患者做肢体的被动活动和按摩，以促进血液循环，预防肌肉萎缩、关节僵直、静脉血栓、足下垂等并发症。

**（九）做好心理护理**

危重患者因病情垂危常使患者有濒危的体验，患者的情绪状态可出现恐惧、烦躁、绝望、焦虑及消沉；患者对疾病的认识程度、家属对患者的态度及患者经济状况、文化程度等因素都可影响患者的心态、自我感知状态和合作程度。护士应密切观察患者的心理变化，态度要和蔼、诚恳、富有同情心，举止应沉着、稳重，给患者充分的信赖感和安全感。平时多陪伴患者，鼓励患者表达引起其不安的因素，并表示同情与理解，在进行任何操作前均应向患者做解释，取得患者的配合，并及时向患者解释各种抢救措施的目的及作用。安装人工气道或使用呼吸机者无法言谈，要注意观察患者的视线和表情，也可借助体态语言进行沟通，或准备纸和笔，让患者写出要表达的意思。当疗效不佳时，更应鼓励和安慰患者，以增强其治疗的信心，帮助患者尽快适应环境。

【要点提示】

1. 病情观察既是护理危重患者的前提又是护士的基本功，通过本章的学习，应掌握如何观察患者的病情变化包括一般情况、生命体征、意识状态、瞳孔、检查或治疗、心理状态等。能为危重患者提供支持性护理包括严密的病情观察，保持呼吸道通畅，加强基础护理，使患者身心两方面得到照顾。

2. 通过本章节的学习，要熟悉抢救工作的管理流程，参与制订抢救护理计划；掌握常用急救药品种类及作用，熟悉抢救器械和药品的管理及抢救用物的日常维护。

3. 通过本章节的学习，应能熟练掌握正确实施危重患者的抢救技术，主要包括氧气吸入法、吸痰法、洗胃法、简易人工呼吸器及人工呼吸机的应用。

## 思考题

1. 叙述危重患者病情观察的内容有哪些？
2. 阐述危重患者的支持性护理措施的具体内容。
3. 使用人工呼吸器辅助呼吸的患者的护理应注意什么问题？
4. 何谓洗胃法？常用的洗胃方法有哪些？临床何种情况下需要使用洗胃法？
5. 氧气吸入法是抢救急危重患者的常用技术之一，如果使用不当会产生何种后果？
6. 患者面容和表情不同，请你说说几种典型面容和表情及常见于哪些疾病？
7. 针对呕吐的患者要注意观察什么内容？
8. 徐某，女，30岁，因家庭矛盾夫妻吵架口服大量敌敌畏，服药后2小时被人发现，由120急诊送入院，入院时查体：患者神志不清，双侧瞳孔缩小和高度呼吸抑制。

问题：

(1)护士应用什么方法帮助患者去除毒物？

(2)该患者适宜选用何种洗胃溶液？

(3)洗胃时应注意哪些事项？

(4)该患者呼吸抑制，是否考虑使用人工气道和呼吸机以维持呼吸，挽救生命？

（郑翠红）

# 第十八章　临终关怀

学习目标

1. 正确解释下列概念：临终、临终关怀、濒死、脑死亡。

2. 正确说出临终关怀的组织形式。

3. 正确陈述临终关怀的主要内容及基本原则。

4. 简述对临终患者及丧亲者的心理护理要点。

5. 利用护理模型人正确完成尸体护理的操作，要求步骤正确、连贯，态度严肃认真。

6. 举例说明临终患者的心理变化并制订相应的护理措施。

案例

张某，男，50岁，因食欲缺乏、面色灰暗、进行性消瘦近1个月，在家属陪同下到某医院就诊，经过近一周的检查，确诊为“胰腺癌晚期伴肝转移”，建议保守治疗。

问题：

1. 患者得知病情可能会出现哪些心理反应？
2. 患者的家人和朋友可以提供怎样的帮助？
3. 护士该如何正确帮助患者度过剩余的时间？
4. 护士应如何帮助家属并实施死亡教育？

## 第一节　临终关怀

人生都要经历从生到死的过程。死亡作为一种不可避免的客观存在，是每个人都无法抗拒的命运。临终是人生必然的发展阶段，在人生的最后旅途中最需要的是关爱和帮助。护理人员在临终护理中发挥着重要的作用，所以应掌握相关的理论知识和技能，了解患者身心两方面的反应，帮助临终患者减轻痛苦，提高生存质量，树立正确的死亡观，使他们能正确面对死亡，并能安详、舒适、平静、有尊严地接受死亡，让家属在患者死亡后没有留下任何遗憾和阴影；同时护士需对临终患者家属给予疏导和安慰，以保持其身心健康。

## 一、临终关怀的概念和意义

### （一）临终关怀的概念

**1. 临终** 临终(dying)又称濒死，一般指由于各种疾病或损伤而造成人体主要器官功能趋于衰竭，经积极治疗后仍无生存希望，各种迹象显示生命活动即将终结的状态。

临终是生命的最后阶段，但对于临终的时限，不同的国家有不同的界定标准。美国认为无治疗意义，估计只能存活6个月以内的患者为临终患者。日本以2～6个月存活时间为终末阶段。我国以2～3个月预计寿命为临终状态。

**2. 临终关怀** 临终关怀(hospice care)又称善终服务、终末护理、安宁照顾等。英文原意是“招待所”、“济贫院”、“小旅馆”的意思，随着现代医学模式的改变，临终关怀的内涵发生了改变。目前认为临终关怀是向临终患者及其家属提供包括生理、心理、社会、灵性等全面的医疗与护理照顾。其宗旨是满足临终患者身心的需要，使其能舒适、安详、有尊严地度过人生最后的时期。因此临终关怀不仅是一种服务，而且更是一门以探讨临终患者的生理、心理需求和为临终患者提供全面照料及减轻患者家属精神压力的学科。

临终关怀符合人类追求生命质量的客观要求；是社会文明进步的标志；也是我国卫生保健体系自我完善的社会系统工程。临终关怀把医学对人类所承担的人道主义精神体现得更加圆满。

### （二）临终关怀的意义

**1. 对临终患者的意义** 通过对临终患者实施全面照料，使他们的生命意义得到尊重，疾病症状得到控制，生存质量得到提高，使其在临终时能够无痛苦、安宁、舒适地走完人生的最后旅程。临终关怀符合人类追求高水平生命质量的客观要求。

**2. 对患者家属的意义** 能够减轻患者家属的精神痛苦，帮助他们接受亲人死亡的现实，顺利度过居丧期，尽快适应亲人离去的生活，缩短悲伤过程。同时，还可以使家属的权利和尊严得到保护，获得情感支持，让家属在患者死亡后尽可能地减少遗憾。

**3. 对医学的意义** 临终关怀是以医学人道主义为出发点，是以提高人的生命质量为服务宗旨的医学人道主义精神和生物、心理、社会医学模式的具体体现。开展临终关怀服务是顺应医学模式转变，完善我国卫生保健体系的必然趋势。作为一种新的医疗服务项目，是对现行医疗服务体系的重要补充。

**4. 对社会的意义** 临终关怀是社会文明的标志，它是非物质文化中的信仰、价值观、伦理道德、审美意识、宗教、风俗习惯、社会风气等的集中体现。每个人都希望生的顺利、死的安详，临终关怀正是为让患者尊严、舒适到达人生彼岸而开展的一项社会公益事业。

**5. 对提高职业道德的意义** 医护职业道德的核心内容就是尊重患者生命的尊严，包括生命价值和人格尊严；临终关怀则通过对患者实施人性化护理，用科学的心理关怀方法、高超精湛的临床护理手段，以及姑息、支持疗法等最大限度地帮助患者减轻躯体和精神上的痛苦，提高生命质量，平静地走完生命的最后阶段。医护人员作为具体实施者，充分体现了以提高生命价值和生存质量为服务宗旨的高尚医护职业道德。

## 二、临终关怀的发展

临终关怀的历史，在西方可追溯到中世纪的西欧修道院为重病濒死的朝圣者、旅游者所提供的照护和死亡后的善后处理，在中国可追溯到两千多年前春秋战国时期人们对老者和濒死者的关怀和照顾。

现代意义上的临终关怀运动始于1967年英国桑德斯博士(Saunders C)在伦敦创办的“圣·克里斯多佛临终关怀医院”,被誉为“点燃了临终关怀运动的灯塔”。目前,世界上已有美国、法国、加拿大、澳大利亚、芬兰、日本、以色列和我国等60多个国家开展了临终关怀服务,许多国家还对此开展了理论和实践的研究。我国于1988年7月,在美籍华人黄天中博士的支持和天津医学院崔以泰教授等专家学者的努力下,在天津医学院成立了我国第一个临终关怀研究中心。在积极开展学术研究的同时,着手筹建临终关怀病房,并于1990年10月开始收治患者。之后,中国心理卫生协会临终关怀委员会和临终关怀基金会也相继成立。迄今,我国大陆已有120余家临终关怀研究机构、医院或病房提供临终服务或研究。

## 三、临终关怀的研究内容

作为一门新兴的独立学科,临终关怀以临终患者为特定对象,探讨和研究临终患者及其家属的需求以及如何为他们提供全面护理的实践规律。其研究内容包括:

**1. 临终患者及家属的需求** ①临终患者的需求:包括生理、心理及社会方面的需求;②临终患者家属的需求:包括家属对临终患者的治疗和护理要求、心理要求及为其提供优质的居丧服务等。

**2. 临终患者的全面照护** 包括患者医疗护理、生活护理、心理护理,尤其应注意控制临终患者的疼痛,并给予相应的心理照护。临终关怀的核心是控制疼痛及其他主要的不适症状,如恶心、呕吐、便秘、食欲减退、口腔炎、吞咽困难、焦虑、抑郁、意识障碍、惊厥及呼吸困难等,因为这些不适时刻困扰着患者并使他们产生焦虑甚至恐惧。

**3. 临终患者家属的照护** 主要是为其提供情感支持,包括:①尽可能满足家属照顾患者的需要,鼓励并指导家属参与患者的日常照顾;②多与家属沟通,建立良好的关系,耐心倾听,鼓励家属说出内心的感受,鼓励家属表达情感;③尽可能满足家属自身生理、心理和社会方面的需求。

**4. 死亡教育** 死亡教育是探讨生与死的教学过程,是运用与死亡有关的医学、护理学、心理学及精神、经济、法律、伦理学等知识对人们进行教育,帮助人们树立正确的生死观、生命价值观、生命伦理观,使受教育者更加珍爱生命、欣赏生命、减少盲目的轻生和不必要的死亡,并正确对待和接受死亡。

**5. 临终关怀的模式** 由于东西方文化的不同导致患者对死亡的态度存在着很大差异,这种差异决定了中国的临终关怀项目应具有中国特色。因此,探讨适合我国国情的临终关怀模式和特点,并从社会学角度寻求因地制宜地开展临终关怀的途径成为临终关怀研究的重要内容之一。

**6. 其他** 包括研究临终关怀机构所采用的医疗体系;临床医护人员应遵循的医疗护理原则;临终关怀机构的管理、实施的研究与实践;临终关怀工作人员的构成与培训;临终关怀与其他学科的关系;临终关怀与社会发展的关系等。

## 四、临终关怀的基本原则和组织形式

### (一) 临终关怀的基本原则

临终患者是一个特殊的群体,从事临终关怀的医护人员要遵守临终关怀的基本原则。

**1. 提供照顾为主的原则** 临终关怀是针对各种疾病的末期,治疗无效而生命即将终结者。对于这些患者，已经从过去以治疗为主，转向以全面照顾为主，为他们提供姑息性治疗，控制症状，解除疼痛，消除焦虑和恐惧，给患者提供心理社会方面的支持，使其得到最后的安宁。

**2. 提高生命质量的原则** 随着人们对生命质量认识的提高，对临终患者已从单纯延长生命，转向如何去丰富有限的人生，提高生命质量。让临终患者在有限的时间里，能有清醒的头脑，在可控制的痛苦中，享受关怀，与家人共度温馨生活，感受人生的余晖。临终关怀重视患者生命的质量，充分彰显人类对生命的热爱。

**3. 尊重患者尊严和权利的原则** 临终患者是濒临死亡，但尚未死亡的患者，只要患者没有进入昏迷状态，就仍有思维、意识、情感；仍有个人的尊严及权利。临终关怀强调尊重生命的原则，要求医护人员应注意保持和维护临终患者的尊严及权利，在临终照料中应允许患者保留原有的生活方式，尽量满足患者合理的要求，尊重患者的隐私权利，让患者参与医护方案的制订等。

**4. 注重心理支持的原则** 临终阶段是人生旅途的最后一站，此时患者的心理十分复杂，护理人员应向患者提供良好的心理护理，帮助患者建立起新的心理平衡，减少悲痛，使患者能在生命的最后一刻体现自身的价值和意义，正确看待生与死并能坦然地接受死亡。临终护理的效果与家属的积极配合是密不可分的，注重对家属提供心理支持，可使他们保持健康的心态，在患者临终阶段的心理和精神方面起到别人所不能替代的作用。

### （二）临终关怀的组织形式

当前，世界范围内临终关怀的服务形式呈现多样化、本土化的特点。英国的临终关怀服务以住院照料为主，即注重临终关怀院的发展。美国则以家庭临终关怀服务为主，即开展社区服务。我国正在探索符合我国国情的临终关怀服务方式，从目前发展状况来看，以临终关怀病房的形式较为普遍。

**1. 临终关怀专门机构** 一般都有比较完善的医疗设备，有一定的娱乐设施、病房家庭化设置、人员配备比较齐全，照护技术趋于专业化、规范化，组织管理科学，不隶属于任何护理或其他医疗保健机构，能行使其独立的服务职能，为临终患者提供服务。如桑德斯博士创建的圣·克里斯多佛临终关怀院。

**2. 综合性医院内附设临终关怀病房** 指在有条件的综合性医院、肿瘤医院或老年护理院设置的临终关怀病区或专科病房，配备必要的设施和固定的专业工作人员，专为癌症晚期、疾病终末期及衰老病危的老年人提供临终关怀服务。由于其依附于现有的医院、护理院或其他医疗卫生单位，这些单位的医疗和护理服务功能可能成为其可以利用的资源，成为临终关怀机构服务功能的补充和延伸，成为不断提高临终关怀服务质量的有利条件和保证，是最常见的一种临终关怀服务机构。

**3. 居家照料** 晚期患者在家中由家属提供基本的日常照料，由家庭临终关怀机构向晚期患者及家属提供其所需的各种临终关怀专业服务，医护人员根据患者的病情每日或每周进行数次访视，并提供临终照料。在医护人员的指导下，由患者家属进行基本的日常照料，居家照顾患者，可使他们感受到亲人的关心和体贴，从而减轻生理和心理上的痛苦，最后安宁、舒适地离开人间。这类机构通常以社区为基础，以家庭为单位开展临终关怀服务工作。

**4. 癌症患者俱乐部** 这是一个具有临终关怀性质的群众自发组织，而不是医疗机构。其宗旨是促进癌症患者互相关怀、互相帮助，愉快地度过生命的最后历程。

**知识链接**

**生命数量与生命质量**

生命数量代表着人类生命量的范畴，表示个体生存时间的长度。生命质量包括两个方面：第一是基本质量，指个体的身心和智力状态；第二是相对质量，即生命与他人和社会相互作用的道德意义状态。WHO给生命质量的定义为：不同文化和价值体系中的个人对于他们的目标、期望、标准及所关心的事情有关的生存状况的体验。

生命数量和生命质量相互联系、相互制约，是人类生存的两个方面。前者是后者的基础，只有具备一定的生命数量，才可能谈及生命质量。追求最大的生存时间和最高的生命质量是人类的最终目的，因此，生命的质量与数量是统一的。

来源：林亚君.对生命质量与生命数量内涵的探讨.中华护理杂志，2002，37(4)：291-292.

# 第二节 临终护理

## 一、临终患者的身心护理

### (一) 临终患者的生理变化及护理

**1. 临终患者的生理变化**

(1)循环系统改变：表现为脉搏细速、不规则，逐渐变弱而消失，心音低弱，血压下降甚至测不出，皮肤苍白、湿冷，口唇、指甲呈灰白或青紫色，四肢发绀。

(2)呼吸系统改变：表现为呼吸表浅，急促或呼吸变慢而费力、张口呼吸及潮式呼吸等呼吸困难症状，因无力咳嗽，分泌物堆积，出现痰鸣音及鼾声呼吸。

(3)消化道与泌尿系统改变：表现为食欲缺乏、呃逆、恶心、呕吐、腹胀、口干、严重者出现脱水，还可发生大小便失禁、便秘或尿潴留等症状。

(4)肌肉张力改变：表现为肌肉失去张力，全身软弱无力，不能进行自主活动，无法维持舒适体位，患者吞咽困难，大小便失禁。

(5)面容、感知觉改变：面部外观改变呈希氏面容，即面部消瘦、呈浅灰色、眼眶凹陷、下颌下垂、嘴微张、双眼半睁、目光呆滞。感知觉改变表现为视觉逐渐减退，由视觉模糊发展到只有光感；听觉是最后消失的感觉。临终患者常常存在不同程度的疼痛症状，表现为烦躁不安，血压及心率改变，呼吸变慢或变快，瞳孔放大、疼痛面容如眉头紧锁等。

(6)神经系统的改变：语言逐渐困难、混乱；若病变未侵犯中枢神经系统，患者可始终保持神志清醒，病灶在颅内，则很快出现意识改变，表现出意识模糊、嗜睡、昏睡或昏迷。

**2. 临终患者生理反应的护理**

(1)改善循环和呼吸功能：密切观察体温、脉搏、呼吸及血压变化。当桡动脉脉搏测不到时，可测颈动脉、股动脉或听心音。观察四肢颜色及温度变化，注意保温，必要时采用热水袋保暖。呼吸困难者可给予氧气吸入，病情允许时可采取半坐卧位或抬高床头；神志不清者，采取侧卧或仰卧位头偏向一侧，以利于呼吸道分泌物引流，必要时吸痰，保持呼吸道通畅；张口呼吸者可用液状石蜡润滑口唇，并用湿纱布盖于口部，以湿润呼吸道。

(2)控制疼痛：应观察疼痛的性质、部位、持续的时间，帮助患者选择最有效的止痛方法，某些非药物控制方法有一定的镇痛效果，如松弛术、音乐疗法、催眠疗法、外周神经阻断术、针灸疗法等。若为晚期肿瘤疼痛患者，目前 WHO 建议应用三阶梯疗法控制疼痛。护士采用同情、安慰、鼓励方法与患者交谈沟通，稳定情绪，并适当引导使其注意力转移以减轻疼痛。

(3)改善营养状况：为提高患者生活质量，护士应了解患者的饮食习惯，尽量满足患者最后的饮食要求，注意食物的色、香、味，适量喂食喂水，少食多餐，以减轻恶心，增进食欲。必要时鼻饲或采用完全胃肠外营养，保证患者营养的供给。

(4)做好基础护理：每日进行口腔护理 2～3 次，有活动义齿者感到不适时应取出，口唇干裂者涂液状石蜡。大小便失禁者应及时擦洗干净，保持会阴部皮肤清洁干燥，必要时留置导尿管。维持舒适的体位，勤翻身，勤按摩，保持床单位清洁、干燥和平整，以防压疮的发生。

(5)减轻感知觉改变的影响：可提供单独病室，环境安静，光照适宜，以增加安全感。如患者双眼半睁，应用手轻轻将其眼睑闭合，定时涂眼膏，并用 0.9%氯化钠溶液纱布覆盖，预防角膜感染与干燥。当神志清醒患者视力丧失时，应用语言和触觉与患者保持联系，以协助定位。听力往往最后消失，护理中应避免在患者周围窃窃私语，以免增加患者的焦虑，不可在床旁讨论病情，避免不良刺激，护士说话应清晰，语气柔和，可配合触摸患者的非语言交流方式，使患者感到即使在生命的最后时刻，也并不孤独。

### (二) 临终患者的心理变化及护理

**1. 临终患者的心理变化** 临终患者的心理反应是十分复杂的。美国医学博士伊丽莎白·库勒·罗斯(Dr. Elisabeth Kubler. Ross)曾经和数百位临终前期患者谈过话，罗斯通过观察提出临终患者通常经历五个心理反应阶段，即否认期、愤怒期、协议期、忧郁期和接受期。

(1)否认期：当患者听到自己患不治之症，即将面临死亡时，常会说“不，可能搞错了，不是我。”几乎所有患不治之症的患者都有短暂的否认期，以降低不良刺激的影响，有更多的时间来调整自我。他们会迫切求医，抱着侥幸的心态，希望是误诊。这些反应是一种心理防卫机制，它可减少不良信息对患者的刺激，以使患者躲避现实的压迫感，有较多的时间来调整自己面对死亡。其时间长短因人而异，大部分患者能很快停止否认，但有些人甚至会持续否认至死亡。

(2)愤怒期：当病情趋于加重，否认难以维持，患者常表现为生气与激怒，会愤怒地想：“为什么是我，这多么不公平！”因此经常抱怨、挑剔甚至斥责家属和医护人员。处于此期的患者充满怨恨与嫉妒的心理，往往将愤怒的情绪向家属、亲友、医护人员等接近他的人发泄，或对医院的制度、治疗等方面表示不满，变得难以接近或不合作。

(3)协议期：愤怒的心理消失后，患者开始接受自己患有不治之症的事实。为了延长生命，有些患者许愿或做善事，希望能扭转死亡的命运；有些人则对过去做的错事表示悔恨，变得很和善。此期患者对自己的病情抱有希望，愿意努力配合治疗，以换取生命的延续。

(4)忧郁期：随着病情的进展，患者清楚地看到自己正接近死亡，任何努力都无济于事，因而表现出明显的忧郁和深深地悲哀，产生很强的失落感，出现悲哀、退缩、情绪低落、沉默、哭泣等反应，甚至有轻生的念头。此时有的患者开始交代后事或请求会见亲朋好友，喜欢由自己喜爱的人陪伴照顾。

(5)接受期:此时患者经过一切的努力、挣扎之后,对死亡已有所准备,恐惧、焦虑、悲哀也许都已消失,患者变得很平静,情感减退,对外界反应冷漠,有的进入嗜睡状态,静等死亡的来临。

以上五个阶段不应视为临终患者一成不变的固定模式,每个患者因情况不同在次序和程度上会有所差异。每个人不一定都会依次经历这五个阶段,因人而异,有的会交错出现,有的会缺失,各个阶段持续时间也不一样。临终患者的心理变化十分复杂,需认真细致地观察。

**2. 临终患者心理反应的护理**

(1)否认期护理:护士与患者之间应坦诚沟通,但不要直接揭穿患者的防卫机制。应根据患者对其病情的认识程度进行沟通,坦诚温和地回应患者对病情的询问,注意与其他医护人员及家属保持口径一致,耐心倾听患者的诉说,维持患者适当的希望,顺势诱导,给予关心和支持,并经常陪伴患者,使他安心并感受到护士的关怀。

(2)愤怒期护理:护士应切记患者的愤怒是发自内心的恐惧与绝望,不宜回避。面对患者的不礼貌行为应忍让克制,同时做好家属的工作,要尽量让患者表达其愤怒,以宣泄内心的不快,充分理解患者的痛苦,加以安慰和疏导,多陪伴患者,并注意保持其自尊心。

(3)协议期护理:此期的心理反应对患者是有利的,因为他能配合治疗并试图延长生命。护士应主动关心患者,鼓励其说出内心的感受,尊重他们的信仰,尽可能满足他们提出的各种要求。使患者更好地配合治疗,以减轻痛苦,控制症状。

(4)忧郁期护理:护士应给予同情和照顾,允许家属陪伴,允许患者表达其失落、悲哀的情绪,给予精神支持,尽可能满足患者需要,并加强安全保护,防止患者自杀。

(5)接受期护理:护士应提供舒适、安静的环境,不要过多打扰患者,不要勉强患者与他人交谈,尊重其选择,继续陪伴患者,保持与患者的沟通,加强生活护理,让其安详、平静地离开人世。

## 二、临终患者家属的护理

临终关怀实质是一种立体化、全方位的社会性卫生服务,其中对临终患者家属的关怀是临终关怀的重要组成部分,临终患者家属也经历着痛苦的感情折磨,也需要护士的安抚和关怀。因此,对临终患者家属给予心理安抚与护理,鼓励他们战胜心理危机,促进其心理的健康发展,是护士的职责之一。

### (一)临终患者家属的心理反应

患者的临终过程也是其家属心理应激的过程,临终患者常给家庭带来生理、心理、社会等压力。医生总是先将患者临近死亡的预测告诉家属,当家属获知患者患有绝症或病情已到无法医治时,家属首先要承受精神上的打击,会表现不理解、不知所措和惶恐等,他们在感情上难以接受即将失去亲人的现实,继而出现难以抑制的悲痛心理,在行动上表现为四处求医以求得奇迹出现,延长亲人的寿命。当看到亲人死亡不可避免时,他们的心情十分沉重、苦恼、烦躁不安,产生愤怒、无助及怨恨自己的情绪。临终患者家庭可出现以下改变:

**1. 个人需要的推迟或放弃** 一人生病,牵动全家,尤其是面对临终患者,更会造成经济状况的改变、平静生活的失调、精神支柱的坍塌。家庭成员在考虑整个家庭的状况后,会对自我角色与职责的扮演进行调整，如放弃升学、就业机会，延迟婚礼等。

**2. 家庭中角色与职位的调整与再适应** 家庭重新调整有关成员的角色，如慈母兼严父、长姐如母、长兄如父，以保持家庭的稳定，维系家庭的完整性。

**3. 压力增加，社会交往减少** 照护临终患者期间，家属因精神的哀伤，体力、财力的消耗，而感到自身疲惫不堪，正常的工作与生活秩序被打乱，长期照料患者减少了与亲友、同志间的社会互动。尤其是我国有着与西方国家不同的文化背景、风俗习惯、伦理道德观念等，常常倾向于对患者隐瞒病情，避免其知晓后产生不良后果而加速病情的发展，因此，家属要压抑自我的哀伤，又要隐瞒患者的病情，更加重了患者家属的身心压力。

**(二) 临终患者家属的护理**

**1. 满足家属照顾患者的需要**

(1)适当为家属提供与患者单独相处的时间与环境。

(2)安排家属同患者的主管医生会谈，使他们正确了解患者的病情进展及预后。

(3)与家属共同讨论患者的身心变化并制订相应的护理计划。

**2. 鼓励家属表达情感**

(1)要与家属积极沟通，建立良好的关系，取得家属信任。

(2)倾听家属表达自己的情感，与家属会谈时提供安静、隐私的环境，鼓励家属说出内心感受和遇到的困难。

(3)积极解释临终患者生理、心理变化的原因，减少家属的疑虑。

**3. 指导家属对患者进行生活照顾** 指导、解释、示范有关的护理技术，允许他们为患者做适当的护理，使家属在照料亲人的过程中获得心理慰藉。

**4. 协助维持家庭的完整性**

(1)劝说家属在患者面前控制悲伤的情绪。

(2)协助家属在医院安排日常的家庭活动，如共进晚餐、看电视、下棋等。以增进患者的心理调适，保持家庭完整性。

**5. 满足家属本身生理、心理和社会方面的需要**

(1)体贴关心家属，帮助其安排陪伴期间的生活，尽量解决实际困难。

(2)调动患者的社会关系，如亲朋好友、单位领导、同事等关心家属，为家属分忧并解决他们的具体困难。

## 第三节 死亡教育

### 一、死亡教育的含义

**(一) 死亡教育发展概况**

美国是开办死亡教育大学课程最早的国家之一。美国人埃里欧特(T. S. Elliot)于1955年提出了死亡教育与性教育同等重要的观点，并于1959年在美国南加州大学医学院开设全美首个“死亡学”课程。美国的死亡教育大致可分为3个发展阶段，即1928～1957年的探索期，1958～1967年的发展期，1968～1977年的普及期。美国从1960年开始将死亡教育列为学校教育中的必修课程，从幼儿园、小学、中学、大学以及医院、社会服务机构等都开设死亡教育课程，并受到政府的重视。

美国的“死亡学”和“死亡教育”相关研究在世界范围内产生了巨大而深远的影响，法国、英国、德国、荷兰等许多发达国家的大、中、小学都相继开设了“死亡教育”课程，并通过相关研究在死亡教育领域取得了许多进展。

与西方发达国家相比，中国的死亡教育起步较晚但发展迅速。在中国，现代死亡教育从20世纪80年代开始兴起。1988年7月天津医学院成立了国内首家临终关怀研究机构，并于1996年在昆明召开了以死亡教育为主题的全国性学术会议。此后许多关于死亡学、死亡教育的著作、论文、译著相继问世。国内一些大学也相继开设了死亡教育课程或专题讲座，许多高等医学院校的伦理学课程中都加入了有关安乐死和死亡道德部分。中华医学会医学伦理专业委员会和中国心理卫生协会临终关怀专业委员会都十分重视开展死亡教育工作。多家知名国家级学术期刊分别发表了大量关于死亡问题的文章。这些工作为开展死亡教育教学和研究工作奠定了扎实的理论和实践基础。

**(二) 死亡教育含义**

以死亡学的理论为指导，帮助人们了解死亡，了解生命的教育过程称为死亡教育，死亡教育是“全人教育”、“生命教育”，是有关死亡知识社会化和大众化的过程。不同专家对于死亡教育的定义有不同论述。

列温顿(Leviton)在《死亡教育》杂志上将死亡教育定义为：“向社会大众传达与死亡相关的知识，并使人们在态度和行为上有所转变的一种持续的过程。”

沃斯(Wass)等人则认为：“狭义的死亡教育是指把教授死亡课程作为正式的教学活动，包括教学目标、课程内容、教学方法以及教学评价的教育体系和完整的教育实施过程。广义的死亡教育除了指正式教学之外，还涵盖着非正式的、自然的、偶发的、定期的、不定期的和非直接的与死亡相关的教学活动。”

**(三) 死亡观**

法国启蒙思想家霍尔巴赫在《自然的体系》一书中指出：“死亡就是停止思维和感觉，停止享乐和受苦。”德国哲学家马丁·海德格尔(Martin Heidegger)认为：“死亡是人生的自然终点，人应该怀着敬畏的心情面对自己的死亡。”海德格尔认为死是生的本质意义，只有死亡才能彰显生命的意义。人是因为有死的可能及必然才使生活更有意义，更珍惜生活和生命。

在我国不同的学派对此有不同的理论观点。儒家的死亡观：①死亡是对生命的否定；②死亡是人生价值的最终评定；③重视丧葬和祭祀，儒家讲究以孝治天下，尽孝不仅是对父母生前赡养和尊重，还包含对父母死后丧葬和祭祀。道家的死亡观则认为生死是一个整体：①人的生死是气的聚散循环过程，生命过程是生死交替的过程，死亡对每个人而言都是平等的，无论富贵贫贱都会走向死亡；②死亡是自然之事，人不应该畏惧死亡，应该平静地面对死亡，生时应该珍惜生命，死时要从容面对，更应视死如归。

## 二、死亡态度的类型

临近死亡时，临终患者对待生死问题往往会出现矛盾心理，即在要求加速死亡的同时，还表现出强烈的求生欲望，为此，临终患者对待死亡的态度，大致可分为以下几种类型：

**1. 乐观开朗型**　认为既然死是必然的、不可避免的结局，自己整天沉浸在死亡的恐惧中是十分愚蠢的。人生不是以活着的时间长短论好坏，而是以生命质量论高低。快乐地过一天比烦恼地过一年更有意义。

**2. 寻求解脱型** 能够认识到死亡迟早会降临，死亡的痛苦要小于生活中的苦难，因此能平静地面对死亡，甚至会主动选择结束生命。

**3. 顺从接受型** 患者认为死亡不是一种痛苦，更不是人生悲剧。因此，常常能以明智而平和的心态迎接死亡到来，平静地告别人世。

**4. 悲观恐惧型** 极其害怕死亡，害怕死亡会夺走他们的生命，夺走他们美好的生活，是一种悲观、无可奈何对待死亡的态度。

**5. 死亡逃避型** 死亡逃避是指人们尽可能地回避与死亡相关的事物，以及可引发死亡恐惧的象征物，尽量不去想死亡及讨论死亡。

## 三、死亡教育的意义

**1. 有利于确立正确的人生观和价值观** 人生观是对人生目的、意义和道路的根本看法和态度。人生观包括幸福观、苦乐观、生死观、荣辱观、恋爱观等。生死观的形成和发展对人生观的确立具有重大影响，死亡教育是死亡观确立的重要影响因素。死亡教育是将死亡与濒死，以及与生命相关知识传递给个体及社会的教育过程。死亡教育表面上是在讨论死亡，但实质是在探讨人生，阐述生命的意义，死亡教育的本质是建立唯物主义全新生命观。

**2. 有利于促进人类文明，提高社会整体素质** 死亡教育是提高生命质量的重要组成部分，提高生命质量是人类改善自身生存环境的客观条件，有助于促进人类社会文明进步。死亡文明具有三个环节：文明终——临终抢救的科学和适度；文明死——从容、尊严地接受死亡现实；文明葬——丧葬的文明化改革。

文明死是死亡文明的核心环节，由于精神文明发展的滞后性，使得目前社会上对于死亡的认识还比较落后和愚昧，只有加强健康的生死观和死亡文明教育，充分发挥伦理学、心理学、社会学等学科在死亡教育中的作用，才能促进社会形成崇尚科学、崇尚文明的新风尚，推动人类社会文明的进步。

**3. 有利于提高社会成员生活质量** 死亡教育可以引导人们对死亡本质做深层次的思考，进而追寻人生意义和探寻内心深层次的精神世界，开展死亡教育还可以使人们正确地认识死亡和濒死，珍惜生命，乐观对待人生，使人生更加充实、有意义。

**4. 有利于临终关怀工作开展和普及**

(1)可以减轻临终患者的恐惧和焦虑。

(2)有利于帮助患者平静地接受死亡。

(3)可以使死者家属得到安慰。

(4)有利于提高临终关怀工作人员的整体素质。

## 四、死亡教育的内容

死亡学是由多学科组成的交叉学科，内容包括一切涉及濒死与死亡领域的知识和问题。死亡教育内容相当广泛，凡是哲学、宗教、伦理学、心理学、社会学、人类学、医学、生物学、经济学、法学、文学艺术等学科所探讨的有关死亡问题，都是死亡教育内容。

死亡教育所涉及的具体内容，不同专家有不同论述。

雅博(yaboo)认为死亡教育应包括死亡定义、原因和阶段、社会学关于死亡的定义、有关死亡文化的观点、死亡的社会资源、生命周期、葬礼仪式和选择、哀悼、尸体处理方式、器官移植与捐赠、自杀和自毁行为、对亲人和朋友的吊唁、宗教对死亡的解释、法律和经济对死亡的解释、了解濒死亲友的需要、死亡准备及安乐死等。

中国台湾地区一些学者认为死亡教育应包括生命探讨和对死亡认识两个基本方面。死亡教育的重点应放在对生命意义的阐述上，而不是将重点放在熟悉死亡后处理程序上，倡导生命教育，让受教育者学会珍惜生命、热爱生命。

## 五、死亡教育的对象与方法

### （一）死亡教育对象

医护人员是人类与死亡作斗争的重要群体之一，医护人员的职业宗旨就是防治疾病、促进健康、恢复健康、减少痛苦、减少死亡。因此，医护人员是开展死亡教育的主体；临终患者及家属是死亡教育的主要对象，通过死亡教育，可以降低对死亡的恐惧，最终接受死亡现实，家属不会因患者去世而过度悲伤，能够平稳度过居丧期；在校学生尤其是医学院校的学生是进行死亡教育的重点对象，在这个群体开展死亡教育，对提高全社会死亡教育效果具有重要意义；向社区居民开展死亡教育，是提高全民死亡教育水平的基础。由于社区居民社会阶层、社会背景、教育背景、经济状况的差异性，使得死亡教育复杂性增加、难度加大，根据不同社区、不同人群开展不同类型不同形式的死亡教育，是提高全社会死亡教育水平的关键。

### （二）死亡教育方式

在学校开设死亡教育课程是死亡教育的基本方式。学校进行死亡教育应该与生命教育有机结合，应强调教学过程中认知、情感、技能等各方面的目标实现；民间社会团体和学术组织开展死亡教育活动，是死亡教育的有效方式。其中健康者死亡教育组织以日本的“生与死思考协会”最具代表性。而临终患者固定型死亡教育组织则以英国圣克里斯多佛临终关怀院为代表。该类组织目的在于使临终患者在生命的最后阶段得到很好的心身照护。目前在全社会范围内开展死亡教育已成趋势，国家政府部门应制订政策，建立死亡教育管理机构和宣传机构，为推行死亡教育提供人力、物力、资金等方面支持。社会舆论导向是实施死亡教育的关键，应充分利用大众媒体广泛宣传实施死亡教育的必要性、重要性、迫切性，出版有关死亡教育专著，建立死亡教育基地。死亡教育工作者应充分利用广播、电视、报纸、杂志等各种传媒，利用学校、团体等各种形式进行广泛的宣传教育。

**知识链接**

**安 乐 死**

安乐死一词来源于希腊文，原意是“无痛苦地死亡、幸福地死亡”、“安然去世”。安乐死一般是指那些有不治之症的患者在危重濒死状态，由于精神和躯体的极端痛苦，在患者或亲友的强烈要求下，经医生认可，停止无望救治或用人为的方法帮助患者无痛苦的度过死亡阶段。安乐死分为主动安乐死和被动安乐死。主动安乐死是由医务人员或其他人员采取某种措施，如口服或注射致命的药物等方法，主动结束患者的痛苦或加速患者的死亡进程。被动安乐死是指停止对患者采取的一切治疗措施，如停止用药和撤除维持生命的一切医疗器械，使其自然死亡。

安乐死问题在国内外一直是一个争论比较大的问题，它涉及社会经济、文化背景、政治、经济、法律、科技发展及风俗习惯等各方面的问题。所以，在医学界对安乐死问题仍然是褒贬不一。目前国内外支持安乐死的人已经越来越多，安乐死已引起人们的广泛关注。安乐死无论是在国内，还是在国外，都面临着短期内很难解决的问题。一是死亡究竟何时发生，客观上缺乏明确的标准，主观上也很难以判断；二是如果患者同意安乐死，那么由谁来执行；三是安乐死涉及医学、哲学，并牵涉到社会舆论，关系到患者、家属和医生等，没有一定的法律程序、社会基础，在短期内是很难实施的。目前荷兰是世界上唯一通过安乐死法案的国家。

来源：张新平，郑凤莉《基础护理技术》(修订版) 科学出版社

## 第四节 濒死与死亡

### 一、濒死和死亡的定义

濒死(dying)又称临终，一般指由于各种疾病或损伤而造成人体主要器官功能趋于衰竭，经积极治疗后仍无生存希望，各种迹象显示生命活动即将终结的状态。濒死是生命活动的最后阶段。

死亡(death)是生命活动不可逆的终止，是人的本质特征的永久消失，是机体完整性的破坏和新陈代谢的永久停止。

### 二、死亡的标准

1951 年美国《Black 法律词典》对死亡的定义是："生命之终结，在于血液循环完全停止，呼吸、脉搏停止之时。"基于这种传统的死亡概念，生物医学模式下的死亡标准是指心肺死亡。即临床患者呼吸、心跳停止，瞳孔散大而固定，所有反射均消失，心电波平直，即可宣布临床死亡。随着医学科学的发展，对自身心肺功能停止的患者，还可以依靠机器维持。然而当大脑出现不可逆的破坏即脑死亡时，则提示人的生命已经结束。目前医学界逐渐开始主张以脑死亡作为死亡的诊断依据。

脑死亡(brain death)即全脑死亡，包括大脑、中脑、小脑和脑干的不可逆死亡。其诊断基本沿用 1968 年美国哈佛大学医学院死亡定义审查特别委员会提出的四条标准：①不可逆的深度昏迷；②自发呼吸停止；③脑干反射消失；④脑电波消失。上述标准 24 小时反复复查无改变，并排除体温过低(低于 32.2℃)及大量服用中枢神经系统抑制剂的影响，即可做出脑死亡的诊断。中华医学会也于 20 世纪 90 年代提出了脑死亡的判断标准，一般以枕骨大孔以上全脑死亡作为脑死亡的标准，脑死亡应该符合以下六个标准：①自主呼吸停止，需要不停地进行人工呼吸；②不可逆性深昏迷；③脑干神经反射消失；④脑电图呈平直线；⑤脑血液循环完全停止；⑥脑死亡的诊断标准必须持续 12 小时以上。

### 三、死亡过程的分期

死亡不是生命的骤然结束，而是一个逐渐进展的过程，一般分为三个阶段，即濒死期、临床死亡期、生物学死亡期。

#### (一) 濒死期

濒死期是死亡过程的开始阶段。此时机体各系统的功能严重紊乱，中枢神经系统脑干以上功能处于抑制状态，表现为意识模糊或丧失，呼吸、循环衰竭，代谢紊乱，机体各系统功能严重障碍。濒死期的持续时间可随患者机体状况及死亡原因而异，年轻强壮者、慢性病患者较年老体弱者及急性病患者濒死期长。此期生命处于可逆阶段，若得到及时有效地抢救治疗，生命仍可复苏；反之，则进入临床死亡期。猝死、严重的颅脑损伤等患者可直接进入临床死亡期。

#### (二) 临床死亡期

临床死亡期是死亡过程的延续。此期延髓处于深度抑制状态，主要表现为心跳、呼吸停止，各种反射消失。此期各种组织细胞仍有微弱的代谢活动，持续时间极短，但在特殊情况下如低温，尤其是头部降温脑耗氧量降低时此期则可延长。此外，因触电、溺水、大出血等原因死亡的患者，在此期各重要器官的代谢活动尚未停止，若能及时采取积极有效的急救措施仍有复苏的可能。

#### (三) 生物学死亡期

生物学死亡期是死亡过程的最后阶段。此期，从大脑皮质开始，整个神经系统以及各器官的新陈代谢相继停止，并出现不可逆的变化，整个机体已不能复活。随着生物学死亡期的进展，相继出现尸冷、尸斑、尸僵、尸体腐败等现象。

**1. 尸冷** 是指死亡后体温丧失，是死亡后最先发生的改变。死亡后，机体产热停止，散热继续，尸体温度会逐渐下降，一般死后10小时内尸温下降速度约为每小时1℃，10小时后为0.5℃，大约24小时左右与环境温度相同。

**2. 尸斑** 是指尸体皮肤出现暗红色斑块或条纹。死亡后血液循环停止，由于地心引力的缘故，血液向身体最低部位坠积而形成尸斑。一般死亡后2～4小时出现尸斑。

**3. 尸僵** 是指尸体出现肌肉僵硬，关节固定现象。由于ATP酶缺乏，肌肉收缩而使尸体变硬。一般于死后1～3小时出现在下颌部，4～6小时扩延至全身，12～16小时达到最大僵硬程度，24小时后尸僵开始减弱，肌肉逐渐变软，称为尸僵缓解。

**4. 尸体腐败** 是指死亡后机体组织的蛋白质、脂肪、碳水化合物因腐败细菌的作用而分解的过程。一般在死亡后24小时出现。患者生前存在于口腔、呼吸道、消化道的各种细菌，可在死亡后侵入血管和淋巴管，并在尸体内大量生长繁殖，体外细菌也可侵入繁殖，尸体成为腐败细菌生长繁殖的场所。尸体腐败常见的表现有尸臭、尸绿现象。尸臭是肠道内有机物分解的腐败气体从口、鼻、肛门溢出产生的气味。尸绿是尸体腐败时出现的色斑，一般死亡后24小时先在下腹部出现，逐渐扩展至全身。

## 第五节 死亡后的护理

生命是神圣的，生老病死是人类自然发展的客观规律，尽管科学技术的发展可以延长人的生命，但终究都无法避免死亡。死亡是人生旅途的终点。

## 一、尸体护理

尸体护理是对临终患者整体护理的继续和最后的步骤，是临终关怀的重要内容。做好尸体护理目的是使死者整洁，姿势良好，易于辨认，这不仅是对死者人格的尊重，而且有利于家属心灵上的安慰，体现了人道主义精神。

【目的】

1. 使尸体清洁，维持良好的尸体外观，易于辨认。

2. 使家属得到安慰，减轻悲痛。

【告知】

1. 请家属暂离病房，若家属不在现场，应通知尽快来院探望遗体。

2. 告知家属配合尸体护理的注意事项及禁忌的问题。

3. 清点患者遗物交返家属。

4. 询问死者家属是否有其他特殊需求，以尽可能满足。

【准备】

**1. 护士准备** 衣帽整洁，洗手、戴口罩，态度严肃认真。

**2. 用物准备** 治疗盘内备衣裤、尸体识别卡3张（表18-1）、血管钳、不脱脂棉花、绷带、剪刀、头梳。有伤口者需备换药敷料，按需准备擦洗用物，必要时备隔离衣和手套。

**表18-1 尸体识别卡表**

| | | | |
|---|---|---|---|
| 姓名________ | 住院号________ | 年龄________ | 性别________ |
| 病区________ | 床　号________ | 籍贯________ | 诊断________ |
| 地址________________________ | | | |
| 死亡时间____年___月___日___时___分 | | | |
| | | | 护士签名________ |
| | | | ________________医院 |

**3. 环境准备** 安排单独房间或用床旁拉帘、屏风遮挡。

【操作规程】

见表18-2。

**表18-2 尸体护理操作规程**

| 操作流程 | 操作步骤 | 要点说明 |
|---|---|---|
| 备齐用物 | • 洗手、戴口罩，填写尸体识别卡，备齐用物携至床旁，用屏风遮挡 | • 物品准备齐全，可减少多次进出病房而引起家属的不安，屏风遮挡，维护死者的隐私及尽量减少影响病室其他患者的情绪 |
| 劝慰家属 | • 劝慰家属节哀保重，让其暂离病室 | • 若家属不在，应尽快通知家属来院探望遗体 |
| 撤去治疗 | • 拔除气管内管，移除呼吸机、除颤器等抢救仪器，去除尸体身上的各种导管 | |

续表

| 操作流程 | 操作步骤 | 要点说明 |
|---|---|---|
| 安置患者 | • 将床放平，使尸体仰卧，头下置一枕头，双臂放于身体两侧，用大单遮盖尸体 | • 仰卧、垫枕可防止面部淤血变色 |
| 整理遗容 | • 清洁面部，协助闭上眼睑。如有义齿代为装上，口不能闭合者，轻揉下颌或用四头带托住 | • 装上义齿可避免脸型改变，使脸部稍显丰满，口、眼闭合维持尸体外观，符合习俗 |
| 填塞孔道 | • 用血管钳将棉花塞于口、鼻、耳、肛门、阴道等孔道 | • 防止体液外流，注意棉花勿外露 |
| 清洁全身 | • 脱去衣裤，依次擦洗上肢、胸、腹、背、臀及下肢，更衣梳发。如有胶布痕迹用松节油擦净。有伤口者更换敷料，如有引流管者应拔出后缝合伤口或用蝶形胶布封闭并包扎 | • 保持尸体清洁，无渗液，维持良好的尸体外观 |
| 包裹尸体 | • 系一尸体识别卡在死者的手腕部，撤去大单，用尸单包裹尸体；先将尸单下端遮盖双脚，再将左右两边整齐的包好，最后将尸单上端遮盖头部；在胸部、腰部、踝部用绷带固定，系第二张尸体识别卡在胸前尸单上 | • 便于尸体运送及识别 |
| 运送尸体 | • 将尸体送太平间，置于停尸屉内，将第三张尸体识别卡插于停尸屉外 | • 避免尸体辨认错误 |
| 终末消毒 | • 清洁、消毒死者用过的一切物品，病床单位的处理与出院患者的处理相同 | • 如死者为传染患者，应按传染病人的终末消毒处理 |
| 整理病历 | • 填写死亡通知单，并在当日体温单 40～42℃之间用红笔纵写死亡时间，按出院手续办理结账；有关医疗文件的处理方法同出院患者 | • 停止一切药物、治疗、饮食等 |
| 清点遗物 | • 清理患者遗物交给家属 | • 若家属不在，应由两人共同清点，将物品列出清单交护士长保管 |

【注意事项】

1. 医生开出死亡通知，并征得到家属许可后，护士方可进行尸体护理。

2. 患者死亡后应及时进行尸体护理，以防尸体僵硬。

3. 操作中态度严肃，尊重死者，注意维护尸体的隐私权。

4. 非传染病患者的床单位按一般出院患者方法处理；传染病患者则要求进行终末消毒处理。

## 二、丧亲者的护理

丧亲者即死者家属（主要指失去父母、配偶、子女等直系亲属）失去亲人，是一个重大的生活事件，直接影响丧亲者的身心健康。因此，对丧亲者做好护理工作是十分重要的。

### （一）丧亲者的心理反应

丧亲者的心理特征主要表现为悲伤。根据学者派可斯（Parkes）的观点，可分为四个阶段。

**1. 震惊与麻木阶段**　这是丧失亲人后的第一个反应，无论死者的病程长短都会经历此过程。病程较短或突发意外死亡，震惊与麻木程度更重，丧亲者可出现发呆症状几小时至几天不等，且无法发泄自己的悲伤。极个别的人因经受不了这种致命打击而自杀。

**2. 渴望与思念阶段**　在震惊、麻木之后逐渐从麻木中解脱出来，继而产生悲伤心理，意识到亲人确实死亡，痛苦、无助、气愤情绪伴随而来，哭泣是主要的表现方式，并伴有强烈的思念之情。渴望亲人奇迹般地复原，表现出对亲人遗物的珍爱，对其音容笑貌的思念，有时仿佛看到亲人的身影，或听到他的声音，常常觉得亲人还在身边。

**3. 颓丧阶段**　随着时间的流逝，丧亲者能理智地承认既成的事实，但同时由于亲人逝去而带来常规生活的改变，伴随着无所适从的感觉，孤独、颓丧，对一切事物不感兴趣，对人产生淡漠、空虚的感觉。

**4. 恢复阶段**　此过程是渐进的，丧亲者认清亲人已逝，折磨已成为过去，逐渐从颓丧中解脱出来，重新对新生活产生兴趣，重新寻找生活的方向，将亲人永远怀念。

### （二）丧亲者的护理

护士应认识到丧亲者的痛苦开始于亲人死亡之前，其过程比死去的亲人所经历的心路历程更为漫长和痛苦。死亡是临终患者痛苦的结束，但同时又是丧亲者悲哀的高峰，护士应对丧亲者给予同情、理解和帮助，给予心灵上的抚慰。

**1. 做好死者的尸体护理**　体现对死者的尊重，对家属心灵上的安慰。

**2. 鼓励家属宣泄情感**　护士应认真倾听他们的诉说，鼓励他们尽情宣泄长期抑郁和痛苦的感情。

**3. 心理疏导与支持**　提供有关知识，安慰家属面对现实，帮助他们疏导悲痛，使其意识到安排好未来的工作和生活是对亲人最好的悼念，以使家属的身体状况和心理情绪尽快恢复到正常水平。

**4. 提供生活指导与建议**　根据具体对象和情况，给予经济上、家庭组合、社会支持系统等方面的指导和建议，使丧亲者感受到人世间的温暖。

**5. 必要时随访**　目前在国外的临终机构通过信件、电话、访视对死者家属进行追踪随访。

【要点提示】

1. 在本章的学习中重点掌握死亡的分期及其各期特点，主要包括濒死期、临床死亡期、生物学死亡期。

2. 通过本章节的学习，需要重点掌握临终患者生理及心理反应。

3. 掌握临终关怀的基本原则及临终患者的护理。

4. 掌握对于丧亲者的护理内容。

5. 本章护理操作的重点是尸体护理，包括操作准备，清洁尸体，包裹尸体，清理床单位、处理文件。

## 思考题

1. 如何理解临终关怀的理念？

2. 怎样为临终患者及其家属提供帮助？

3. 死亡过程分几期，各期具有哪些特点？

4. 对否认期的临终患者如何提供恰当的心理护理?

5. 目前临终关怀提供的主要服务内容有哪些?

6. 脑死亡的标准包括哪几个方面?

7. 如何正确实施尸体护理?

8. 赵某,男性,42岁,既往嗜烟酒,肝硬化10年,近1个月来因家中老人生病住院,工作家庭两头忙,2周前出现体乏,食欲缺乏,面色痿黄等不适来院就诊,经过检查,诊断为肝硬化晚期。患者骂老天不公,自己正处在事业的黄金时期,且父亲年迈住院,该是需要尽孝的时候,如此倒霉的事情为什么发生在自己身上?

(1)请根据患者的情况,分析该患者出现的心理反应属于哪一期?

(2)应给此期患者提供怎样的心理护理?

(3)患者家属会有什么心理反应?护士该给他们提供怎样的帮助?

(郑翠红)

# 参考文献

1. 李如竹.护理学基础.北京:人民卫生出版社,2005
2. 徐小兰.护理学基础.北京:高等教育出版社,2004
3. 尚少梅,代亚丽.护理学基础.第2版.北京:北京大学出版社,2008
4. 吴姣鱼.护理学基础(案例版).北京:科学出版社,2010
5. 景钦华,安秋月.护理学基础.北京:清华大学出版社,2006
6. 王春梅.护理学基础.北京:清华大学出版社,2007
7. 李小萍.基础护理学.北京:人民卫生出版社,2007
8. 姜安丽.新编护理学基础.北京:人民卫生出版社,2006
9. 李小寒.基础护理学.第4版.北京:人民卫生出版社,2006
10. 刘登蕉.基础护理技术.北京:人民卫生出版社,2006
11. 张新平,郑凤菊.基础护理技术(修订版).北京:科学出版社,2007
12. 余剑珍.基础护理技术.北京:科学出版社,2007
13. 张新平,郑凤菊.基础护理技术.北京:科学出版社,2003
14. 张少羽.基础护理技术.北京:人民卫生出版社,2010
15. 周春美,邢爱红.基础护理技术.北京:科学出版社,2010
16. 王桂生.现代基础护理技术.北京:高等教育出版社,2006
17. 史宝欣.临终护理.北京:人民卫生出版社,2010
18. 胡丽华.临床输血检验.第2版.北京:人民卫生出版社,2010
19. 蒋冬玲,李志强.实用临床输血指南.北京:中国医药科技出版社,2006
20. 章华真,文国华.留置导尿的感染来源与集尿系统的更换期限的研究.现代实用医学,2009,21(1):39
21. 尹忠元,李凤辉.肠道准备的研究进展.护理学杂志外科版,2007,22(16):80-81
22. 王艾兰,夏立平.护理学导论和基础护理学.北京:人民卫生出版社,2008
23. 邵阿末.护理学基础.北京:人民卫生出版社,2008
24. 马如娅.护理技术.北京:人民卫生出版社,2002
25. 全国护士执业资格考试用书编写专家委员会.2011全国护士执业资格考试指导.北京:人民卫生出版社,2011
26. 杨世杰.药理学.第2版.北京:人民卫生出版社,2010
27. 何维.医学免疫学.第2版.北京:人民卫生出版社,2010
28. 隋国忠,苏乐群,孙伟.临床合理用药指导.北京:人民卫生出版社,2010

29. 殷磊.护理学基础.第3版.北京:人民卫生出版社,2002

30. 陶丽云.护理基本技术.北京:高等教育出版社,2009

31. 潘纯媚.最新护理技术.第2版.台北:汇华图书出版股份有限公司,2005

32. 韦云,刘香弟,刘志宏.护理技术操作规范.北京:化学出版社,2009

33.(日)藤野彰子,长谷部佳子.赵秋利,郭永刚.译.护理技术临床读本.北京:科学出版社,2007

# 教学大纲

（供护理、助产专业用）

## 一、课程任务

《基础护理技术》是高职高专卫生职业教育护理、助产专业的一门重要的专业核心课程，本课程的主要内容包括一般护理技术、日常生活护理技术、基本诊疗护理技术、生命支持护理技术共四篇十八个章节。

本课程的任务是以培养学生具有良好的职业素质为核心，在以护理对象为中心的整体护理观指导下，使学生具有较强的护理实践技能以及必要的护理基础知识，并能运用所学知识和技能为护理对象提供良好的护理服务。本课程应注重培养学生的独立思维能力、评判性思维能力及分析问题、解决问题的能力，使之能够胜任初步护理工作。

本课程建议总学时为180学时。

## 二、课程目标

1. 掌握护理学基本知识，具备初步护理工作的职业能力。
2. 具有严格无菌技术操作的观念，具备严谨求实的工作作风。
3. 具有规范、熟练的基础护理操作技能。
4. 具有分析和解决临床常见的护理问题的专业能力。
5. 具有良好的人际沟通能力、团队合作精神和服务意识。
6. 学会将人文关怀贯穿于护理操作中，树立以护理对象为中心的服务理念。

## 三、教学时间分配

| 教学内容 | 学时 | | |
|---|---|---|---|
| | 理论 | 实践 | 合计 |
| 一、医疗护理环境 | 4 | 6 | 10 |
| 二、患者入院和出院护理 | 4 | 2 | 6 |
| 三、舒适与安全 | 4 | 4 | 8 |
| 四、医院感染的预防与控制 | 8 | 10 | 18 |
| 五、医疗与护理相关文件记录 | 1 | 1 | 2 |
| 六、患者的清洁护理 | 6 | 10 | 16 |
| 七、休息与活动 | 6 | 2 | 8 |

续表

| 教学内容 | 学时 | | |
|---|---|---|---|
| | 理论 | 实践 | 合计 |
| 八、饮食与营养 | 6 | 6 | 12 |
| 九、排泄护理 | 4 | 8 | 12 |
| 十、冷热疗法 | 2 | 2 | 4 |
| 十一、生命体征的观察与护理 | 8 | 4 | 12 |
| 十二、药物疗法 | 6 | 14 | 20 |
| 十三、药物过敏试验法 | 4 | 2 | 6 |
| 十四、静脉输液 | 4 | 8 | 12 |
| 十五、静脉输血 | 6 | 2 | 8 |
| 十六、标本采集 | 3 | 1 | 4 |
| 十七、病情观察及危重患者的抢救 | 6 | 8 | 14 |
| 十八、临终关怀 | 5 | 1 | 6 |
| 机动 | 0 | 2 | 2 |
| 合计 | 87 | 93 | 180 |

## 四、教学内容和要求

| 单元 | 教学内容 | 教学要求 | 教学活动参考 | 参考学时 | |
|---|---|---|---|---|---|
| | | | | 理论 | 实践 |
| 一、医疗护理环境 | (一)医院 | | 理论讲授 | 4 | |
| | 1. 医院的性质和任务 | 掌握 | 多媒体演示 | | |
| | 2. 医院的种类 | 熟悉 | 角色扮演 | | |
| | 3. 医院的组织结构 | 熟悉 | 情景教学 | | |
| | (二)门诊部 | | 示教 | | |
| | 1. 门诊 | 掌握 | 见习 | | |
| | 2. 急诊 | 掌握 | | | |
| | (三)住院环境 | | | | |
| | 1. 病区的物理环境 | 掌握 | | | |
| | 2. 病区的社会环境 | 掌握 | | | |
| | (四)病床单位的准备 | | | | |
| | 1. 病床单位及设备 | 掌握 | | | |
| | 2. 铺床法 | 掌握 | | | |
| | 实践 1:参观医院 | 学会 | 见习 | | 6 |
| | 实践 2:铺备用床 | 熟练掌握 | 技能实践 | | |
| | 实践 3:铺暂空床 | 熟练掌握 | | | |
| | 实践 4:铺麻醉床 | 熟练掌握 | | | |

续表

| 单元 | 教学内容 | 教学要求 | 教学活动参考 | 参考学时 | |
|---|---|---|---|---|---|
| | | | | 理论 | 实践 |
| 二、患者入院和出院护理 | (一)入院患者的护理 | | 理论讲授 | 4 | |
| | 1. 入院程序 | 熟悉 | 多媒体演示 | | |
| | 2. 患者入病区后的初步护理 | 掌握 | 角色扮演 | | |
| | 3. 分级护理 | 掌握 | 情景教学 | | |
| | (二)出院患者的护理 | | 示教 | | |
| | 1. 出院方式 | 熟悉 | 见习 | | |
| | 2. 出院护理 | 掌握 | | | |
| | (三)运送患者法 | | | | |
| | 1. 人体力学在护理工作中的应用 | 了解 | | | |
| | 2. 运送患者法 | 掌握 | | | |
| | 实践 5:轮椅运送技术 | 学会 | 技能实践 | | 2 |
| | 实践 6:平车运送技术 | 学会 | | | |
| | 实践 7:担架运送技术 | 学会 | | | |
| 三、舒适与安全 | (一)舒适 | | 理论讲授 | 4 | |
| | 1. 舒适的概念 | 掌握 | 多媒体演示 | | |
| | 2. 影响舒适的因素 | 熟悉 | 角色扮演 | | |
| | 3. 促进患者舒适的方法 | 掌握 | 情景教学 | | |
| | (二)卧位 | | 示教 | | |
| | 1. 概述 | 熟悉 | | | |
| | 2. 常用卧位 | 掌握 | | | |
| | 3. 卧位的变换 | 掌握 | | | |
| | (三)疼痛 | | | | |
| | 1. 疼痛概述 | 掌握 | | | |
| | 2. 护理评估 | 掌握 | | | |
| | 3. 护理措施 | 掌握 | | | |
| | 4. 护理评价 | 熟悉 | | | |
| | (四)患者安全的护理 | | | | |
| | 1. 常见不安全因素及防范措施 | 掌握 | | | |
| | 2. 保护患者安全的措施 | 掌握 | | | |
| | 实践 8:安置各种卧位 | 学会 | 技能实践 | | 4 |
| | 实践 9:协助患者更换卧位 | 学会 | | | |
| | 实践 10:保护具的使用技术 | 学会 | | | |
| | 实践 11:辅助器具的使用技术 | 学会 | | | |

续表

| 单元 | 教学内容 | 教学要求 | 教学活动参考 | 参考学时 | |
|---|---|---|---|---|---|
| | | | | 理论 | 实践 |
| 四、医院感染的预防与控制 | (一)医院感染 | | 理论讲授 | 8 | |
| | 1. 概述 | 熟悉 | 多媒体演示 | | |
| | 2. 医院感染的形成 | 熟悉 | 角色扮演 | | |
| | 3. 医院感染的预防及控制 | 掌握 | 情景教学 | | |
| | (二)清洁、消毒、灭菌 | | 示教 | | |
| | 1. 概念 | 掌握 | 见习 | | |
| | 2. 清洁、消毒、灭菌的方法 | 掌握 | | | |
| | (三)洗手与手的消毒 | | | | |
| | 1. 洗手技术 | 掌握 | | | |
| | 2. 手的消毒 | 掌握 | | | |
| | (四)无菌技术 | | | | |
| | 1. 概述 | 掌握 | | | |
| | 2. 无菌技术基本操作 | 掌握 | | | |
| | (五)隔离技术 | | | | |
| | 1. 隔离的基本知识 | 掌握 | | | |
| | 2. 隔离原则 | 掌握 | | | |
| | 3. 隔离的种类及措施 | 熟悉 | | | |
| | 4. 隔离技术 | 掌握 | | | |
| | 附件1:消毒供应中心 | 了解 | | | |
| | 附件2:医院的清洁、消毒、灭菌工作 | 了解 | | | |
| | 实践12:物理消毒灭菌技术 | 学会 | 技能实践 | | 10 |
| | 实践13:化学消毒灭菌技术 | 学会 | 见习 | | |
| | 实践14:无菌技术基本操作 | 熟练掌握 | | | |
| | 实践15:隔离技术基本操作 | 熟练掌握 | | | |
| | 实践16:参观医院消毒供应中心 | 学会 | | | |
| 五、医疗与护理相关文件记录 | (一)病历管理 | | 理论讲授 | 1 | |
| | 1. 记录的意义 | 熟悉 | 多媒体演示 | | |
| | 2. 记录的原则 | 掌握 | 角色扮演 | | |
| | 3. 管理要求 | 熟悉 | 示教 | | |
| | (二)护理相关文件的记录 | | | | |
| | 1. 体温单 | 掌握 | | | |
| | 2. 医嘱单 | 熟悉 | | | |
| | 3. 护理记录单 | 掌握 | | | |
| | 4. 病室报告 | 熟悉 | | | |
| | 5. 护理病历 | 掌握 | | | |
| | 实践17:护理相关文件的书写方法 | 学会 | 技能实践 | | 1 |

续表

| 单元 | 教学内容 | 教学要求 | 教学活动参考 | 参考学时 | |
|---|---|---|---|---|---|
| | | | | 理论 | 实践 |
| 六、患者的清洁护理 | (一)口腔护理 | | 理论讲授 | 6 | |
| | 1. 评估 | 掌握 | 多媒体演示 | | |
| | 2. 口腔的清洁护理 | 掌握 | 角色扮演 | | |
| | (二)头发护理 | | 情景教学 | | |
| | 1. 评估 | 熟悉 | 示教 | | |
| | 2. 头发的清洁护理 | 掌握 | 见习 | | |
| | (三)皮肤护理 | | | | |
| | 1. 评估 | 掌握 | | | |
| | 2. 皮肤的清洁护理 | 掌握 | | | |
| | 3. 压疮的预防与护理 | 掌握 | | | |
| | (四)会阴部护理 | | | | |
| | 1. 评估 | 熟悉 | | | |
| | 2. 会阴部的清洁护理 | 掌握 | | | |
| | (五)晨晚间护理 | | | | |
| | 1. 晨间护理 | 熟悉 | | | |
| | 2. 晚间护理 | 熟悉 | | | |
| | 3. 卧有患者床更换床单法 | 掌握 | | | |
| | 实践 18:口腔护理 | 熟练掌握 | 技能实践 | | 10 |
| | 实践 19:床上洗发 | 学会 | 见习 | | |
| | 实践 20:床上擦浴 | 学会 | | | |
| | 实践 21:床上使用便器法 | 学会 | | | |
| | 实践 22:会阴部清洁护理 | 学会 | | | |
| | 实践 23:卧有患者床更换床单法 | 熟练掌握 | | | |
| 七、休息与活动 | (一)休息 | | 理论讲授 | 6 | |
| | 1. 休息 | 掌握 | 多媒体演示 | | |
| | 2. 睡眠 | 掌握 | 角色扮演 | | |
| | (二)活动 | | 情景教学 | | |
| | 1. 活动受限的原因及对机体的影响 | 掌握 | 示教 | | |
| | 2. 患者活动的评估 | 掌握 | | | |
| | 3. 协助患者活动的护理措施 | 掌握 | | | |
| | 实践 24:被动性关节活动范围练习 | 熟练掌握 | 技能实践 | | 2 |
| 八、饮食与营养 | (一)营养与健康 | | 理论讲授 | 6 | |
| | 1. 营养对人体健康的重要性 | 熟悉 | 多媒体演示 | | |
| | 2. 饮食与营养指导 | 熟悉 | 角色扮演 | | |

续表

| 单元 | 教学内容 | 教学要求 | 教学活动参考 | 参考学时 | |
|---|---|---|---|---|---|
| | | | | 理论 | 实践 |
| 八、饮食与营养 | (二)医院饮食 | | 示教 | | |
| | 1. 基本饮食 | 熟悉 | 讨论 | | |
| | 2. 治疗饮食 | 熟悉 | | | |
| | 3. 试验饮食 | 熟悉 | | | |
| | (三)饮食护理 | | | | |
| | 1. 营养状况的评估 | 熟悉 | | | |
| | 2. 患者一般饮食的护理 | 掌握 | | | |
| | (四)特殊饮食护理 | | | | |
| | 1. 管饲饮食 | 掌握 | | | |
| | 2. 要素饮食 | 熟悉 | | | |
| | 3. 胃肠外营养 | 熟悉 | | | |
| | 实践 25:鼻饲法 | 熟练掌握 | 技能实践 | | 6 |
| 九、排泄护理 | (一)排尿护理 | | 理论讲授 | 4 | |
| | 1. 排尿活动的评估 | 掌握 | 多媒体演示 | | |
| | 2. 排尿异常的护理 | 掌握 | 角色扮演 | | |
| | 3. 协助排尿的护理技术 | 掌握 | 情景教学 | | |
| | (二)排便护理 | | 示教 | | |
| | 1. 排便活动的评估 | 掌握 | 讨论 | | |
| | 2. 排便异常的护理 | 掌握 | | | |
| | 3. 协助排便的护理技术 | 掌握 | | | |
| | 实践 26:女患者导尿术 | 熟练掌握 | 技能实践 | | 8 |
| | 实践 27:男患者导尿术 | 学会 | 见习 | | |
| | 实践 28:留置导尿术 | 学会 | | | |
| | 实践 29:大量不保留灌肠术 | 熟练掌握 | | | |
| | 实践 30:小量不保留灌肠术 | 学会 | | | |
| | 实践 31:保留灌肠术 | 学会 | | | |
| | 实践 32:肛管排气法 | 学会 | | | |
| 十、冷热疗法 | (一)概述 | | 理论讲授 | 2 | |
| | 1. 冷热疗法的概念 | 熟悉 | 多媒体演示 | | |
| | 2. 冷热疗法的效应 | 熟悉 | 角色扮演 | | |
| | 3. 影响冷热疗法效果的因素 | 熟悉 | 示教 | | |
| | (二)冷热疗法的应用 | | | | |
| | 1. 冷疗法 | 掌握 | | | |
| | 2. 热疗法 | 掌握 | | | |
| | 实践 33:冷热疗技术 | 熟练掌握 | 技能实践 | | 2 |

续表

| 单元 | 教学内容 | 教学要求 | 教学活动参考 | 参考学时 | |
|---|---|---|---|---|---|
| | | | | 理论 | 实践 |
| 十一、生命体征的观察及护理 | (一)体温的观察及护理 | | 理论讲授 | 8 | |
| | 1. 正常体温及生理变化 | 掌握 | 角色扮演 | | |
| | 2. 异常体温的观察及护理 | 掌握 | 情景教学 | | |
| | 3. 体温测量技术 | 掌握 | 多媒体演示 | | |
| | (二)脉搏的观察及护理 | | 示教 | | |
| | 1. 正常脉搏及生理变化 | 掌握 | 见习 | | |
| | 2. 异常脉搏的观察及护理 | 掌握 | | | |
| | 3. 脉搏测量技术 | 掌握 | | | |
| | (三)呼吸的观察及护理 | | | | |
| | 1. 正常呼吸及生理变化 | 掌握 | | | |
| | 2. 异常呼吸的观察及护理 | 掌握 | | | |
| | 3. 呼吸测量技术 | 掌握 | | | |
| | (四)血压的观察及护理 | | | | |
| | 1. 正常血压及生理变化 | 掌握 | | | |
| | 2. 异常血压的观察及护理 | 掌握 | | | |
| | 3. 血压测量技术 | 掌握 | | | |
| | 实践 34:生命体征测量技术 | 熟练掌握 | 技能实践 | | 4 |
| 十二、药物疗法 | (一)给药的基本知识 | | 理论讲授 | 6 | |
| | 1. 概述 | 熟悉 | 多媒体演示 | | |
| | 2. 给药的原则 | 掌握 | 角色扮演 | | |
| | 3. 影响药物作用的因素 | 掌握 | 情景教学 | | |
| | (二)口服给药法 | | 示教 | | |
| | 1. 安全有效用药指导 | 掌握 | 见习 | | |
| | 2. 口服给药法 | 掌握 | | | |
| | (三)雾化吸入法 | | | | |
| | 1. 超声波雾化吸入法 | 掌握 | | | |
| | 2. 氧气雾化吸入法 | 了解 | | | |
| | 3. 手压式雾化吸入法 | 熟悉 | | | |
| | 4. 压缩雾化吸入法 | 熟悉 | | | |
| | (四)注射给药法 | | | | |
| | 1. 注射原则 | 掌握 | | | |
| | 2. 注射用物 | 掌握 | | | |
| | 3. 药液抽吸法 | 掌握 | | | |
| | 4. 常用注射法 | 掌握 | | | |

续表

| 单元 | 教学内容 | 教学要求 | 教学活动参考 | 参考学时 | |
|---|---|---|---|---|---|
| | | | | 理论 | 实践 |
| 十二、药物疗法 | (五)局部给药法 | | | | |
| | 1. 滴药法 | 了解 | | | |
| | 2. 插入给药法 | 了解 | | | |
| | 3. 皮肤给药法 | 了解 | | | |
| | 4. 舌下给药法 | 了解 | | | |
| | 实践35:口服给药技术 | 学会 | 技能实践 | | 14 |
| | 实践36:吸入给药技术 | 学会 | 见习 | | |
| | 实践37:药液抽吸技术 | 熟练掌握 | | | |
| | 实践38:皮内注射技术 | 熟练掌握 | | | |
| | 实践39:皮下注射技术 | 熟练掌握 | | | |
| | 实践40:肌内注射技术 | 熟练掌握 | | | |
| | 实践41:静脉注射技术 | 熟练掌握 | | | |
| 十三、药物过敏试验法 | (一)青霉素过敏试验 | | 理论讲授 | 4 | |
| | 1. 过敏反应发生机制 | 熟悉 | 多媒体演示 | | |
| | 2. 过敏反应的预防措施 | 掌握 | 角色扮演 | | |
| | 3. 过敏试验方法 | 掌握 | 情景教学 | | |
| | 4. 过敏反应临床表现 | 掌握 | 示教 | | |
| | 5. 过敏性休克急救措施 | 掌握 | | | |
| | (二)其他药物过敏试验 | | | | |
| | 1. 头孢菌素类药物过敏试验 | 掌握 | | | |
| | 2. 破伤风抗毒素过敏试验 | 掌握 | | | |
| | 3. 链霉素过敏试验 | 掌握 | | | |
| | 4. 普鲁卡因过敏试验 | 熟悉 | | | |
| | 5. 细胞色素C过敏试验 | 熟悉 | | | |
| | 6. 碘过敏试验 | 熟悉 | | | |
| | 7. 结核菌素过敏试验 | 熟悉 | | | |
| | 实践42:各种皮试液的配制 | 学会 | 技能实践 | | 2 |
| 十四、静脉输液 | (一)概述 | | 理论讲授 | 4 | |
| | 1. 静脉输液的目的 | 熟悉 | 多媒体演示 | | |
| | 2. 静脉输液常用溶液 | 掌握 | 角色扮演 | | |
| | (二)静脉输液技术 | | 情景教学 | | |
| | 1. 常用静脉输液技术 | 掌握 | 讨论 | | |
| | 2. 输液速度及时间的计算 | 掌握 | 示教 | | |
| | 3. 常见输液故障及处理 | 掌握 | 见习 | | |

续表

| 单元 | 教学内容 | 教学要求 | 教学活动参考 | 参考学时 | |
|---|---|---|---|---|---|
| | | | | 理论 | 实践 |
| 十四、静脉输液 | (三)输液微粒污染及防护 | | | | |
| | 1. 输液微粒的来源 | 熟悉 | | | |
| | 2. 输液微粒污染的危害 | 了解 | | | |
| | 3. 输液微粒污染的预防措施 | 掌握 | | | |
| | (四)常见输液反应及护理 | | | | |
| | 1. 发热反应 | 掌握 | | | |
| | 2. 循环负荷过重(急性肺水肿) | 掌握 | | | |
| | 3. 静脉炎 | 掌握 | | | |
| | 4. 空气栓塞 | 掌握 | | | |
| | 5. 渗出/外渗 | 掌握 | | | |
| | 实践43:静脉输液技术 | 熟练掌握 | 技能实践 | | 8 |
| | 实践44:静脉留置针输液技术 | 学会 | 见习 | | |
| | 实践45:静脉输液泵的使用技术 | 学会 | 见习 | | |
| 十五、静脉输血 | (一)概述 | | 理论讲授 | 6 | |
| | 1. 输血目的及原则 | 熟悉 | 多媒体演示 | | |
| | 2. 血液制品的种类 | 掌握 | 角色扮演 | | |
| | 3. 静脉输血的适应证和禁忌证 | 掌握 | 情景教学 | | |
| | 4. 血型鉴定和交叉配血试验 | 熟悉 | 讨论 | | |
| | (二)静脉输血技术 | | 示教 | | |
| | 1. 输血前准备 | 掌握 | 见习 | | |
| | 2. 静脉输血技术 | 掌握 | | | |
| | 3. 自体输血 | 了解 | | | |
| | (三)常见输血反应及护理 | | | | |
| | 1. 发热反应 | 掌握 | | | |
| | 2. 过敏反应 | 掌握 | | | |
| | 3. 溶血反应 | 掌握 | | | |
| | 4. 与大量输血有关的反应 | 掌握 | | | |
| | 5. 其他反应 | 掌握 | | | |
| | 实践46:静脉输血技术 | 学会 | 技能实践、见习 | | 2 |
| 十六、标本采集 | (一)标本采集的意义和原则 | | 理论讲授 | 3 | |
| | 1. 标本采集的意义 | 了解 | 多媒体演示 | | |
| | 2. 标本采集的原则 | 掌握 | 示教 | | |
| | (二)各种标本采集技术 | | 见习 | | |
| | 1. 血标本采集技术 | 掌握 | | | |
| | 2. 痰标本采集技术 | 熟悉 | | | |

续表

| 单元 | 教学内容 | 教学要求 | 教学活动参考 | 参考学时 | |
|---|---|---|---|---|---|
| | | | | 理论 | 实践 |
| 十六、标本采集 | 3. 咽拭子标本采集技术 | 熟悉 | | | |
| | 4. 尿标本采集技术 | 掌握 | | | |
| | 5. 粪便标本采集技术 | 熟悉 | | | |
| | 实践 47:各种标本采集技术 | 学会 | 技能实践 | | 1 |
| 十七、病情观察及危重患者的抢救 | (一)病情观察 | | 理论讲授 | 6 | |
| | 1. 病情观察的意义 | 熟悉 | 多媒体演示 | | |
| | 2. 病情观察的内容和方法 | 掌握 | 角色扮演 | | |
| | (二)危重患者的抢救及护理 | | 情景教学 | | |
| | 1. 抢救工作的组织管理与抢救设备 | 熟悉 | 讨论 | | |
| | 2. 常用抢救技术 | 掌握 | 示教 | | |
| | 3. 危重患者的支持性护理 | 掌握 | | | |
| | 实践 48:氧气吸入法 | 熟练掌握 | 技能实践 | | 8 |
| | 实践 49:吸痰法 | 熟练掌握 | | | |
| | 实践 50:洗胃法 | 熟练掌握 | | | |
| | 实践 51:人工呼吸器使用法 | 学会 | | | |
| 十八、临终关怀 | (一)临终关怀 | | 理论讲授 | 5 | |
| | 1. 临终关怀的概念和意义 | 熟悉 | 多媒体演示 | | |
| | 2. 临终关怀的发展 | 了解 | 角色扮演 | | |
| | 3. 临终关怀的研究内容 | 了解 | 示教 | | |
| | 4. 临终关怀的基本原则和组织形式 | 熟悉 | | | |
| | (二)临终护理 | | | | |
| | 1. 临终患者的身心护理 | 掌握 | | | |
| | 2. 临终患者家属的护理 | 掌握 | | | |
| | (三)死亡教育 | | | | |
| | 1. 死亡教育的含义 | 了解 | | | |
| | 2. 死亡态度的类型 | 了解 | | | |
| | 3. 死亡教育的意义 | 熟悉 | | | |
| | 4. 死亡教育的内容 | 熟悉 | | | |
| | 5. 死亡教育的对象与方法 | 熟悉 | | | |
| | (四)濒死与死亡 | | | | |
| | 1. 濒死和死亡的定义 | 掌握 | | | |
| | 2. 死亡的标准 | 掌握 | | | |
| | 3. 死亡过程的分期 | 掌握 | | | |

续表

| 单元 | 教学内容 | 教学要求 | 教学活动参考 | 参考学时 | |
|---|---|---|---|---|---|
| | | | | 理论 | 实践 |
| 十八、临终关怀 | （五）死亡后的护理 | | | | |
| | 1. 尸体护理 | 掌握 | | | |
| | 2. 丧亲者的护理 | 熟悉 | | | |
| | 实践52：尸体护理技术 | 学会 | 技能实践 | | 1 |

## 五、大纲说明

（一）本教学大纲主要为护理、助产专业教学使用，总学时为180学时，其中理论教学87学时，实践教学91学时。

（二）本课程对理论部分教学要求分为：掌握、熟悉、了解三个层次。掌握：指对基本知识、基本理论有较深刻的认识，并能综合、灵活地运用所学的知识分析问题、解决实际问题。熟悉：指能够领会概念、原理的基本含义，解释护理现象。了解：指对基本知识、基本理论能有一定的认识，能够识记所学的知识要点。

（三）本课程重点突出以能力为本位的教学理念，在实践技能方面设计两个层次。学会：即在教师的指导下独立进行较为简单的护理操作。熟练掌握：能独立、正确、规范的完成护理常用技术操作。

（四）教学建议：教师在教学中应以案例为引领，展开教学内容的学习。通过分析案例将护理理论与临床实践紧密联系，由浅入深、循序渐进，激发学生的学习兴趣。运用任务引领式、讨论式等多种教学手段，调动学生学习积极性和主动性，鼓励学生创新思维，引导学生综合运用所学知识，独立解决实际问题。在实践技能的训练中，可采用角色扮演、情境教学、多媒体教学、技能表演等灵活多样的教学方法，触动学生主动、自觉地反复练习护理操作技术，融会贯通形成系统化的能力体系。

（五）本课程重点强调对学生能力水平的测试。评价方法可采用理论测试和实践操作考核相结合，必考与抽查相结合，回示演练与仿真操作相结合，案例分析与情境教学相结合等方式，培养学生具备良好的职业道德和基本的职业能力。

# 中英文对照索引


**B**

白细胞去除(leukocyte removal) 352
半污染区(half-contaminated area) 89
保留灌肠(retention enema) 214
北美护理诊断协会(NANDA) 50
备用床(closed bed) 13
备用医嘱(standby order) 110
被动卧位(passive lying position) 40
被迫卧位(compelled lying position) 41
鼻饲法(nasogastric gavage) 186
便秘(constipation) 207
标准预防(standard precautions,SP) 92
濒死(dying) 411
病室报告(ward report) 113
波状热(undulant fever) 242
不规则热(irregular fever) 241
不舒适(discomfort) 39

**C**

长期医嘱(standing order) 110
肠内营养输注泵(enteral feeding pump) 193
肠胀气(flatulence) 209
超声波雾化吸入法(ultrasonic nebulization) 275
晨间护理(morning care) 150
成分输血(blood component transfusion) 351
弛张热(remittent fever) 241
出院护理(discharge patients from hospital) 23
传播途径(routes of transmission) 67
传导(conduction) 239
床档(bedside restraint) 58
床上擦浴(bed bath) 134
床上梳发(bed combing) 125
床上洗发(bed shampoo) 126

**D**

导尿术(catheterization) 199
低血压(hypotension) 261
动脉注射(arterial injection) 296
对流(convection) 239
多尿(polyuria) 197

**F**

发热反应(pyretic reaction) 335
发作性睡眠(narcolepsy) 163
非无菌区域(non-aseptic area) 81
非无菌物品(non-aseptic supply) 81
辐射(radiation) 239
腹泻(diarrhea) 208

**G**

感染源(source of infections) 67
肛管排气(flatulence decreasing through the rectal tube) 216
高血压(hypertension) 260
隔离(isolation) 89
隔离技术(isolation technique) 93
拐杖(crutch) 58
管饲饮食(tube feeding) 186
灌肠术(enema) 209
过敏反应(anaphylactic reaction) 301
过敏性休克(allergic shock) 301

**H**

洪脉(full pulse) 249
呼吸(respiration) 252

呼吸过缓(bradypnea) 253
呼吸过速(tachypnea) 253
呼吸困难(dyspnea) 254
回归热(relapsing fever) 242
活动(mobility) 166

J

肌内注射(intramuscular injection ,IM) 288
稽留热(continuous fever) 241
急诊(emergency) 6
继发效应(secondary effect) 220
间歇脉(intermittent pulse) 249
间歇热(intermittent fever) 241
交叉配血试验(cross-matching test) 345
交替脉(alternating pulse) 249
静脉输血(blood transfusion) 341
静脉输液(intravenous infusion) 314
静脉炎(phlebitis) 336
静脉注射(intravenous injection ,IV ) 291

K

空气栓塞(air embolism) 337
口服给药(administering oral medication) 272
口腔护理(mouth care) 119

L

冷热疗法(cold and heat therapy) 219
临时医嘱(stat order) 110
临终(dying) 401
临终关怀(hospice care) 401
淋浴和盆浴(shower bath and tub bath) 133
留置导尿(retention catheterization) 203

M

麻醉床(anesthetic bed) 17
脉搏(pulse) 248
脉搏短绌(pulse deficit) 249
脉搏紧张度(pulse tensity) 249
脉律(pulse rhythm) 249
脉率(pulse rate) 248
脉压(pulse pressure) 258
门诊部(outpatient department) 4
梦游症(sleepwalking) 163
灭菌(sterilization) 69

N

脑死亡(brain death) 411
内源性感染(endogenous infections) 67
尿闭(urodialysis) 197
尿失禁(incontinence of urine) 198
尿潴留(retention of urine) 199

P

排便失禁(fecal incontinence) 208
皮内注射(intradermic injection,ID) 285
皮下注射(hypodermic injection,H) 286
平均动脉压(mean arterial pressure) 258
破伤风抗毒素(tetanus antitoxin,TAT) 306

Q

奇脉(paradoxical pulse) 250
青霉素过敏反应(penicillin anaphylaxis) 302
清洁(cleaning) 69
清洁区(clean area) 89
全胃肠外营养(total parenteral nutrition,TPN) 192

R

热能(energy) 178
人工呼吸器(the use of artificial respirator) 394
人体力学(human mechanics) 24
入院护理(admitting patients to hospital) 20

S

少尿(oliguria) 197
社区卫生服务(community health service) 10
渗出/外渗(exudation/infiltration) 337
失眠(insomnia) 162
收缩压(systolic pressure) 258
手杖(cane) 59
舒适(comfort) 38
舒张压(diastolic pressure) 258
输液泵(infusion pump) 331
输液微粒(infusion particles) 333
水冲脉(water hammer pulse) 249
睡眠(sleep) 159
睡眠剥夺(sleep deprivation) 163
睡眠过度(hypersomnias) 163
睡眠呼吸暂停(sleep apneas) 163

睡眠障碍(sleep disorder) 162
丝脉(thready pulse) 249
死亡(death) 411

T

疼痛(pain) 50
体温(body temperature) 238
体温过低(hypothermia) 243
体温过高(hyperthermia) 241
头发护理(hair care) 124

W

外源性感染(exogenous infections) 67
晚间护理(evening care) 150
胃肠外营养(parenteral nutrition) 192
污染区(contaminated area) 89
无菌技术(asepsis) 80
无菌区域(aseptic area) 81
无菌物品(aseptic supply) 80
无尿(anuria) 197
雾化吸入法(nebulization) 275

X

吸痰法(sputum suctioning) 387
洗胃法(gastrolavage) 389
细脉(small pulse) 249
下丘脑的视前区-下丘脑前部(preoptic-anterior hypothalamus,PO/AH) 240
消毒(disinfection) 69
消毒供应中心(central sterile supply department, CSSD) 98
心动过缓(bradycardia) 249
心动过速(tachycardia) 249
休息(rest) 156
血型(blood types) 344
血压(blood pressure,BP) 258
循环负荷过重(急性肺水肿)(circulatory overload reaction) 335

Y

压疮(pressure sore) 138
氧气雾化吸入法(oxygen nebulization) 277
氧气吸入法(oxygen inhalation) 381
要素饮食(elemental diet) 189
医院感染(nosocomial infection) 67
遗尿(bedwetting) 164
易感宿主(susceptible host) 67
营养素(nutrients) 178
约束带(restraint) 57

Z

暂空床(unoccupied bed) 16
蒸发(evaporation) 239
支被架(overbed cradle) 58
终末消毒(terminal disinfection) 90
主动卧位(active lying position) 40
自体输血(autologous transfusion) 350

**附表 5-1 体温单**

# 体温单

| 姓名 | 年龄 | 性别 | 科别 | 床号 | 入院日期 | 住院病历号 |
|---|---|---|---|---|---|---|

| 日期 | 2010-05-26 | 27 | 28 | 29 | 30 | 31 | 06-01 |
|---|---|---|---|---|---|---|---|
| 住院天数 | 1 | 2 | 3 | 4 | 5 | 6 | 7 |
| 手术后天数 | | | | | | | |
| 时间 | 2 6 10 14 18 22 | 2 6 10 14 18 22 | 2 6 10 14 18 22 | 2 6 10 14 18 22 | 2 6 10 14 18 22 | 2 6 10 14 18 22 | 2 6 10 14 18 22 |

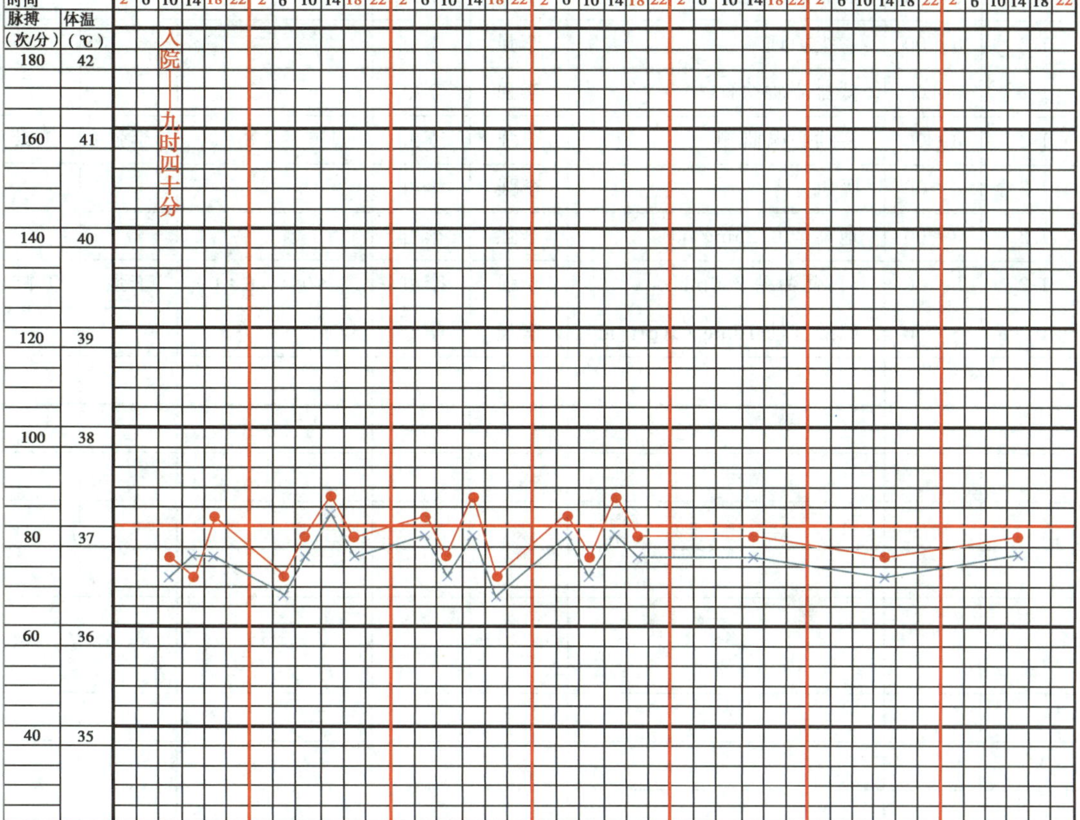


| 呼吸（次/分） | 18 18 20 | 18 20 18 18 | 18 20 18 18 | 18 20 18 18 | 18 | 20 | 18 |
|---|---|---|---|---|---|---|---|
| 血压（mmHg） | 150/80 | 156/86 | 150/76 | 126/76 | 140/90 | 150/86 | 126/80 |
| 入量（ml） | 2000 | 1900 | 0 | 2600 | 2200 | 2200 | 2000 |
| 出量（ml） | 1000 | 1000 | 1200 | 1100 | 1500 | 1400 | 1400 |
| 大便（次/日） | 1 | 0 | 0 | 1 | 0 | 1 | 1 |
| 体重（kg） | 68 | 卧床 | | | | | |
| 身高（cm） | 170 | | | | | | |

第 1 页

出处：卫生部卫办医政发〔2010〕125 号 2010 年 7 月 23 日

http://www.moh.gov.cn/publicfiles/business/htmlfiles/mohyzs/s7659/201008/48325.htm

**附表 5-2 长期医嘱单**

姓名 王静 科别 内科 病室 2 床号 3 住院号 13679 第 1 页

| 开始 | | | | | 停止 | | | |
|---|---|---|---|---|---|---|---|---|
| 日期 | 时间 | 医嘱 | 签名 | | 日期 | 时间 | 签名 | |
| | | | 医生 | 护士 | | | 医生 | 护士 |
| 10-1-2 | 8：00 | 冠心病护理常规 | 李强 | 李虹 | | | | |
| 1-2 | 8：00 | 二级护理 | 李强 | 李虹 | | | | |
| 1-2 | 8：00 | 低盐流质饮食 | 李强 | 李虹 | | | | |
| 1-2 | 8：00 | 持续心电监测 | 李强 | 李虹 | 1-6 | 8：00 | 李强 | 王云 |
| 1-2 | 8：00 | 吸氧 | 李强 | 李虹 | | | | |
| 1-2 | 8：00 | 地高辛 0.25mg qd | 李强 | 李虹 | | | | |
| 1-2 | 8：00 | 5%葡萄糖 250ml / | 李强 | 李虹 | 1-10 | 8：00 | 李强 | 李虹 |
| 1-2 | 8：00 | 硝酸甘油 10mg / ivgtt qd | 李强 | 李虹 | | | | |
| | | | | | | | | |
| | | | | | | | | |
| | | | | | | | | |
| | | | | | | | | |
| | | | | | | | | |
| | | | | | | | | |
| | | | | | | | | |
| | | | | | | | | |
| | | | | | | | | |
| | | | | | | | | |
| | | | | | | | | |
| | | | | | | | | |
| | | | | | | | | |

**附表 5-3　临时医嘱单**

姓名 王静　科别 内科　病室 2　床号 3　住院号 13679　第 1 页

| 日期 | 时间 | 医嘱 | 医生签名 | 执行时间 | 执行者签名 |
|---|---|---|---|---|---|
| 10-1-2 | 8：00 | 心电图 | 李强 | 8：00 | 张敏 |
| 1-2 | 8：00 | X 胸片 | 李强 | 8：00 | 张敏 |
| 1-2 | 8：00 | 血常规 | 李强 | 8：00 | 张敏 |
| 1-2 | 8：00 | 青霉素皮试(—) | 李强 | 9：00 | 王云 |
| 1-2 | 10：00 | 哌替啶 50mg im st | 李强 | 10：00 | 张敏 |
| | | | | | |
| | | | | | |
| | | | | | |
| | | | | | |
| | | | | | |
| | | | | | |
| | | | | | |
| | | | | | |
| | | | | | |
| | | | | | |
| | | | | | |
| | | | | | |
| | | | | | |
| | | | | | |
| | | | | | |
| | | | | | |
| | | | | | |
| | | | | | |
| | | | | | |
| | | | | | |

**附表 5-4 特别护理记录单**

**护理记录单**

科别　　　　姓名　　　　年龄　　　　性别　　　　床号　　　　住院病历号　　　　入院日期　　　　诊断

| 日期/时间 | 意识 | 体温 | 脉搏 | 呼吸 | 血压 | 血氧饱和度 | 吸氧 | 入量 | | 出量 | | | 皮肤情况 | 管路护理 | 病情观察及措施 | 护士签名 |
|---|---|---|---|---|---|---|---|---|---|---|---|---|---|---|---|---|
| | | ℃ | 次/分 | 次/分 | mmHg | % | L/min | 名称 | ml | 名称 | ml | 颜色性状 | | | | |
| | | | | | | | | | | | | | | | | |
| | | | | | | | | | | | | | | | | |
| | | | | | | | | | | | | | | | | |
| | | | | | | | | | | | | | | | | |
| | | | | | | | | | | | | | | | | |
| | | | | | | | | | | | | | | | | |
| | | | | | | | | | | | | | | | | |
| | | | | | | | | | | | | | | | | |
| | | | | | | | | | | | | | | | | |
| | | | | | | | | | | | | | | | | |
| | | | | | | | | | | | | | | | | |
| | | | | | | | | | | | | | | | | |
| | | | | | | | | | | | | | | | | |
| | | | | | | | | | | | | | | | | |
| | | | | | | | | | | | | | | | | |
| | | | | | | | | | | | | | | | | |

第　　页

出处:卫生部卫办医政发〔2010〕125 号　2010 年 7 月 23 日　http://www.moh.gov.cn/publicfiles/business/htmlfiles/mohyzs/s7659/201008/48325.htm

**附表 5-5 病室报告**

病区 06　　2005 年 11 月 17 日　　1 页

| 病情 患者总报告 / 床号 姓名诊断 | 上午八时至下午五时 患者总数 36 人 | 下午五时至午夜十二时 患者总数 36 人 | 午夜十二时至上午八时 患者总数 36 人 |
|---|---|---|---|
| | 入院 1 出院 2 转出 1 | 入院 0 出院 0 转出 0 | 入院 0 出院 0 转出 0 |
| | 转入 0 手术 0 分娩 0 | 转入 0 手术 0 分娩 0 | 转入 0 手术 0 分娩 0 |
| | 出生 0 病危 1 死亡 0 | 出生 0 病危 1 死亡 0 | 出生 0 病危 1 死亡 0 |
| 3 床 王小兰 | 今日 10:30 出院。 | | |
| 7 床 项 红 | 今日 14:30 出院。 | | |
| 6 床 陈 芳 | 今日 14:00 转外二科，继续治疗。 | | |
| 12 床 王红 风心病、房颤 心功能 3 级 “新” | 女性，45 岁，“因反复咳喘伴胸闷 3 年，加重 6 天”于 14:30 收治入院。入院时轮椅推入，神志清楚，精神萎靡，呼吸 26 次/分钟，口唇微发绀，不能平卧。体温 37.2℃，听诊心率 96 次/分钟，血压 106/70mmHg。遵医嘱给予吸氧、强心、利尿及青霉素抗感染等治疗。现患者半卧位休息，持续低流量吸氧 2L/min，呼吸 22 次/分钟，主诉胸闷、气喘好转。输液通畅，请晚夜班加强病情观察。 | 患者晚间病情平稳，持续给氧 2L/min，呼吸 20 次/分钟，未诉不适，半卧位，入睡好，18:00 体温 36.8℃，心率 88 次/分钟，请夜班加强观察。 | 患者夜间取半卧位休息，仍予持续低流量氧气吸入，呼吸平稳，20 次/分钟，睡眠佳，晨起无不适主诉。6:00 体温 36.3℃，心率 90 次/分钟，血压 112/74mmHg，呼吸 18 次/分钟。 |
| 21 床 张威 急性前壁心肌梗死 “转入、危” | 患者因“急性前壁心肌梗死”住监护室治疗第九日，病情平稳，予以转出监护室。现患者精神好，无特殊不适主诉。血压 112/76mmHg，心率 80 次/分钟。尚在输液，无不良反应。患者目前仍需卧床休息，请晚夜班加强病情观察。 | 患者晚间呼吸平稳，无心前区压痛及胸闷现象。血压 120/76mmHg，心率 80 次/分钟，律齐。21:30 主诉入睡困难，给予地西泮 5mg 口服，效果好，现安静入睡。请夜班继续观察。 | 患者夜间睡眠较好，呼吸平稳，晨起未主诉不适。6:00 体温 36.2℃，心率 80 次/分钟，律齐，血压 112/74mmHg。 |

**附表 5-6　入院评估单**

姓名　张亮　床号　15　科别　内科　病室　5　住院号　62583

（一）一般资料

姓名　张亮　性别　男　年龄　53岁　职业　干部　民族　汉　籍贯　河南

婚姻　已婚　文化程度　大学　宗教信仰　无

联系地址　仁和小区8-3-202　联系人　李霞　电话　12345678

主管医师　赵凯　护士　王英　收集资料时间　2006.11.25.3pm

入院时间　2006.11.25.2pm　入院方式：步行　扶行　轮椅　平车√

入院医疗诊断　急性广泛前壁心肌梗死

入院原因（主诉和简要病史）　心前区持续疼痛2h，有濒死感，出冷汗，舌下含化消心痛，疼痛仍不缓解。

既往史：冠心病

过敏史：无√　有（药物______食物______其他______）

家族史：高血压病√、冠心病、糖尿病、______肿瘤、癫痫、精神病、______传染病、______遗传病、其他______

（二）生活状况及自理程度

1. 饮食　基本膳食：普食　软饭√　半流质　流质　禁食

食欲：正常√　增加　亢进　______天/周/月　下降/厌食______天/周/月

近期体重变化：无√　增加/下降______kg/______月（原因______）

其他______

2. 睡眠/休息

休息后体力是否容易恢复：是√　否（原因______）

睡眠：正常　入睡困难　易醒　早醒　多梦　噩梦　失眠√

辅助睡眠：无　药物　其他方法

其他______

3. 排泄

排便：　1　次/天　性状______正常√/便秘/腹泻/便失禁　造瘘

排尿：　5　次/天　颜色　黄　性状　透明　尿量 1 800ml/24h　尿失禁

4. 烟酒嗜好

吸烟：无　偶尔吸烟　经常吸烟√　15　年　20　支/天　已戒______年

饮酒/酗酒：无　偶尔饮酒　经常饮酒√　10　年　250　ml/d　已戒______年

5. 活动

自理：全部　障碍（进食　沐浴/卫生√　穿着/修饰　如厕√）

步态：稳√　不稳（原因______）

医疗/疾病限制：医嘱卧床√　持续静滴　石膏固定　牵引　瘫痪

6. 其他______

（三）体格检查

T 37℃　P 112 次/分钟　R 28 次/分钟　BP 92/65mmHg(kPa)　身高178cm　体重85kg

1. 神经系统

意识状态：清醒√　意识模糊　嗜睡　谵妄　昏迷

语言表达：清醒√　含糊　语言困难　失语

定向能力：准确√　障碍（自我　时间　地点　人物）

2. 皮肤黏膜

皮肤颜色：正常√　潮红　苍白　发绀　黄染

皮肤温度：温√　凉　　热

皮肤湿度：正常　　干燥　　潮湿　　多汗√

完整性：完整√　皮疹　　出血点　　其他________________________

压疮（Ⅰ/Ⅱ/Ⅲ度）（部位/范围________________________________）

口腔黏膜：正常√　充血　　出血点　　糜烂溃疡　　疱疹　　白斑

其他：________________________________________________

3. 呼吸系统

呼吸方式：自主呼吸√　机械呼吸

节律：规则√　异常　　频率__28__次/分钟　　深浅度：正常√　深　　浅

呼吸困难：无√　轻度　　中度　　重度

咳嗽：无√　有

痰：无　　容易咳出　　不易咳出　　痰（色________量________黏稠度________）

其他：________________________________________________

4. 循环系统

心律：规则　　心律不齐√　心率__112__次/分钟

水肿：无√　有（部位/程度________________________________）

其他：________________________________________________

5. 消化系统

胃肠道症状：恶心　　呕吐（颜色________性质________次数________总量________）

嗳气　　反酸　　烧灼感　　腹痛（部位/性质________________）

腹部：软√　肌紧张　　压痛/反跳痛　　可触及包块（部位/性质________）

腹水（腹围________cm）

其他：________________________________________________

6. 生殖系统

月经：正常　　紊乱　　痛经　　月经量过多　　绝经

其他：________________________________________________

7. 认知/感受

疼痛：无　　有√　部位/性质__心前区、压榨性__________

视力：正常√　远/近视　　失明（左/右/双侧）

听力：正常√　耳鸣　　重听　　耳聋（左/右/双侧）

触觉：正常√　障碍（部位________________________________）

嗅觉：正常√　减弱　　缺失

思维过程：正常　　注意力分散√　　远/近期记忆力下降　　思维混乱

其他：________________________________________________

（四）心理社会方面

1. 情绪状态　　镇静　　易激动　　焦虑　　恐惧√　悲哀　　无反应

2. 就业状态　　固定职业√　丧失劳动力　　失业　　待业

3. 沟通　　希望与更多的人交往√　语言交流障碍　　不愿与人交往

4. 医疗费用来源　　自费　　劳保　　公费　　医疗保险√　其他

5. 与亲友关系　　和睦√　冷淡　　紧张

6. 遇到困难最愿向谁倾诉　　父母　　配偶√　子女　　其他

（五）入院介绍（患者知道）

负责自己的医生、护士姓名，病室环境，病室制度（查房、进餐、探望、熄灯时间）及粪、尿常规标本留取法

**附表 5-7　护理计划单**

科别 内科　床号 15　姓名 张亮　性别 男　年龄 53岁　疾病诊断 急性广泛前壁心肌梗死　住院号 62583

| 开始日期 | 时间 | 护理诊断 | 预期目标 | 护理措施 | 签名 | 评价 | | |
|---|---|---|---|---|---|---|---|---|
| | | | | | | 日期/时间 | 结果 | 签名 |
| 11-25 | 4pm | 疼痛（胸痛）：与心肌缺血、缺氧、坏死有关 | 2日内患者诉说疼痛减轻或消失，无呻吟，表情自然 | 1. 密切观察心前区疼痛的性质、部位、程度、持续时间及用药效果。<br>2. 遵医嘱及时静脉输入硝酸甘油等血管扩张药物及给予哌替啶或吗啡镇痛，注意观察用药后止痛效果。<br>3. 持续吸氧 2～4L/min。<br>4. 急性期应绝对卧床休息，取舒适体位，减少心肌耗氧量，防止病情加重。严格限制探视，保持情绪稳定，避免激动。<br>5. 连接心电监护仪，持续监测心电图变化，定时监测心肌酶，并询问患者胸痛有无缓解。 | 王英 | 11-28 8am | 目标完全实现 | 王英 |
| 11-25 | 4pm | 潜在并发症：心律失常 | 护士及时发现并及时报告医生处理 | 1. 持续心电监护，观察有无室性、室上性心律失常。<br>2. 备齐抢救设备及药品。遵医嘱使用抗心律失常药物，监测药物的作用及相关副作用。<br>3. 严密观察有无心衰及心源性休克的发生。<br>4. 监测血清电解质情况。<br>5. 嘱患者身心休息，限制探视。<br>6. 一旦发生室颤，立即除颤。 | 王英 | 12-5 8am | 未发生并发症 | 王英 |
| 11-25 | 4pm | 恐惧：与预感生命受到威胁有关 | 2日内患者的恐惧感减轻，能平静休息或入睡 | 1. 评估患者恐惧的原因、程度。<br>2. 给患者讲解进行心电监护的必要性。<br>3. 安慰患者，嘱患者多休息，使患者处于放松状态。<br>4. 当患者胸痛剧烈时，应尽量保证有一名护士陪伴在患者身旁。<br>5. 向患者讲解心肌梗死患者入院及治疗的预后情况。<br>6. 向患者讲解积极配合医生治疗的意义。<br>7. 关心患者的生活需求，消除患者的顾虑。 | 王英 | 11-28 8am | 目标完全实现 | 王英 |

续表

<table>
<tr><th rowspan="2">开始日期</th><th rowspan="2">时间</th><th rowspan="2">护理诊断</th><th rowspan="2">预期目标</th><th rowspan="2">护理措施</th><th rowspan="2">签名</th><th colspan="3">评价</th></tr>
<tr><th>日期/时间</th><th>结果</th><th>签名</th></tr>
<tr><td>11-25</td><td>4pm</td><td>自理缺陷：与绝对卧床休息有关</td><td>1. 1日内患者能描述出限制自行如厕和卫生的目的。<br>2. 绝对卧床期间，生活需求得到满足。</td><td>1. 向患者和家属讲解绝对卧床的目的。<br>2. 加强巡视，关心体贴患者，给予精神支持，解除思想顾虑，鼓励患者说出需求。<br>3. 急性期患者绝对卧床休息。护士协助患者洗漱、进食、排便、翻身等生活护理，满足生活需求。<br>4. 鼓励患者遵医嘱进食低热量、低盐、低脂，高纤维素饮食，记录患者摄入量及患者个人的饮食喜好。<br>5. 嘱患者排便困难时勿用力，可应用缓泻剂，以防止因用力而诱发再次心肌梗死。</td><td>王英<br>王英</td><td>11-27 8am<br>12-3 8am</td><td>目标完全实现<br>目标完全实现</td><td>王英<br>李维</td></tr>
<tr><td>11-25</td><td>4pm</td><td>知识缺乏：与缺乏冠心病心绞痛的预防、治疗、饮食、运动等知识有关</td><td>1. 2日内患者对急性心肌梗死的治疗过程表示理解，并积极配合。<br>2. 3日内患者能复述有关急性心肌梗死的知识、药物、饮食、活动限度。</td><td>1. 评估患者的学习态度、文化水平，鼓励患者提出问题，并作正确的解释，纠正患者错误观念。<br>2. 详细解释病情及疾病的危险因素，劝其改变不良习惯。告诉患者大量吸烟、饮酒及大量脂肪餐对病情的不良影响。<br>3. 告知患者少量多餐，避免过饱，禁忌用力排便。<br>4. 向患者讲解定时服药的重要性。讲解常用药的名称、剂量、用法、作用和副作用以及药物的保存方法。<br>5. 解释疾病诱发因素，发作时的症状以及应采取的自救措施。<br>6. 告诉患者保持心境平和，改变急躁易怒、争强好胜性格有利于健康。<br>7. 让患者知道自我控制活动量的标准。</td><td>王英<br>王英</td><td>11-28 8am<br>11-29 8am</td><td>目标完全实现<br>目标完全实现</td><td>王英<br>赵合</td></tr>
<tr><td>11-28</td><td>8am</td><td>焦虑：与不知如何应对疾病有关</td><td>患者在住院期间，主诉紧张感减轻，舒适感增加</td><td>1. 评估患者的焦虑程度。<br>2. 与患者多沟通，鼓励患者说出心理感受。<br>3. 教会患者预防和处理心绞痛的方法。<br>4. 教会患者放松术。<br>5. 鼓励患者及家属参与制订患者的护理计划。</td><td>王英</td><td>12-3 8am</td><td>目标完全实现</td><td>李维</td></tr>
</table>

续表

| 开始日期 | 时间 | 护理诊断 | 预期目标 | 护理措施 | 签名 | 评价 | | |
|---|---|---|---|---|---|---|---|---|
| | | | | | | 日期/时间 | 结果 | 签名 |
| 12-3 | 8am | 活动无耐力：与心肌缺血致全身组织器官供血不足有关 | 出院时日常生活能自理 | 1. 制订活动及恢复计划，活动量由轻微逐渐过渡到能够自理。<br>2. 逐渐增加活动量，监测不同阶段的耐受力。开始由床上坐起，逐渐过渡到坐在床边或椅子上、在床边完成洗漱等个人卫生活动，以后根据病情可到室外走廊活动，到卫生间如厕或洗漱。<br>3. 教会患者在活动前及活动后3min测脉搏的方法。<br>4. 嘱患者活动时动作要缓慢，或在活动中进行短暂多次的休息，以免过度劳累。<br>5. 告知患者在进行自理活动时若出现头晕、心悸、呼吸困难、心前区疼痛或心率较安静时增加20～30次/分钟时，应立即停止活动，卧床休息。<br>6. 指导患者活动期间保持休息。 | 王英 | 12-7 8am | 目标完全实现 | 李维 |